实用医学检验基础与临床

主编　吴　潼　王明亮　郝　瑜　田家强

关廷均　李　华　杜梅芝　马俊杰

中国海洋大学出版社

·青岛·

图书在版编目（CIP）数据

实用医学检验基础与临床 / 吴潼等主编. —青岛：中国海洋大学出版社，2024.3

ISBN 978-7-5670-3809-7

Ⅰ. ①实… Ⅱ. ①吴… Ⅲ. ①医学检验 Ⅳ. ①R446

中国国家版本馆CIP数据核字（2024）第054572号

Basic and Clinical Practice of Practical Medical Examination

出版发行	中国海洋大学出版社		
社　　址	青岛市香港东路23号	邮政编码	266071
出 版 人	刘文菁		
网　　址	http://pub.ouc.edu.cn		
电子信箱	369839221@qq.com		
订购电话	0532-82032573（传真）		
责任编辑	韩玉堂	电　　话	0532-85902349
印　　制	日照报业印刷有限公司		
版　　次	2024年3月第1版		
印　　次	2024年3月第1次印刷		
成品尺寸	185 mm×260 mm		
印　　张	22.75		
字　　数	573千		
印　　数	1～1000		
定　　价	198.00元		

发现印装质量问题，请致电0633-8221365，由印刷厂负责调换。

编·委·会

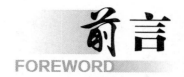

前言
FOREWORD

　　医学检验学是对取自人体的标本进行微生物学、免疫学、生物化学、血液学等方面检验,从而为疾病的诊断和防治提供依据的一门应用性较强的学科。随着现代科学技术的不断发展,检验仪器自动化程度不断提高,检验技术水平也在不断进步。因此,卫生系统和检验行业对检验技术人才的数量和质量也有了更高的要求。为了适应医学检验的日新月异,提高临床检验工作者运用创新思维解决医学检验实际问题的能力,我们特组织多位长期工作于临床检验一线的专家,共同编写了《实用医学检验基础与临床》一书。

　　本书围绕"巩固检验基础知识,培养批判性和创新性思维,提升独立思考能力"的思路进行编写。首先,对红细胞检验、白细胞检验、血小板检验、血清血型检验等血液检验的内容进行了详细论述;其次,系统讲解了糖类检验、脂类检验、蛋白质检验等生化检验的内容;最后,涉及部分微生物检验的内容。本书密切结合临床现状,既阐述了医学检验的理论知识,又反映了现阶段医学检验的发展动向,实现了理论与临床完美结合,适合各级医院临床检验医师、检验技师及医学院校检验专业的在读学生阅读使用。

　　虽然本书是编者在总结临床工作经验和阅读大量医学检验相关资料的基础上编写的,但由于医学检验专业发展迅速,技术仪器更新速度较快,恐难跟上学科的最新进展。书中不足之处在所难免,恳请读者批评指正。

《实用医学检验基础与临床》编委会

2023 年 12 月

目录
CONTENTS

第一章
检验标本采集与结果分析

第一节　检验标本采集

　　合格的检验标本是保证检验质量的先决条件,只有合格的检验材料,才有可能得到正确的检验结果。因此,评价检验结果和检验质量时必须包括合格的检验标本在内。

一、血液标本

(一)血液标本的种类和用途

　　血液标本分为全血、血浆或血清,根据试验项目和用血量不同,可自皮肤、静脉或动脉采血。除床边试验外,全血和血浆标本需要添加抗凝剂。

　　1.末梢采血

　　末梢采血可满足用血量不超过 200 μL 的检验,如全血细胞计数、血细胞形态学和血液寄生虫学检验,床边出血时间、血糖、血脂等快速检验及婴幼儿某些临床化学检验,推荐使用手指采血,也可由耳垂采血,婴幼儿可在足跟部采血。但采血时应避免用力挤压以防组织液的干扰。

　　2.静脉采血

　　静脉采血是最常使用的血液标本,用于绝大多数临床化学、血清学和免疫学、全血细胞计数和血细胞形态学、出血和血栓学、血液寄生虫学和病原微生物学检验、血液和组织配型等。

　　3.动脉采血

　　动脉采血用于血气分析、乳酸测定。用含有干燥肝素注射器或用肝素溶液充满注射器空腔和针头,过多的肝素可使 pH 和 $PaCO_2$ 值降低及相关计算参数错误。注射器内不得有气泡,因可改变 PaO_2 结果。与静脉血比较,乳酸、PaO_2、SaO_2(氧饱和度)不同,如用静脉血或动脉化毛细血管血测定血气一定要注明。

　　对婴幼儿或儿童血气测定,可用动脉化毛细血管采血,用不超过 42 ℃的湿巾温热采血部位皮肤,使血液增加,血流加速,达到动脉化。

(二)采血器材和添加剂

　　1.采血器材

　　(1)注射器和试管:塑料器材与玻璃器材,普通采血与真空采血,对某些试验有不同的影响。凝血因子测定以用塑料注射器和塑料试管为好,玻璃器材可加速血液凝固。用塑料注射器和塑

1

料试管,因血液不易凝固,分离血清时间延长,不利于临床化学检验。普通注射器取血由于抽吸和转注,容易引起可见的或不可见的溶血,使血浆某些成分发生改变,如 K^+、LDH、AST 升高等。

(2)真空采血装置:真空管采血简便、快速、省力,可连续多管采血;免去用注射器的抽吸和转注步骤,可避免或减轻机械性溶血;无血液污染,保持手、工作台面和申请单清洁,预防交叉感染,对工作人员和患者有保护作用;抗凝剂与血液比例固定,有利于保证检验质量。不能用大真空管采取小量样本血,因真空蒸发而使血液浓缩。厂商提供不同规格和不同用途的真空采血管,应按试验要求的标本性质和需血量选用,不仅可避免真空蒸发,还可防止暴露蒸发。真空管的规格和标志见表1-1。

表 1-1　真空管的规格和标志

标记	抗凝剂	促凝剂	分离胶	用途	规格(mL)
红帽	—	—	—	常规临床化学和血清学测定	3、5、7、10
黄帽	—	＋	＋	常规临床化学和血清学测定	3、5、7、10
橘帽	—	＋	—	常规临床化学和血清学测定	3、5、7、10
绿帽	肝素钠	—	＋	除钾、钠外的急诊生化学测定	3、5、7、10
浅绿	肝素锂	—	＋	急诊临床化学各种项目测定	3、5、7、10
深蓝	—	—	—	血药浓度和微量元素测定	3、5、7
蓝帽	枸橼酸钠	—	—	出血和血栓学检验	2
黑帽	枸橼酸钠	—	—	红细胞沉降率测定	2
紫帽	EDTA-K_2	—	—	全血细胞计数和血细胞形态学检验	2

注:—表示无,+表示有。

2.添加剂

除全血细胞计数、血气、血氨、血沉、凝血因子、急诊生化等检验使用全血或血浆需加抗凝剂外,临床化学和免疫学检验多不用抗凝剂。草酸盐、氟化钠可抑制测试的酶活性或酶法检验的酶触反应,不推荐使用。

全血细胞计数、血细胞形态学检验推荐使用 EDTA-K_2 盐,1.5 mg/mL 血,可保持血细胞体积不变,在 1～4 h 间无影响;但应及时制作血涂片,因延迟时间过长(超过 4 h 可使中性粒细胞颗粒消失)。

凝血因子检验用枸橼酸钠抗凝优于草酸盐,因可使 V 因子稳定。用 109 mmol/L(3.2%)溶液与血液按 1:9 比例,浓度与比例虽对凝血酶原时间(PT)影响不大,但对活化部分凝血活酶时间(APTT)有影响。抗凝剂 pH 对 PT 试验有影响,pH<7.1 或 pH>7.4 可使 PT 延长。应在 2 h 内完成检验,4 ℃贮存不稳定,Ⅶ因子仍可激活,−20 ℃～−70 ℃可稳定 3 周。

魏氏法血沉测定用 109 mmol/L(3.2%)枸橼酸钠,抗凝剂与血液应严格按 1:4 比例,抗凝剂多或血液少则血沉加速;反之,抗凝剂少或血液多则血沉减慢。

血气分析用肝素抗凝,针管中不得有残留空气,针头用橡胶泥(或橡胶瓶塞)封口,混合后放在冰盒中立即送实验室按急诊检验处理。

血氨测定用添加肝素的有帽试管(25 U 抗凝 1 mL 血)或真空管采血,混合后立即送实验室按急诊检验处理。

血糖测定如标本放置过久,糖被血细胞分解而降低,用肝素或 EDTA(均指其盐,下同)抗凝,采血后立即分离血浆,试管加塞防蒸发,室温条件下可稳定 24~48 h;用带分离胶的肝素或 EDTA 的真空管采血立即分离血浆,室温条件下可保存 3~4 d。氟化钠虽有抑制糖酵解的作用但也能抑制测试的酶触反应。或用碘乙酸钠或碘乙酸锂 0.5 mg/mL 血,可稳定 3 d。

急诊临床化学检验用肝素锂抗凝或浅绿帽真空管采血,可快速分离血浆不影响酶和电解质测定;也可用含凝血酶的真空管采血,可加速纤维蛋白原转变,缩短血液凝固时间。

(三)采血条件和患者准备

血液成分受饮食、情绪和肌肉活动的影响,也受采血体位影响。采血一般应在安静、空腹状态下进行,通常取早晨静脉血,无饮食影响。为了方便门诊患者可以放宽约束,但血脂、血磷等的测定则必须空腹。血糖测定根据需要可测清晨空腹血糖、三餐前血糖、餐后 2 h 血糖或就寝前血糖。一些有节律性变化的成分应在规定的时间取血。

1.住院患者

除特殊检验外,住院患者一般应在早晨起床活动前安静卧床空腹状态下取血。这不仅是为了保证检验质量,也是为了方便临床和实验室工作;急诊检验可随时取血。

2.门诊患者

门诊患者采血很难避免肌肉活动,应静息半小时以上,坐位取血按立位解释结果。因短时间的坐位机体无法调整体液的分布。空腹者可在上午 7~9 时取血,进餐者除血脂外可在上午 9~12 时取血。由于医院设备水平的不断提高,对门诊患者除血、尿、便常规以外非特别费时的检验项目,也应尽可能做到当时或当日等取结果以减少患者的复诊次数。

3.急诊患者

急诊患者可以随时卧位取血,不受饮食限制,但须注意输液和用药对检验结果的影响,特别是血糖和电解质。不得在输液的同一侧近心端血管取血,并要注明输液及输注液体和药物种类,供实验室和临床医师解释结果时参考。

(1)进餐:可使葡萄糖、胰岛素、甘油三酯、尿素氮、碱性磷酸酶、尿酸、胆红素、乳酸、钠升高;血清总蛋白、清蛋白、α_2-球蛋白、血红蛋白、血细胞比容、游离脂肪酸、钾(高糖食物时)、无机磷降低。

(2)饮食:虽可影响某些成分,但进餐 90 min 后多数试验项目与对照组比较无统计学意义。为方便门诊患者,除下述应在空腹取血的项目外,一般在午餐前 3 h 内取血不妨碍临床评价,但应注明进餐和取血的时间以便解释结果时参考。

(3)应在空腹取血的试验:血脂、血清铁、铁结合力、维生素 B_{12}、叶酸、胃泌素、抗体;血糖和胆汁酸有时需要在餐前或餐后测定。

(4)空腹:指禁食 6 h 以上。血脂测定应禁食 12~14 h,不禁水,但须忌茶、咖啡、烟、酒或药物。

4.周期变化成分

对有周期变化的成分测定,应按规定的时间取血,如促肾上腺皮质激素(ACTH)、皮质醇,应在上午 8 点和下午 4 点两次取血,了解其分泌水平和分泌节律;醛固酮(ALD),应在早 6~8 点或 8~10 点分别采取立位和卧位静脉血;甲状旁腺激素(PTH),最好在早 8 点取血;急性心肌梗死(AMI)发病后,心肌酶变化有一定的规律,应记录取血的时间。

(四)采血技法和注意事项

1.止血带或压脉器

静脉压迫时间过长,引起淤血,静脉扩张,水分转移,血液浓缩,氧消耗增加,无氧酵解加强,乳酸升高,pH降低,K^+、Ca^{2+}、肌酸激酶升高。

静脉取血技术要熟练,止血带压迫时间以不超过40 s为宜,乳酸测定最好不用止血带或针头刺入静脉后立即解除止血带。

2.输液与采血

应尽量避免输液时取血,输液不仅使血液稀释,而且对测试结果产生严重干扰,特别是糖和电解质;不得已时可在对侧手臂或足背静脉取血,并要注明输液及其种类。在一般情况下,推荐中断输液至少3 min后取血,但也要加以注明。

3.避免溶血

红细胞某些成分与血浆不同,标本溶血可使红细胞成分释放干扰测定结果,应尽力避免人为因素造成的机械性溶血。

取血器材必须无菌、干燥、洁净,避免特别用力抽吸和推注,避免化学污染和细菌污染;推荐使用真空管采血。

(五)糖尿病血糖监测标本

出于不同的目的,可测定空腹、餐后、睡前及夜晚任何时间的血糖,不同时间采血其临床意义不同。可用静脉血或末梢血。用于糖尿病监测以用末梢血快速测定较为简便,用于糖尿病诊断则必须用静脉血标准法测定,因快速法误差太大,不能满足临床需要。

1.空腹血糖

用于住院常规检查、健康体检、人群普查和糖尿病流行学研究(若仅测血糖,则以餐后血糖为敏感),以及胰岛储备功能和基础分泌水平评价。一般是在早6~8时空腹取血,住院患者也不可以取血过早,以免因放置时间过长而使血糖降低。若为临床需要,则应按急诊及时送检,立即测定。

2.餐前血糖

用于糖尿病治疗监测和疗效评价。在午餐前和晚餐前30 min内取血;或为方便门诊患者测午餐前血糖,意义同空腹血糖。空腹或餐前血糖正常不能排除糖尿病。

3.餐后血糖

用于糖尿病早期筛查和流行病学研究、诊断和治疗监测、药物调整和疗效评价。

(1)用于糖尿病筛查、流行学研究和糖尿病早期诊断,较空腹血糖敏感。一般应在摄取谷类食物干重不少于100 g的早餐后2 h取静脉血,用标准法(葡萄糖氧化酶法或己糖激酶法)测定;由于升糖激素水平的因素,早餐后血糖较午餐后更为敏感。

(2)用于糖尿病治疗监测、药物调整和疗效评价,可用简便快速的血糖仪测定。①自我监测:应分别测定口服降糖药和胰岛素注射的早、午、晚三餐后2 h血糖,每周1 d或2 d;根据餐后血糖水平逐步调整降糖药或胰岛素剂量,直至达到最佳控制状态。②门诊监测:测定口服降糖药或胰岛素注射的早餐后和午餐后2 h血糖;或为方便患者也可测定餐后1~3 h血糖。餐后不同时间的血糖,判定标准不同(1 hPPG<8.9 mmol/L,2 hPPG<7.8 mmol/L,3 hPPG<6.7 mmol/L)。

4.夜间血糖

为防止夜间低血糖发生或鉴别清晨高血糖原因,监测就寝前(如晚9~10时)血糖,或必要时加测夜间0时、2时、4时或早晨6时血糖。此时以用外周血床边快速测定为好。

二、尿液标本

(一)尿液标本种类

1.化学定性和常规检验标本

尿化学定性和常规检验应留取中段尿,女性须用湿消毒纸巾擦净外阴部以免阴道分泌物混入。按留取标本的时间,尿标本分为以下几种。

(1)首次晨尿:清晨第一次尿,较浓缩,适用于化学成分和有形成分检验。但常因留取后至送检放置时间过长,尿液温度降低盐类成分析出、细菌繁殖和尿素分解,使尿液变碱性,影响相对密度(比重)、亚硝酸盐和酸碱度测定的准确性。

(2)二次晨尿:清晨起床后首先将第一次尿排出并弃去,仍在空腹、静息状态下收集第二次排出的尿标本。

(3)随时尿:适用于化学成分和有形成分检验。尿液比较稀薄,对亚硝酸盐和细菌学检验不如清晨首次尿敏感;但方便患者,适合门诊或健康体检,尿液新鲜,有形成分和酸碱度可保持不变。亚硝酸盐试验须留取在膀胱存留 3 h 以上的尿,立即检验。

(4)负荷尿:为某种特殊需要检查一定负荷后的尿,如葡萄糖负荷后的糖耐量试验、菊糖负荷后的菊糖清除率试验、运动负荷后的运动后血尿、起立活动后的直立性蛋白尿等。

(5)餐后尿:进餐前排尿弃去,留取餐后 2 h 尿检测尿糖或常规,用于糖尿病筛查和糖尿病流行病学研究,糖尿病治疗监测、药物调整和疗效评价。

(6)餐前尿:早、午、晚三餐前 0.5～1 h 排尿弃去,进餐前再留取尿标本检测尿糖。此为进餐前两次尿液间隔的一小段时间内肾脏排泌的尿,尿糖浓度反映餐前空腹(或餐后 3～4 h)的血糖平均水平。用于糖尿病治疗监测和疗效评价。

(7)睡前尿:将夜晚就寝前(如 9 时)排尿弃去,就寝时(如 10 时)留取尿标本检测尿糖,用于监测夜间血糖水平,预防药物性低血糖反应和评价晨间高血糖原因。

2.化学定量和细胞计数标本

须先排尿并弃去,计时,准确留取规定时间内的全部尿液。留取 3 h 尿,用于测定细胞排泄率;留取 4 h 尿,用于测定肌酐清除率;留取 12 h 尿,用于 Addis 计数;留取 24 h 尿,用于化学成分定量。一般自早 7 时或 8 时起排净膀胱,弃去尿液并计时,准确收集规定时间内的全部尿液。留取期间尿液须置 4 ℃～8 ℃冷藏;或在容器中先加入 100 g/L 麝香草酚异丙醇溶液 5～10 mL 防腐;或用二甲苯 1～2 mL 防腐,适用于化学成分检验;或用甲醛防腐,适用于有机成分检验。

(二)尿液标本留取的注意事项

1.容器

要保持清洁,避免化学品和细菌污染,最好使用一次性尿杯。

2.尿液标本

要求新鲜,留取后 1 h 内检验,否则应冷藏,测试前须复温。

3.定时尿

定时尿也称定量尿标本,必须留取规定时间内的全部尿液,时间开始的尿排净弃去,时间结束的尿排净收集,不得遗失,记录尿量,混匀后取 10～20 mL 送检。

4.微量元素测定尿

容器须用 10%硝酸浸泡 24～48 h,用蒸馏水洗净,在无落尘的空气中干燥备用。

三、粪便标本

通常采用自然排出的粪便,采集方法是否得当直接影响检验结果的准确性。采集时应注意以下几点。

(一)标本

要求新鲜,不得混有尿液及其他成分;盛器需干燥洁净,最好使用一次性有盖的塑料专用容器。标本采集后应及时送检,最好在 1 h 内检查完毕。否则,由于受消化酶和酸碱度变化等的影响,导致有形成分被破坏。

(二)操作

应用干净竹签选取有脓血、黏液等成分的粪便,外观正常时应注意从粪便的不同部位多处取材,其量至少为指头大小(5 g)。

(三)寄生虫检查

检查溶组织内阿米巴原虫滋养体时应于排便后立即检查,寒冷季节标本传送及检查时均须保温;检查日本血吸虫卵时应取脓血、黏液部分,孵化毛蚴时至少留取 30 g 粪便且须尽快处理;检查蛲虫卵须用透明薄膜拭子或棉拭子于晚 12 时或清晨排便前自肛门周围皱襞处拭取并立即镜检。

(四)细菌培养

应将标本采集于无菌有盖容器内。

(五)隐血试验

用化学法做隐血试验时,应于 3 d 前禁食动物血、肉类、肝脏,并禁服铁剂及维生素 C 等药物。

(六)无粪便排出而必须检查

可用拭子采取,不宜采用肛诊法和使用泻剂或灌肠后的粪便标本。

(七)检验后处理

对粪便检验后,应将剩余标本与盛器一同焚烧消毒。

四、痰标本

参考微生物检验的痰标本留取。

五、微生物检验标本

(一)血液标本微生物检验

1.标本采集时间、采集频率

(1)一般原则:一般情况下应在患者发热初期或发热高峰时采集。原则上应选择在抗生素应用之前,对已用药而因病情不允许停药的患者,也应在下次用药前采集。

(2)疑为布氏杆菌感染:最易获得阳性培养的是发热期的血液或骨髓。除发热期采血外还可多次采血,一般为 24 h 抽 3～4 次。

(3)疑为沙门菌感染:根据病程和病情可在不同的时间采集标本。肠热症患者在病程第 1～2 周间采集静脉血液,或在第 1～3 周采集骨髓。

(4)疑为亚急性细菌性心内膜炎:除在发热期采血外应多次采集。第一天做 3 次培养,如果

24 h 培养阴性,应继续抽血 3 次或更多次进行血液培养。

(5)疑为急性细菌性心内膜炎:治疗前 1～2 h 分别在 3 个不同部位采集血液,分别进行培养。

(6)疑为急性败血症:脑膜炎、骨髓炎、关节炎、急性未处理的细菌性肺炎和肾盂肾炎除在发热期采血外,应在治疗前短时间内于身体不同部位采血,如左、右手臂或颈部,在 24 h 内采血 3 次或更多次,分别进行培养。

(7)疑为肺炎链球菌感染:最佳时机是在寒战、高热或休克时,此时采集样本阳性率较高。

(8)不明原因发热:可于发热周期内多次采血做血液培养。如果 24 h 培养结果阴性,应继续采血 2～3 次或更多次做血液培养。

2.采集容量

采血量以每瓶 5～8 mL 为宜。当怀疑真菌感染时采集双份容量。

3.采集标本注意事项

(1)培养瓶必须为室温,采血前后用 75%乙醇或碘伏消毒培养瓶橡胶瓶盖部分。采集标本后应立即送检,如不能及时送检,请放于室温条件下。在寒冷季节注意保温(不超过 35 ℃)。

(2)标本瓶做好标记,写好患者的姓名、性别、年龄、病历号。

(3)严格做好患者采血部位的无菌操作,防止污染。

(4)应在申请单上标明标本采集时间。

(5)如同时做需氧菌及厌氧菌培养,应先把血样打入厌氧瓶,再打入需氧瓶,并且要防止注射器内有气泡。

(二)尿液标本的微生物检验

1.采集时间

(1)一般原则:通常应采集晨起第一次尿液送检。原则上应选择在抗生素应用之前采集尿液。

(2)沙门菌感染一般在病后 2 周左右采集尿液培养。

(3)怀疑泌尿系统结核时,留取 10～15 mL 晨尿或 24 h 尿的沉渣部分送检。

2.采集方法

(1)中段尿采集方法。①女性:以肥皂水清洗外阴部,再以灭菌水或高锰酸钾(1∶1 000)水溶液冲洗尿道口,然后排尿弃去前段,留取 10 mL 左右中段尿于无菌容器中,立即加盖送检;②男性:以肥皂水清洗尿道口,再用清水冲洗,采集 10 mL 左右中段尿于无菌容器中立即送检。

(2)膀胱穿刺采集法:采集中段尿有时不能完全避免污染,可采用耻骨上膀胱穿刺法取尿 10 mL 并置于无菌容器中立即送检。

(3)导尿法:将导尿管末端消毒后弃去最初的尿液,留取 10～15 mL 尿液于无菌容器内送检。长期留置导尿管患者,应在更换新管时留尿。

3.注意事项

尿液标本采集和培养中最大的问题是细菌污染,因此要严格无菌操作,标本采集后应立即送检。无论何种方法采集尿液,均应在用药之前进行,尿液中不得加入防腐剂、消毒剂。

(三)粪便标本的微生物检验

1.采集时间

(1)采样原则:腹泻患者应在急性期采集,以提高检出率,同时最好在用药之前。

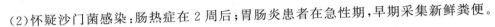

(2)怀疑沙门菌感染:肠热症在2周后;胃肠炎患者在急性期,早期采集新鲜粪便。

2.采集方法

(1)自然排便法:自然排便后,挑取有脓血、黏液部位的粪便2～3 g,液状粪便取絮状物盛于无渗、漏、清洁的容器中送检。

(2)肠拭子法:如不易获得粪便或排便困难的患者及幼儿,可用拭子采集直肠粪便,取出后插入灭菌试管内送检。

3.注意事项

(1)为提高肠道致病菌检出率,应采集新鲜粪便做培养。

(2)腹泻患者应尽量在急性期(3 d内)采集标本,以提高阳性率。

(3)采集标本最好在用药之前。

(四)痰及上呼吸道标本的微生物检验

1.采集时间

(1)痰:最好在应用抗生素之前采集标本,以早饭前晨痰为好,对支气管扩张症或与支气管相通的空洞患者,清晨起床后进行体位引流,可采集大量痰液。

(2)鼻咽拭子:时间上虽无严格限制,但应于抗生素治疗之前采集标本,咽部是呼吸和食物的通路,因此,亦以晨起后早饭前为宜。

2.采集方法

(1)痰液标本。①自然咳痰法:患者清晨起床后,用清水反复漱口后用力自气管咳出第一口痰于灭菌容器内,立即送检;对于痰量少或无痰的患者可采用雾化吸入加温至45 ℃的10%NaCl水溶液,使痰液易于排出;对咳痰量少的幼儿,可轻轻压迫胸骨上部的气管,使其咳嗽,将痰收集于灭菌容器内送检。②支气管镜采集法:用支气管镜在肺内病灶附近用导管吸引或支气管刷直接取得标本,该方法在临床应用有一定困难。③小儿取痰法:用弯压舌板向后压舌,用无菌棉拭子伸入咽部,小儿经压舌刺激咳嗽时,可喷出肺部或气管分泌物沾在棉拭子上,立即送检。

(2)上呼吸道标本:采集上呼吸道标本通常采用无菌棉拭子。采集前患者应用清水反复漱口,由检查者将舌向外拉,使腭垂尽可能向外牵引,将棉拭子通过舌根到咽后壁或腭垂的后侧,涂抹数次,但棉拭子要避免接触口腔和舌黏膜。

(五)化脓和创伤标本的微生物检验

1.开放性感染和已溃破的化脓灶

外伤感染、癌肿溃破感染、脐带残端、外耳道分泌物等感染部位与体腔或外界相通,标本采集前先用无菌生理盐水冲洗表面污染菌,用无菌棉拭子采集脓液及病灶深部分泌物;如为慢性感染,污染严重,很难分离到致病菌,可取感染部位下的组织,无菌操作剪碎或研磨成组织匀浆送检。

(1)结膜性分泌物:脓性分泌物较多时,用无菌棉球擦拭,再用无菌棉拭子取结膜囊分泌物培养或涂片检查;分泌物少时,可做结膜刮片检查。

(2)扁桃体脓性分泌物:患者用清水漱口,由检查者将舌向外牵拉,将无菌棉拭子越过舌根涂抹扁桃体上的脓性分泌物,置无菌管内立即送检。

(3)外耳道分泌物:脓性分泌物较多时,先用无菌棉球擦拭,再取流出分泌物置无菌管送检。

(4)手术后切口感染:疑有切口感染时可取分泌物,也可取沾有脓性分泌物的敷料置灭菌容器内送检。

　　(5)导管治疗感染:应做导管尖端涂抹培养再加血培养。

　　(6)瘘管内脓液:用无菌棉拭子挤压瘘管,取流出脓液送检;也可用灭菌纱布条塞入瘘管内,次日取出送检。

　　2.闭合性脓肿

　　(1)皮肤化脓(毛囊炎、疖、痈)和皮下软组织化脓感染:用2.5%～3.0%碘酊和75%乙醇消毒周围皮肤,穿刺抽取脓汁及分泌物送检,也可在切开排脓时,以无菌注射器或无菌棉拭子采集。

　　(2)淋巴结脓肿:经淋巴结穿刺术取脓液,盛于无菌容器内送检。

　　(3)乳腺脓肿、肝脓肿、脑脓肿、肾周脓肿、胸腔脓肿、腹水、心包积液、关节腔积液:可在手术引流时采集脓液或积液,也可做脓肿或积液穿刺采集脓液或积液,盛于无菌容器内立即送检。

　　(4)肺脓肿:体位引流使病肺处于高处,引流的支气管开口向下,痰液顺体位引流至气管咳出;也可在纤维支气管镜检查或手术时采集。

　　(5)胆囊炎:①十二指肠引流术采集胆汁,标本分三部分,即来自胆总管、胆囊及肝胆管;②在进行胆囊及胆管手术时,可从胆总管、胆囊直接采集;③进行胆道造影时采集胆汁。

　　(6)盆腔脓肿:已婚妇女可经阴道后穹隆切开引流或穿刺采集脓液,也可在肠镜暴露下经直肠穿刺或切开引流采集脓液检查。

　　(7)肛周脓肿:在患者皮肤黏膜表面先用碘酊消毒,75%乙醇脱碘,再用无菌干燥注射器穿刺抽取脓液,盛于无菌容器内立即送检。

　　(六)生殖道标本的微生物检验

　　1.尿道及生殖道分泌物

　　(1)男性。①尿道分泌物:清洗尿道口,用灭菌纱布或棉球擦拭尿道口,采取从尿道口溢出的脓性分泌物或用无菌棉拭子插入尿道口内2～4 cm轻轻旋转取出分泌物;②前列腺液:清洗尿道口,用按摩法采集前列腺液盛于无菌容器内立即送检;③精液:受检者应在5 d以上未排精,清洗尿道口,体外排精液于无菌试管内立即送检。

　　(2)女性。①尿道分泌物:清洗尿道口,用灭菌纱布或棉球擦拭尿道口,然后从阴道的后面向前按摩,使分泌物溢出,无肉眼可见的脓液,可用无菌棉拭子轻轻深入前尿道内,旋转棉拭子,采集标本;②阴道分泌物:用窥器扩张阴道,用无菌棉拭子采集阴道口内4 cm内侧壁或后穹隆处分泌物;③子宫颈分泌物:用窥器扩张阴道,先用灭菌棉球擦拭子宫颈口分泌物,用无菌棉拭子插入子宫颈管2 cm采集分泌物,转动并停留10～20 s,让无菌棉拭子充分吸附分泌物,或用去掉针头的注射器吸取分泌物,将所采集分泌物盛于无菌容器内立即送检。

　　2.注意事项

　　(1)生殖器是开放性器官,标本采集过程中,应严格遵循无菌操作以减少杂菌污染。

　　(2)阴道内有大量正常菌群存在,采取子宫颈标本应避免触及阴道壁。

　　(3)沙眼衣原体在宿主细胞内繁殖,取材时拭子应在病变部位停留十几秒钟,并应采集尽可能多的上皮细胞。

　　(七)穿刺液的微生物检验

　　1.脑脊液

　　(1)采集时间:怀疑为脑膜炎的患者,应立即采集脑脊液,最好在使用抗生素以前采集标本。

　　(2)采集方法:用腰穿方法采集脑脊液3～5 mL,一般放入3个无菌试管,每个试管内1～2 mL。如果用于检测细菌或病毒,脑脊液量应大于或等于1 mL;如果用于检测真菌或抗酸杆菌,脑脊液量应大于或等于 2 mL。

(3)注意事项:①如果用于检测细菌,收集脑脊液后,在常温下 15 min 内送到实验室,脑脊液标本不可置冰箱保存,否则会使病原菌死亡,尤其是脑膜炎奈瑟菌、肺炎链球菌和嗜血杆菌,常温下可保存 24 h;②如果用于检测病毒,脑脊液标本应放置冰块,在 4 ℃ 环境中可保存 72 h;③如果只采集了 1 管脑脊液,应首先送到微生物室;④做微生物培养时,建议同时做血培养;⑤采集脑脊液的试管不需要加防腐剂;⑥进行腰穿过程中,严格无菌操作,避免污染。

2.胆汁及穿刺液

(1)检测时间:怀疑感染存在时,应尽早采集标本,一般在患者使用抗生素之前或停止用药后 1~2 d 采集。

(2)采集方法:①首先用 2% 碘酊消毒穿刺要通过的皮肤;②用针穿刺法抽取标本或外科手术方法采集标本,然后放入无菌试管或小瓶内,立即送到实验室;③尽可能采集更多的液体,至少 1 mL。

(3)注意事项。①在常温下 15 min 内送到实验室;除心包液和做真菌培养外,剩余的液体可在常温下保存 24 h;如果做真菌培养,上述液体只能在 4 ℃ 以下保存。②应严格无菌穿刺。③为了防止穿刺液凝固,最好在无菌试管中预先加入灭菌肝素,再注入穿刺液。④对疑有淋病性关节炎患者的关节液,采集后应立即送检。

(八)真菌检验

1.标本采集的一般注意事项

(1)用适当方法准确采集感染部位的标本,避免污染。

(2)注意标本采集时间。清晨的痰和尿含菌较多,是采集这类标本的最佳时间。另外,应尽可能在使用抗真菌药物前采集。

(3)标本采集量应足够。如从血中分离真菌,一般采集量为 8~10 mL。

(4)所用于真菌学检验的标本均需用无菌容器送检。

(5)对送检项目有特殊注意事项时,一定要在检验申请单上注明,或直接与真菌实验室联系,以便实验室采用相应特殊方法处理标本。

2.临床常见标本的采集

(1)浅部真菌感染的标本采集。①皮肤标本:皮肤癣菌病采集皮损边缘的鳞屑;采集前用 75% 乙醇消毒皮肤,待挥发后用手术刀或玻片边缘刮取感染皮肤边缘,刮取物放入无菌培养皿中送检;皮肤溃疡采集病损边缘的脓液或组织等。②指(趾)甲:甲癣采集病甲下的碎屑或指(趾)甲;采集前用 75% 乙醇消毒指(趾)甲,去掉指(趾)甲表面部分,尽可能取可疑的病变部分,用修脚刀修成小薄片,5~6 块为宜,放入无菌容器送检。③毛发:采集根部折断处,不要整根头发,一般 5~6 根。

(2)深部真菌感染的标本采集。①血液:采血量视所用真菌培养方法确定,一般为 8~10 mL;如用溶剂-离心法,成年人则需抽血 15 mL 加入 2 支 7.5 mL 的 Isolator 管中;此法可使红细胞和白细胞内的真菌释放出来,尤其适用于细胞内寄生菌,如荚膜组织胞浆菌和新型隐球菌的培养;采血后应立刻送检,如不能及时送检,血培养瓶或管应放在室温或 30 ℃ 以下环境,但不要超过 9 h,否则影响血中真菌的检测。②脑脊液:不少于 3 mL,分别加入两支无菌试管中送检:一管做真菌培养或墨汁染色,另一管用于隐球菌抗原检测或其他病原菌培养。其他深部真菌感染的标本采集,如呼吸系统、泌尿生殖系统等标本,采集及送检方法与细菌学检验相同。

六、其他标本

(一)脑脊液标本的采集

1.适用范围

适用于脑脊液常规及糖、蛋白质、氯化物定量等检验。

2.注意事项

(1)脑脊液标本由临床医师采集,医护人员必须明确通知患者脑脊液标本的采集注意事项。

(2)在脑脊液标本采集前,应使患者尽量减少运动以保持平静,患者安静 15 min 后卧床进行采集。

(3)脑脊液标本由临床医师采集,准备好采集标本所用的容器及消毒器材、一次性注射器等。确认患者姓名,并将姓名或标本标识贴于标本采集试管上。

(4)临床医师必须向患者讲清楚脑脊液标本检验的目的(脑脊液检验主要对神经系统疾病的诊断、治疗及预后判断提供依据),采集前应向患者作适当解释,以消除疑虑和恐惧,并检查患者有无颅内压增高症状和体征,做眼底检查。告知患者脑脊液标本采集的适应证和禁忌证。

(5)将脑脊液分别收集于 3 个无菌小瓶(或试管)中,每瓶(管)1~2 mL,第一瓶(管)做细菌学检查,第二瓶(管)做化学或免疫学检查,第三瓶(管)做常规检查。

(6)脑脊液标本采集后,让患者去枕平躺 2~4 h,严密观察病情,注意生命体征和瞳孔的变化。

(7)脑脊液标本留取后应立即送检。如送检时间过长,超过 2 h 不能做脑脊液检查。不能及时送检的标本,应 2 ℃~8 ℃(生化检验)或室温(常规检验)保存,但不要超过 2 h。脑脊液放置过久,细胞可破坏或沉淀后纤维蛋白凝集成块,导致细胞分布不匀而使计数不准确;葡萄糖酵解造成糖含量降低。

(二)浆膜腔积液的标本采集

胸腔积液的标本采集由临床医师负责进行,穿刺必须严格无菌操作,标本采集后分别加入 3 支试管,第一管用于微生物和化学检查,第二管用于细胞学检查,第一、第二管可加入25 U/mL肝素抗凝,第三管不加抗凝剂,置于透明试管以观察一般性状和有无凝集。

(三)精液的标本采集

(1)检测前一周要忌房事:将一次射出的全部精液直接排入洁净、干燥的容器内(不能用乳胶避孕套),特别是前几滴。

(2)留取标本后,37 ℃保温立即检验。

（吴　潼）

第二节　检验结果分析

实验室检验结果受多种因素影响,解释和评价时应注意以下几个问题:①正常范围、参考区间的概念,个体变异在群体变异中的分布;②方法学的敏感性、特异性和疾病预测值;③疾病识别值和方法学允许误差;④各种可能的影响因素,如遗传背景、生理波动、年龄和性别差异等;⑤多

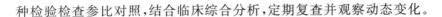

种检验检查参比对照,结合临床综合分析,定期复查并观察动态变化。

一、参考区间和样本分布

(一)参考区间不是疾病的诊断值

1.参考区间

为按一定条件选择的参考个体的测定值,用于确定正常范围的统计学分析,但在习惯上等同于参考值使用;参考区间是正常范围频数分布的统计学处理结果。正态分布用 $\overline{X}\pm1.96s$ 或 $\overline{X}\pm2s$(s 为均数标准差);偏态分布用百分数法,增大有意义者取 95% 百分位,减小有意义者取 5% 百分位。无论是正态分布还是偏态分布,均取 95% 分布区间作为参考区间,正常受试者有 5% 的概率分布在参考区间之外。用参考区间取代正常范围的目的在于用词准确和避免误解,不论是用正常范围还是参考区间,都是相对的概念,不能机械地用作划分正常与异常的界限。

2.参考个体和参考样本群

参考个体的选择有一定难度。首先是"健康者"定义困难,看似健康、其实不一定正常,潜在性和遗传性疾病用一般问诊和体检方法不易或不能发现。其次是参考样本群需要一定的数量,男女样本数须相等;有年龄差异时不同年龄组或年龄段的样本数也须基本满足正态分布;人群抽样不能没有老年样本,而老年人则多有潜在性疾病。因此,正常人群抽样难免混入异常者,参考区间不一定是全部正常者的测定值范围。

3.关于参考区间的代表性

参考区间的代表性受抽样误差和参考区间变异等因素的影响。抽样误差由参考个体变异和参考群体变异构成,而参考区间变异则由抽样误差和技术误差构成。

(1)参考个体变异(Si,用标准差表示的个体变异):为个体内变异,包括日内变异和日间变异,主要受饮食、行为习惯、精神和体力活动等因素影响。

(2)参考群体变异(Sg,用标准差表示的群体变异):为个体间变异,不同生理、生化和代谢项目或指标变异不同,主要受遗传因素、年龄、性别、民族差异和参考样本群数量的影响。

(3)分析技术变异(Sa,用标准差表示的方法变异):为实验误差,主要受标本采集、测试方法、试剂品质、设备水平、工作环境、人员素质等因素影响。

$$E=s=\sqrt{Si^2+Sg^2+Sa^2}$$

参考区间变异为以上 3 种误差的累加。式中:E 为参考区间的误差;s 为参考区间均数的标准差。当参考个体的变异大、参考样本群的数量少或方法学的精密度低时,s 增大,测定的参考区间相应增大。由此可见,参考区间不是一组固定不变的数字,不仅因测定方法而异,而且同一方法在不同的实验室,或同一实验室在不同时期的测定结果,也常有较大的差别。

由此可见,参考区间不是决定正常与异常的黄金标准,不能是疾病的诊断值,仅是一个大致接近于正常人的参考范围。

(二)样本在参考样本群中的分布

1.样本在样本群中的理论分布

取参考样本群分布的 95% 范围作为参考区间,由于参考个体的变异,健康者有 5% 的概率分布在参考区间之外,而病理者也有同样可能的概率分布在正常范围之内。换言之,正常个体与异常个体的测定值分布有交叉,健康人群与患病人群的测定值分布有重叠。这种交叉或重叠一般仅限于临界范围,可用敏感性和特异性衡量。如果交叉或重叠范围过多过大,说明方法学的敏感性和特异性两个方面均属于不合格,这样的方法不能用于临床诊断。

2.样本分布理论的临床意义

参考个体的变异范围小,参考群体的变异范围大,个体变异在参考区间内的分布虽多数接近均值,但也有可能接近于上限或下限。如接近下限,即使病理性升高参考均值的 2～3 个均数标准差,仍可在参考区间之内而被解释为正常;如接近上限,即使生理变异升高参考均值的 1 个均数标准差,也有可能超出参考区间而被解释为异常。换言之,对临界值无论解释为正常或异常都有可能判断错误,因此对边缘结果的评价必须持十分慎重的态度。测定值越远离参考均值,即 t 检验理论的 t 值越大,判断失误的可能性就越小。

二、检验指标的方法学评价

(一)敏感性、特异性与疾病预测值

1.敏感性和特异性

敏感性和特异性是诊断方法学评价的重要指标,二者既相互矛盾又相互联系。其特点是提高敏感性往往降低特异性,反之,提高特异性又会降低敏感性。用有质量控制的标准程序测定一定数量的疾病人群和非病人群,将结果绘制成 2×2 分割表(四格表),如表 1-2 所示。表中纵向疾病组栏反映方法学的敏感性,非病组栏反映方法学的特异性;横向阳性(＋)栏反映阳性预测值,阴性(－)栏反映阴性预测值。TP 为真阳性,FP 为假阳性,FN 为假阴性,TN 为真阴性。

表 1-2　方法学特性评价四格表

组别和结果		黄金标准	
		疾病组	非病组
结果	(＋)阳性	a(TP)	b(FP)
	(－)阴性	c(FN)	d(TN)

理想方法的敏感性和特异性都应是 100%,二者之和等于 200%,疾病与非病的分界既无重叠又无干扰,然而这样的诊断方法极少。二者之和小于 100% 的方法不能使用。

$$敏感性(度)=疾病组阳性率=\frac{疾病组阳性数}{疾病组总数}=\frac{a}{a+c}$$

$$特异性(度)=非病组阴性率=\frac{非病组阴性数}{非病组总数}=\frac{d}{b+d}$$

2.预测值和可能性比值

实验室资料一般不是简单的分割正常与异常的界限,而是判断有病与非病的可能性有多大。敏感性和特异性不能说明此问题,需借助预测值、可能性比值等几个参数。

(1)预测值:预测疾病与非病的诊断符合率。比率越大,诊断疾病或排除疾病的符合率越高。分为阳性预测值和阴性预测值。

$$阳性预测值=真阳性比率=\frac{真阳性数}{阳性总数}=\frac{a}{a+b}$$

阳性预测值越大,则误诊率越小。

$$阴性预测值=真阴性比率=\frac{真阴性数}{阴性总数}=\frac{d}{c+d}$$

阴性预测值越大,则漏诊率越小。

(2)可能性比值:预测疾病和非病识别的可能性大小。比值越大,则有病或非病识别的可能性越大,诊断的正确性越高,误诊或漏诊的可能性越小。

$$阳性可能性比值 = \frac{真阳性率}{假阳性率} = \frac{敏感性}{1-特异性} = \frac{a}{a+c} \times \frac{b+d}{b}$$

用于评估方法学诊断疾病的可能性程度,比值越大诊断疾病的误诊率越小。

$$阴性可能性比值 = \frac{真阴性率}{假阴性率} = \frac{特异性}{1-敏感性} = \frac{d}{b+d} \times \frac{a+c}{c}$$

用于评估方法学排除疾病的可能性程度,比值越大,否定疾病的漏诊率越小。

(二)ROC 曲线的应用

ROC 曲线(受试者操作特性曲线)或敏感性/特异性线图(sensitivity/specificity diagram),用于方法学评价和疾病识别值或分界值的确定。绘正方形图,纵轴为敏感性即疾病组阳性率,从下至上分度为 0、10%、20%、…、100%;横轴为阳性率,即(1-特异性),从左至右分度同样为 0、10%、20%、…、100%。取不同测定值相对应的敏感性和假阳性率或(1-特异性)作图,并将各点连成曲线。左上角为敏感度 100% 和假阳性率 0 的交点。用于不同方法学评价,越接近左上角的曲线,方法学的敏感性和特异性越好。

用于疾病识别值确定,最接近左上角的曲线切点值是最佳分界值,敏感性与特异性之和最大。

疾病筛查应选用敏感性高的方法以减少漏诊;疾病诊断应选用特异性高的方法以避免误诊。

三、疾病识别值和方法学允许误差

(一)疾病识别值和临床决定水平

1.疾病识别值或分界值

疾病识别值或分界值是指对疾病诊断的敏感性和特异性都较高,识别疾病意义最大的某一阈值,通常取 ROC 曲线最接近左上角的切点值。一般而言,生理变异大的指标参考区间界限值与疾病识别值不同,如血糖参考区间与糖尿病诊断值、转氨酶参考区间与肝损害诊断值、胆固醇参考区间与动脉粥样硬化危险性评价值、肿瘤标志物参考区间与可疑肿瘤的分界值不同。有时还须根据经验调整,如 γ-谷氨酰转肽酶(转肽酶,GGT)用于 40 岁以上饮酒者肝损害的早期发现,分界值应定在参考区间上限之下;用于肝癌筛查,因肝癌与肝炎的结果有重叠,为减少假阳性结果造成的不必要的思想负担,应定在上限之上。生理变异范围小的指标,如血清 K^+、Na^+、Cl^-、Ca^{2+}、Mg^{2+}、P^{3-}、pH 等,通常超出参考区间即有识别意义,超出参考区间及其 1/4 值(参考区间均值 1 个均数标准差),即有显著识别意义。

2.临床决定水平(clinic decision level,CDL)

CDL 是根据病理生理和临床经验而确定的有决定疾病诊断、紧急施治或判断预后意义的一种阈值,同一试验项目可有几个不同的临床决定水平。一般都是由临床医师根据病理生理学理论和临床实践经验总结确定。

(二)实验室方法学允许误差

1.偶然误差是不可避免的误差

偶然误差虽然不可避免,但是必须有明确限度。关于方法学的允许误差范围,有不同的意见,并因设备水平和分析项目而异。一般倾向于不超过参考区间的 1/4,即参考均值的 1 个均数标准差值。

参考区间=参考均值($\overline{X}$)±2s,即参考区间由 4 个均数标准差组成,故 1s=1/4 参考区间。

允许误差范围=参考均值的 1s=±1/2s=±(参考区间上限-下限)×1/4×1/2。

换言之,测定值的允许误差为该测定值±1/2 参考均值的标准差。例如,血糖测定的方法学允许误差:空腹血清葡萄糖(FPG)参考区间(青年组)为 3.33～5.55 mmol/L。

参考均值的标准差(s)=(5.55-3.33)mmol/L×1/4=0.56 mmol/L。

血糖允许误差范围=测定值加减 1/2s=测定值±0.56 mmol/L×1/2=测定值±0.28 mmol/L。

2.应用疾病识别值时须考虑测定值的允许误差

允许误差是因为任何方法学都不可避免的误差,所以任何一个试验结果都包含有允许误差。例如,某患者 FPG 测定值为 7.66 mmol/L,如上所述允许误差为 0.56 mmol/L,亦即 7.66 mmol/L 的允许范围为(7.66±0.56)mmol/L=7.10～8.22 mmol/L。换言之,标准方法 FPG 测定值 7.66 mmol/L 的真实值是在 7.10～8.22 mmol/L 之间。糖尿病诊断标准为 FPG≥7.77 mmol/L 和/或餐后血糖(PPG)≥11.1 mmol/L,故该例患者可能为糖尿病(DM,因为 FPG 8.22 mmol/L＞7.77 mmol/L),但也可能为糖耐量降低(IGT,因为 FPG 7.10 mmol/L＜7.77 mmol/L)。如果按美国糖尿病协会或 WHO 糖尿病咨询委员会诊断标准,FPG≥6.99 mmol/L 为糖尿病,虽然无论是 7.10 mmol/L 还是 8.22 mmol/L 均大于 6.99 mmol/L,应诊断为 DM;但是,由于血糖测定受多种因素影响,不能仅根据一次结果评价,所以应重复测定 FPG 或加测 PPG,必要时(如当PPG 结果可疑时)还须做葡萄糖耐量试验(GTT)以确定诊断。

四、实验过程中的影响因素

临床检验从项目申请到结果解释是一个包括医师、患者、护士、检验多层次参与的环式运作过程,每一环节都受到多种因素影响。

(一)检验项目和检验时机的选择

1.不同检验项目在不同疾病和不同病期阳性率不同

如急性心肌梗死的心肌酶谱变化,不同的酶升高、峰值和恢复的时间不同,多种酶联合并于不同时间连续多次测定,可提高其临床意义。如在发病 2 h 内或 1 周后检测,阳性率降低。又如急性胰腺炎的酶学变化,淀粉酶一般是在发病 6～12 h 升高,持续 3～5 d,脂肪酶则晚于淀粉酶升高;而急性出血性坏死性胰腺炎则可不见酶学改变。再如细菌性感染或组织损伤,1～2 d 间可见白细胞计数和 C 反应蛋白升高,而红细胞沉降率增速则需要 5～7 d。自身抗体检测应在激素使用之前,细菌培养应在抗生素使用之前,并且需要连续采取 2～3 次标本以提高检出率。一旦开始有效治疗,则阳性率将显著降低。

2.疾病早期使用有效治疗抗体可不升高

抗体生成需 1～2 周才能达到方法学可检出的水平,在起病 1 周内阳性率很低,经 2～3 周逐渐升高。其阳性率与测定方法的敏感性也有关,敏感方法可提前检出。此外,抗体水平与治疗也有关,在疾病早期进行有效的治疗,抗体水平可不升高或轻微升高,达不到方法学敏感性所能检测出的水平。因此,感染性抗体只有支持疾病诊断的意义,而无否定疾病诊断的作用。

(二)遗传背景的影响因素

1.性别差异

(1)男性大于女性的项目:如红细胞计数、血红蛋白、血细胞比容、血清铁、尿酸(UA)、肌酐(CRE)、肌酸激酶(CK)、天门冬氨酸转氨酶(AST)、视黄醇结合蛋白、前清蛋白。

(2)女性大于男性的项目:如促黄体生成素(LH)、卵泡刺激素(FSH)、高密度脂蛋白胆固醇(HDL-C)、载脂蛋白 A、α_2-巨球蛋白等。

性别差异较大的项目应分别设定参考区间,如 UA、CRE、CK、HDL-C;差别较小的项目一般不必单独设定参考区间,如 AST、碱性磷酸酶(ALP)、总胆固醇、甘油三酯等。与性别有关的某些指标如 CRE、肌酐清除率(CCR)、UA、CK、AST 等,实际是与肌肉量相关。

2.年龄差异

(1)新生儿。增高:血清游离脂肪酸、乳酸脱氢酶(LDH)、ALP、无机磷、醛固酮、血浆肾素活性、甲胎蛋白(AFP);血液白细胞计数(WBC)、中性粒细胞比例。降低:血清总蛋白、CRE、总胆固醇、淀粉酶。

(2)婴幼儿。增高:血清 ALP、胆碱酯酶;血液 WBC、淋巴细胞(绝对数)。降低:血液中性粒细胞(相对数)。

(3)中青年。渐增:血清总胆固醇、甘油三酯,除此之外随年龄变化的项目不多。

(4)老年人。增高:血清 LH、FSH、儿茶酚胺、甲状旁腺激素、ALP、葡萄糖、免疫球蛋白。降低:血清睾酮、雌二醇、降钙素、醛固酮、总蛋白、清蛋白。

60 岁后老年人常有多种潜在性疾病。个体之间的变异,年龄是最重要的因素。差别较大的项目应设定不同年龄组或年龄段的参考区间。

3.生理差异

(1)妊娠期间。增高:AFP、α_1-抗胰蛋白酶、碱性磷酸酶、淀粉酶、尿酸、总胆固醇、甘油三酯、绒毛膜促性腺素、泌乳素、甲状腺激素结合球蛋白、皮质醇、糖类抗原 125(CA125)。降低:血清总蛋白(TP)、清蛋白(ALB)、尿素氮(BUN)、胆碱酯酶(ChE)、血清铁、Na^+、Ca^{2+}、红细胞计数、血红蛋白、血细胞比容。

(2)日周期节律:促肾上腺皮质激素(ACTH)、皮质醇,清晨 5～6 时最高,夜间 0～2 时最低。生长激素(GH)、促甲状腺激素(TSH)、泌乳素(PRL),夜间睡眠时升高。儿茶酚胺昼间高而夜晚低。血浆肾素活性上午升高,傍晚降低。甘油三酯、肌酐、转铁蛋白、血清磷、血清铁下午增高,后者增高有时达 2 倍。尿素氮、胆红素(BIL),下午降低,过夜空腹则 BIL 升高。血 Ca^{2+} 中午最低,夜间有降低倾向。白细胞总数、淋巴细胞、BIL 早晨最高,嗜酸性粒细胞下午最低,尿胆原午餐后 2 h 排泄最多。血红蛋白含量早晨空腹最低,下午 4 时最高。尿淀粉酶上午较低,晚餐后最高。

(3)月周期节律:LH、FSH、雌二醇(E_2)、血清磷、CA125 随月经周期而变化,E_2 在排卵期最高。纤维蛋白原(Fg 或 FBG)在月经前期开始升高,胆固醇在月经前期最高。

(4)生命周期改变:绝经期后性激素水平降低而促性腺激素水平升高,血脂相应升高。

(三)生活行为的影响因素

1.情绪

精神紧张和情绪激动可使儿茶酚胺、皮质醇、血糖、白细胞计数、中性粒细胞比例升高。

2.体力活动

出汗增多血液浓缩,血浆蛋白质和高分子成分,如总蛋白、胆固醇(TC)、高密度脂蛋白胆固醇(HDL-C)、AST、ALT、γ谷氨酰转肽酶、红细胞计数(RBC)、血红蛋白(HGB)含量、血细胞比容(HCT)相对增加。骨骼肌成分,如肌酸激酶(CK)、AST、乳酸脱氢酶释放;CK可超过正常范围的一至数倍,CK同工酶MB(CK-MB)也可见升高,但在总CK中的比值不升高(<5%)。代谢加速,代谢产物肌酐、尿酸、尿素氮增多;K^+、P^{3-}升高,Ca^{2+}、Mg^{2+}降低。剧烈运动无氧代谢产物乳酸、丙酮酸增加,碳酸氢盐(HCO_3^-)、pH降低;如有溶血发生则K^+、游离血红蛋白含量增多,结合珠蛋白减少并可出现蛋白尿和血尿。应激激素及反应因子,如儿茶酚胺、皮质醇、生长激素、转铁蛋白、白细胞计数、中性粒细胞比例增高,淋巴细胞、嗜酸性粒细胞计数降低。长期体育锻炼HDL-C增高。体力活动和肌肉运动的影响可持续数小时或在数小时后发生。

3.进餐

饮食对血液成分的影响与食物的种类和餐后取血的时间有关。

(1)进餐影响的成分:血清总蛋白、清蛋白,餐后由于血液稀释,测定结果较空腹约降低0.44%;起床活动后由于体液重新分布,较晨间卧床时增高0.41%～0.88%。门诊患者餐后取血与住院空腹取血两者结果比较,无显著性差异。血清胆固醇,正常人普通膳食餐后与餐前比较无统计学意义,血清甘油三酯受进餐影响明显,应在禁食12～14 h取血,饮水90 min后基本不受影响。血糖,餐后增高,但正常波动较小,在0.56 mmol/L范围之内;糖尿病患者升高明显。糖尿病早期或轻型病例空腹血糖多正常,仅餐后血糖增高,而且多无临床症状。故对糖尿病的早期诊断和疾病筛查,以测定进食不少于100 g大米或面粉食品的早餐后2 h血糖较空腹血糖敏感。血清尿素氮和尿酸,由于夜间代谢率降低,早晨空腹尿素氮减少,进餐后则增多。血清电解质和无机盐类,进餐对K^+、Na^+、Cl^-、Ca^{2+}的影响,无统计学意义;血清无机磷餐后变化与血糖呈负相关,约降低0.1 mmol/L,但与对照组比较无显著性差别。血清酶学,摄取食物或饮水后90 min与空腹比较,无统计学意义。

(2)食物性质的影响:高蛋白膳食可增高血尿素氮、氨氮和尿酸浓度。多食高核酸食物(如内脏)可增高血尿酸浓度。多食香蕉、菠萝、番茄、凤梨可增加尿5-羟吲哚乙酸(5-HIAA)的排泄。

(3)取血时间的影响:餐后立即取血,葡萄糖、甘油三酯增高,钾倾向于增高;游离脂肪酸降低约30%,血清磷倾向于降低。高脂肪餐后2～4 h,肠源性碱性磷酸酶倾向于增高,特别是B血型和O血型Lewis阳性分泌型的患者。餐后血清浑浊可干扰某些试验,如使胆红素、乳酸脱氢酶、血清总蛋白增高,而尿酸、尿素氮则可轻度降低。高脂血对梅毒、病毒、真菌、支原体抗体检验也有影响,应空腹取血。长时间空腹对血糖、糖耐量及其他多种试验有影响,例如,可增高血清胆红素(先天性非溶血性黄疸,非结合型胆红素血症或称Gilbert病,空腹48 h可增加240%),可降低血前清蛋白、清蛋白、转铁蛋白和补体C3浓度。

据有关研究,进餐90 min后除血糖、甘油三酯明显增高,血红蛋白、平均红细胞体积降低,血清总蛋白、清蛋白、α_2-球蛋白轻度降低外,其他多种成分与对照组比较,差别无统计学意义。为方便门诊患者,除血脂、血清铁、铁结合力、维生素B_{12}、叶酸、胃泌素等测定应在空腹取血外,在午餐前3 h内取血,对检验结果的解释和评价应不会受很大影响。血糖、胆汁酸有时需要在空腹或餐后取血测定。

4.饮茶和咖啡

由于咖啡可抑制磷酸二酯酶的分解,一磷酸腺苷(AMP)转变为5′-AMP延缓,使糖酵解酶产物增多；使脂肪酯酶活性增强，脂肪分解，甘油和游离脂肪酸增多，游离药物和游离激素增多。

5.饮酒

酗酒早期尿酸、乳酸、丙酮增高；中期 GGT、尿酸增高；晚期谷丙转氨酶（ALT）增高。慢性乙醇中毒，胆红素（BIL）、天门冬氨酸转氨酶（AST）、碱性磷酸酶、GGT、平均红细胞体积（MCV）增高，叶酸降低。低分子碳水化合物和乙醇可致甘油三酯增高。

6.吸烟

吸烟可使一氧化碳血红蛋白（HbCO）、血红蛋白、白细胞总数、MCV、癌胚抗原（CEA）增高，免疫球蛋白 G（IgG）降低。

7.药物

多种药物可影响实验室检查结果。

（1）影响机体代谢的药物：如激素、利尿剂可导致水、电解质和糖代谢紊乱；咖啡因、氨茶碱可增加儿茶酚胺排泄。多种抗癫痫剂、解热镇痛剂、安眠镇静剂、抗生素、抗凝剂等通过诱导肝微粒体酶活性，使肝源性碱性磷酸酶、GGT 增高，高密度脂蛋白、甘油三酯合成亢进，血尿酸浓度增高。青霉素可使血清蛋白和新生儿胆红素降低，AST、肌酸激酶、肌酐、尿酸增高；青霉素钠可使血清钠增高，钾降低。阿司匹林可使血钙降低，血糖增高；普萘洛尔、利血平可使胆红素增高。口服避孕药对多种试验有影响，如可使 T_4 增高，甲状腺激素摄取率（T-U）降低；α_1 抗胰蛋白酶、血清铁、甘油三酯、ALT 增高，清蛋白降低等。

（2）干扰化学反应的药物：如大剂量输注维生素 C 可使血清转氨酶、胆红素、肌酐增高，胆固醇、甘油三酯、血糖、乳酸脱氢酶降低，隐血假阴性，尿胆原结果减少等。

（四）标本采取的影响因素

1.取血时间的影响

一些激素和化学成分有周期性变化，不同时间取血其结果不同。如 ACTH、皮质醇有日间变化节律，应在上午 8 时和下午 4 时两次取血，不仅需要了解其血浓度而且需要了解其分泌节律。醛固酮应在上午 6~8 时分别取立位和卧位静脉血，甲状旁腺激素最好在上午 8 时取血。急性心肌梗死发病后心肌酶谱变化有一定规律，应多次取血测定并须记录取血时间，以便比较其演变过程。

2.患者体位的影响

从卧位变为直立位，低部位静脉压升高，毛细血管压升高，部分血浆超滤至组织间质，血细胞、蛋白质等大分子成分如血红蛋白、红细胞、总蛋白、清蛋白、碱性磷酸酶、转氨酶、胆固醇等不易通过毛细血管内皮细胞，因浓缩而增加；卧位间质液反流回血，使血液稀释，因而大分子成分浓度降低。而容易弥散的物质，受体位的影响则较小。

肾素、血管紧张素、醛固酮、儿茶酚胺等神经内分泌激素直立位时增加，用以维持血管张力和神经兴奋性，维持体液平衡和血压恒定，保证脑组织的血液供应。

3.止血带或压脉器

静脉取血，压脉带压迫时间过长可使多种血液成分发生改变。例如，压迫 40 s，AST 增加 16%，总蛋白增加 4%，胆固醇和尿素氮增加 2%；压迫超过 3 min，因静脉扩张，淤血，水分转移，致血液浓缩，氧消耗增加，无氧酵解加强，乳酸升高，pH 降低，K^+ 和 Ca^{2+} 升高。

4.输液的影响

应尽可能避免在输液过程中取血。输液不仅使血液稀释，而且使测试反应发生严重干扰，特别是糖和电解质。葡萄糖代谢率正常约为 0.35 g/(h·kg)，如输注 5% 葡萄糖，在特殊情况下可在输液的对侧肢静脉取血，并要注明在输液中。如输注 10% 葡萄糖 $\geqslant 3.5$ mL/min，即使在对侧肢取血，血糖也会显著升高。在一般情况下，推荐中断输液至少 3 min 后取血，但也要注明。

5.溶血的影响

红细胞成分与血浆不同，标本溶血可使乳酸脱氢酶、K^+、转氨酶（AST、ALT）、Zn^{2+}、Mg^{2+}、酸性磷酸酶升高，严重溶血对血清总蛋白、碱性磷酸酶、血清铁、无机磷、胆红素的测定及与凝血活酶相关的试验也有影响。红细胞虽不含肌酸激酶（CK），但可因腺苷酸激酶的释放而使 CK 测定值增高。

6.皮肤和动脉采血

皮肤采血适用于全血细胞分析或称全血细胞计数（CBC）、血细胞形态学检验、婴幼儿血气分析及其他快速床边检验，用力挤压可使组织液渗出造成干扰。动脉采血用于血气分析、乳酸测定和肝衰竭时的酮体测定。过多的肝素可降低 pH 和二氧化碳分压（$PaCO_2$）测定值并导致相关计算参数的错误，注射器内有气泡可改变氧分压（PaO_2）结果。

7.血浆与血清

血浆含有纤维蛋白原，血浆总蛋白和清蛋白测定结果高于血清标本；血清含有血液凝固时血小板释放的 K^+ 和乳酸脱氢酶（LDH），当血小板增多时血清 K^+ 和 LDH 高于血浆。床边快速血糖测定和干化学法其他血液化学成分测定，虽用全血，其实为血浆，红细胞内成分一般不参与反应。

（五）标本转送和试验前处理

1.及时转送和尽快分离血清或血浆

取血后应尽快转送和分离血清或血浆，否则血清与血块长时间接触可发生以下变化。

（1）由于血细胞的糖酵解作用，血糖以每小时 $5\%\sim15\%$ 的速率降低，糖酵解产物乳酸和丙酮酸升高。

（2）由于红细胞膜通透性增加和溶血加重，红细胞内化学成分发生转移和释放，酶活性受影响，血清无机磷、钾、铁、乳酸脱氢酶、天门冬氨酸转氨酶、肌酸激酶等升高。

（3）由于酯酶作用，胆固醇酯因分解而减少，游离脂肪酸增加。

（4）与空气接触，pH 和 PaO_2、$PaCO_2$ 改变，影响结果的准确性。

2.细菌学标本必须按要求采取

必须按要求采集标本，否则将影响结果的准确性，并给评价其意义带来麻烦甚至误导。

细菌学标本极易被污染，污染的标本杂菌大量繁殖抑制病原菌生长。条件致病菌也是致病菌，如污染条件致病菌将误导临床，造成对患者的损害及经济和时间的浪费。脑膜炎球菌、流感杆菌离体极易死亡，应请实验室人员协助在床边采取和接种或立即保温送至实验室检验。室温放置延迟送检，阳性率降低；冷藏的标本根本不能使用。厌氧菌标本采取必须隔绝空气，混入空气的标本影响检验结果，不能使用。

3.微量元素测定标本

标本采取的注射器和容器必须注意避免游离金属污染。使用的玻璃或塑料注射器、试管或尿容器都需用 10% 稀硝酸浸泡 $24\sim48$ h，用蒸馏水洗净，在无降尘的空气中干燥；采血器材需高压灭菌，或用美国 Becton Dickinson 公司（B-D 公司）深蓝帽真空管和不锈钢针头采血。

随便采取的标本不能保证质量，其结果不能用于临床评价。

(六)实验室的影响因素

分析检验结果必须了解实验室设备水平和质量管理,没有质量保证的实验室资料是不可信赖的。

1.试验误差的原因、特点和对策

(1)系统误差。原因:系统(仪器、方法、试剂)劣化,定标错误或管理失当,是造成准确性降低的主要因素。特点:误差的性质不变,总是正的或负的误差;误差可大可小或成比例变化。对策:质量控制,对系统定期检测、考评、维修或必要时更换,保证系统优化组合。

(2)随机误差。原因:不固定的随机因素或不可避免的偶然因素,又称偶然误差,是造成精密度降低的因素。特点:误差有正有负,正负误差概率相等;小误差多,大误差少,呈正态分布。对策:质量监控,可将误差控制在允许范围之内;必要时重复测定或平行测定,可减小误差。

(3)责任差错。原因:粗心大意,违章操作,标本弄错,制度不严或管理缺陷。特点:误差或差错的大小和性质不定,有不同程度的危害性,但可以完全避免。对策:加强人员教育,严格查对制度,遵守操作规程,提高管理水平。

2.结果处理和信息传递

(1)对过高或过低有临床决定意义、与患者生命安全有关的检验结果,在确保检验质量的前提下,应立即通知临床医师;在诊断治疗上需要早知的信息,应提前报告或主动与有关人员联系。

(2)对检验结果必须认真审核,有疑问应及时复查,有缺陷应及时弥补;如有异常发现应予提前报告或与临床医师联系,审核无误应及时发出。做好登录(计算机的或手工的)以便查询并要定期进行质量分析和评价。

(3)对血清、脑脊液及其他不易获得或有创采集的标本,应分别保存 3 d 和 1 周以便必要时复查;对特殊、罕见或诊断不清病例的检验材料,应在 $-20\ ℃\sim-70\ ℃$ 长期保存直至失去使用价值。

五、检验结果综合分析

由于检验结果受多种因素影响,在解释和评价时必须结合其他检查资料、疾病流行学资料和临床资料全面综合分析。

(一)关于血白细胞或全血细胞计数

白细胞计数(WBC)参考区间通常为 $(4\sim10)\times10^9/L$,对发热患者来说即使是 $5\times10^9/L$,如伴有中性粒细胞减少也应视为降低;或即使为 $9\times10^9/L$,如伴有粒细胞增多也应视为增高。因为生理性白细胞分布虽有较多机会接近参考均值 $(7\times10^9/L)$,但也有可能接近于上限或下限。假如患者生理分布在参考区间下限,如 $5\times10^9/L$,病理性增高为参考区间的一半(2 个均数标准差),如 $3\times10^9/L$,仍未超出参考区间;如生理分布在参考区间上限,如 $9\times10^9/L$,病理性减少参考区间的一半,如 $3\times10^9/L$,也还在参考区间之内。发热和白细胞变化是对病原刺激的共同反应,此时 WBC 虽然表面在参考区间之内,但是实际上已经发生了变化,因为中性粒细胞的改变已足可以说明其病理性增减。

(二)女性患者的尿常规检验

如尿白细胞增多同时见有大量鳞状上皮细胞,提示白细胞来源于阴道或外阴而非尿路。此时用消毒纸巾清洁外阴和尿道外口后留取中段尿(尿流的中段)检验,则可避免阴道和外阴分泌物的混入。尿常规检验,凡女性患者均应留取中段尿,即使不清洁外阴也可减少污染。

（三）转氨酶和嗜酸性粒细胞升高

临床医师当发现血清转氨酶和血嗜酸性粒细胞增高时，不要忘记与肝有关的寄生虫感染。对不明发热或血吸虫、华支睾吸虫疫区或来自疫区的转氨酶增高者，应做显微镜白细胞分类或嗜酸性粒细胞计数。一些慢性血吸虫病例常因转氨酶升高而被长期误诊为肝炎，由于发现嗜酸性粒细胞增高和经结肠镜检查及结肠黏膜活检，始得到明确诊断。

（四）如何评价血脂结果

评价血脂不应仅根据报告单的参考区间确定高低或是否为合适水平，还必须结合年龄、有无冠心病（CHD）和动脉粥样硬化（AS）等其他危险因素、高密度脂蛋白胆固醇（HDL-C）和非高密度脂蛋白胆固醇（non-HDL-C）水平进行综合评价。例如，60 岁以上老年人，无 CHD、无 AS 等其他危险因素，也无 HDL-C 降低，胆固醇（TC）小于 5.69 mmol/L 属于期望水平，小于 6.47 mmol/L 属于边界范围。如有 CHD 或 AS 等其他危险因素或有 HDL-C 降低，TC 应小于 5.17 mmol/L 为期望水平。如年龄小于 30 岁，即使无 AS 等其他危险因素，TC 大于 5.17 mmol/L 即应视为增高水平；如有 CHD 或 AS 危险因素，TC 以小于 4.65 mmol/L 较为适宜。

TC＝HDL-C＋non-HDL-C。HDL-C 对 AS 的发生发展具有延缓作用，而 non-HDL-C 则具有促进作用。non-HDL-C 包括 LDL-C 和 VLDL-C 两种胆固醇，而以 LDL-C 对 AS 的影响更为重要。因此，当 TC 增高时应分析其组分胆固醇的水平或比率，分清主次，不可一概而论。

（五）评价甲状腺激素必须结合 TSH 水平

由于甲状腺疾病可原发于甲状腺，也可原发于垂体或下丘脑；甲状腺激素反馈调节 TRH（促甲状腺激素释放激素）和促甲状腺激素（TSH）；同时甲状腺激素水平又受非甲状腺疾病的影响，不同实验室和不同方法设定的参考区间也有所不同，所以，同一轴系不同水平激素的联合使用，无论是对诊断还是鉴别诊断都更有意义。对甲状腺功能减退的诊断，高敏法测定的 TSH 比甲状腺激素更为敏感，更为重要。

（六）分析肿瘤标志物对肿瘤的诊断价值

由于肿瘤标志物敏感性和特异性的有限性，除考虑测定值水平、观察动态变化外，还必须结合超声波、CT、MRI 等影像检查和必要时的病理组织学检查，才有可能减少分析判断上的失误。对一时不能确定或有疑问的结果，应及时复查并观察其动态变化，以探明原因和总结经验。经验证明，即使是病理组织学检查，也难免有失误；应提倡联合看片，多人会诊，集体讨论诊断，以提高病理诊断的正确性。

（吴　潼）

第二章

聚合酶链反应

第一节　基本原理、分类与特点

一、基本原理及体系组成

聚合酶链反应(polymerase chain reaction,PCR)技术简称 PCR 技术,其基本原理及前几个循环的产物如图 2-1 所示。由变性、退火、延伸三个基本步骤构成。典型的 PCR 体系中有三种片段,一段长的双链 DNA,是待扩增的目的片段,作为扩增反应的原始模板,两段单链寡核苷酸,其序列与待扩增片段的两端相同,作为反应的引物;有四种脱氧核苷三磷酸(dNTPs)作为合成 DNA 的原料;有 DNA 聚合酶,催化 DNA 的合成;有合适的盐、缓冲液及温度循环参数,以提供酶促反应的最佳条件并保证反应的产量。在 PCR 体系中,相对于模板 DNA,引物大量过剩,模板变性后退火时,他们以 3′末端相对分别结合于模板 DNA 的两条互补链上,在 DNA 聚合酶催化下,合成新的、引物对之间的 DNA 片段。在第一个循环中,以两条互补的 DNA 为模板,从引物 3′端开始延伸,其 5′端是固定的,3′端则没有固定的止点,随延伸时间的增加而增长,因此该循环的产物长度是不定的;进入第二个循环后,引物除与原始模板结合外,还要同新合成的链结合,合成新的 DNA 链,此次合成的链的长度是确定的,那就是两条引物之间的长度,因为新合成的 DNA 链终止于另一引物的起点。不难看出,确定长度的产物片段是按指数倍数增加,在每一次循环后,量都发生倍增,经 30 次循环(2~3 h)后,该目的片段的数量将扩增达到 2.7×10^9 倍。而不定长度产物片段则以算术倍数增加,几乎可以忽略不计,使 PCR 的反应产物不需要再纯化即可分析或应用。

二、PCR 技术的种类

自 PCR 技术问世以来,随着技术的推广和应用,派生出了许多改良方法和技术。根据模板的不同、引物的特点及是否与其他标记技术结合,可将 PCR 进行如下分类。

(一)对称引物系统 PCR

DNA 模板可来源于染色体 DNA,质粒 DNA 或病毒基因组 DNA,引物可有一对至多对,分别扩增一段或多段 DNA 目的基因片段。在反应体系中的每对引物中上下游引物的量相等,使 DNA 双链变性后,有相同的概率与其相应的引物退火,继而两条链得到等量扩增,最后产物为双链 DNA。该类技术根据引物对的数量、模板的存在形式的差异又分为经典、巢式和多引物 PCR 等。

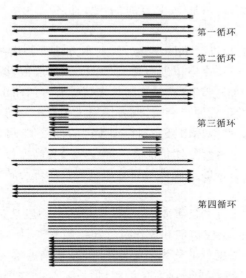

图 2-1　PCR 技术的基本原理及前几个循环的产物

下面介绍巢式和多引物 PCR。

1.巢式 PCR

巢式 PCR(nested PCR)是指为提高扩增反应的敏感性和特异性,由两对引物分两次扩增同一目的片段的方法。第一对引物称为外引物,其序列为待扩增片段两端的互补序列,扩增出一条较长的产物;第二对引物称为内引物,以此产物为模板扩增出一条较短的目的片段。由于第二次扩增反应的模板是第一次扩增的产物,不但大大提高了反应的灵敏度,而且可根据第二次扩增产物的出现与否判定扩增反应的特异性。

2.多重 PCR

多重 PCR(multiplex PCR),又称多重引物 PCR 或复合 PCR,其反应原理,反应试剂和操作过程与一般 PCR 相同,只是在同一 PCR 反应体系里加上二对以上引物,同时扩增出多个目的片段。多重 PCR 能在同一 PCR 反应管内同时检出多种病原微生物,或对有多个型别的目的基因进行分型,比经典 PCR 效率更高,而且多种病原体在同一反应管内同时检出,将大大节省时间、试剂及经费开支。多重 PCR 主要用于多种病原微生物的同时检测或鉴定,如在同一患者或同一供血者体内,有时存在多种肝炎病毒重叠感染,有时是甲乙丙型肝炎病毒重叠,有时可能是甲乙型肝炎病毒重叠,有时是乙丙型肝炎病毒重叠;而肠道致病性细菌的检测,如伤寒、痢疾和霍乱,有时具有相似的肠道症状,单一项目检测极易漏检。多重 PCR 还可用于某些病原微生物、遗传病及癌基因的分型鉴定,如某些病原微生物、遗传病或癌基因,型别较多,或突变或缺失存在多个位点,多重 PCR 可提高其检出率并同时鉴定其型别及突变等。如乙型肝炎病毒、乳头瘤病毒及单纯疱疹病毒的分型等。为了检测方便,不同病原体或不同亚型的目的产物的长短要有一定的差别,以便产物的电泳分析。

3.膜结合 PCR

膜结合 PCR(membrane-bound PCR)与经典 PCR 的不同之处在于先将 DNA 模板经一定处

理后固定于硝酸纤维素膜或尼龙,再将固定的 DNA 用于扩增反应。膜结合 PCR 特别适宜于 DNA 模板含量极少而其他杂质又太多的样品,可通过漂洗膜纯化 DNA 模板;也可经过电泳将目的 DNA 与其他 DNA 分离,以增加 PCR 反应的特异性。

4.原位 PCR

原位 PCR 是在组织细胞里进行 PCR 反应,其基本方法为将组织细胞固定于预先用四氟乙烯包被的玻片上,经一定处理后,在组织细胞片上,加 PCR 反应液,覆盖并加液体石蜡后,直接放在扩增仪的金属板上,进行 PCR 扩增(有的基因扩增仪带有专门用于原位 PCR 的装置),扩增结束后,用标记的寡核苷酸探针进行原位杂交,或者使用荧光素标记的引物,扩增后直接观察,既能分辨鉴定带有靶序列的细胞,又能标出靶序列在细胞内的位置,如可用于病原体在细胞和组织内的定位检测。该方法结合了具有细胞定位能力的原位杂交和高度特异敏感的 PCR 技术的优点,对于分子和细胞水平上研究疾病的发病机制和临床过程及病理与转归有重大的实用价值。

(二)不对称 PCR

将反应系统中由于引物浓度的巨大差别,导致扩增的产物以某条单链 DNA 为主的 PCR 称为不对称 PCR。其反应原理,反应试剂和操作过程与一般 PCR 相同,只是两条引物的浓度比例相差很大(50∶1~100∶1),浓度低的称为限制性引物,浓度高的称为非限制性引物,在最初的十几个循环中,两条 DNA 的目的片段得到等量扩增,但后来限制性引物被消耗殆尽,只有非限制性引物尚存,扩增的产物主要为该引物引导的单链 DNA。不对称 PCR 主要为序列测定制备单链 DNA,其优点是不必在测序之前除去剩余引物。

(三)逆转录 PCR

以 RNA 为模板的 PCR 称为逆转录 PCR(reverse transcriptase PCR,RT-PCR),与前述 PCR 的不同之处在于首先需在一单引物的介导和逆转录酶的催化下,合成 RNA 的互补链,该互补链称为 cDNA,通过加热使逆转录酶失活后,加入另一引物,再以该 cDNA 为模板,在 DNA 聚合酶催化下合成目的双链 DNA 片段。逆转录 PCR 的模板可为细胞、病毒的总 RNA 或细胞 mRNA,该方法常用于检测 RNA 病毒或研究真核细胞的基因表达。

(四)标记引物 PCR

标记引物 PCR(labeledprimers PCR)是利用荧光素、同位素或生物素等对 PCR 引物的 5′端进行标记,通过检测荧光素或者同位素,直接显示产物的存在;或者利用生物素-亲合素系统与酶促反应结合,借助酶促反应的放大效应,显示目的片段的存在,更加提高 PCR 的灵敏度。现简介其中的两种。

1.彩色 PCR

彩色 PCR 又称为颜色互补性检测,是 LP-PCR 的一种,当同时扩增不同 DNA 片段时,利用三原色原理,将引物对 5′-端用不同颜色荧光素标记,一对引物用绿色的荧光素标记,另一对标记红色的罗丹明,如果仅有一条目的片段被扩增,扩增产物激发后,只有一种颜色(红色或绿色);如果两条不同大小的片段均被扩增,可通过电泳分离,紫外激发后可观察到不同颜色的两条带。如果两条被扩增片段大小相同,电泳后可见一条红绿互补色即黄色的条带。在多重彩色 PCR 中可用不同荧光素标记不同引物,如绿色的 ROX、红色的罗丹明或者蓝色的 COUM,可同时检测多种病原菌、多种基因突变等。该类方法直观、简单,易于自动化检测 PCR 产物。

2.PCR-ELISA 法

该技术通过修饰引物对中一个引物的 5′端,使其携带便于 PCR 产物固定于微孔板的功能基团,如生物素;而另一引物或者探针的 5′端修饰便于用酶联免疫吸附试验检测的基团如 FITC,经此修饰后的引物仍能引导 PCR 的特异扩增反应,扩增后的产物不需电泳,直接加入链霉亲合素包被的聚丙乙烯微孔板,通过生物素与链霉亲合素反应,使产物及生物素修饰的游离引物固定于微孔板,但只有产物可与随后加入的 HRP-抗 FITC 抗体结合,借助检测酶活性反映 PCR 产物的多少。引物的修饰除用生物素和 FITC 外,还可用 DNA 结合蛋白质的结合位点和生物素修饰,将 DNA 结合蛋白质(GCN5 或 TyrR)包被在微孔板内,与 PCR 产物结合后,可加入酶标亲合素进行 ELISA 检测。PCR-ELISA 法可用于 PCR 产物定量分析。

(五)免疫 PCR

免疫 PCR(IM-PCR)是将抗原抗体的特异性反应与 PCR 技术结合起来,以检测微量蛋白质的方法。其被检测的目的物不是核酸而是蛋白质,是一种检测病原微生物抗原,尤其是病毒抗原的 PCR 技术。多利用生物素与亲合素的反应特性,以生物素与亲合素分别标记已知任意 DNA 和与待测抗原相应的单克隆抗体,生物素与亲合素的结合使两者形成单抗与 DNA 的嵌合体,再与固相化的待测抗原结合后,用标记引物扩增已知 DNA,通过检测扩增产物达到检测抗原的目的。当待测抗原难以直接吸附于固相载体时,可用双抗体夹心 IM-PCR 检测。其原理是将与被检物对应的单克隆抗体先吸附在固相载体上,然后使被检抗原与之反应,再用生物素化的特异性多抗结合此抗原,通过亲合素再与生物素化 DNA 相联结,再以适当的引物对 DNA 指示分子进行扩增,以扩增产物的有无与多少,反应待测抗原的存在与数量。

除上述 PCR 技术外,还有其他多种 PCR 相关技术,本章仅列举了与卫生检验密切相关的一些种类。

三、PCR 技术的特点

PCR 技术由于具有如下特点,几乎用于生命科学的各个领域。

(一)高特异性

PCR 反应的特异性决定因素:①以碱基配对原则使引物与模板 DNA 特异正确的结合;②DNA聚合酶合成反应的忠实性;③靶基因的特异性与保守性。

(二)高灵敏度

PCR 产物量是以指数方式增加的,能将皮克(pg=10^{-12} g)量级的起始待测模板扩增到微克(μg=10^{-6} g)水平。能从 100 万个细胞中检出一个靶细胞;在细菌的检测中,最小检出率为 3 个细菌;在病毒的检测中,PCR 的灵敏度可达 3 个 PFU(空斑形成单位)。

(三)简便、快速

通过使用耐高温的 TaqDNA 聚合酶,一次性将反应液加好后,在 DNA 扩增仪上进行变性-退火-延伸反应,一般在 2～4 h 完成扩增反应。扩增产物易分析,不一定使用同位素,无放射性污染、易推广。

(四)对标本的纯度要求低,适应范围广

不一定需要分离病毒、细菌或培养细胞,DNA 粗制品及总 RNA 均可作为扩增模板。可直接用临床标本如血液、体腔液、洗漱液、毛发、细胞、活组织等粗制的 DNA 扩增检测。

(吴　潼)

第二节 基本操作

PCR技术的基本操作包括模板的制备、扩增反应及产物的检测分析三大方面。

一、模板的制备

(一)模板的来源及制备策略

DNA或RNA均可作为PCR反应的模板,主要来源于真核细胞的染色体DNA或其他核酸物质,细菌染色体DNA、质粒DNA或RNA及病毒DNA或RNA等。为了得到适合于PCR扩增的模板,传统的蛋白酶K消化裂解方法制备染色体DNA的策略:①破裂组织细胞,释放DNA,常采用SDS来消化处理标本。SDS通过溶解细胞膜上的脂类与蛋白质破坏细胞膜,释放细胞内容物。②SDS还能解离细胞中的核蛋白,并与蛋白质结合而沉淀,蛋白酶K能水解消化蛋白质,特别是与DNA结合的组蛋白,再用有机溶剂酚与氯仿抽提掉蛋白质和其他细胞组分,使DNA或RNA与其他细胞成分分离。③用乙醇或异丙醇沉淀核酸,浓缩待扩增核酸。而直接裂解法,通过加入0.5%NP-40和0.5%吐温-20,95 ℃~98 ℃,15~30 min以裂解病原体或细胞,离心后取上清20~30 μL用于PCR扩增;碱变性法及煮沸法,直接通过强碱或加热破坏细胞,释放DNA。RNA模板提取一般采用异硫氰酸胍或蛋白酶K法,要注意防止RNase降解RNA。除传统的方法外,近几年还发展了一些简便、实用、有效的纯化方法,尤其是某些商品化试剂盒的开发成功,使核酸的提取变得更容易。实际工作中可根据PCR实验的目的及经费情况选择不同的纯化方法。下面仅简要介绍卫生检验中常用的方法。

(二)模板核酸的制备方法

1.菌基因组DNA的小量制备

(1)试剂:10%(w/v)十二烷基磺酸钠(SDS);20 mg/mL蛋白酶K;10%CTAB(十六烷基三乙基溴化铵)/0.7 mol/LNaCl溶液;24∶1氯仿/异戊醇;25∶24∶1酚/氯仿/异戊醇;异丙醇;70%乙醇;TE缓冲液(10 mmol/L Tris-HCl,pH 8.0,1 mmol/L EDTA,pH 8.0)。

(2)方法:培养5 mL的细菌培养物至饱和状态,取1.5 mL的培养物离心2 min,沉淀物用567 μL的TE缓冲液重悬,加入30 μL 10%的SDS和3 μL 20 mg/mL蛋白酶K,混匀,于37 ℃温育1 h;加入100 μL 5 mol/L NaCl,充分混匀后再加入80 μL CTAB/NaCl溶液,混匀后于65 ℃温育10 min;加入等体积的酚/氯仿/异戊醇,混匀后离心4~5 min;将上清液转入一新1.5 mL离心管,加入等体积的氯仿/异戊醇,混匀后离心5 min;将上清液转入另一新离心管,加入0.6倍体积的异丙醇沉淀DNA,沉淀用70%的乙醇洗1~2次,挥干乙醇,沉淀用100 μL TE缓冲液或去离子水重悬待用。

2.裂解法小量制备细菌质粒DNA

(1)试剂:NaOH/SDS溶液(0.2 mol/L NaOH,1%(w/v)SDS,用10 mol/L NaOH和10%SDS新鲜配制);GTE溶液(50 mmol/L,25 mmol/L Tris-HCl,pH 8.0,10 mmol/L EDTA,pH 8.0);乙酸钾溶液(5 mol/L,pH 4.8)。

(2)方法:接种单个菌落于5 mL培养液中,37 ℃培养至饱和状态;取1.5 mL的培养物离心

20 s,沉淀物用 100 μL 的 GTE 溶液重悬并于室温静置 5 min;加入 200 μL NaOH/SDS 溶液混匀后,于冰上放置 5 min;加入 150 μL 乙酸钾溶液充分混匀于冰上放置 5 min 后,离心,然后吸取 0.4 mL 上清液至另一新离心管,加入 0.8 mL 95％的乙醇后室温静置 2 min;室温离心 3 min,沉淀用 70％的乙醇洗 1 次,挥干乙醇,用 30 μL TE 缓冲液重悬待用。

3.血液或组织培养上清液中病毒 DNA 的提取

(1)试剂:裂解液(1％NP-40,100 μg/mL 蛋白酶 K,用 TE 缓冲液配制)。

(2)方法:将 1.5 mL 组织培养上清液或血液 500 g 离心 5 min 去除细胞;上清液再以 10 000 g 离心 10 min 去除大颗粒物质;小心吸取上清液,50 000 r/min 离心 1 h 沉淀病毒颗粒,沉淀用 100 μL 裂解液重悬;55 ℃保温 30～60 min,再以 95 ℃加热 10 min 以灭活蛋白酶 K,样品冷却后 10 000 r/min 离心 5 min,上清液即是待测模板。

4.从粪便标本中提取 DNA

检查粪便中的病原微生物是诊断消化道传染病的常用方法,为了排除粪便中多种杂质对反应的影响,需将粪便标本进行特殊处理。

(1)试剂:裂解液 A(50 mmol/L Tris-HCl,pH 8.0,50 mmol/L EDTA,20％蔗糖,1 mg/mL 溶菌酶);裂解液 B(50 mmol/L NaCl,1％ SDS,100 μg/mL 蛋白酶 K)。

(2)方法:将粪便 0.2 g 悬浮于 1 mL 无菌生理盐水,2 000 r/min 离心 3 min,以沉淀不溶物;再将上清液于 6 000 r/min 离心 5 min 后收集沉淀或上清液。①细菌检测:取沉淀加裂解液 A 100 μL 混匀,37 ℃孵育30分钟,再加入裂解液 B 300 μL 混匀,55 ℃保温 30～60 min,然后与 800 μL 无水乙醇混匀,−20 ℃放置1～2 h,12 000 r/min 离心 10 min 收集沉淀,沉淀用 70％的乙醇洗 1 次,挥干乙醇,用 100～300 μL 无菌去离子水重悬待用。②病毒检测:取上清液25 μL加裂解液 B 50 μL 混匀,55 ℃保温 30 min,95 ℃加热 10 min,冷却后 10 000 r/min 离心 5 min,上清液即是待测病毒 DNA 模板。

5.异硫氰酸胍法提取 RNA

(1)试剂:异硫氰酸胍消化液(4 mol/L 异硫氰酸胍,25 mmol/L 枸橼酸钠(pH 7.0),0.5％十二烷基肌氨酸钠,0.1 mol/L β-巯基乙醇);醋酸钠缓冲液(3 mmol/L pH 5.2,DEPC 处理)。

(2)方法:50～100 μL 细胞悬液或血清,加等体积的异硫氰酸胍消化液混匀后,65 ℃1 h,或室温放置数分钟,然后加 1/10 体积的醋酸钠缓冲液,再加等体积的酚:氯仿,用力振摇约10 s,10 000 r/min,离心5 min,取上清液加等体积异丙醇,混匀于−20 ℃放置 3 h 或在干冰/乙醇中沉淀 30 min 后,4 ℃ 14 000 r/min离心 15 min,沉淀用 75％冰乙醇(用 DEPC 处理的水配制)离心洗涤 1～2 次,真空干燥,用 10 μL DEPC 处理的水重悬即可用于逆转录 PCR 扩增或放−20 ℃保存,为防止 RNA 酶对 RNA 的降解,可加入 2 U RNA 酶抑制剂(RNAsin)。

二、扩增反应

模板制备完毕,即可加入 PCR 体系的各成分,在适当的条件下经多次变性—退火—延伸,在几小时内扩增出大量目的片段。如果 PCR 的目的是为了显示某目的片段的存在,为了节约试剂,可按量加入反应所需各要素成分;如果 PCR 的目的是为了得到目的片段后进行分析或克隆,可将反应总体积扩大至100 μL。PCR 的高特异性与高灵敏度受反应体系中各要素及反应条件的影响,因此应对其进行优化。

(一)PCR 反应五要素的优化

参加 PCR 反应的物质主要有 5 种即引物、酶、dNTPs、模板和缓冲液。

1.多聚核苷酸引物

引物是 PCR 特异性反应的关键,PCR 产物的特异性取决于引物与模板 DNA 互补的程度。理论上,只要知道任何一段模板 DNA 序列,就能按其设计出互补的寡核苷酸链做引物,大量扩增目的片段。

(1)引物设计的一般原则。①引物长度:一般引物长度为 18～24 bp,一条引物的序列为待扩增片段 5′端起点开始的核苷酸序列,另一条引物为 3′端终点起向 5′端的一段 DNA 的互补链序列。均按从 5′端向 3′端的顺序写出,有很多商业性公司可在几天内合成。在多重 PCR 中也可合成较长(30～35 bp)的引物,以保证反应的顺利进行。引物长度决定其解链温度(Tm),Tm＝4(G⁺C)＋2(A＋T),一般退火温度比 Tm 低 5 ℃,但应注意退火温度不要超过 TaqDNA 聚合酶的最适温度(74 ℃),以保证 PCR 反应的特异性。两引物的 Tm 最好接近(相差不超过 5 ℃),如相差太大,应通过增加低 Tm 引物的长度,使二引物的 Tm 接近。②嘌呤与嘧啶的比例与分布:嘌呤与嘧啶之比最好为 1∶1 或 G⁺C 含量以 40%～60% 为宜;如有可能,引物的起点和终点均为 1～2 个 G 或 C,但 3′端不应超过 3 个连续的 G 或 C,以免引物在 GC 富集区错配,影响反应的特异性;引物内应避免互补序列的存在,引物之间也不应有互补性,引物间连续的互补碱基必须小于 4 个。③应选择模板上的特异序列为引物:如有条件,应将所选引物与 DNA 模板序列进行分析,如有相似序列应考虑加长引物或另选引物序列,以减少非特异性扩增,当然也可通过改变温度循环参数及缓冲液来增强扩增反应的特异性。④引物的末端修饰:新 DNA 的延伸是从引物的 3′端开始的,因此 3′端的碱基不能进行任何修饰,应与模板的序列完全互补;而引物的 5′端对扩增的特异性影响不大,可加入几个保护碱基、酶切位点、突变位点或标记生物素等,以便扩增后产物的克隆或检测。

(2)引物的浓度:PCR 体系中,引物量影响扩增效果,在一定范围内增加引物浓度,会提高目的片段的产量,但过高引物浓度,会导致非特异性扩增产物的增加,且可增加引物之间形成二聚体的机会;过低引物浓度,会导致产物量降低。常规 PCR,引物的终浓度为 0.1～1 μmol/L,多用 0.4 μmol/L。

2.TaqDNA 聚合酶

TaqDNA 聚合酶(TaqDNA polymerase)是一种从水生栖热菌 yT1 株(1969 年分离于美国黄石国家森林公园火山温泉)中提取的天然酶,另一种为大肠埃希菌合成的基因工程酶。该酶具有:①杰出的热稳定性,在 92.5 ℃、95 ℃、97.5 ℃时,PCR 混合物中的 TaqDNA 聚合酶分别经 130 min,40 min 和 5～6 min 后,仍可保持 50% 的活性,当 PCR 反应中变性温度为 95 ℃,变性时间为 20 s 时,经50 个循环后,TaqDNA 聚合酶仍有 65% 的活性,这也是 PCR 反应能迅速发展和广泛应用的原因;②高效 5′→3′端聚合酶活性,在最适温度(72 ℃～78 ℃)下每分可延伸约 2 000 个核苷酸;③无 3′→5′端外切酶活性,它不具有 Klenow 酶的 3′→5′端校对活性。因而,在 PCR 反应中如发生某些碱基的错配,该酶没有纠错功能,其碱基错配概率为 $2.1×10^{-4}$,因此合成片段较长或是为了进行蛋白质表达,应配合使用有纠错功能的酶如 VentDNA 聚合酶;④酶的催化活性对 Mg^{2+} 浓度非常敏感,并受表面活性剂等物质的影响;⑤当总反应体积为 100 μL 时,一般最适酶量为 2.5～5 U,浓度过高可引起非特异性扩增,浓度过低则合成产物量减少。

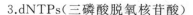

3.dNTPs(三磷酸脱氧核苷酸)

dNTPs 是合成 PCR 产物的原料,包括 dATP、dTTP、dCTP 和 dGTP4 种、其质量与浓度和 PCR 扩增效率有密切关系。在反应中常用终浓度为 200 $\mu mol/L$,但使用范围为 20~200 $\mu mol/L$,浓度过低会降低 PCR 产物的产量,为了降低 PCR 反应的错误掺入率,4 种 dNTP 的终浓度应相等。dNTP 粉呈颗粒状,如保存不当易变性失去生物学活性,通常配成 5~10 mmol/L 的贮存液,溶液呈酸性,使用时应配成高浓度后,以 1 mol/L NaOH 或 1 mol/L Tris 调节 pH 到 7.0~7.5,小量分装保存于－20 ℃,多次冻融会使 dNTP 降解。现已有商品化产品供应,只需用无菌水稀释待用。

4.模板核酸

模板核酸的量与纯化程度,直接影响 PCR 产物的量与特异性。扩增反应的模板需经部分纯化,使核酸标本的浓度增加并去除 DNA 聚合酶抑制剂。PCR 反应的模板量一般为 10^2~10^5 拷贝的靶序列,3×10^5 单拷贝的靶分子分别相当于 1 μg 人基因组 DNA,10 ng/酵母 DNA 和 1 ng 大肠埃希菌 DNA,因此扩增不同拷贝数的靶序列时,加入的模板量不同,一般质粒为 5~20 ng,而染色体为 0.2~1 μg,对于初提物,降低加样量可减少杂质对扩增反应的影响。极低浓度的离子表面活性剂如脱氧胆胺酸钠(小于 0.06%),十二烷基氨酸钠(小于 0.02%),十二烷基磺酸钠(SDS,小于 0.01%)几乎可完全抑制 TaqDNA 聚合酶的活性,因此样品模板中应尽量避免该类物质的存在。

5.缓冲液

一般 PCR 缓冲液的主要成分有 Tris-HCl、KCl 和 $MgCl_2$ 3 种。①Tris-HCl:浓度常为 10~50 mol/L(pH8.3~8.8)以保证实际 PCR 反应中的 pH 为 6.8~7.8。10×PCR 的缓冲液中 Tris-HCl 的浓度为500 mol/L,有研究表明在很宽的浓度范围内(0.75×~5×)Tris-HCl 对扩增效果的影响均不明显。②KCl:通常使用浓度为 50 mmol/L,但浓度增加至 70~100 mmol/L,会明显提高 PCR 扩增的效率;扩增长片段目的基因宜使用较低浓度 KCl,而扩增短片段目的基因宜使用较高浓度 KCl,因为增加盐浓度会减慢长片段的解链速度而有利于小片段的扩增。③$MgCl_2$:TaqDNA 聚合酶是 Mg^{2+} 依赖性酶,该酶的催化活性对 Mg^{2+} 浓度变化非常敏感,Mg^{2+} 浓度过低时,酶的活力显著降低,但过高又会催化非特异性扩增,适当浓度的 $MgCl_2$ 能使 TaqDNA 聚合酶的催化活性提高 50%~60%,其最适浓度为 50 mmol/L,高于 75 mmol/L 时明显抑制该酶的活性。Mg^{2+} 浓度不但影响 TaqDNA 聚合酶的活性与忠实性,而且还影响模板和产物的解链温度、引物的退火温度及二聚体的形成及产物的特异性,因此需对 PCR 反应中的 Mg^{2+} 浓度进行优化,常在 PCR 反应的其他条件固定的情况下,向各反应管分别加入 10 mmol/L 的 $MgCl_2$,使其终浓度分别为 0.5、1.0、1.5、2.0、2.5~5.0(mmol/L),确定一大概的 Mg^{2+} 浓度范围,再以该浓度为中心,以 0.2 mmol/L 递增或递减来精确确定 PCR 反应的 $MgCl_2$ 浓度。由于 PCR 混合物中模板、引物及 dNTPs 的磷酸基团均可与 Mg^{2+} 结合,使反应体系中 Mg^{2+} 的游离浓度降低,因此,反应体系中的 dNTPs 的浓度如果改变,应注意增加 Mg^{2+} 浓度,一般原则是 PCR 中 Mg^{2+} 的量应比 dNTPs 的总浓度高 0.2~2.5 mmol/L。

(二)PCR 反应条件的优化

PCR 反应条件为温度、时间和循环次数,它们的正确设置,是 PCR 反应正常进行的保证。

1.温度与时间的设置

由于 PCR 反应由变性、退火、延伸 3 个基本步骤构成,变性温度、退火温度及延伸温度的正确设置将决定 PCR 的反应特异性及产物量。在标准反应中采用三温度点法：①变性温度与时间。一般双链 DNA 经 93 ℃～94 ℃ 1 min 足以使模板 DNA 变性，若低于 93 ℃ 则需延长时间，变性温度低，不能使靶基因模板或 PCR 产物完全变性是导致 PCR 失败的最主要原因，但温度不能过高，以免影响酶的活性。②退火（复性）温度与时间。变性后迅速冷却至 40 ℃～60 ℃，使引物退火并结合到靶序列上，退火温度的高低直接影响产物的特异性，退火温度与时间，取决于引物的长度、碱基组成及其浓度，还有靶基序列的长度。对于 20 个核苷酸，$G+C$ 含量约 50% 的引物，55 ℃ 为最适退火温度点。引物的退火温度可通过以下公式帮助选择：Tm 值（解链温度）$=4(G+C)+2(A+T)$，退火温度 = Tm 值 $-(5 ℃～10 ℃)$，在 Tm 值允许范围内，选择较高的退火温度可大大减少引物和模板间的非特异性结合，提高 PCR 反应的特异性，但产物量会降低。复性时间一般为 30～60 s，足以使引物与模板之间完全结合。③延伸温度与时间。退火后快速升温至 70 ℃～75 ℃，在 Taq DNA 聚合酶的作用下，使引物链沿模板延伸，常用温度为 72 ℃，过高的延伸温度不利于引物和模板的结合。延伸反应的时间，可根据待扩增片段的长度而定，一般 1 kb 以内的 DNA 片段，延伸时间 1 min 是足够的。3～4 kb 的靶序列需 3～4 min；扩增 10 kb 需伸至15 min。延伸进间过长会导致非特异性扩增带的出现，但模板浓度很低时，可适当延长延伸时间。为使反应完全，在循环的最后一步往往将延伸时间延长至 7 min。

2.循环次数

循环次数决定 PCR 扩增程度。PCR 循环次数主要取决于模板 DNA 的浓度及种类，如果模板是质粒 DNA，则循环次数选 25 次即可，其他模板循环次数一般选在 25～35 次，循环次数越多，非特异性产物的量亦随之增多。有研究表明，即使循环次数增加至 45 次，特异性产物的量未见明显增加。

（三）其他因素对 PCR 的影响

1.PCR 反应的总体积

使用无加热盖的 PCR 扩增仪扩增时，必须在反应混合物表面覆盖矿物油（液体石蜡）以防水分蒸发，尽管如此，结果仍不稳定，因此反应的总体积不能太小，不要低于 50 μL；如扩增仪有加热盖，则反应体积可以低至 25 μL，有学者认为小反应体积对模板量很小的扩增更有效，并且可减少试剂消耗，当反应目的是为了检测目的片段的存在与否，小反应体积特别实用。使用液体石蜡后，如产物需进行酶切分析或基因克隆时，需将反应混合物中的液体石蜡去除，具体方法如下：在反应混合物中加入二倍体积的氯仿，充分震荡混匀后，12 000 g 离心 5 min，去掉氯仿层即可。

2.PCR 反应的促进剂

在 PCR 反应中，可通过加入某些物质稳定酶活性或有利于 DNA 的变性与复性，以提高扩增效率和反应的特异性。能稳定酶活性的有牛血清白蛋白、0.01% 明胶、0.05%～0.1% 吐温-20 及 5 mmol/L 二巯基苏糖醇（DTT），但应注意使用浓度不应过高，只有牛血清白蛋白的浓度可高达 800 μg/mL，而对酶活性仍无抑制。5%～10% 的二甲基亚砜有利于 DNA 变性，5%～10% 的甘油有利于 DNA 复性。

3.加入 PCR 反应混合物各成分时的注意事项

为了减少非特异性扩增及交叉污染，在加入 PCR 反应混合物各成分时应注意：①将反应管及各试剂置于冰上，以防引物与模板的非特异性结合后产生扩增；②注意使用防止产生气溶胶的加样头，以避免交叉污染；③最好先加入反应所需无菌水，再依次加入各成分，最后加入聚合酶及模板。

三、产物的检测分析

PCR 产物的检测方法有多种,如凝胶电泳、酶谱分析、核酸分子杂交、核苷酸序列分析、颜色互补分析及免疫检测等,根据研究对象与目的的不同,可选择不同的方法,其中凝胶电泳检测最常用和最简便,下面将重点介绍。

(一)凝胶电泳

凝胶电泳分琼脂糖凝胶电泳和聚丙烯酰胺凝胶电泳两种。

1.琼脂糖凝胶电泳

琼脂糖凝胶电泳是一种非常简便、快速、最常用的分离纯化和鉴定核酸的方法,其原理是不同大小的 DNA 分子经电泳后,根据其所带电荷不同而在电场中的移动速度不同而分离。琼脂糖是从海藻中提取的一种线状高聚物,由于其溶解温度的不同,把琼脂糖分为一般琼脂糖和低熔点琼脂糖。一般琼脂糖熔点为 85 ℃左右,是常规琼脂糖凝胶电泳的支持物;低熔点琼脂糖熔点为 62 ℃～65 ℃,溶解后在 37 ℃下能维持液体状态约数小时,主要用于 DNA 片段的回收,质粒与外源性 DNA 的快速连接等。

(1)凝胶浓度:实验中应选择高纯度的电泳级琼脂糖,并根据 DNA 分子的大小选择凝胶浓度,常用的浓度为 0.8%～1.5%。

(2)电泳缓冲液:合适的电泳缓冲液使 DNA 带上负电荷。常用的电泳缓冲液有三种,即Tris-硼酸(TBE)、Tris-乙酸(TAE)和 Tris-磷酸(TPE)。TBE 与 TPE 缓冲容量高,DNA 分离效果好,但 TPE 在 DNA 片段回收时含磷酸盐浓度高,容易使 DNA 沉淀;TAE 缓冲容量低,但价格较便宜,因而推荐选用 TBE 或 TAE 缓冲液。缓冲液中的 EDTA 可螯合二价阳离子,从而抑制 DNA 酶的活性,防止 PCR 扩增产物被降解。①10×TBE:108 g Tris 碱,9.3 g EDTA,55 g 硼酸,加去离子水至 1 000 mL;用去离子水稀释至 0.5×TBE(20 倍稀释)备用。②50×TAE 缓冲液的配制:242 g Tris 碱,57.1 mL 冰醋酸,37.2 g $Na_2EDTA \cdot H_2O$,加去离子水至 1 000 mL,pH约为 8.5;临用前用去离子水稀释至 1×TAE(50 倍稀释)备用。

(3)核酸电泳的样品缓冲液:为了便于将样品加入凝胶孔内和观察电泳时核酸的移动距离,样品应与样品缓冲液混合后再加样。样品缓冲液中的蔗糖或甘油使样品的比重增加,以确保DNA 均匀沉入加样孔内,减少扩散,从而使电泳条带集中。缓冲液中的溴酚蓝在碱性溶液中呈紫蓝色,在 0.6%、1%、1.4%和 2%琼脂糖凝胶电泳中,其迁移率分别与 1 kb、0.6 kb、0.2 kb 和0.15 kb 的双链线性 DNA 片段相似;二甲苯腈在该溶液中呈蓝色,其在 1%和 1.4%琼脂糖中电泳时,其迁移速率分别与 2 kb 和 1.6 kb 的双链线性 DNA 相近。

(4)核酸染色剂:核酸电泳后,需经染色后才能显现出核酸条带,最常用的是溴乙啶染色,其次是银染色。①溴化乙啶染色:溴化乙啶(ethidiumbro mide,EB)是一种荧光染料,EB 分子可嵌入核酸双链的碱基对之间,在紫外线激发下,发出橘黄色荧光。EB 贮备液浓度为 10 mg/mL 水溶液,应放冰箱避光保存;常用终浓度为 0.5 μg/mL,可根据情况在制胶时加入,或者在电泳后,将凝胶浸入该浓度的溶液中染色 10～15 min。染色后若肉眼可见核酸电泳带,其 DNA 量一般＞5 ng,当溴化乙啶太多,凝胶本底会染色过深,不易看清弱显色带时,可将凝胶放入蒸馏水浸泡30 min 后再观察。由于溴化乙啶是一种诱变剂,使用时应戴手套,并避免环境污染。②银染色:银染色液中的银离子(Ag^+)可与核酸形成稳定的复合物,然后用甲醛等还原剂使 Ag^+ 还原成银颗粒,使核酸带呈黑褐色,主要用于聚丙烯酰胺凝胶电泳染色,也用于琼脂糖凝胶染色,其灵敏度比 EB 高,但缺点是银染色后,DNA 不宜回收再使用。

(5)电泳:根据核酸分子量的大小取一定体积的电泳缓冲液,加入适量的琼脂糖凝胶,于微波炉或沸水浴中熔化,冷却至 60 ℃(需要时可加入溴化乙啶),倒入已放好梳子的电泳槽中,待凝固后,向电泳槽中倒入 0.5×TBE,用量以没过胶面至少 2 mm 为宜,小心移去梳子。如样品孔内有气泡,应设法除去;在 DNA 样品中加入 0.2 体积的载样缓冲液,混匀后,加入样品孔内;接通电源,一般红色为正极,黑色为负极,切记 DNA 样品由负极往正极泳动(靠近加样孔的一端为负)电压为 1～5 V/cm(长度以两个电极之间的距离计算),根据指示剂泳动的位置,判断是否终止电泳,一般 200～400 bp 的 PCR 产物 50 V 电压,电泳 20～40 min 即可;凝胶成像系统观察结果,或紫外线仪上观察电泳带及其位置(注意戴上防护面具,以防紫外线辐射损伤),并与核酸分子量标准比较被扩增的 PCR 产物的大小。

2.聚丙烯酰胺凝胶电泳

琼脂糖凝胶电泳往往不能很好地区分小于 300 bp 的 DNA 片段,因此当 PCR 产物片段小,尤其是有多条小片段时,可使用聚丙烯酰胺凝胶电泳。聚丙烯酰胺凝胶是由丙烯酰胺单体,在催化剂 TEMED(N,N,N',N'-四甲基乙二胺)和过硫酸铵的作用下,丙烯酰胺聚合形成长链聚丙烯酰胺,在交联剂 N,N'-甲叉双丙烯酰胺参与下,聚丙烯胺链之间交联形成凝胶,在电场中经分子筛效应、电荷效应及浓缩效应使不同核酸得以分离。若使用序列分析用凝胶电泳装置,其装载的样品量大,分辨率高,长度仅相差 0.2%(即 500 bp 中的 1 bp)的核苷酸分子即能分离。聚丙烯酰胺凝胶的孔径的大小是由丙烯酰胺的浓度决定的,因此试验中应根据检测的 DNA 片段大小,选择合适的胶浓度。

(二)酶谱分析法

凝胶电泳主要根据核酸碱基对数目的不同及条带的有无检测 PCR 产物,而酶谱分析法是根据目的基因的已知序列资料,查出所含的限制性内切酶位点,使用某限制性内切酶消化 PCR 产物,再进行电泳分析,根据消化片段的大小和数目是否与已知资料相符来判断扩增产物的特异性;也可通过选择高频率切点的限制性内切酶来消化 PCR 产物,根据限制性片段长度多态性,对病原体进行基因分型。特异性鉴定选择识别 6 个碱基的限制性内切酶,而基因分型应选择识别 4 个碱基的限制性内切酶。用扩增产物进行酶切消化时,可取扩增产物 10 μL 进行消化,加入 2 μL 10X 限制性内切酶缓冲液和 4～10 U 限制性内切酶,于 37 ℃作用经 2～3 h 取 5 μL 与 1 μL 样品缓冲液混合,根据片段大小选择相应的凝胶浓度,进行电泳分析。

(三)核酸分子杂交

核酸分子杂交根据所用的标志物和杂交实验的载体的不同,分为不同方法,本处介绍微孔板夹心杂交法。该法是通过固定于微孔板的捕获探针与 PCR 产物的某一区域特异杂交,使产物间接地固定于微孔板上,然后再用生物素等非放射性标记物标记的检测探针与 PCR 产物结合,显示特异性扩增产物的存在。微孔板夹心杂交法操作简便、快速、避免了同位素标记探针的危害,显色反应与常规 ELISA 相似,易于推广应用。

（吴　潼）

第三节 应用举例与注意事项

PCR 技术操作简便、出结果快、灵敏度高及特异性强,已广泛用于生命科学的各个领域,在卫生检验中主要用于病原体的快速检验或不易培养的微生物的检测,现将该技术在卫生检验中的应用进行举例并介绍其注意事项。

一、PCR 快速检测沙门菌

沙门菌是一种常见的污染食品的致病菌,广泛分布于自然界,常寄居于人或动物肠道,其中部分能引起人类致病;主要通过食品、饮水经口感染。临床上可引起肠热症(伤寒)、食物中毒、败血症等疾病,危害极大。常规检测沙门菌主要是通过培养法,经增菌,选择性平板分离,革兰染色镜检,生化试验和血清学鉴定,一般需 4~7 d 才能出结果,既耗时又耗人力;PCR 技术克服了上述缺点,国内外已发展了多种 PCR 法,其中最短的能在 12 h 内快速检测食品中沙门菌,现将该方法介绍如下。

(一)PCR 模板的准备

食品样于缓冲蛋白胨水中增菌 6 h 后,取培养物 200 μL 与 10 μL 蛋白酶 K(10 mg/mL)混匀,65 ℃孵育 1 h,再于 90 ℃孵育 10 min 以使蛋白酶失活,冷至 4 ℃,此即为粗提模板。

(二)PCR 反应体系与反应参数

根据致病性沙门菌的特异性 invA 基因的保守序列设计引物,该基因编码与沙门菌入侵上皮细胞毒力有关的蛋白质。

引物 1:5′-GCTGCGCGCGAACGGCGAAG-3′。引物 2:5′-TCCCGGCAGAGTTCCCATT-3′。在 50 μL 的总反应体积中,加入 5 μL 初制模板,并使引物的终浓度为 0.40 μmol/L,每种 dNTP 的终浓度为 200 μmol/L 和 1.25 U 的 TaqDNA 聚合酶;经 95 ℃ 5 min 预变性;95 ℃变性 1.5 min;62 ℃退火 1 min;72 ℃延伸 45 s;循环35 次后,最后 72 ℃延长 7 d,得到 PCR 反应产物。

(三)PCR 产物的检测

使用常规琼脂糖电泳方法,取 30 μL 的扩增产物于 2%琼脂凝胶中电泳约 1 h,溴化乙啶染色后,紫外灯下观察结果。出现 389 bp 的扩增产物为检出阳性。

二、PCR 检测人乳头瘤病毒

人乳头瘤病毒有多种型别,可感染人的皮肤和黏膜上皮细胞,诱发细胞增生,产生乳头瘤样病变,其中生殖道感染较为常见,除可能与口腔和生殖道癌症有关外,它所引起的尖锐湿疣是一种常见的性传播疾病,近年来发病率有明显增高,仅次于淋病,因此对该类病毒的早期诊断既有利于性病的预防又有助于某些癌症的发生。

(一)模板的制备

用无菌生理盐水润湿的棉签取阴道或宫颈部位的分泌物,将标本洗入生理盐水后,10 000 r/min 离心 5 min,沉淀用 30 μL 适当裂解液重悬,保温后细胞裂解释放出 DNA,离心取上清液 5 μL 作为模板。

（二）PCR 反应体系与反应参数

常用通用引物 PL11-PL12 扩增出 450 bp 的特异性片段，可检出 40 多种人乳头瘤病毒。PL11：5′-CGTC CAAGAGGAAACTGATC-3′，PL12：5′-GCACAGGGA CATAATAATGG -3′。

在反应体系中，除模板、引物、dNTPs 和 TaqD NA 聚合酶外，还需加入 0.01％明胶和 0.1％ TritonX-100，以提高反应的特异性和产量。经 94 ℃ 3 min 预变性后，94 ℃变性 1 min；55 ℃退火 1 min；72 ℃延伸 1 min；循环 35 次后，最后 72 ℃延长 7 min，得到 PCR 产物。

（三）PCR 产物的检测

使用 1.5％琼脂糖或 5％～8％聚丙烯酰胺凝胶电泳分离，溴化乙啶染色后，紫外灯下观察结果，出现 450 bp 的扩增产物为检出阳性；如有必要，可用标记的寡核苷酸探针做 Southern 迹，以对该病毒进行分型。6、11 亚型病毒常诱发生殖道湿疣和宫颈发育不良，而 16、18、33 型可能与口腔生殖道癌症有关。

三、注意事项

（一）注意避免假阴性，提高扩增效率

PCR 反应的关键环节有模板核酸的制备、引物的质量与特异性，酶的质量及 PCR 循环条件等。只有兼顾各因素，才能确保稳定的结果。在实验中通过设置阳性对照以兼控实验各因素，如阳性对照正常，应考虑模板中是否含有较多杂蛋白或者有酚等 Taq 酶抑制剂，或靶序列发生突变或缺失，影响引物与模板特异性结合。如阳性对照带不清楚或未出现，则应考虑：①是否因酶的活性丧失或不够；②两条引物设计是否合理，如引物长度不够、引物之间形成二聚体等；③是否因多次冻融或长期存放冰箱冷藏部分，导致引物变质降解失效；④是否因引物的浓度不对称造成低效率的不对称扩增；⑤是否因 Mg^{2+} 浓度过低影响 PCR 扩增产量甚至使 PCR 扩增失败而不出扩增条带；⑥变性温度低，变性时间短，极有可能出现假阴性；⑦退火温度过高影响引物与模板的结合而降低 PCR 扩增效率；⑧应及时检测 PCR 产物，一般于 48 h 内，有些最好于当日电泳检测；⑨是否忘加 Taq 酶或溴化乙啶。

（二）注意避免非特异性扩增和假阳性

在 PCR 中常常出现非特异性扩增带，即扩增后出现的条带与预计的大小不一致，或者同时出现特异性扩增带与非特异性扩增带。原因：①引物与靶序列不完全互补、或引物聚合形成二聚体，故应考虑引物设计的改进或降低引物量；②Mg^{2+} 离子浓度过高、退火温度过低，以及 PCR 循环次数过多，可考虑适当提高退火温度、减少循环次数及优化 Mg^{2+} 离子浓度；③酶的质和量，常因某厂的酶易出现非特异条带而另一来源的酶则不出现，酶量过多有时也会出现非特异性扩增，故应注意减低酶量或调换另一来源的酶；④靶序列或扩增产物的交叉污染。由于 PCR 污染的控制非常重要，现分别讨论如下。

（三）PCR 污染与对策

1.污染原因

（1）PCR 扩增产物污染：这是 PCR 反应中最主要最常见的污染问题，因为 PCR 产物拷贝量大，以至极微量的 PCR 产物污染，就可造成假阳性。常通过加样枪、容器、双蒸水、其他试剂及在操作时比较剧烈地摇动反应管，开盖或吸样时反复吸样都可形成气溶胶而污染。

（2）标本间交叉污染：标本污染主要由于盛装标本的容器被污染，或标本放置时，密封不严溢于容器外，或容器外粘有标本而造成相互间交叉污染；或在模板提取过程中，由于加样枪污染导

致标本间污染;有些微生物标本尤其是病毒可随气溶胶扩散,导致彼此间的污染。

2.对策

(1)注意污染的监测:应设有 PCR 阳性对照,它是 PCR 反应是否成功、产物条带位置及大小是否合乎理论要求的一个重要的参考标志;而且每次 PCR 试验务必做阴性对照。包括:①标本对照。被检的标本是血清就用鉴定后的正常血清做对照,被检的标本是组织细胞就用相应的组织细胞做对照。②试剂对照。在 PCR 试剂中不加模板 DNA 或 RNA,进行 PCR 扩增,以监测试剂是否污染。

(2)防止污染的方法:①合理分隔实验室。将样品的处理、配制 PCR 反应液、PCR 循环扩增及 PCR 产物的鉴定等步骤分区或分室进行,特别注意样本处理及 PCR 产物的鉴定应与其他步骤严格分开。实验前应将实验室用紫外线消毒以破坏残留的 DNA 或 RNA。②分装 PCR 试剂。所有的 PCR 试剂都应小量分装,另外,PCR 试剂、PCR 反应液应与样品及 PCR 产物分开保存,不应放于同一冰盒或同一冰箱。③防加样枪引起污染。加样枪污染是一个值得注意的问题,由于操作时不慎将样品或模板核酸吸入枪内或粘上枪头是一个严重的污染源,因此加样或吸取模板核酸时要十分小心,吸样要慢并尽量一次性完成,忌多次抽吸,以免交叉污染或产生气溶胶污染。④选择质量好的 Eppendorf 管,以避免样本外溢及外来核酸的进入,打开离心管时动作要轻,以防管内液体溅出。总之,由于 PCR 技术的高灵敏性,对于污染的控制显得尤为重要。

（吴　潼）

第三章

流式细胞仪

第一节 分析与分选原理

流式细胞术（flow cytometry，FCM）是以流式细胞仪为检测手段的一项能快速、精确地对单个细胞理化特性进行多参数定量分析和分选的新技术。流式细胞仪的发展综合了激光技术、计算机技术、显微荧光光度测定技术、流体喷射技术、分子生物学和免疫学等多门学科的知识。流式细胞术的发明使细胞生物学和生物医学领域中对研究细胞的发生、发育、发展所需进行的定量分析成为可能，由此而引发其在免疫学、细胞遗传学、肿瘤生物学和血液学等多学科领域中的广泛应用，并促进了多学科的发展。流式细胞术最大的特点是能在保持细胞及细胞器或微粒的结构及功能不被破坏的状态下，通过荧光探针的协助，从分子水平上获取多种信号对细胞进行定量分析或纯化分选。该技术从 20 世纪 70 年代发展迄今，已有 50 余年的历史，其除了仪器设备更趋完善智能化外，在应用上也逐渐由基础研究进入临床检验医学领域，为细胞分析提供了全新的手段。FCM 广泛应用于多学科领域，由于篇幅所限，仅简介 FCM 在部分检验中的应用。

流式细胞仪集液流聚焦理论，激光技术、电子技术和计算机技术于一体，由液流系统、光学与信号转换测试系统和信号处理及放大的计算机系统三大基本结构组成，可对细胞悬液中的单个细胞或特定细胞或其超微结构进行多参数快速分析。带分选系统的流式细胞仪还可按实验设计要求分选出具相同特征的同类型细胞，用于培养或进一步研究。本节主要涉及流式细胞仪的基本工作原理、散射光的测定、荧光测定及细胞分选 4 个部分。

一、工作原理

流式细胞仪的工作原理是采用激光作为激发光源，保证其具有更好的单色性与激发效率；利用荧光染料与单克隆抗体技术结合的标记技术，保证检测的灵敏度和特异性；用计算机系统对流动的单细胞悬液中单个细胞的多个参数信号进行数据处理分析，保证了检测速度与统计分析精确性。因而，能同时从一个细胞上获取多种参数资料，保证对该细胞进行详细的分析。

（一）基本组成结构

1.液流系统

由样本和鞘液组成。待测细胞被制备成单个细胞的悬液，经荧光染料标记的单克隆抗体染色后置入样品管中，在清洁气体压力下进入流动室形成样本流；鞘液是辅助样本流被正常检测的基质液,其主要的作用是包裹在样本流的周围,使其保持处于喷嘴中心位置以保证检测精确性,同时防止样本流中细胞靠近喷孔壁而堵塞喷孔(图 3-1)。单细胞悬液进入鞘液中的孔径通常为 $50\sim300~\mu m$。

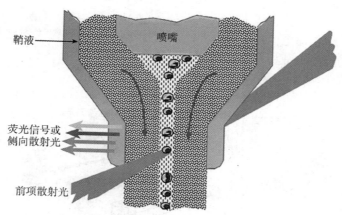

鞘液

喷嘴

荧光信号或
侧向散射光

前项散射光

图 3-1　流式细胞仪流动室模拟图

2.光学系统

由激光光源、分光镜、光束成形器,透镜组和光电倍增管组成。

(1)激光光源:现代流式细胞仪采用的多为气冷式氩离子激光器,常用激光束波长为 488 nm,15 mW。具有不散焦、容易聚焦成有高斯能量分布的光斑,光斑的直径可与细胞直径相近,保证测量数据精确性。

(2)分色反光镜:作用是反射较长波长的光,通过较短波长的光。

(3)光束成形器:由 2 个十字交叉放置的圆柱形透镜组成,作用是将激光器发射的激光束聚焦成高15 μm、宽 57 μm 的椭圆光斑。

(4)透镜组:有 3 个透镜,作用是将激光和荧光变成平行光,同时除去离散的室内光。

(5)滤片:长通滤片——允许长于设定波长的光通过;短通滤片——允许短于设定波长的光通过;带通滤片——允许一定带宽的波长通过,其他波长的光不能通过,常用的有 525 nm BP、575 nm BP、620 nm BP、675 nm BP 4 种。

(6)光电倍增管(photomultiplier tube,PMT):由 SS、FL1、FL2、FL3、FL4 组成,主要作用是检测散射光和荧光,同时将光学信号转换成电脉冲(数字数据)信号。当调整 PMT 电压,脉冲信号也发生改变。

3.数据处理系统

主要由计算机及其软件组成,进行实验数据的分析、存储、显示,是流式细胞仪组成部件中的重要环节。

(二)基本工作原理

按检测需要标记了特异性荧光染料的单细胞悬液和鞘液,分别经硅化管进入流动室,形成鞘液包裹细胞悬液的稳态单细胞液柱,液柱与水平方向的激光束垂直相交,单个细胞上标记的荧光染料在通过激光光斑时被激发而产生特异性荧光,同时,由于混合细胞群中因细胞大小和胞内颗粒多少的不同会被激发而产生不同的散射光。光电倍增管将已接收的光电信号转换成电压脉冲和积分脉冲,使信号放大,该信号进入计算机系统进行数据转换、储存、分析、处理按不同的检测设计采用相应软件程序对结果进行综合分析,并以图像和数据显示于荧光屏上,包括了单参数和二维或三维图像资料、阳性细胞百分率、斜率、峰值、峰面积等多参数资料。一台好的流式细胞仪每秒可测量 15 000 个细胞,测定 1 000 个荧光染料分子的粒子,这是目前其他仪器尚无法做到的。

流式细胞仪产生分析的电信号主要是光散射信号和荧光信号,流式细胞仪依据细胞流经光照射区时电压信号的强弱来分析和分选细胞(图 3-2)。

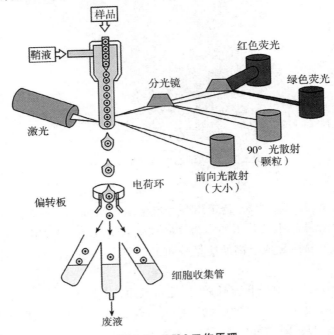

图 3-2　FCM 工作原理

二、散射光的测定

散射光信号的产生是细胞在液柱中与激光束相交时向周围 360°立体角方向散射的光线信号,散射光的强弱与细胞的大小、形状、光学同性、胞内颗粒折射有关,与接收散射光的方向也有关。流式细胞仪中涉及的散射光信号分为前向散射光(forward scatter,FS)和侧向散射光(side scatter,SS)。

(一)前向散射光

激光束照射细胞时,光以相对轴较小的角度(0.5°~10°)向前方散射的信号(图 3-3)。激光束正前方的检测器为前向散射光检测器,其收集的散射光信号又称为小角散射。对同一个细胞群体,FS 信号的强弱与细胞的体积大小成正比,因此可以说 FS 是用于检测细胞或其他粒子物体表面属性的散射光信号。

(二)侧向散射光

激光束照射细胞时,光以 90°散射的信号。与激光束垂直方向的检测器为侧向光检测器,也称为 90°散射光检测器(图 3-4)。其收集的散射光信号主要由细胞的致密性及粒度折射产生,SS 信号的强弱与细胞或其他颗粒形状及粒度成正比。由于 SS 对细胞膜、胞质、核膜的折射率更加敏感,特别是对胞质中的大颗粒成分也有光信号产生,SS 用于检测细胞内部结构属性,可获得有关细胞内超微结构和颗粒性质的参数。

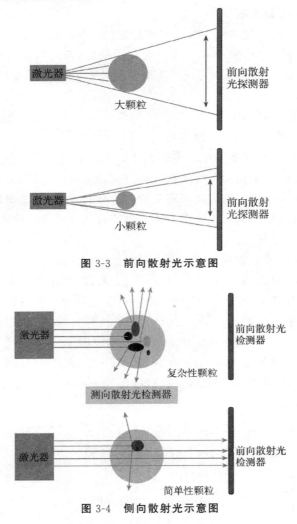

图 3-3　前向散射光示意图

图 3-4　侧向散射光示意图

散射光波长与入射光波长一致,检测时须用阻挡棒挡住入射光进入散射光检测器。测得的 FS 与 SS 信号通过计算机工作站的处理,可得到 FS-SS 二维点图,由此可仅用散射光信号对未染色的活细胞进行分析或分选。但是,当被测细胞群体是非球形时,由于它们在液流柱中的位置不同,可使散射光信号发生不均一性,影响信号收集及处理,使分析检测的精确性降低。

三、荧光测量

荧光信号由被检细胞上标记的特异性荧光染料受激光激发后产生,发射的荧光波长与激发光波长不相同。每种荧光染料都有特定的激发波长,激发后又产生特定波长荧光。通过一些波长选择通透性滤光片,可将不同波长的散射光,荧光信号区分开,并送到不同的光电倍增管检测,经过一系列信号转换、放大、数字化处理,就可在计算机上直观地统计染上各种荧光染料的细胞百分率。选择不同的单克隆抗体及荧光染料可以利用流式细胞仪同时测定一个细胞上的多个不同特征。流式细胞仪的检测原理中最重要的一点就是采用荧光检测器检测特定荧光的特定发射波长。

（一）荧光信号测量与放大器

荧光信号的放大测定通常使用线性放大器和对数放大器。线性放大器对信号的输出与输入是线性关系，输入信号放大几倍，输出信号也放大相同倍数，而对数放大器对信号的输入与输出是对数关系，当输入信号比过去增加 10 倍时，其输出信号由 1 转变为 2。当输入信号增加 100 倍时，输出信号由 1 转变为 3。

线性放大器用于测量信号强度变化范围较小的信号或具有生物学线性过程的信号，如前向散射光的测量与 CD3$^+$ 细胞 DNA 指数的测量。

对数放大器用于测量信号强度变化范围较大且其光谱信号较复杂的信号，在免疫测量中最常使用。在免疫分析样品中，不同的免疫细胞被特定荧光染料标记后，会出现不同荧光强度的细胞亚群及阴性细胞，对这些细胞亚群需同时测量荧光信号时，线性放大器很难将这些复杂光谱信号展现及分开，对数信号可使超出线性测定范围的强信号落在可测量的范围内，并使在线性中不易区分的弱信号放大而被区分。

在最新的仪器中，传统的对数放大器已改为利用数字信号进行对数转换，使信号保持高水平的线性度和重复性，为仪器与仪器之间的质量控制打下基础，保证资料来源的稳定性。

目前使用的流式细胞仪至少能用一个激光束检测三色甚至四色激发荧光信号。从而使仪器的检测特异性及精确性进一步提高。最常用于单克隆抗体标记的三种荧光染料分别是 FITC、PE、PETR 或 PE-Cy5。它们在 488 nm 激光激发下分别发出 525 nm、575 nm、620 nm 或 670 nm 的绿色、橙色、橙红色或红色荧光(图 3-5)。在仪器设计中选择了相应的滤光片及 3～4 个荧光检测器，使每种荧光仅被一个检测器检测，而不会被检测到另一波长荧光信号，从而保证光信号的准确性。

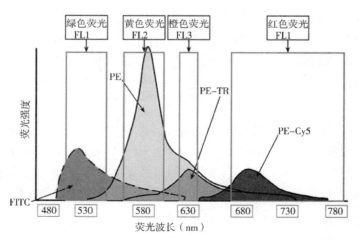

图 3-5 4 色荧光峰形图

（二）荧光补偿

在实际检测中，仅依靠滤光片是不能完全阻挡干扰信号的。图 3-5 可见在每 2 种荧光的发射光信号中仍有不可避免的重叠现象，该重叠区越大，信号检测的准确性越差，通常采用荧光补偿的方法来消除重叠信号，保证检测信号的准确性，被同时测定的不同波长荧光信号越多，荧光补偿校正的复杂性就越大。当补偿处理不完全时，进行样品检测，获得的是不完全准确的信号结果,将误导实验分析甚至造成无可挽回的资料损失。荧光补偿与荧光染料自身特征、荧光检测通道电压有关,为了减少 2 种荧光素间的补偿,可以通过增加主荧光通道的检测电压,或降低溢漏荧光通道电压实现。过去在操作中采用人工调节补偿,现在完全由计算机工作软件进行自动跟踪调节补偿,使检测的精确性大大提高,特别是临床检测中每一件患者样本因个体差异引起的细胞群位置变化调整,都能由计算机跟踪完成。

四、细胞分选

流式细胞仪的细胞分选功能可实现将具有一定表型特征的细胞从细胞群体中分离出来,用于进一步细胞培养和功能研究。目前,流式细胞仪所用的分选装置大多是基于液滴偏转技术,主要包括液滴形成、液滴充电和偏转与分选控制 3 个部分。

(一)细胞分选的基本原理

当细胞悬液形成液流柱流经流动室,流动室上方的压电晶体在高频信号控制下产生机械振动,使流过的液流以相同频率进行振动,液流从喷嘴喷出后断裂成一连串均匀的液滴,其形成的速率可达每秒钟上万个液滴。当实验设计中设定了被分选细胞的特性参数时,此类细胞在形成液滴时会被充电,使其带有正电荷或负电荷,未被设定分选参数的细胞及空白液滴不带电荷。带电荷的液滴在落入电极偏转板的高压静电场时,依所带电荷是正或是负而发生向右或向左偏转,落入指定的收集器中,完成细胞分选的目的(图 3-6)。

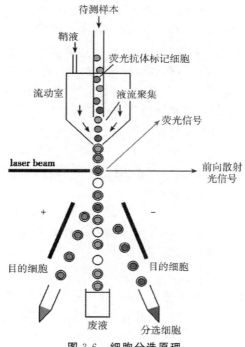

图 3-6 细胞分选原理

(二)分选的技术要求

细胞分选对仪器的性能要求较高,整个分选过程是在计算机控制下完成,为保证分选细胞的活性及纯度,应考虑分选速度、分选收获率和分选纯度对分选结果的影响。

1.分选速度

分选速度和样本中细胞含量、振荡频率、鞘液压力成正比,与喷嘴大小成反比。进行细胞分选,一般要求分选速度至少达 5 000 个/秒左右,以保证被分选细胞的生物学活性不受影响。目前的仪器可达 7 000 个/秒。特殊需时,加入特别的附件及电极板加压,最高速度可达 2 万~3 万个/秒。一般来说,最大分选速度不能超过液滴形成的振荡频率,目前可用的最大液滴形成频率为 10 万/秒。但该指标是一个相对指标,因为分选细胞在细胞悬液中的含量与分选速度有直接关系。被分选细胞含量较高,速度快,否则反之。对分选速度的要求应按细胞的特性决定,例如对培养细胞的分选,因其细胞膜脆弱,不宜选择高速,而骨髓来源的细胞因被分选细胞在总细胞群体中所占比例不高,故需选择高速以保证得率。因此,分选速度选择的原则是不能影响分选的质量和得率。

2.分选纯度

分选纯度与仪器的精密度直接相关,同时与被分选细胞与细胞悬液中其他细胞有无相互重叠的生物学特性密切相关。目前具分选功能的流式细胞仪在仪器的精密度及计算机程序软件设置方面具有可靠的保证,因此保证分选细胞的纯度就与选择细胞与细胞之间的生物学特性直接相关,同时也与实验设计的选择密切相关。

3.分选得率

经典的分选指标中包括分选收获率和分选得率。收获率是指实际收获的分选细胞与通过测量点的分选细胞之间的比率;得率是指从一群体细胞悬液中分辨出目的细胞的总量,再经分选后获得目的细胞的实际得率。实际应用中更常用分选得率。得率的高低同样与被分选细胞和不选细胞间的生物学特性是否重叠有一定关系。得率与分选速度和纯度之间密切相关,当分选速度过高,细胞信号通过检测时,会使部分目的细胞漏检,使得率下降;分选速度降低,目的细胞漏检率降低,得率增加;分选的目的细胞得率高,其纯度就相对降低,分选的目的细胞纯度高,则得率相对低。在实际工作中,应按照实验要求对仪器操作设置条件进行合理选择,在不影响纯度的情况下,获得最高得率。现在的仪器设置的得率均为 95% 以上。

(三)分选模式选择

流式细胞仪的分选模式主要包括纯度模式、富集模式(或得率模式)和单细胞模式。进行选择时,需要根据分选的要求和目的等综合考虑。

1.纯度模式

纯度模式的目的是保证分选细胞中具有较高纯度的目的细胞,不含非目的细胞。该模式下分选纯度高,但是得率低。

2.富集模式

富集模式的目的是保证目的细胞不丢失,因此分选纯度要求较低,也就是分选细胞中可能含有非目的细胞。该模式主要用于分选目的细胞含量低,或对纯度要求不严格的分选样本。

3.单细胞模式

即只分选目的细胞位于液滴中间的一个液滴,该模式下分选的得率降低,但分选细胞数目更准确,分选液流更稳定。主要用于克隆分选或对细胞计数要求准确的分选样本。

(四)细胞分选新进展

目前流式细胞仪分选技术的新进展主要表现为细胞高速分选和四路分选。

1.细胞高速分选

传统的分选速度一般为5 000个/秒。目前,先进的流式细胞仪的高速分选速度可达25 000个/秒以上。高速分选不仅提高了分选效率,缩短了分选时间,更减少了样品在悬液中的保留时间,提高了结果的准确性。目前主要通过提高鞘液压力、优化信号处理电路技术加快电子处理速度来实现高速分选。

2.四路分选

普通流式细胞仪为两路分选,即给液滴充上正电荷或负电荷,在电场中只能向左或向右偏转。近年来已可实现多路分选,即向液滴充以不同的电量,从而调整液滴偏转角度,实现多路分选(图3-7)。MoFloTM是第1台实现多路分选的流式细胞仪;使用DiVaTM选件也可以实现多路分选功能。

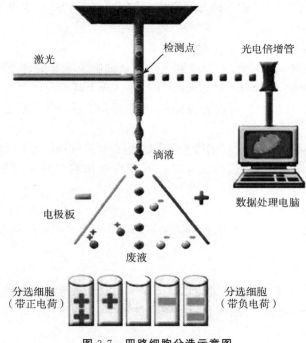

图 3-7　四路细胞分选示意图

（王明亮）

第二节　细胞因子测定

本节介绍用4色荧光分析CD4[+]T细胞内表达IFN-7、IL-4、IL-2水平的方法(可用于计算Th1和Th2细胞比例)。

一、基本方案

细胞内因子的荧光标记。

(一)测定前准备

(1)经过激活、固定、冻存的细胞(见辅助方案)。

(2)PBS-S。

(3)PBS-S/牛奶。

(4)荧光标记的抗细胞因子抗体(直接标记用)。

(5)同型对照。

(6)PBS/BSA。

(7)37 ℃水浴。

(8)荧光标记用的 4 mL V 形底试管。

(二)步骤

(1)37 ℃水浴复苏已经活化、固定的冻存细胞。加入 1 mL PBS-S 于每个样品,转移 2×10^6 个细胞至 4 mL V 形底试管。

(2)4 ℃,1 500 g 离心 1 min。弃上清。

(3)加入 50 μL 的 PBS-S/牛奶,上下颠倒试管重悬细胞。冰上孵育 30 min。

(4)将细胞分到试管中,4 ℃,1 500 g 离心 10 min。弃上清。每 4×10^9 个经佛波醇豆蔻酸乙酸盐(PMA)-离子霉素活化的细胞可以分成 4～8 份样品,而一支同样数量的经抗原活化的细胞仅能分成2 份样品。

(5)准备抗体混合物,即用 PBS-S/牛奶稀释到合适浓度(每种抗体的浓度通常为 0.5～2.5 μg/mL)。加入 50 μL 的抗体混合物于每个试管,反复敲打管壁混合细胞。对于每份样品,制备同型抗体对照。

(6)避光,4 ℃孵育 30 min。

(7)每个试管加入 1 mL 的 PBS-S,振荡。4 ℃,1 500 g 离心 10 min。弃上清。敲打管底弹开细胞。

(8)重复步骤(7)。

(9)用 300～600 μL 的 PBS/BSA 重悬细胞。在 24 h 内进行流式细胞仪分析。根据活化的细胞类型和阳性细胞的期望频率,确定获取的细胞数量。

二、辅助方案

(一)IPMA 和 ionomyciii 激活 T 细胞

1.测定前准备

(1)RPMI-10 完全培养基,37 ℃。

(2)溶于 100％乙醇的 200 μg/mL 佛波醇豆蔻酸乙酸盐(PMA),保存在－20 ℃。溶于二甲基亚砜(DMSO)的 10 mmol/L(7.5 mg/mL)的离子霉素(Ca^{2+} 盐),保存在－20 ℃。

溶于 DMSO 的 10 mg/mL 的 BrefeldinA(BFA),保存在－20 ℃。

溶于 PBS 的 3 mg/mL 的 DNase Ⅰ(60 000Dornase U/mL)。

(3)4 mL 和 15 mL V 形底试管。

(4)24 孔组织培养板。

(5)37 ℃,5％CO_2 培养箱。

(6)细胞刮或移液管。

2.步骤

(1)准备 PBMC(单元 8.10)。如果需要保留一段时间再进行检测,可以放置在 4 ℃ RPMI-10 培养基中过夜,浓度在$(4×10^6)$～$(20×10^6)$个/毫升。

(2)重悬细胞于 37 ℃预热的 RPMI-10 培养基,浓度为$4×10^9$个/毫升。接种细胞于 24 孔组织培养板,每孔 1 mL。

(3)每 5 mL 的 37 ℃预热的 RPMI-10 培养基中加入 1 μL 的 200 μg/mL 的 PMA、1 pL 的 10 mmol/L 的 ionomyein 和 10 μL 的 10 mg/mL 的 BFA。在 15～30 min 间使用,混匀。

警告:操作 PMA、ionomyein、BFA 时应戴手套。

(4)加入 1 mL 的培养基于每孔(含浓度为 $2×10^6$个/毫升的细胞,20 ng/mL 的 PMA、1 μmol/L的 ionomycin 和 10 μg/mL 的 BFA)。

也可以将$2×10^7$个/10 毫升加于 6 孔板或者$4×10^6$个/200 pL 加于 96 孔板。

(5)于 37 ℃,5%CO_2培养箱中孵育 6 h。该培养时间适合于 IL-4 和 IL-5,对于 IL-2 和 IFN-γ 算是折中。

(6)可选择操作:加入 40 μL 的 3 mg/mL DNaseⅠ于每孔(终浓度为 3 500 Dornase U/mL),37 ℃孵育 5 min。

(7)用细胞刮或者移液管处理贴壁细胞。转移细胞至 4 mL V 形底试管。上下吹打细胞,打散细胞团。

(8)4 ℃,300 g 离心 10 min,固定细胞。如果待测的细胞表面标志对多聚甲醛固定剂敏感,在固定前进行标记。

(二)抗原活化 T 细胞

1.测定前准备

(1)RPMI-10 完全培养基,37 ℃。

(2)抗 CD28(人:BD Biosciences L 293 克隆,BD Pharmingen 和 Beckman-Coulter-CD 28.2 克隆、YTH 913.12 克隆;小鼠:BD Pharrmingen 37.51 克隆)。

10 mg/mL 的热灭活结核菌素,H37Ra 菌株(BD Biosciences)。

溶于 DMSO 的 10 mg/mL 的 BrefeldinA(BFA),保存在－20 ℃。

溶于 PBS 的 3 mg/mL 的 DNase Ⅰ(60 000 Dornase U/mL);可选择溶于 PBS 的 0.1 mol/L 的 EDTA。

(3)16 mm×125 mm 的聚苯乙烯培养管。

(4)37 ℃,5%CO_2培养箱。

(5)4 mL 聚丙烯或者厚璧聚丙烯 V 形底试管。

2.步骤

(1)准备 PBMC(单元 8.10),重悬细胞于 37 ℃预热的 RPMI-10 完全培养基,浓度为$2×10^6$个/毫升。

(2)加入抗 CD28 至终浓度为 1 μg/mL,吹打混匀。转移 2 mL 细胞于 16 mm×125 mm 的圆底聚苯乙烯组织培养试管。

(3)加入 10 mg/mL 的热灭活结核菌素至终浓度 10 μg/mL,混匀。最适抗原浓度应预先确定。

(4)室温,300 g 离心 5 min。拧松管帽,直立放置 37 ℃,5%CO_2,培养箱中孵育 2 h。

(5)用 RPMI-10 完全培养基稀释 10 mg/mL 的 BFA 至 200 μg/mL(1∶50 稀释)。轻轻地

加入100 μL到每支试管(终浓度为 10 μg/mL),不要扰动细胞沉淀。37 ℃孵育 4 h。

最佳的终止时间和条件需要预先确定。

(6)可选择操作:加入 40 μL 的 3 mg/mL DNase I于每孔(终浓度为 3 500 Dornase U/mL),37 ℃孵育 5 min。

(7)加入 200 μL 的 0.1 mol/L EDTA 于每孔,室温孵育 5 min。上下吹打贴壁细胞,小心避免气泡产生。转移细胞至 4 mL V 形底试管。

(8)4 ℃,300 g 离心 10 min,固定细胞。如果待测的细胞表面标志对多聚甲醛固定剂敏感,在固定前遵照"PBMC 的细胞表面标志"进行标志。

(三)固定和冻存 PBMC

1.测定前准备

(1)4%(m/V)多聚甲醛(PFA)活化的 PBMC 或者活化的表面标志细胞。

(2)PBS,4 ℃。

(3)PBS/BSA,4 ℃。

(4)10%(V/V)试剂级 DMSO,于 PBS,4 ℃。

(5)4 mL 聚苯乙烯 V 形底试管。

(6)2 mL 冻存管。

2.步骤

(1)溶化 4%PFA 于 37 ℃水浴 10 min。振荡溶解任何可见沉淀。

(2)转移活化的 PBMC 至 4 mL 聚苯乙烯 V 形底试管,4 ℃,300 g 离心 10 min。弃上清,勿扰动细胞沉淀。敲打试管底部,打散细胞团块。

(3)加入 1 mL 冰冷 PBS,振荡混匀。4 ℃,300 g 离心 10 min。弃上清。敲打试管底部,打散细胞团块。

(4)加入 500 μL 的预温的 4%PFA,室温孵育 5 min,定时振荡细胞,避免细胞成团。

(5)加入 2 mL 冰冷 PBS/BSA,混匀。4 ℃,1 500 g 离心 5 min。弃上清。

(6)重悬细胞沉淀于 0.5 mL 的 10%DMSO/PBS。分装 4×10^6 个细胞至 2 mL 冻存管。可在 −80 ℃保存 1～2 年。

(四)PBMC 的细胞表面标记

1.测定前准备

(1)待标记的活化细胞。

(2)PBS/BSA,4 ℃。

(3)PE-Cy5 或 PerCP/Cy5.5 偶联的抗人 CD4 单抗或其他感兴趣的抗细胞因子单抗。

(4)PBS,4 ℃。

(5)4 mL V 形底聚苯乙烯试管。

(6)血细胞计数板。

注意:所有清洗和孵育过程在冰上操作以减少细胞内因子的分泌。

2.步骤

(1)转移活化细胞至 4 mL V 形底聚苯乙烯试管,4 ℃,300 g 离心 10 min。弃上清。敲打试管底部,打散细胞沉淀。

(2)重悬细胞于 1 mL 的冰冷 PBS/BSA。用血细胞计数板计数细胞。

（3）分装 $4×10^6$ 个细胞至合适数量的 4 mL V 形底试管。4 ℃、300 g 离心 10 min。弃上清。

（4）准备荧光素偶联的 CD4 单抗于 200 μL 的 PBS/BSA，至期望浓度。单抗放置于冰上。

（5）加人 200 μL 的单抗于细胞沉淀，反复吹打重悬细胞。避光冰浴 20 min。

（6）加入 1 mL 的冰冷 PBS，温和振荡。4 ℃，300 g 离心 10 min。弃上清。敲打管底弹开细胞。

（7）按照"固定和冻存 PBMC"的步骤（4）～（6）完成清洗和固定。

（五）用荧光标记的抗细胞因子抗体标记活化细胞内的细胞因子

1.测定前准备

（1）未偶联荧光的和 FITC 偶联的抗 IFN-Y 单抗。

（2）未偶联荧光的和 PE 偶联的抗 IL-4 单抗。

（3）未偶联荧光的和 APC 偶联的抗 IL-2 单抗。

（4）未偶联荧光无关同型对照抗体（与每种抗细胞因子抗体匹配）。

注意：所有以上抗体可从 BD Biosceinces、BD Pharmingen、Caltag、Biosource、R&D Systems 和 eBiosceince 获得。

2.步骤

（1）准备并用 PBS-S/牛奶封闭的细胞（见基本方案步骤 1～3）。将细胞分成 2 份 25 μL 体积于 2 支 4 mL 试管。4 ℃，1 500 g 离心 10 min。弃上清。

（2）用 50 μL PBS-S/牛奶含有 100 μg/mL 的未偶联荧光特异性抗 IFN-Y。抗 IL-4 和抗 IL-2 单抗的混合物重悬细胞。在第 2 管，用 50 μL PBS-S/牛奶含有 100 μg/mL 与每个特异性细胞因子抗体同型的未标志抗体混合物重悬细胞。

（3）如果添加单抗使 Saponin 稀释至<0.06％，加人所加抗体 1/10 体积的 10×Saponin。

（4）4 ℃ 孵育 1 h。

（5）在所有管中加入 FITC 标志的抗 IFN-γ 单抗、PE 标志的抗 IL-4 单抗和 APC 标志的抗 IL-2 单抗至合适浓度。4 ℃ 避光孵育 30 min。

（6）清洗和进行流式细胞仪分析见基本方案步骤（7）～（9）。

（王明亮）

第三节　淋巴细胞亚群分析

一、分析原理

血液中成熟的淋巴细胞亚群包括 T 淋巴细胞（CD3$^+$）、B 淋巴细胞（CD19$^+$）、T 辅助/诱导细胞（CD3$^+$CD4$^+$）、T 抑制/毒性细胞（CD3$^+$CD8$^+$）、NK 细胞（CD3$^-$CD16$^+$CD56$^+$）。该细胞经荧光素标志单克隆抗体染色后，用 FCM 分析淋巴细胞膜上的白细胞分化抗原（CD 分子）的表达，由此计算淋巴细胞各亚群的百分率。目前常用的有双色或三色免疫荧光分析法，以 BD 公司的 SimulSET IMk-Lymphocyte 双色直标免疫荧光试剂盒为例，来加以描述。

二、物品和试剂

(一)物品

(1)K3EDTA 抗凝的真空采血管。

(2)12 mm×75 mm Falcon 试管。

(3)涡旋混匀器。

(4)微量移液器及配套吸头。

(5)0.1 mol/L PBS,pH 7.2±0.2,不含 Ca^{2+}、Mg^{2+}、酚红、叠氮钠,使用前用 0.2 μm 滤膜过滤,保存于 4 ℃～8 ℃。

(6)含 0.1%叠氮钠的 PBS,其他同上。

(7)鞘液或无菌生理盐水。

(8)1%多聚甲醛。

(9)蒸馏水或去离子水。

(10)SimulSET IMk-Lymptocyte 双色直标试剂盒。

(二)试剂

1.试剂 A——LeucoGATE(CD45/CD14)

LeucoGATE 用来定义和评价将淋巴细胞从粒细胞、单核细胞、未溶解的红细胞和有核红细胞中区分出来的光散射门。这个试剂包含 FITC 标记的 CD45,用来鉴别白细胞;PE 标记的 CD14,用来鉴别单核细胞。

2.试剂 B——对照

对照试剂是用来在未染色的(阴性)淋巴细胞群周围设一个 FL1 和 FL2 的信号区,并计算非抗原特异性抗体结合(非特异性染色,主要是由 Fc 受体引起)的量,包含 FITC 标记的 IgG1、PE 标记的 IgG2。

3.试剂 C——CD3/CD19

CD3/CD19 用来鉴别 T 淋巴细胞和 B 淋巴细胞,包含 FITC 标记的 CD3,可鉴别 T 淋巴细胞;PE 标记的 CD19,可鉴别 B 淋巴细胞。

4.试剂 D——CD3/CD4

CD3/CD4 用来鉴别 T 辅助/诱导淋巴细胞,包含 FITC 标记的 CD3,可鉴别 T 细胞;PE 标记的 CD4,可鉴别 T 辅助/诱导淋巴细胞。CD4 抗体还能与单核细胞/巨噬细胞反应,这 2 类细胞也表达 CD4 抗原,但密度要比辅助/诱导 T 淋巴细胞低。这个试剂组合将象限 1 中的 $CD3^-$ $CD4^+$ 单核细胞与象限 2 中的 $CD3^+CD4^+$ T 辅助/诱导淋巴细胞区分开来。

5.试剂 E——CD3/CD8

CD3/CD8 用来鉴别 T 抑制/毒性淋巴细胞,包括 FITC 标记的 CD3,可鉴别 T 细胞;PE 标记的 CD8,可鉴别 T 抑制/毒性淋巴细胞。人类 T 抑制/毒性淋巴细胞亚群和 NK 细胞亚群都能表达 CD8 抗原,这个试剂组合将象限 1 中的 $CD3^-CD8^+$ NK 细胞与象限 2 中的 $CD3^+CD8^+$ T 抑制/毒性淋巴细胞区分开来。

6.试剂 F——CD3/CD16+56

CD3/CD16+56 用来鉴别 T 细胞和 NK 细胞。该试剂既有 PE 标记的 CD16,又有 PE 标记的 CD56,以鉴定 NK 细胞。由于有一些 T 淋巴细胞也表达 CD16 和/或 CD56 抗原,因此试剂同时包括了 FITC 标记的 CD3,以区分 T 淋巴细胞和表达 CD16 和/或 CD56 抗原的 T 淋巴细胞亚群。

7.试剂 G——10×Lysing Solution

试剂 G 是 10×溶血素,内含小于 50％的 diethylene glycol 和小于 15％的甲醛,在有效期内可稳定保存于 4 ℃～8 ℃。使用时用蒸馏水按 1∶10 的比例稀释,稀释好的溶血素可装于玻璃瓶中,室温放置 1 个月。

三、操作步骤

(1)抽取 1 mL 静脉血,加入 K3EDTA 抗凝的真空管中混匀。

(2)同时用上述抗凝血测定细胞总数,要求白细胞总数在(3.5～9.4)×10^{12}/L。若白细胞总数＞9.4×10^{12}/L,则需要用 Cellwash 或生理盐水稀释;若白细胞总数＜3.5×10^{12}/L,则要将血液细胞浓缩。

(3)每一个样本需用 6 个 Falcon 管,并分别标上 A、B、C、D、E、F 符号。

(4)加试剂 A 20 μL 到 A 管中,加试剂 B 20 μL 到 B 管中,加试剂 C 20 μL 到 C 管中,加试剂 D 20 μL 到 D 管中,加试剂 E 20 μL 到 E 管中,加试剂 F 20 μL 到 F 管中。

(5)分别用微量移液器加 100 μL 充分混匀的抗凝血到上述试管的底部,立即低速混匀 3 s,避光室温静置 15～30 min。

(6)将 10×溶血素稀释成 1×溶血素,每管中各加入 2 mL 1×溶血素,立即低速混匀,避光室温静置 10～12 min,不能超过 12 min。

(7)静置后立即离心 5 min,离心力 300 g。

(8)吸去上清液,留大约 50 μL 液体于试管中以免损伤细胞团。

(9)低速混匀,重悬细胞,每管中各加入 2 mL 含 0.1％叠氮钠的 PBS 或 Cellwash 清洗细胞,低速混匀,离心 5 min,离心力 200 g。

(10)吸去上清液,留大约 50 μL 液体于试管中以免损伤细胞团。

(11)低速混匀,重悬细胞,每管中各加入 0.5 mL 多聚甲醛固定细胞,低速混匀。

(12)将已处理好的样本管避光保存于 4 ℃～8 ℃,待机检测。最好在染色后 24 h 内分析样本,上机前应充分混匀悬液以防细胞聚集。

四、流式细胞仪测定

在用流式细胞仪获取样本之前,先用 CaliBRITE beads 设置和调节仪器,如设置 PMT 的电压、调节荧光的补偿、检测探测器的灵敏度等。

再用 SimulSET IMK-Lymphocyte 软件来获取和分析样本,该软件能自动获取足够多的细胞数,以保证淋巴细胞门中至少有 2 000 个淋巴细胞。软件还计数每一个象限内的细胞个数,然后计算各个细胞群所占的百分比。

LeucoGATE 管(A 管)用于设门,SimulSET IMK-Lymphocyte 软件可自动设置一个淋巴细胞分析门,来除去大多数的碎片、单核细胞和粒细胞。如果细胞群之间没有明显的界限,软件将给出信息来告之操作者。样本处理的不好或仪器设置的不好,都有可能在设门时出现错误。

对照管(B 管)用于设定荧光强度的 marker,并指示出非特异性染色的存在,软件在以设门的基础上建立 FL1 和 FL2 的 marker，这些 marker 实质上定义了淋巴细胞门中阴性细胞群和阳性细胞群之间的界限。荧光的 marker 应该设在阴性群体（即 FL1 和 FL2 荧光都很弱的群体）的周围。软件在淋巴门和 marker 都已设好的前提下开始获取和分析余下的 C、D、E、F 管。

分析结束后，可按软件程序提示打印不同的报告格式。见图 3-8、图 3-9、图 3-10、图 3-11、图 3-12、图 3-13、图 3-14 实验报告图形。

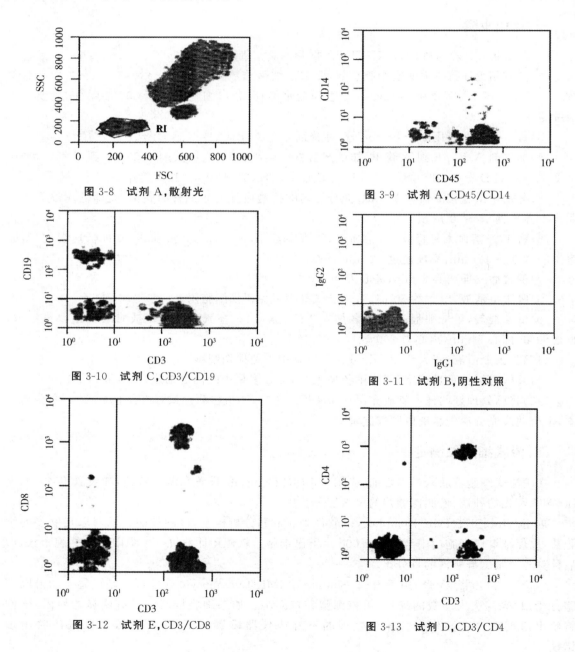

图 3-8　试剂 A，散射光

图 3-9　试剂 A，CD45/CD14

图 3-10　试剂 C，CD3/CD19

图 3-11　试剂 B，阴性对照

图 3-12　试剂 E，CD3/CD8

图 3-13　试剂 D，CD3/CD4

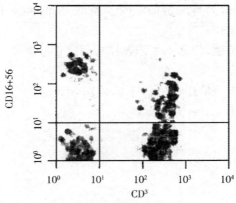

图 3-14　试剂 F,CD3/CD16$^+$56

五、注意事项

(1)血样抽取后应在 6 h 内染色,细胞在染色前不得冷藏或固定,否则会导致错误的结果。

(2)染色和固定好的样本必须在 24 h 内测定。

(3)全血中的 WBC 数量要求在规定范围内,否则应进行处理。

(4)接受免疫抑制药物治疗的患者血样,阳性细胞群体和阴性细胞群体很难区分,易造成错误结果,分析时应注意。

(5)如任何一管样本的 T 淋巴细胞百分率与平均 T 淋巴细胞百分率的差异大于 8%,软件会出示警告,表示结果是不可取的。

(6)每一个实验室应建立自己的正常参考值范围,因为这些参数随着患者的性别、年龄、实验方法的不同、人种的不同而改变。

(7)手动设门和自动设门的差异会影响各个亚群的相对数量,SimulSET IMK-Lympho-cyte 软件用 LeucoGATEA 管设的淋巴细胞门中至少应达到 95% 的淋巴细胞。

(8)若淋巴细胞门中的粒细胞污染超过 6% 时软件会出示警告,粒细胞这种潜在的干扰(CD16$^+$)只能尽可能通过从淋巴细胞门中除去粒细胞来减少。

(9)某些疾病患者血液中的有核红细胞无法裂解,被看着碎片计算。而当碎片超过 10% 时,软件会给出错误信息“门中太多非淋巴细胞”,此时应注意分析。

(10)SimulSET IMK-Lymphocyte 软件只用 B 管来检测非特异性染色,因此从 B 管设定的 marker 需要用 C 管中的阴性群来确认,如 marker 不合适,则用 C 管的阴性群重新设定。操作者应注意检查在余下的各管中有无非特异性染色的迹象,如在荧光的点图中出现阳性和阴性细胞群分不开的情况,可能预示着非特异性染色的存在,其原因可能是试剂发生变化或是样本制备不好。

(11)SimulSET IMK-Lymphocyte 软件不能用来显示白血病细胞或是做白血病分型,幼稚细胞的存在会影响软件自动设门。

(12)慢性淋巴细胞白血病(CLL)、FAB-L1 型急性淋巴细胞白血病(ALL)、成人 T 淋巴细胞白血病/淋巴瘤(ATLL)等,其细胞体积和散射光性质大都与成熟细胞相似,易错判为正常细胞,应注意。

（13）对于全血样本，溶血素处理细胞的时间如超过 12 min，则有可能因加入洗涤液时渗透压突然变化而导致白细胞的损伤破坏。

（14）为使血与试剂充分接触，注意不要把血样加到试管壁上。

（15）加荧光染料后应避光放置。

（16）淋巴细胞亚群分析也可使用通用软件 CellQuest。

（王明亮）

第四章

红细胞检验

第一节 红细胞计数

红细胞计数是测定单位容积血液中红细胞数量,是血液一般检验基本项目之一。其检验方法有显微镜计数法和血液分析仪法。本节介绍显微镜计数法。

一、检测原理

采用红细胞稀释液将血液稀释后,充入改良牛鲍计数板,在高倍镜下计数中间大方格内四角及中央共 5 个中方格内红细胞数,再换算成单位体积血液中红细胞数。

红细胞计数常用稀释液有 3 种,其组成及作用见表 4-1。

表 4-1 红细胞稀释液组成及作用

稀释液	组成	作用	备注
Hayem 液	氯化钠,硫酸钠,氯化汞	维持等渗,提高比密,防止细胞粘连,防腐	高球蛋白血症时,易造成蛋白质沉淀而使红细胞凝集
甲醛枸橼酸钠盐水	氯化钠,枸橼酸钠,甲醛	维持等渗,抗凝,固定红细胞和防腐	
枸橼酸钠盐水	31.3 g/L 枸橼酸钠		遇自身凝集素高者,可使凝集的红细胞分散

二、操作步骤

显微镜计数法。①准备稀释液:在试管中加入红细胞稀释液;②采血和加血:准确采集末梢血或吸取新鲜静脉抗凝血加至稀释液中,立即混匀;③充池:准备计数板、充分混匀红细胞悬液、充池、室温静置一定时间待细胞下沉;④计数:高倍镜下计数中间大方格内四角及中央中方格内红细胞总数;⑤计算:换算成单位体积血液中红细胞数。

三、方法评价

显微镜红细胞计数法是传统方法,设备简单、试剂易得、费用低廉,适用于基层医疗单位和分散检测;缺点是操作费时,受器材质量、细胞分布及检验人员水平等因素影响,不易质量控制,精密度低于仪器法,不适用于临床大批量标本筛查。在严格规范操作条件下,显微镜红细胞计数是参考方法,用于血液分析仪的校准、质量控制和异常检测结果复核。

四、质量管理

(一)检验前管理

(1)器材:必须清洁、干燥。真空采血系统、血细胞计数板、专用盖玻片、微量吸管及玻璃刻度吸管等规格应符合要求或经过校正。

(2)生理因素:红细胞计数一天内变化为 4%,同一天上午 7 时最高,日间变化为 5.8%,月间变化为 5.0%。

(3)患者体位及状态:直立体位换成坐位 15 min 后采血,较仰卧位 15 min 后采血高 5%~15%;剧烈运动后立即采血可使红细胞计数值增高 10%。

(4)采血:应规范、顺利、准确,否则应重新采血。毛细血管血采集部位不得有水肿、发绀、冻疮或炎症;采血应迅速,以免血液出现小凝块致细胞减少或分布不均;针刺深度应适当(2~3 mm);不能过度挤压,以免混入组织液。静脉采血时静脉压迫应小于 1 min,超过 2 min 可使细胞计数值平均增高 10%。

(5)抗凝剂:采用 EDTA-K$_2$ 作为抗凝剂,其浓度为 3.7~5.4 μmol/mL 血或 1.5~2.2 mg/mL血,血和抗凝剂量及比例应准确并充分混匀。标本应在采集后 4 h 内检测完毕。

(6)红细胞稀释液:应等渗、新鲜、无杂质微粒(应过滤),吸取量应准确。

(7)WHO 规定,如标本储存在冰箱内,检测前必须平衡至室温,并至少用手颠倒混匀 20 次。

(8)为避免稀释溶血和液体挥发浓缩,血液稀释后应在 1 h 内计数完毕。

(二)检验中管理

1.操作因素

(1)计数板使用:WHO 推荐以"推式"法加盖玻片,以保证充液体积高度为 0.10 mm。

(2)充池:充池前应充分混匀细胞悬液,可适当用力振荡,但应防止气泡产生及剧烈振荡破坏红细胞;必须一次性充满计数室(以充满但不超过计数室台面与盖玻片之间的矩形边缘为宜),不能断续充液、满溢、不足或产生气泡,充池后不能移动或触碰盖玻片。

(3)计数域:血细胞在充入计数室后呈随机分布或 Poisson 分布,由此造成计数误差称为计数域误差,是每次充池后血细胞在计数室内分布不可能完全相同所致,属于偶然误差。扩大血细胞计数范围或数量可缩小这种误差。根据下述公式推断,欲将红细胞计数误差(CV)控制在 5%以内,至少需要计数 400 个红细胞。

(4)计数:应逐格计数,按一定方向进行,对压线细胞应遵循"数上不数下、数左不数右"原则。

(5)红细胞在计数池中如分布不均,每个中方格之间相差超过 20 个,应重新充池计数。在参考范围内,2 次红细胞计数相差不得>5%。

$$CV = \frac{s}{m} \times 100\% = \frac{1}{\sqrt{m}} \times 100\%$$

式中,s:标准差,m:红细胞多次计数的均值。

2.标本因素

(1)白细胞数量:WBC 在参考范围时,仅为红细胞的 1/1 000~1/500,对红细胞数量影响可忽略,但 WBC$>$100$\times$10^9/L 时,应校正计数结果:实际 RBC$=$计数 RBC$-$WBC;或在高倍镜下计数时,不计白细胞(白细胞体积较成熟红细胞大,中央无凹陷,可隐约见到细胞核,无草黄色折光)。

(2)有核红细胞或网织红细胞:增生性贫血时,有核红细胞增多或网织红细胞提前大量释放时,可干扰红细胞计数。

(3)冷凝集素:可使红细胞凝集,造成红细胞计数假性减低。

3.室内质量控制(IQC)及室间质量评价(EQA)

血细胞显微镜计数法尚缺乏公认或成熟质量评价与考核方法,是根据误差理论设计的评价方法。

(1)双份计数标准差评价法:采用至少 10 个标本,每个均作双份计数,由每个标本双份计数之差计算标准差,差值如未超出 2 倍差值标准差范围,则认为结果可靠。

(2)国际通用评价法:可参考美国 1988 年临床实验室改进修正案(CLIA88)能力验证计划的允许总误差进行评价,通过计算靶值偏倚情况进行血细胞计数质量评价:质量标准$=$靶值$\pm$允许总误差。允许总误差可以是百分数、固定值、组标准差(s)倍数。红细胞计数允许误差标准是计数结果在靶值$\pm$6%以内。

五、临床应用

(一)红细胞增多

(1)严重呕吐、腹泻、大面积烧伤及晚期消化道肿瘤患者。多为脱水血浓缩使血液中的有形成分相对地增多所致。

(2)心肺疾病:先天性心脏病、慢性肺脏疾病及慢性一氧化碳中毒等。因缺氧必须借助大量红细胞来维持供氧需要。

(3)干细胞疾病:真性红细胞增多症。

(二)红细胞减少

(1)急性或慢性失血。

(2)红细胞遭受物理、化学或生物因素破坏。

(3)缺乏造血因素、造血障碍和造血组织损伤。

(4)各种原因的血管内或血管外溶血。

(陈丽丽)

第二节 网织红细胞计数

网织红细胞(reticulocyte,Ret,RET)是介于晚幼红细胞和成熟红细胞之间的尚未完全成熟的红细胞,因胞质中残留一定量的嗜碱性物质核糖核酸(RNA),经新亚甲蓝或煌焦油蓝等碱性染料活体染色后,RNA 凝聚呈蓝黑色或蓝紫色颗粒,颗粒多时可连成线状或网状结构(图 4-1)。RET 在骨髓停留一段时间后释放入血,整个成熟时间约为 48 h。RET 较成熟红细胞大,直径为 8.0$\sim$9.5 μm。随着红细胞发育成熟,RNA 逐渐减少至消失;RET 网状结构越多,表示细胞越幼稚。ICSH 据此将其分为 I$\sim$IV 型(表 4-2)。

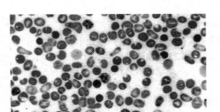

图 4-1　网织红细胞

表 4-2　网织红细胞分型及特征

分型	形态特征	正常存在部位
Ⅰ型(丝球型)	RNA 呈线团样几乎充满红细胞	仅存在骨髓中
Ⅱ型(网型或花冠型)	RNA 呈松散的线团样或网状	大量存在骨髓中,外周血很难见
Ⅲ型(破网型)	网状结构少,呈断线状或不规则枝状连接或排列	主要存在骨髓中,外周血可见少量
Ⅳ型(颗粒型或点粒型)	RNA 呈分散的颗粒状或短丝状	主要存在外周血中

一、检测原理

RET 检测方法有显微镜法、流式细胞术法和血液分析仪法。

(一)显微镜法

活体染料的碱性基团(带正电荷)可与网织红细胞嗜碱性物质 RNA 的磷酸基(带负电荷)结合,使 RNA 间负电荷减少而发生凝缩,形成蓝色颗粒状、线状甚至网状结构。在油镜下计数一定量红细胞中 RET 数,换算成百分率。如同时做 RBC 计数,则可计算出 RET 绝对值。

显微镜法 RET 活体染色染料有灿烂煌焦油蓝(brilliant cresyl blue,又称灿烂甲酚蓝)、新亚甲蓝(new methylene blue,又称新次甲基蓝)和中性红等,其评价见表 4-3。

表 4-3　显微镜法 RET 活体染色染料评价

染料	评价
煌焦油蓝	普遍应用,溶解度低,易形成沉渣附着于红细胞表面,影响计数;易受 Heinz 小体和 HbH 包涵体干扰
新亚甲蓝	对 RNA 着色强且稳定,Hb 几乎不着色,利于计数。WHO 推荐使用
中性红	浓度低、背景清晰,网织颗粒鲜明,不受 Heinz 小体和 HbH 包涵体干扰

(二)流式细胞术(flow cytometry,FCM)法

RET 内 RNA 与碱性荧光染料(如派洛宁 Y、吖啶橙、噻唑橙等)结合后,用流式细胞仪或专用自动网织红细胞计数仪进行荧光细胞(RET)计数,同时报告 RET 绝对值。仪器还可根据荧光强度(RNA 含量)将 RET 分为强荧光强度(HFR)、中荧光强度(MFR)和弱荧光强度(LFR),计算出 RET 成熟指数(reticulocyte maturation index,RMI)。

$$RMI\% = \frac{HFR+MFR}{LFR} \times 100$$

二、操作步骤

显微镜法(试管法)。①加染液:在试管内加入染液数滴。②加血染色:加入新鲜全血数滴,

立即混匀,室温放置一定时间(CLSI 推荐 3~10 min)。③制备涂片:取混匀染色血滴制成薄片,自然干燥。④观察:低倍镜下观察并选择红细胞分布均匀、染色效果好的部位。⑤计数:常规法,油镜下计数至少 1 000 红细胞数量中 RET 数;Miller 窥盘法,将 Miller 窥盘置于目镜内,分别计数窥盘小方格(A 区)内成熟红细胞数和大格内(B 区)RET 数。⑥计算算式如下。

$$常规法:RET\% = \frac{计数\ 1\ 000\ 个成熟红细胞中网织红细胞数}{1\ 000} \times 100$$

$$Miller\ 窥盘法:RET\% = \frac{大方格内网织红细胞数}{小方格内红细胞数 \times 9} \times 100$$

$$RET\ 绝对值(个/L) = \frac{红细胞数}{L} \times RET(\%)$$

三、方法评价

网织红细胞计数的方法评价见表 4-4。

表 4-4 网织红细胞计数方法评价

方法	优点	缺点
显微镜法	操作简便、成本低、形态直观。试管法重复性较好、易复查,为参考方法。建议淘汰玻片法	影响因素多、重复性差、操作烦琐
流式细胞术法	灵敏度、精密度高,适合批量检测	仪器贵、成本高,成熟红细胞易被污染而影响结果
血液分析仪法	灵敏度、精密度高,易标准化,参数多,适合批量检测	影响因素多,H-J 小体、有核红细胞、镰状红细胞、巨大血小板、寄生虫等可致结果假性增高

四、质量管理

(一)检验前管理

1.染液

煌焦油蓝染液最佳浓度为 1%,在 100 mL 染液中加入 0.4 g 柠檬酸三钠,效果更好。应储存于棕色瓶,临用前过滤。WHO 推荐使用含 1.6% 草酸钾的 0.5% 新亚甲蓝染液。

2.标本因素

因 RET 在体外可继续成熟使数量逐渐减少,因此,标本采集后应及时处理。

3.器材和标本采集等要求

同红细胞计数。

(二)检验中管理

1.操作因素

(1)染色时间:室温低于 25 ℃时应适当延长染色时间或放置 37 ℃温箱内染色 8~10 min。标本染色后应及时检测,避免染料吸附增多致 RET 计数增高。

(2)染液与血液比例以 1:1 为宜,严重贫血者可适当增加血液量。

(3)使用 Miller 窥盘(ICSH 推荐):以缩小分布误差,提高计数精密度、准确度和速度。

(4)计数 RBC 数量:为控制 CV 为 10%,ICSH 建议根据 RET 数量确定所应计数 RBC 数量(表 4-5)。

表 4-5　ICSH：RET 计数 CV＝10％时需镜检计数 RBC 数量

RET(%)	计数 Miller 窥盘小方格内 RBC 数量	相当于缩视野法计数 RBC 数量
1～2	1 000	9 000
3～5	500	4 500
6～10	200	1 800
11～20	100	900

（5）CLSI 规定计数时应遵循"边缘原则"，即数上不数下、数左不数右。如忽视此原则对同一样本计数时，常规法计数结果可比窥盘法高 30％。

2.标本因素

（1）ICSH 和 NCCLS 规定：以新亚甲蓝染液染色后，胞质内凡含有 2 个以上网织颗粒的无核红细胞计为 RET。

（2）注意与非特异干扰物鉴别：RET 为点状或网状结构，分布不均；HbH 包涵体为圆形小体，均匀散布在整个红细胞中，一般在孵育经 10～60 min 出现；Howell-Jolly 小体为规则、淡蓝色小体；Heinz 小体为不规则突起状、淡蓝色小体。

3.质控物

目前，多采用富含 RET 抗凝脐带血制备的质控品，通过定期考核检验人员对 RET 辨认水平进行 RET 手工法质量控制，但此法无法考核染色、制片等环节。CLSI 推荐 CPD 抗凝全血用于 RET 自动检测的质量控制物。

五、临床应用

（一）参考范围

参考范围见表 4-6。

表 4-6　网织红细胞参考范围

方法	人群	相对值(%)	绝对值(×10⁹/L)	LFR(%)	MFR(%)	HFR(%)
手工法	成年人、儿童	0.5～1.5	24～84			
	新生儿	3.0～6.0				
FCM	成年人	0.7±0.5	43.6±19.0	78.8±6.6	18.7±5.1	2.3±1.9

（二）临床意义

外周血网织红细胞检测是反映骨髓红系造血功能的重要指标。临床应用主要如下。

1.评价骨髓增生能力与判断贫血类型

（1）增高：表示骨髓红细胞造血功能旺盛，见于各种增生性贫血，尤其是溶血性贫血，RET 可达 6％～8％或 8％以上，急性溶血时可达 20％～50％或 50％以上；红系无效造血时，骨髓红系增生活跃，外周血 RET 则正常或轻度增高。

（2）减低：见于各种再生障碍性贫血、单纯红细胞再生障碍性贫血等。RET＜1％或绝对值＜15×10⁹/L 为急性再生障碍性贫血的诊断指标。

通常，骨髓释放入外周血 RET 主要为Ⅳ型，在血液中 24 h 后成为成熟红细胞。增生性贫血时，幼稚 RET 提早进入外周血，需经 2～3 d 才成熟，即在血液停留时间延长，使 RET 计数结果高于实际水平,不能客观反映骨髓实际造血能力。因 RET 计数结果与贫血严重程度(Hct 水平)和 RET 成熟时间有关,采用网织红细胞生成指数(reticulocyte production index,RPI)可校正 RET 计数结果。

$$RPI = \frac{患者\ Hct}{正常\ Hct(0.45)} \times \frac{患者\ RET(\%)}{RET\ 成熟时间(d)}$$

HcT/RET 成熟时间(d)关系:(0.39~0.45)/1,(0.34~0.38)/1.5,(0.24~0.33)/2.0,(0.15~0.23)/2.5 和<0.15/3.0。正常人 RPI 为 1;RPI<1 提示贫血为骨髓增生低下或红系成熟障碍所致;RPI >3 提示贫血为溶血或失血,骨髓代偿能力良好。

2.观察贫血疗效

缺铁性贫血或巨幼细胞贫血分别给予铁剂、维生素 B$_{12}$ 或叶酸治疗,2~3 d 后 RET 开始增高,7~10 d 达最高(10%左右),表明治疗有效,骨髓造血功能良好。反之,表明治疗无效,提示骨髓造血功能障碍。EPO 治疗后 RET 也可增高达 2 倍之多,8~10 d 后恢复正常。

3.放疗、化疗监测

放疗和化疗后造血恢复时,可见 RET 迅速、短暂增高。检测幼稚 RET 变化是监测骨髓恢复较敏感的指标,出现骨髓抑制时,HFR 和 MFR 首先降低,然后出现 RET 降低。停止放疗、化疗,如骨髓开始恢复造血功能,上述指标依次上升,可同时采用 RMI 监测,以适时调整治疗方案,避免造成骨髓严重抑制。

4.骨髓移植后监测骨髓造血功能恢复

骨髓移植后第 21 d,如 RET>15×10^9/L,常表示无移植并发症。如 RET<15×10^9/L 伴中性粒细胞和血小板增高,提示骨髓移植失败可能,此可作为反映骨髓移植功能良好指标,且不受感染影响。

(郝 瑜)

第三节 红细胞形态学检验

不同病因作用于红细胞发育成熟过程不同阶段,可致红细胞发生相应病理变化及形态学改变(大小、形状、染色及结构)。红细胞形态学检查结合 RBC、Hb 和 Hct 及其他参数综合分析,可为贫血等疾病诊断和鉴别诊断提供进一步检查线索。

一、检验原理

外周血涂片经瑞特-吉姆萨染色后,不同形态红细胞可显示各自形态学特点。选择红细胞分布均匀、染色良好、排列紧密但不重叠的区域,在显微镜下观察红细胞形态。

二、操作步骤

(1)采血、制备血涂片与染色。

(2)低倍镜观察:观察血涂片细胞分布和染色情况,找到红细胞分布均匀、染色效果好、排列紧密,但不重叠区域(一般在血涂片体尾交界处),转油镜观察。

（3）油镜观察：仔细观察红细胞形态（大小、形状、染色及结构）是否异常，同时浏览全片是否存在其他异常细胞或寄生虫。

三、方法评价

显微镜检查可直观识别红细胞形态，发现红细胞形态病理变化，目前仍无仪器可完全取代，也是仪器校准和检测复核方法。

四、质量管理

（1）血涂片制备及染色：应保证血涂片制备和染色效果良好。操作引起的常见红细胞形态异常的人为因素如下。①涂片不当：可形成棘形红细胞、皱缩红细胞、红细胞缗钱状聚集；②玻片有油脂：可见口形红细胞；③EDTA 抗凝剂浓度过高或血液长时间放置：可形成锯齿状红细胞；④涂片干燥过慢或固定液混有少许水分：可形成面包圈形、口形、靶形红细胞；⑤涂片末端附近：可形成与长轴方向一致假椭圆形红细胞；⑥染色不当：可形成嗜多色性红细胞。

（2）检验人员：必须有能力、有资格能识别血液细胞形态。

（3）油镜观察：应注意浏览全片，尤其是血涂片边缘，观察是否存在其他异常细胞。

五、临床应用

（一）参考范围

正常成熟红细胞形态呈双凹圆盘状，大小均一，平均直径为 7.2 μm（6.7～7.7 μm）；瑞特-吉姆萨染色为淡粉红色，呈正色素性；向心性淡染，中央 1/3 为生理性淡染区；胞质内无异常结构；无核；可见少量变形或破碎红细胞。

（二）临床意义

正常形态红细胞（图 4-2）：除了见于健康人，也可见于急性失血性贫血、部分再生障碍性贫血（aplastic anemia，AA）。

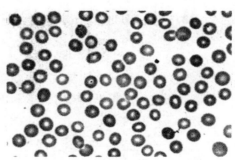

图 4-2　正常红细胞形态（瑞特-吉姆萨染色）

形态异常红细胞：如发现数量较多形态异常红细胞，在排除人为因素后，提示为病理改变。红细胞形态异常可分为大小、形状、染色（血红蛋白）、结构和排列等五大类。

1.红细胞大小异常

（1）小红细胞：指直径＜6 μm 红细胞，出现较多染色浅、淡染区扩大的小红细胞（图 4-3），提示血红蛋白合成障碍。见于缺铁性贫血（iron deficiency anemia，IDA）、珠蛋白生成障碍性贫血。遗传性球形红细胞增多症（hereditary spherocytosis，HS）的小红细胞内血红蛋白充盈度良好，其至深染,中心淡染区消失。长期慢性感染性贫血为单纯小细胞性,即红细胞体积偏小,无淡染区扩大(小细胞正色素红细胞)。

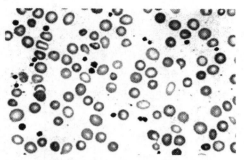

图 4-3　小细胞低色素红细胞

(2)大红细胞:指直径>10 μm 红细胞(图 4-4),呈圆形(圆形大红细胞)或卵圆形(卵圆形大红细胞)。见于叶酸、维生素 B$_{12}$ 缺乏所致巨幼细胞贫血(megaloblastic anemia,MA),为幼红细胞内 DNA 合成不足,不能按时分裂,脱核后形成大成熟的红细胞。也可见于溶血性贫血(hemolytic anemia,HA)和骨髓增生异常综合征(myelodysplastic syndrome,MDS)等。

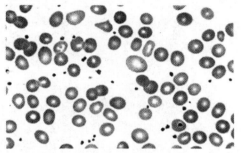

图 4-4　大红细胞和红细胞大小不均

(3)巨红细胞:指直径>15 μm 红细胞(图 4-5)。见于 MA、MDS 血细胞发育不良时,后者甚至可见直径>20 μm 超巨红细胞。

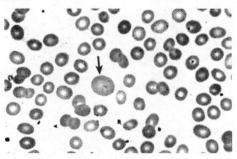

图 4-5　巨红细胞

(4)红细胞大小不均:指同一血涂片上红细胞之间直径相差 1 倍以上,由红细胞体积分布宽度(RDW)反映。见于贫血,MA 时尤为明显,与骨髓造血功能紊乱或造血监控功能减弱有关。

2.红细胞形状异常

(1)球形红细胞:红细胞直径<6 μm,厚度>2.6 μm,小球形,着色深,无中心淡染区,直径与厚度之比(正常为 3.4∶1)可减少至 2.4∶1 或更小(图 4-6),与红细胞膜结构异常致膜部分丢失有关,此类红细胞易于破坏或溶解。见于遗传性球形红细胞增多症(常大于 20%)、自身免疫性溶血性贫血和新生儿溶血病等。

(2)椭圆形红细胞:也称卵圆形红细胞,红细胞呈椭圆形、杆形或卵圆形,长度可大于宽度 3 倍,可达 5∶1(图 4-7),形成与膜基因异常致细胞膜骨架蛋白异常有关,且只有成熟后才呈椭圆形,因此,仅在外周血见到,正常人外周血约占 1%。见于遗传性椭圆形红细胞增多症(hereditary elliptocytosis,HE)(常大于 25%,甚至达 75%)和巨幼细胞贫血(可达 25%)。

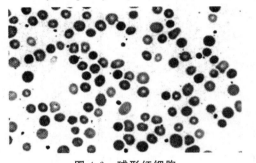

图 4-6　球形红细胞

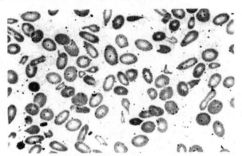

图 4-7　椭圆形红细胞

(3)泪滴形红细胞:红细胞泪滴样或梨状(图 4-8),可能因细胞内含 Heinz 小体或包涵体,或红细胞膜某一点被粘连而拉长,或制片不当所致。正常人偶见。见于骨髓纤维化、溶血性贫血和珠蛋白生成障碍性贫血等。

(4)口形红细胞:红细胞中心苍白区呈张口形(图 4-9),因膜异常使 Na^+ 通透性增加,细胞膜变硬,细胞脆性增加,生存时间缩短。正常人偶见(小于 4%)。见于遗传性口形红细胞增多症(hereditary stomatocytosis,HST)(常大于 10%)、小儿消化系统疾病所致的贫血、急性酒精中毒、某些溶血性贫血和肝病等。也可见于涂片不当,如血涂片干燥缓慢、玻片有油脂等。

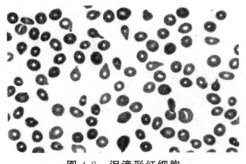

图 4-8　泪滴形红细胞

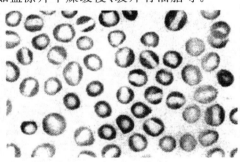

图 4-9　口形红细胞

(5)镰状红细胞:红细胞呈镰刀状、线条状或呈"L""S""V"形等(图 4-10),可能为缺氧使红细胞内 HbS 溶解度降低,形成长形或尖形结晶体,使胞膜变形。见于镰状红细胞病。血涂片中出现可能是脾、骨髓或其他脏器毛细血管缺氧所致。在新鲜血液内加入还原剂,如偏亚硫酸钠,然后制作涂片有利于镰状红细胞检查。

(6)靶形红细胞:比正常红细胞稍大且薄,中心染色较深,外围苍白,边缘又深染,呈靶状(图 4-11)。有的红细胞边缘深染区向中央延伸或相连成半岛状或柄状,形成不典型靶形红细胞。可能与红细胞内血红蛋白组合、结构变异及含量不足、分布不均有关,其生存时间仅为正常红细胞的 1/2 或更短。见于珠蛋白生成障碍性贫血(常大于 20%)、严重缺铁性贫血、某些血红蛋白病、肝病、阻塞性黄疸和脾切除后,也可见于血涂片制作后未及时干燥固定、EDTA 抗凝过量等。

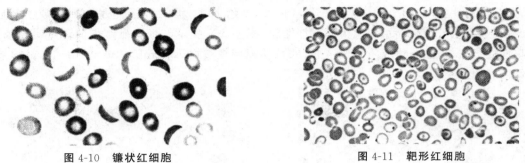

图 4-10　镰状红细胞　　　　　　　　　　　　图 4-11　靶形红细胞

(7)棘形红细胞:红细胞表面有多个不规则针状或指状突起,突起长宽不一、外端钝圆、间距不等(图 4-12)。见于遗传性或获得性无 β-脂蛋白血症(可达 70%～80%)、脾切除后、酒精中毒性肝病、神经性厌食和甲状腺功能减退症等。

(8)刺红细胞:也称锯齿形红细胞,红细胞表面呈钝锯齿状,突起排列均匀、大小一致、外端较尖(图 4-13)。见于制片不当、高渗和红细胞内低钾等,也可见于尿毒症、丙酮酸激酶缺乏症、胃癌和出血性溃疡。

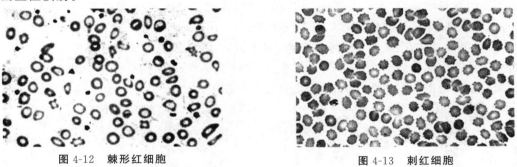

图 4-12　棘形红细胞　　　　　　　　　　　　图 4-13　刺红细胞

(9)裂红细胞:也称为红细胞碎片或破碎红细胞。指红细胞大小不一,外形不规则,可呈盔形、三角形、扭转形(图 4-14),为红细胞通过管腔狭小的微血管所致。正常人血片中小于 2%。见于弥散性血管内凝血、创伤性心源性溶血性贫血、肾功能不全、微血管病性溶血性贫血、血栓性血小板减少性紫癜、严重烧伤和肾移植排斥时。

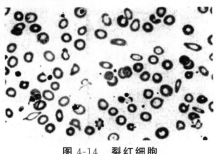

图 4-14　裂红细胞

(10)红细胞形态不整:指红细胞形态发生无规律变化,出现各种不规则的形状,如豆状、梨形、蝌蚪状、麦粒状和棍棒形等(图 4-15),可能与化学因素(如磷脂酰胆碱、胆固醇和丙氨酸)或物理因素有关。见于某些感染、严重贫血,尤其是 MA。

3.红细胞染色异常

(1)低色素性:红细胞生理性中心淡染区扩大,染色淡薄,为正细胞低色素红细胞或小细胞低色素红细胞,甚至仅细胞周边着色为环形红细胞(图 4-16),提示红细胞血红蛋白含量明显减少。见于缺铁性贫血、珠蛋白生成障碍性贫血、铁粒幼细胞性贫血(sideroblastic anemia,SA)和某些血红蛋白病等。

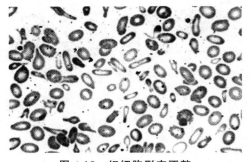
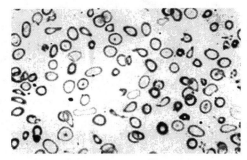

图 4-15　红细胞形态不整　　　　　　　　图 4-16　低色素性红细胞

(2)高色素性:红细胞生理性中心淡染区消失,整个细胞染成红色,胞体大(图 4-17),提示红细胞血红蛋白含量增高,故 MCH 增高,见于 MA 和遗传性球形红细胞增多症。球形红细胞因厚度增加,也可呈高色素,其胞体小,故 MCH 不增高。

(3)嗜多色性:红细胞淡灰蓝色或灰红色,胞体偏大,属尚未完全成熟红细胞(图 4-18),因胞质内尚存少量嗜碱性物质 RNA,又有血红蛋白,故嗜多色性。正常人血片中为 0.5%～1.5%。见于骨髓红细胞造血功能活跃时,如溶血性贫血和急性失血。

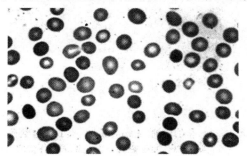
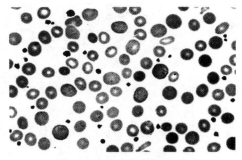

图 4-17　高色素性红细胞　　　　　　　　图 4-18　嗜多色性红细胞

(4)双相形红细胞:又称双形性红细胞。指同一血涂片上红细胞着色不一,出现 2 种或 2 种以上染色不一致红细胞,如同时出现小细胞低色素、正细胞正色素或大细胞高色素红细胞等,为血红蛋白充盈度偏离较大所致。见于铁粒幼细胞性贫血、输血后、营养性贫血、骨髓增生异常综合征。可通过血红蛋白分布宽度(hemoglobin distribution width,HDW)反映出来。

4.红细胞内出现异常结构

(1)嗜碱点彩红细胞:简称点彩红细胞(图 4-19),指在瑞特-吉姆萨染色条件下,红细胞胞质内出现大小形态不一、数量不等蓝色颗粒(变性核糖核酸)。形成原因:①重金属损伤细胞膜使嗜碱性物质凝集;②嗜碱性物质变性;③某些原因致血红蛋白合成过程中原卟啉与亚铁结合受阻。正常人甚少见(约 1/10 000)。见于铅中毒,为筛检指标;常作为慢性重金属中毒指标;也可见于贫血,表示骨髓造血功能旺盛。

(2)豪-乔小体:又称染色质小体(图4-20)。指红细胞胞质内含有1个或多个直径为1~2 μm的暗紫红色圆形小体,可能为核碎裂或溶解后残余部分。见于脾切除后、无脾症、脾萎缩、脾功能低下、红白血病和某些贫血,尤其是 MA。

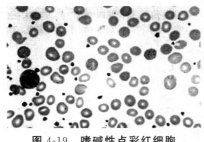

图4-19　嗜碱性点彩红细胞

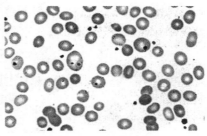

图4-20　豪-乔小体

(3)卡伯特环:指红细胞胞质中含紫红色细线圈状结构,环形或"8"字形(图4-21),可能如下。①核膜残余物,表示核分裂异常;②纺锤体残余物;③胞质中脂蛋白变性,多出现在嗜多色性或嗜碱性点彩红细胞中,常伴豪-乔小体。见于白血病、MA、铅中毒和脾切除后。

(4)帕彭海姆小体:指红细胞内铁颗粒,在瑞特-吉姆萨染色下呈蓝黑色颗粒,直径<1 μm。见于脾切除后和骨髓铁负荷过度等。

(5)寄生虫:感染疟原虫、微丝蚴、巴贝球虫和锥虫时,红细胞胞质内可见相应病原体(图4-22)。

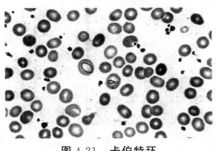

图4-21　卡伯特环

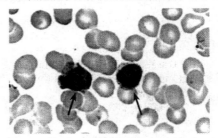

图4-22　红细胞内疟原虫

5.红细胞排列异常

(1)缗钱状红细胞:当血浆中纤维蛋白原、球蛋白含量增高时,红细胞表面负电荷减低,红细胞间排斥力削弱,红细胞互相连接呈缗钱状(图4-23)。见于多发性骨髓瘤等。

(2)红细胞凝集:红细胞出现聚集或凝集现象(图4-24)。见于冷凝集素综合征和自身免疫性溶血性贫血等。

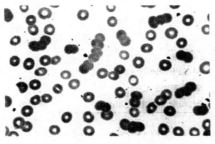

图4-23　缗钱状红细胞

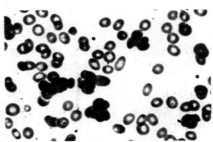

图4-24　红细胞凝集

6.有核红细胞(nucleated erythrocyte,nucleated red blood cell,NRBC)

有核红细胞指血涂片中出现有核红细胞(图 4-25)。正常时,出生 1 周内新生儿外周血可见少量有核红细胞。如成年人出现,为病理现象,见于溶血性贫血(因骨髓红系代偿性增生和提前释放所致)、造血系统恶性肿瘤(如急、慢性白血病)或骨髓转移癌(因骨髓大量异常细胞排挤释放增多所致)、骨髓纤维化(因髓外造血所致)和脾切除后(因滤血监视功能丧失所致)。血涂片检查有助于发现和诊断疾病(表 4-7)。

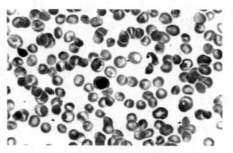

图 4-25　有核红细胞

表 4-7　血涂片检查有助于发现和诊断的疾病

血涂片发现	疾病
球形红细胞、多色素红细胞、红细胞凝集、吞噬红细胞增多	免疫性溶血性贫血
球形红细胞、多色素红细胞	遗传性球形红细胞增多症
椭圆形红细胞	遗传性椭圆形红细胞增多症
卵圆形红细胞	遗传性卵圆形红细胞增多症
靶形红细胞、球形红细胞	血红蛋白 C 病
镰状红细胞	血红蛋白 S 病
靶形红细胞、镰状红细胞	血红蛋白 SC 病
小红细胞、靶形红细胞、泪滴状红细胞、嗜碱点彩红细胞、其他异形红细胞	轻型珠蛋白生成障碍性贫血(地中海贫血)
小红细胞、靶形红细胞、嗜碱点彩红细胞、泪滴状红细胞、其他异形红细胞	重型珠蛋白生成障碍性贫血(地中海贫血)
小红细胞、低色素红细胞、无嗜碱点彩红细胞	缺铁性贫血
嗜碱点彩红细胞	铅中毒
大红细胞、卵圆形大红细胞、中性粒细胞分叶过多	叶酸或 B_{12} 缺乏症

(艾　雷)

第四节　血红蛋白测定

血红蛋白(hemoglobin,Hb,HGB)为成熟红细胞主要成分,在人体中幼、晚幼红细胞和网织红细胞中合成,由血红素(heme)和珠蛋白(globin)组成结合蛋白质,相对分子质量为 64 458。每个 Hb 分子含有 4 条珠蛋白肽链,每条肽链结合 1 个亚铁血红素,形成具有四级空间结构四聚体。亚铁血红素无种属特异性,由 Fe^{2+} 和原卟啉组成。Fe^{2+} 位于原卟啉中心,有 6 个配位键,其中 4 个分别与原卟啉分子中 4 个吡咯 N 原子结合,第 5 个与珠蛋白肽链的 F 肽段第 8 个氨基酸(组氨酸)的咪唑基结合,第 6 个配位键能可逆地与 O_2 和 CO_2 结合。当某些强氧化剂将血红蛋白 Fe^{2+} 氧化成 Fe^{3+} 时,则失去携氧能力。珠蛋白具有种属特异性,其合成与氨基酸排列受独立的基因编码控制。每个珠蛋白分子由 2 条 α 类链与 2 条非 α 类链组成,非 α 类链包括 β、γ、δ、ε 等。人类不同时期血红蛋白的种类、肽链组成和比例不同(表 4-8)。

表 4-8　不同时期血红蛋白种类、肽链组成和比例

时期	种类	肽链	比例
胚胎时期	血红蛋白 Gower-1(Hb Gower-1)	$\xi_2\epsilon_2$	
	血红蛋白 Gower-2(Hb Gower-2)	$\alpha_2\xi_2$	
	血红蛋白 Portland(Hb Portland)	$\xi_2\gamma_2$	
胎儿时期	胎儿血红蛋白(HbF)	$\alpha_2\gamma_2$	新生儿>70%,1 岁后<2%
成人时期	血红蛋白 A(HbA)	$\alpha_2\beta_2$	90%以上
	血红蛋白 A2(HbA2)	$\alpha_2\delta_2$	2%～3%
	胎儿血红蛋白(HbF)	$\alpha_2\gamma_2$	<2%

血红蛋白在红细胞中以多种状态存在。生理条件下,99%Hb 铁呈 Fe^{2+} 状态,称为还原血红蛋白(deoxyhemoglobin,reduced hemoglobin,Hbred);Fe^{2+} 状态的 Hb 可与 O_2 结合,称为氧合血红蛋白(oxyhemoglobin,HbO_2);如果 Fe^{2+} 被氧化成 Fe^{3+},称为高铁血红蛋白(methemoglobin,MHb,Hi)。若第 6 个配位键被 CO 占据,则形成碳氧血红蛋白(carboxyhemoglobin,HbCO),其比 O_2 的结合力高240 倍;若被硫占据(在含苯肼和硫化氢的环境中),则形成硫化血红蛋白(sulf-hemoglobin,SHb)。这些统称为血红蛋白衍生物。

Hb 测定方法有多种,现多采用比色法,常用方法有氰化高铁血红蛋白(hemiglobincvanide,HiCN)测定法、十二烷基硫酸钠血红蛋白(sodium dodecyl sulfate hemoglobin,SDS-Hb)测定法、叠氮高铁血红蛋白(hemiglobin azide,HiN_3)测定法、碱羟高铁血红素(alkaline heamatinde-tergent,AHD_{575})测定法和溴代十六烷基三甲胺(CTAB)血红蛋白测定法等。HiCN 测定法为目前最常用 Hb 测定方法,1966 年,国际血液学标准化委员会(International Council for Standardization in Haematology,ICSH)推荐其作为 Hb 测定标准方法。1978 年,国际临床化学联合会(International Federation of Clinical Chemistry,IFCC)和国际病理学会(International Academy of Pathology,IAP)联合发表的国际性文件中重申了 HiCN 法。HiCN 法也是 WHO 和 ICSH 推荐的 Hb 测定参考方法。本节重点介绍 HiCN 测定法。

一、检测原理

HiCN 法是在 HiCN 转化液中,红细胞被溶血剂破坏后,高铁氰化钾可将各种血红蛋白(SHb 除外)氧化为高铁血红蛋白(Hi),Hi 与氰化钾中 CN-结合生成棕红色氰化高铁血红蛋白(HiCN)。HiCN 最大吸收峰为 540 nm。在特定条件下,毫摩尔吸收系数为44 L/(mmol·cm),根据测得吸光度,利用毫摩尔吸收系数计算或根据 HiCN 参考液制作标准曲线,即可求得待测标本血红蛋白浓度。

HiCN 转化液有多种,较为经典的有都氏液和文-齐液。WHO 和我国卫生行业标准

WS/T341-2011《血红蛋白测定参考方法》推荐使用文-齐液。血红蛋白转化液成分与作用见表4-9。

表4-9 血红蛋白转化液成分与作用

稀释液	试剂成分	作用
都氏液	$K_3Fe(CN)_6$、KCN	形成 HiCN
	$NaHCO_3$	碱性,防止高球蛋白致标本浑浊
文-齐液	$K_3Fe(CN)_6$、KCN	形成 HiCN
	非离子型表面活性剂	溶解红细胞、游离 Hb,防止标本浑浊
	KH_2PO_4(无水)	维持 pH 在 7.2 ± 0.2,防止高球蛋白致标本浑浊

二、操作步骤

(一)直接测定法

(1)加转化液:在试管内加入 HiCN 转化液。

(2)采血与转化:取全血加入试管底部,与转化液充分混匀,静置一定时间。

(3)测定吸光度:用符合 WHO 标准的分光光度计,波长 540 nm、光径 1.000 cm,以 HiCN 试剂调零,测定标本吸光度。

(4)计算:换算成单位体积血液内血红蛋白浓度。

(二)参考液比色测定法

如无符合 WHO 标准分光光度计,则采用此法。

(1)按直接测定法(1)~(3)步骤测定标本吸光度。

(2)制作 HiCN 参考液标准曲线:将 HiCN 参考液倍比稀释成多种浓度的 Hb 液,按标本测定条件分别测定吸光度,绘制标准曲线。通过标准曲线查出待测标本 Hb 浓度。

三、方法评价

血红蛋白测定方法评价见表4-10。

表4-10 血红蛋白测定方法评价

方法	优点	缺点
HiCN	操作简便、快速,除 SHb 外均可被转化,显色稳定;试剂及参考品易保存,便于质量控制;已知吸收系数,为参考方法。测定波长 540 nm	①KCN 有剧毒;②高白细胞和高球蛋白可致浑浊;③HbCO 转化慢
SDS-Hb	试剂无公害,操作简便,呈色稳定,准确度和精密度高,为次选方法。测定波长 538 nm	①SDS-Hb 消光系数未确定,标准曲线制备或仪器校正依赖 HiCN 法;②SDS 质量差异性大;③SDS溶血性强,破坏白细胞,不适于溶血后同时计数 WBC
HiN_3	显色快且稳定,准确度和精密度较高,试剂毒性低(为 HiCN 法的1/7)。测定波长 542 nm	①HbCO 转化慢;②试剂有毒

续表

方法	优点	缺点
AHD$_{575}$	试剂简单无毒,显色稳定。准确度和精密度较高。以氯化血红素为标准品,不依赖 HiCN 法。测定波长 575 nm	①测定波长 575 nm,不便于自动化分析;②采用氯化血红素作标准品纯度达不到标准
CTAB	溶血性强,但不破坏白细胞	精密度和准确度较上法略低

四、质量管理

(一)检验前管理

1.器材

(1)分光光度计校准:分光光度计波长、吸光度、灵敏度、稳定性、线性和准确度均应校正。波长:误差<±1 nm;杂光影响仪器线性、灵敏度和准确性,应采用镨钕滤光片校正;杂光水平控制在1.5%以下;HiCN 参考品法:$A_{\lambda540\ nm}/A_{\lambda504\ nm}=1.590\sim1.630$。

(2)比色杯光径 1.000 cm,允许误差为≤±0.5%,用 HiCN 试剂作空白,波长为 710～800 nm,吸光度应 HiCN<0.002。

(3)微量吸管及玻璃刻度吸管规格应符合要求或经校正。

(4)制作标准曲线或标定 K 值:每更换 1 次转化液或仪器使用一段时间后应重新制作标准曲线或标定 K 值。

2.试剂

(1)HiCN 转化液:应使用非去离子蒸馏水配制,pH 为7.0～7.4,滤纸过滤后 $A_{10\ mm}^{\lambda540nm}<0.001$;用有塞棕色硼硅玻璃瓶避光储存于 4 ℃～10 ℃,储存在塑料瓶可致 CN-丢失,冰冻保存可因结冰致高铁氰化钾还原失效;变绿或浑浊不能使用;Hb(除 SHb 和 HbCO 外)应在 5 min 内完全转化;配制试剂应严格按照剧毒品管理程序操作。

(2)HiCN 参考液(标准液):纯度应符合 ICSH 规定的扫描图形,即在 450～750 nm 波长范围,吸收光谱应符合波峰在 540 nm、波谷在 504 nm、$A_{\lambda540\ nm}/A_{\lambda504\ nm}$ 为 1.590～1.630 和 $A_{\lambda750\ nm}\leqslant0.003$;无菌试验(普通和厌氧培养)阴性;精密度 CV≤0.5%;准确度:以 WHO 和 HiCN 参考品为标准,测定值与标示值之差≤±0.5%;稳定性:3 年内不变质、测定值不变;棕色瓶分装,每支不少于10 mL;在有效期内 $A_{\lambda540\ nm}/A_{\lambda504\ nm}$ 为1.590～1.630。

(3)HiCN 工作参考液:测定值与标定值之差≤±1%。其他要求同参考液。

(4)溶血液:以参考液为标准,随机抽取 10 支测定,其精密度(CV)小于 1%;准确度测定值与标示值误差≤±1%;稳定 1 年以上,每支不少于 0.5 mL,包装密封好;其纯度标准达到 HiCN 工作参考液。

3.其他

标本采集等要求同红细胞计数。临床实验室标准委员会(CLSI)推荐采用 EDTA 抗凝静脉血。

(二)检验中管理

1.标本因素

(1)血浆中脂质或蛋白质(异常球蛋白)含量增高、WBC$>20\times10^9$/L、PLT$>700\times10^9$/L、HbCO 增高,因浊度增加引起血红蛋白假性增高。因白细胞过多引起的浑浊,可离心后取上清液比色;如为球蛋白异常增高所致,可向转化液中加入少许固体 NaCl(约为 0.25 g)或 K_2CO_3(约为 0.1 g),混匀后可使溶液澄清。

(2)HbCO 转化为 HiCN 的速度较慢,可达数小时,加大试剂中 $K_3Fe(CN)_6$ 的用量(×5),转化时间可为 5 min,且不影响检测结果。

2.其他

(1)转化液稀释倍数应准确。

(2)红细胞应充分溶解。

(3)应定期检查标准曲线和换算常数 K。

3.IQC 及 EQA

(1)国际通用评价方法:血红蛋白允许总误差是靶值±7%。

(2)质量控制物:枸橼酸-枸橼酸钠-葡萄糖(acid citrate dextrose,ACD)抗凝全血质控物可用于多项血细胞参数的质量控制;醛化半固定红细胞可用于红细胞和血红蛋白质量控制;溶血液、冻干全血可用于单项血红蛋白质量控制。其中,定值溶血液适用于手工法血红蛋白质量控制。

(三)检验后管理

1.标本因素

某些因素可影响检测结果,如大量失血早期,主要是全身血容量减少,而血液浓度改变很少,红细胞和血红蛋白检测结果很难反映贫血存在。如各种原因所致脱水或水潴留,影响血浆容量,造成血液浓缩或稀释,红细胞和血红蛋白检测结果增加或减少,影响临床判断。

2.废液处理

检测完毕后,将废液集中于广口瓶中,以水 1:1 稀释废液,再向每升稀释废液中加入 35 mL 次氯酸钠溶液(或 40 mL"84"消毒液),混匀后敞开容器口放置 15 h 以上才能进一步处理。HiCN 废液不能与酸性溶液混合,因氰化钾遇酸可产生剧毒的氢氰酸气体。

五、临床应用

(一)参考范围

红细胞及血红蛋白参考范围见表 4-11。

表 4-11　红细胞及血红蛋白参考范围

人群	RBC(×10^{12}/L)	Hb(g/L)
成年男性	4.09~5.74	131~172
成年女性	3.68~5.13	113~151
新生儿	5.2~6.4	180~190
婴儿	4.0~4.3	110~12
儿童	4.0~4.5	120~140
老年男性(>70 岁)		94~122
老年女性(>70 岁)		87~112

(二)临床意义

血红蛋白测定与红细胞计数临床意义相似,但某些贫血两者减少程度可不一致;红细胞计数可判断红细胞减少症和红细胞增多症,判断贫血程度时血红蛋白测定优于红细胞计数。因此,两者同时测定更具临床应用价值。

1.生理变化

(1)生理性增高:见于机体缺氧状态,如高原生活、剧烈体力活动等;肾上腺素增高,如冲动、兴奋和恐惧等情绪波动;长期重度吸烟;雄激素增高(如成年男性高于女性);日内上午 7 时最高;静脉压迫时间>2 min增高 10%;毛细血管血比静脉血高 10%~15%;应用毛果芸香碱、钴、肾上腺素、糖皮质激素药物等,红细胞一过性增高。

(2)生理性减低:见于生理性贫血,如 6 个月到 2 岁婴幼儿为造血原料相对不足所致,老年人为造血功能减退所致,孕妇为血容量增加、血液稀释所致;长期饮酒约减少 5%。生理因素影响与同年龄、性别人群的参考范围相比,一般波动在±20%以内。

2.病理性变化

(1)病理性增高:成年男性 RBC>6.0×10^{12}/L,Hb>170 g/L;成年女性 RBC>6.5×10^{12}/L,Hb>160 g/L为红细胞和血红蛋白增高。①相对增高:见于呕吐、高热、腹泻、多尿、多汗、水摄入严重不足和大面积烧伤等因素造成暂时性血液浓缩。②继发性增高:见于缺氧所致 EPO 代偿性增高疾病,如慢性心肺疾病、异常血红蛋白病和肾上腺皮质功能亢进等;病理性 EPO 增高疾病,如肾癌、肝细胞癌、卵巢癌、子宫肌瘤和肾积水等。③原发性增高:见于真性红细胞增多症和良性家族性红细胞增多症等。

(2)病理性减低:各种病理因素所致红细胞、血红蛋白、血细胞比容低于参考范围下限,称为贫血。贫血诊断标准见(表 4-12)。根据病因和发病机制贫血可分为三大类(表 4-13)。此外,某些药物可致红细胞数量减少引起药物性贫血。

表 4-12 贫血诊断标准(海平面条件)

	Hb(g/L)	Hct	RBC(×10^{12}/L)
成年男性	120	0.40	4.0
成年女性	110(孕妇<100)	0.35	3.5
出生 10 d 以内新生儿	145		
1月以上婴儿	90		
4月以上婴儿	100		
6个月至 6 岁儿童	110		
6~14 岁儿童	120		

表 4-13 根据病因及发病机制贫血分类

病因及发病机制	常见疾病
红细胞生成减少	
骨髓造血功能障碍	
干细胞增殖分化障碍	再生障碍性贫血、单纯红细胞再生障碍性贫血、急性造血功能停滞、骨髓增生异常综合征等
骨髓被异常组织侵害	骨髓病性贫血,如白血病、多发性骨髓瘤、骨髓纤维化、骨髓转移癌等
骨髓造血功能低下	继发性贫血,如肾病、肝病、慢性感染性疾病、内分泌疾病等
造血物质缺乏或利用障碍	
铁缺乏或铁利用障碍	缺铁性贫血、铁粒幼细胞性贫血等

续表

病因及发病机制	常见疾病
维生素 B$_{12}$或叶酸缺乏	巨幼细胞贫血等
红细胞破坏过多	
红细胞内在缺陷	
红细胞膜异常	遗传性球形、椭圆形、口形红细胞增多症,PNH
红细胞酶异常	葡萄糖-6-磷酸脱氢酶缺乏症、丙酮酸激酶缺乏症等
血红蛋白异常	珠蛋白生成障碍性贫血、异常血红蛋白病、不稳定血红蛋白病
红细胞外在异常	
免疫溶血因素	自身免疫性、新生儿同种免疫性、药物诱发、血型不合输血等
理化感染等因素	微血管病性溶斑性贫血,化学物质、药物、物理、生物因素所致溶血
其他	脾功能亢进
红细胞丢失增加	
急性失血	大手术、严重外伤、脾破裂、异位妊娠破裂等
慢性失血	月经量多、寄生虫感染(钩虫病)、痔疮等

红细胞计数和血红蛋白测定的医学决定水平:当 RBC＞6.8×10^{12} 应采取治疗措施;RBC＜3.5×10^{12}/L为诊断贫血界限。临床上,常以血红蛋白量判断贫血程度,Hb＜120 g/L(女性 Hb＜110 g/L)为轻度贫血;Hb＜90 g/L为中度贫血;Hb＜60 g/L为重度贫血;Hb＜30 g/L为极重度贫血;当 RBC＜1.5×10^{12}/L,Hb＜45 g/L时,应考虑输血。

(马俊杰)

第五节　血细胞比容测定

血细胞比容(hematocrit,Hct,HCT),又称红细胞压积(packed cell volume,PCV),是在规定条件下离心沉淀压紧红细胞在全血中所占体积比值。

一、检验原理

(一)微量法
一定量抗凝血液,经一定速度和时间离心沉淀后,计算压紧红细胞体积占全血容积的比例,即为血细胞比容。

(二)温氏法(Wintrobe 法)
温氏法与微量法同属离心沉淀法,微量法用高速离心,温氏法则为常量、中速离心。

(三)电阻抗法
电阻抗法为专用微量血细胞比容测定仪。根据血细胞相对于血浆为不良导体的特性,先用仪器测定标准红细胞含量的全血电阻抗值,再以参考方法测定其 HCT,计算出 HCT 与电阻抗值之间的数量关系(校正值),再利用待测标本测定电阻抗值间接算出标本 HCT。

(四)其他方法

放射性核素法、比重计法、折射仪法和黏度计法等。

二、操作步骤

微量法。①采血:常规采集静脉 EDTA-K₂ 抗凝血;②吸血:用虹吸法将血液吸入专用毛细管;③封口:将毛细管吸血端垂直插入密封胶封口;④离心:毛细管置于离心机,以一定相对离心力(relative centrifugal force,RCF)离心数分钟;⑤读数:取出毛细管,置于专用读数板中读数,或用刻度尺测量红细胞柱(以还原红细胞层表层的红细胞高度为准)、全血柱长度,计算两者比值即为血细胞比容。如果Hct>0.5时,须再离心 5 min。

三、方法评价

临床常用 Hct 检测方法评价见表 4-14。

表 4-14 常用 Hct 检测方法评价

方法	优点	缺点
微量法	快速(5 min)、标本用量小、结果准确、重复性好、可批量检测。WHO 推荐参考方法	血浆残留少,需微量血液离心机
微量法(计算法)	ICSH(2003)推荐为候选参考方法,可常规用于 Hct 测定校准,Hct=(离心 Hct−1.011 9)/0.973 6	需用参考方法测定全血 Hb 和压积红细胞 Hb 浓度。Hct=全血 Hb/压积红细胞 Hb
温氏法	操作简单,无须特殊仪器,广泛应用	不能完全排除残留血浆,需单独采血,用血量大
血液分析仪法	简便、快速、精密度高,无须单独采血	需定期校正仪器
放射性核素法	准确性最高,曾被 ICSH 推荐为参考方法	操作烦琐,不适用于临床批量标本常规检测

四、质量管理

(一)检验前管理

(1)器材:应清洁干燥。CLSI 规定专用毛细管规格应符合要求(长为 75 mm±0.5 mm,内径为1.155 mm±0.085 mm,管壁厚度为 0.20 mm,允许误差为 0.18~0.23 mm,刻度清晰)。密封端口底必须平滑、整齐。离心机离心半径应>8.0 cm,能在 30 s 内加速到最大转速,在转动圆周边 RCF 为 10 000~15 000 g 时,转动5 min,转盘温度不超过 45 ℃。

(2)采血:空腹采血,以肝素或 EDTA-K₂ 干粉抗凝,以免影响红细胞形态和改变血容量。采血应顺利,静脉压迫时间超过 2 min 可致血液淤积和浓缩,最好不使用压脉带。应防止组织液渗入、溶血或血液凝固。

(3)CLSI 规定标本应储存在 22 ℃±4 ℃,并在 6 h 内检测。

(二)检验中管理

1.操作因素

(1)注血:抗凝血在注入离心管前应反复轻微振荡,使 Hb 与氧充分接触;注入时应防止气泡产生。吸入血量在管长 2/3 处为宜;用优质橡皮泥封固(烧融封固法会破坏红细胞),确保密封。

（2）离心速度和时间：CLSI 和 WHO 建议微量法 RCF 为 10 000～15 000 g，RCF（g）＝1.118×有效离心半径（cm）×（r/min）^{2}。

（3）放置毛细管的沟槽应平坦，胶垫应富有弹性。一旦发生血液漏出，应清洁离心盘后重新测定。

（4）结果读取与分析：应将毛细管底部红细胞基底层与标准读数板基线（0 刻度线）重合，读取自还原红细胞层以下红细胞高度。同一标本 2 次测定结果之差不可＞0.015。

2.标本因素

（1）红细胞增多（症）、红细胞形态异常时（如小红细胞、椭圆形红细胞或镰状红细胞）可致血浆残留量增加，Hct 假性增高，WHO 建议这类标本离心时间应至少延长 3 min。

（2）溶血和红细胞自身凝集可使 Hct 假性降低。

（三）检验后管理

如离心后上层血浆有黄疸或溶血现象应予以报告，以便临床分析。必要时可参考 RBC、Hb测定结果，以核对 Hct 测定值的可靠性。

五、临床应用

（一）参考范围

微量法：成年男性 0.380～0.508，成年女性 0.335～0.450。

（二）临床意义

（1）Hct 增高或降低：其临床意义见表 4-15。Hct 与 RBC、MCV 和血浆量有关。红细胞数量增多、血浆量降低或两者兼有可致 Hct 增高；反之 Hct 降低。

表 4-15　Hct 测定临床意义

Hct	原因
增高	血浆量减少：液体摄入不足、大量出汗、严重腹泻或呕吐、多尿、大面积烧伤
	红细胞增多：真性红细胞增多症、缺氧、肿瘤、EPO 增多
降低	血浆量增多：竞技运动员、妊娠、原发性醛固酮增多症、补液过多
	红细胞减少：各种原因的贫血、出血

（2）作为临床补液量参考：各种原因致机体脱水，Hct 均增高，补液时应监测 Hct，当 Hct 恢复正常时表示血容量得到纠正。

（3）用于贫血的形态学分类：计算红细胞平均体积和红细胞平均血红蛋白浓度。

（4）作为真性红细胞增多症的诊断指标：当 Hct＞0.7，RBC 为（7～10）×10^{12}/L 和 Hb＞180 g/L 时即可诊断。

（5）作为血液流变学指标：增高表明红细胞数量偏高，全血黏度增加。严重者表现为高黏滞综合征，易致微循环障碍、组织缺氧，故可辅助监测血栓前状态。

RBC、Hb、Hct 每个参数均可作为贫血或红细胞增多的初筛指标，由于临床产生贫血的原因不同，其红细胞数量、大小和形态改变各有特征，因此，必须联合检测和综合分析，才可获得更有价值的临床信息。

（涂希晨）

第 五 章

白细胞检验

第一节　白细胞计数

白细胞目视计数法和白细胞计数的质量控制。

一、目视计数法

(一)原理

用稀醋酸溶液将血液稀释后,红细胞被溶解破坏,白细胞却保留完整的形态,混匀后充入计数池,在显微镜下计数一定体积中的白细胞,经换算得出每升血液中的白细胞数。

(二)试剂

(1)2%冰醋酸:冰醋酸 2 mL,蒸馏水 98 mL;10 g/L 亚甲蓝溶液 3 滴。2%冰醋酸稀释液为低渗溶液,可溶解红细胞,醋酸可加速其溶解,并能固定核蛋白,使白细胞核显现,便于辨认。

(2)21%盐酸:浓盐酸 1 mL 加蒸馏水 99 mL。

(三)器材

与红细胞计数相同。

(四)方法

取小试管 1 支,加白细胞稀释液 0.38 mL。用血红蛋白吸管准确吸取外周血 20 μL。擦去管尖外部余血,将吸管插入盛 0.38 mL 稀释液的试管底部,轻轻吹出血液,并吸取上清液洗涤 3 次,注意每次不能冲混稀释液,最后用手振摇试管混匀。充液,将计数池和盖玻片擦净,盖玻片盖在计数池上,再用微量吸管迅速吸取混匀悬液充入计数池中,静置经 2～3 min 镜检。用低倍镜计数四角的 4 个大方格内的白细胞总数。对于压线的白细胞,应采取数上不数下、数左不数右的原则,保证计数区域的计数结果的一致性和准确性。

(五)计算

白细胞数/L＝4 个大方格内白细胞总数/4×10×20×10⁶＝4 个大方格内白细胞数×50×10⁶。式中:÷4 得每个大格内白细胞数;×10 由 0.1 μL 换算为 1 μL;×20 乘稀释倍数,得 1 μL 血液中白细胞数;×10⁶ 由 1 μL 换算为 1L。

(六)正常参考值

成人,(4～10)×10⁹/L(4 000～10 000/μL);新生儿,(15～20)×10⁹/L(15 000～

$20\ 000/\mu L)$；6 个月至 2 岁，$(11\sim12)\times10^9/L(11\ 000\sim12\ 000/\mu L)$。

(七)目视计数的质量控制

稀释液和取血量必须准确。向计数池冲液前应先轻轻摇动血样 2 min 再冲池，但不可产生气泡，否则应重新冲池。白细胞太低者(白细胞$<5\times10^9/L$)，可计数 9 个大方格中的白细胞数或计数 8 个大方格内的白细胞，然后在上面的计算公式中除以 9(或除以 8)。或取血 40 μL，将所得结果除以 2，白细胞太高者，可增加稀释倍数或适当缩小计数范围，计算方法则视实际稀释倍数和计数范围而定。计数池中的细胞分布要均匀。判定白细胞在计数池的分布是否均匀，可以采用常规考核标准(RCS)来衡量。

$RCS=(max-min)/\bar{x}\times100\%$，max 为 4 个大方格计数值中的最高值，min 为其中的最低值，$\bar{x}$ 为 4 个大方格计数值中的平均值[即 $\bar{x}=(X_1+X_2+X_3+X_4)/4$]，由于计数的白细胞总数不同，对 RCS 的要求也不一样，见表 5-1。

表 5-1　白细胞计数(WBC)的常规考核标准(RCS)

WBC($\times10^9/L$)	RCS(%)
$\leqslant4$	$30\sim20$
4.1~14.9	$20\sim15$
$\geqslant15$	<15

当 RCS 大于上述标准时，说明白细胞在计数池中明显大小不均，应重新冲池计数。

当有核红细胞增多时，应校正后再计数，校正方法如下：核准值$=100A/(100+B)$。

A 为校准前白细胞值，B 为白细胞分类计数时 100 个白细胞所能见到的有核红细胞数，当 B$\geqslant$10 时，白细胞计数结果必须校正。

质量考核与质量要求：根据变异百分数(V)法可以对检验人员进行质量(准确度)考核。$V=|X-T|/T\times100\%$，T 为靶值，X 为测定值。质量得分$=100-2V$。V 值越大，说明试验结果的准确度越低。质量评级优 90~100 分，良 80~89 分，中 70~79 分，差 60~69 分，不及格<60 分。根据两差比值(r)法(见红细胞计数的质量控制)可以对个人技术进行(精密度)考核，若 r$\geqslant$2 说明两次检查结果的差异显著。

白细胞分类计数法和质量控制。白细胞分类计数法：先用低倍镜观察全片的染色质量和细胞分布情况，注意血片的边缘和尾部是否有巨大异常细胞和微丝蚴等，然后选择血涂片体尾交界处染色良好的区域，用油镜自血膜的体尾交界处向头部方向迂回检查，线路呈"弓"字形，但不要检查血膜的边缘(大细胞偏多，没有代表性)，将所见白细胞分别记录，共计数 100 或者 200 个白细胞，最后求出各种细胞所占的比值。

正常参考值：中性杆状核粒细胞为 0.01~0.05；中性分叶核粒细胞为 0.50~0.70；嗜酸性粒细胞为 0.005~0.050；嗜碱性粒细胞为 0~0.01；淋巴细胞为 0.20~0.40；单核细胞为 0.03~0.08。

二、白细胞分类计数的质量控制

一般先选血膜体尾交界处或中末 1/3 邻界处用油镜计数，移动线路呈"弓"字形，避免重复计数。

分类计数时应同时注意白细胞、红细胞、血小板的形态是否异常，以及是否有血液寄生虫。

（一）白细胞

白细胞总数超过 20×10^9/L，应分类计数 200 个白细胞，白细胞数明显减少时（$<3 \times 10^9$/L）可检查多张血片。

白细胞分类计数的质量评价如下。

1.PD 可靠性试验

将同一张血片做两次分类计数，各种白细胞计数的百分数（或小数）之差总数即为 PD 值。根据陈士竹等对 2 080 个标本的调查 PD＝24%（0.24）为及格，质量得分＝100－182PD（182 为失分系数，即40÷22%≈182）。PD 评分法分级标准见表 5-2。

表 5-2 PD 评价法分级标准

级别	分值	PD(%)	意义
A	85～100	0～8	优
B	70～82	10～16	良
C	60～67	18～22	及格
D	<60	≥24	不及格

2.准确性试验

由中心实验室将同一血液标本制成多张血片并固定，一部分由中心实验室有经验的技师分类计数20 次，求其均值作为靶值，另一部分发至考评者或考评单位，随常规标本一起检查，并将考核者的分类结果与靶值进行比较，计算出被考核者分类计数结果与靶值之差总和。质量评级方法同 PD 可靠性试验。质量要求：PD 可靠性和准确性试验均应在 60 分（C 级）以上。白细胞计数和白细胞分类计数的临床意义：通常白细胞总数高于 10×10^9/L（10 000/mm³）称白细胞计数增多，低于 4×10^9/L（4 000/mm³）称白细胞计数减少。由于外周血中白细胞的组成主要是中性粒细胞和淋巴细胞，并以中性粒细胞为主。故在大多数情况下，白细胞增多或减少与中性粒细胞的增多或减少有着密切关系。现将各种类型的白细胞增多或减少的临床意义分述如下。

（二）中性粒细胞

1.中性粒细胞增多

（1）生理性中性粒细胞增多：在生理情况下，下午较早晨为高。饱餐、情绪激动、剧烈运动、高温或严寒等均能使中性粒细胞暂时性升高。新生儿、月经期、妊娠 5 个月以上及分娩时白细胞均可增高。生理性增多都是一过性的，通常不伴有白细胞质量的变化。

（2）病理性中性粒细胞增多：大致上可归纳为反应性增多和异常增生性增多两大类。反应性增多是机体对各种病因刺激的应激反应，是因为骨髓贮存池中的粒细胞释放或边缘池粒细胞进入血液循环所致。因此，反应性增多的粒细胞大多为成熟的分叶核粒细胞或较成熟的杆状核粒细胞。

（3）反应性中性粒细胞增多：①急性感染或炎症是引起中性粒细胞增多最常见的原因，尤其是化脓性球菌引起的局部或全身性感染；此外，某些杆菌、病毒、真菌、立克次体、螺旋体、梅毒、寄生虫等都可使白细胞总数和中性粒细胞增高；白细胞增高程度与病原体种类、感染部位、感染程度及机体的反应性等因素有关，如局限性的轻度感染，白细胞总数可在正常范围或稍高于正常，仅可见中性粒细胞百分数增高，并伴有核左移，严重的全身性感染如发生菌血症、败血症或脓毒血症时，白细胞可明显增高，甚至可达（20～30）$\times 10^9$/L，中性粒细胞百分数也明显增高，并伴有明显核左移和中毒性改变。②广泛组织损伤或坏死:严重外伤、手术、大面积烧伤及血管栓塞(如心肌梗死、肺梗死)所致局部缺血性坏死等使组织严重损伤者,白细胞显著增高,以中性分叶核粒细胞增多为主。③急性溶血:因红细胞大量破坏引起组织缺氧及红细胞的分解产物刺激骨髓贮存池中的粒细胞释放,致使白细胞增高,以中性分叶核粒细胞升高为主。④急性失血:急性大出血时,白细胞总数常在 $1\sim2$ h间迅速增高,可达 $(10\sim20)\times10^9/L$,其中主要是中性分叶核粒细胞;内出血者如消化道大量出血、脾破裂或输卵管妊娠破裂等,白细胞增高常较外部出血显著,同时伴有血小板增高,这可能是大出血引起缺氧和机体的应激反应,动员骨髓贮存池中的白细胞释放所致;但此时患者的红细胞数和血红蛋白量仍暂时保持正常范围,待组织液吸收回血液或经过输液补充循环血容量后,才出现红细胞和血红蛋白降低;因此,白细胞增高可作为早期诊断内出血的参考指标。⑤急性中毒:如化学药物中毒、生物毒素中毒、尿毒症、糖尿病酸中毒、内分泌疾病危象等常见白细胞增高,均以中性分叶核粒细胞增高为主。⑥恶性肿瘤:非造血系统恶性肿瘤有时可出现持续性白细胞增高,以中性分叶核粒细胞增多为主,这可能是肿瘤组织坏死的分解产物刺激骨髓中的粒细胞释放造成的;某些肿瘤如肝癌、胃癌等肿瘤细胞还可产生促粒细胞生成因子;当恶性肿瘤发生骨髓转移时可破坏骨髓对粒细胞释放的调控作用。

(4)异常增生性中性粒细胞增多:是因造血组织中原始或幼稚细胞大量增生并释放至外周血中所致,是一种病理性的粒细胞,多见于以下疾病。①粒细胞性白血病:急性髓细胞性白血病(AML)的亚型中,急性粒细胞性白血病(M_1、M_2 型)、急性早幼粒细胞性白血病(M_3 型)、急性粒-单核细胞性白血病(M_4 型)和急性红白血病($M6$ 型)均可有病理性原始粒细胞在骨髓中大量增生,而外周血中白细胞数一般增至 $(10\sim50)\times10^9/L$,超过 $100\times10^9/L$ 者较少,其余病例白细胞数在正常范围或低于正常,甚至显著减少;慢性粒细胞性白血病中,多数病例的白细胞总数显著增高,甚至可达 $(100\sim600)\times10^9/L$,早期无症状病例在 $50\times10^9/L$ 以下,各发育阶段的粒细胞都可见到;粒细胞占白细胞总数的 90% 以上,以中幼和晚幼粒细胞增多为主,原粒及早幼粒细胞不超过 10%。②骨髓增殖性疾病:包括真性红细胞增多症、原发性血小板增多症和骨髓纤维化症;慢性粒细胞性白血病也可包括在此类疾病的范畴中;本组疾病是多能干细胞的病变引起,具有潜在演变为急性白血病的趋势;其特点是除了一种细胞成分明显增多外,还伴有一种或两种其他细胞的增生,白细胞总数常在 $(10\sim30)\times10^9/L$。

2.中性粒细胞减少

白细胞总数低于 $4\times10^9/L$ 称为白细胞减少。当中性粒细胞绝对值低于 $1.5\times10^9/L$,称为粒细胞减少症;低于 $0.5\times10^9/L$ 时称为粒细胞缺乏症。引起中性粒细胞减少的病因很多,大致可归纳为以下几个方面。①感染性疾病:病毒感染是引起粒细胞减少的常见原因,如流感、麻疹、病毒性肝炎、水痘、风疹、巨细胞病毒等;某些细菌性感染,如伤寒杆菌感染也是引起粒细胞数减少的常见原因,甚至可以发生粒细胞缺乏症。②血液系统疾病:如再生障碍性贫血、粒细胞减少症、粒细胞缺乏症、部分急性白血病、恶性贫血、严重缺铁性贫血等。③物理化学因素损伤:如放射线、放射性核素、某些化学物品及化学药物等均可引起粒细胞数减少,常见的引起粒细胞数减少的化学药物有退热镇痛药、抗生素(如氯霉素)、磺胺类药、抗肿瘤药、抗甲状腺药、抗糖尿病药等,必须慎用。④单核-巨噬细胞系统功能亢进:如脾功能亢进、某些恶性肿瘤、类脂质沉积病等。⑤其他:系统性红斑狼疮、某些自身免疫性疾病、过敏性休克等。

（三）嗜酸性粒细胞

1.嗜酸性粒细胞增多

（1）变态反应性疾病：如支气管哮喘、药物变态反应、荨麻疹、血管神经性水肿、血清病、异体蛋白过敏等疾病时，嗜酸性粒细胞轻度或中度增高。

（2）寄生虫病：如血吸虫、中华分支睾吸虫、肺吸虫、丝虫、包囊虫、钩虫等感染时，嗜酸性粒细胞比例增高，有时甚至可达0.10或更多。呈现嗜酸性粒细胞型类白血病反应。

（3）皮肤病：如湿疹、剥脱性皮炎、天疱疮、银屑病等疾病时嗜酸性粒细胞可轻度或中度增高。

（4）血液病：如慢性粒细胞性白血病、多发性骨髓瘤、恶性淋巴瘤。真性红细胞增多症等疾病时嗜酸性粒细胞数可明显增多。嗜酸性粒细胞白血病时，嗜酸性粒细胞数极度增多，但此病在临床上少见。

（5）其他：风湿性疾病、脑垂体前叶功能减退症、肾上腺皮质功能减退、某些恶性肿瘤、某些传染性疾病的恢复期等嗜酸性粒细胞增多。

2.嗜酸性粒细胞减少

见于长期应用肾上腺皮质激素或肾上腺皮质激素分泌增加，某些急性传染病（如伤寒）的急性期，但传染病的恢复期嗜酸性粒细胞应重新出现。如嗜酸性粒细胞数持续下降，甚至完全消失，则表明病情严重。

（四）嗜碱性粒细胞

嗜碱性粒细胞增多见于慢性粒细胞白血病、骨髓纤维化症、慢性溶血及脾切除后。嗜碱性粒细胞白血病则为极罕见的白血病类型。

（五）淋巴细胞

1.淋巴细胞增多

（1）生理性增多：新生儿初生期在外周血中大量出现中性粒细胞，到第6～9天中性粒细胞逐步下降至与淋巴细胞大致相等，以后淋巴细胞又渐增加。整个婴儿期淋巴细胞较高，可达70%。2～3岁后淋巴细胞渐下降，中性粒细胞渐上升，至4～5岁二者相等，形成变化曲线上的两次交叉，至青春期，中性粒细胞与成人相同。

（2）病理性淋巴细胞增多：见于感染性疾病，主要为病毒感染，如麻疹、风疹、水痘、流行性腮腺炎、传染性单核细胞增多症、传染性淋巴细胞增多症、病毒性肝炎、流行性出血热等；也可见于百日咳杆菌、结核杆菌、布氏杆菌、梅毒螺旋体等的感染。

（3）相对增高：再生障碍性贫血、粒细胞减少症和粒细胞缺乏时因中性粒细胞减少，故淋巴细胞比例相对增高，但淋巴细胞的绝对值并不增高。其他如淋巴细胞性白血病、淋巴瘤、急性传染病的恢复期、组织移植后的排斥反应或移植物抗宿主病（GVHD）。

2.淋巴细胞减少

主要见于应用肾上腺皮质激素、烷化剂、抗淋巴细胞球蛋白及接触放射线、免疫缺陷性疾病、丙种球蛋白缺乏症等。

3.异形淋巴细胞

在外周血中有时可见到一种形态变异的不典型的淋巴细胞，称为异形淋巴细胞。Downey根据细胞形态特点将其分为3型。

Ⅰ型（泡沫型）：胞体较淋巴细胞稍大，呈圆形或椭圆形，部分为不规则形。核偏位，呈圆形、肾形或不规则形，核染质呈粗网状或小块状，无核仁。胞质丰富，呈深蓝色，含有大小不等的空泡。胞质呈泡沫状,无颗粒或有少数颗粒。通常此型最为多见。

Ⅱ型(不规则型):胞体较Ⅰ型大,细胞外形常不规则,似单核细胞,故也有称为单核细胞型。胞浆丰富,呈淡蓝色或淡蓝灰色,可有少量嗜天青颗粒,一般无空泡。核形与Ⅰ型相似,但核染质较Ⅰ型细致,亦呈网状,核仁不明显。

Ⅲ型(幼稚型):胞体大,直径为 15～18 μm,呈圆形或椭圆形。胞浆量多,蓝色或深蓝色,一般无颗粒,有时有少许小空泡。核圆或椭圆形,核染质呈纤细网状,可见1～2个核仁。

除上述 3 型外,有时还可见到少数呈浆细胞样或组织细胞样的异形淋巴细胞。外周血中的异形淋巴细胞大多数具有 T 淋巴细胞的特点(占 83％～96％),故认为异形淋巴细胞主要是由 T 淋巴细胞受抗原刺激转化而来,少数为 B 淋巴细胞。这种细胞在正常人外周血中偶可见到,一般不超过 2％。异形淋巴细胞增多可见于病毒感染性疾病、某些细菌性感染、螺旋体病、立克次体病、原虫感染(如疟疾)、药物过敏、输血、血液透析或体外循环术后、免疫性疾病、粒细胞缺乏症、放射治疗等。

4.单核细胞

正常儿童单核细胞较成人稍高,平均为 0.09;2 周内婴儿可达 0.15 或更多,均为生理性增多。病理性增多见于:某些感染,如疟疾、黑热病、结核病、亚急性细菌感染性心内膜炎等;血液病,如单核细胞性白血病、粒细胞缺乏症恢复期;恶性组织细胞病、淋巴瘤、骨髓增生异常综合征等;急性传染病或急性感染的恢复期。

(李 颖)

第二节 白细胞形态学检验

一、检测原理

血涂片经染色后,在普通光学显微镜下作白细胞形态学观察和分析。常用的染色方法有瑞氏染色法、吉姆萨染色法、迈格吉染色法、詹纳染色法、李斯曼染色法等。

二、方法学评价

(一)显微镜分析法
对血液细胞形态的识别,特别是异常形态,推荐采用人工方法。

(二)血液分析仪法
不能直接提供血细胞质量(形态)改变的确切信息,需进一步用显微镜分析法进行核实。

三、临床意义

(一)正常白细胞形态
瑞氏染色正常白细胞的细胞大小、核和质的特征见表 5-3。

表 5-3　外周血 5 种白细胞形态特征

细胞类型	大小(μm)	外形	细胞核		细胞质	
			核形	染色质	着色	颗粒
中性杆状核粒细胞	10～15	圆形	弯曲呈腊肠样,两端钝圆	深紫红色,粗糙	淡橘红色	量多,细小,均匀布满胞质,浅紫红色
中性分叶核粒细胞	10～15	圆形	分为 2～5 叶,以 3 叶为多	深紫红色,粗糙	淡橘红色	量多,细小,均匀布满胞质,浅紫红色
嗜酸性粒细胞	11～16	圆形	分为 2 叶,呈眼镜样	深紫红色,粗糙	淡橘红色	量多,粗大,圆而均匀,充满胞质,鲜橘红色
嗜碱性粒细胞	10～12	圆形	核结构不清,分叶不明显	粗而不均	淡橘红色	量少,大小和分布不均,常覆盖核上,蓝黑色
淋巴细胞	6～15	圆形或椭圆形	圆形或椭圆形,着边	深紫红色,粗块状	透明淡蓝色	小淋巴细胞一般无颗粒,大淋巴细胞可有少量粗大不均匀、深紫红色颗粒
单核细胞	10～20	圆形或不规则形	不规则形,肾形,马蹄形,或扭曲折叠	淡紫红色,细致疏松呈网状	淡灰蓝色	量多,细小,灰尘样紫红色颗粒弥散分布于胞质中

(二)异常白细胞形态

1.中性粒细胞

(1)毒性变化:在严重传染病、化脓性感染、中毒、恶性肿瘤、大面积烧伤等情况下,中性粒细胞有下列形态改变:大小不均(中性粒细胞大小相差悬殊)、中毒颗粒(比正常中性颗粒粗大、大小不等、分布不均匀、染色较深、呈黑色或紫黑色)、空泡(单个或多个,大小不等)、Döhle 体(是中性粒细胞胞质因毒性变而保留的嗜碱性区域,呈圆形、梨形或云雾状,界限不清,染成灰蓝色,直径为 1～2 μm,亦可见于单核细胞)、退行性变(胞体肿大、结构模糊、边缘不清晰、核固缩、核肿胀、核溶解等)。上述变化反映细胞损伤的程度,可以单独出现,也可同时出现。

毒性指数:计算中毒颗粒所占中性粒细胞(100 个或 200 个)的百分率。1 为极度,0.75 为重度,0.5 为中度,<0.25 为轻度。

(2)巨多分叶核中性粒细胞:细胞体积较大,直径为 16～25 μm,核分叶常在5 叶以上,甚至在 10 叶以上,核染色质疏松。见于巨幼细胞贫血、抗代谢药物治疗后。

(3)棒状小体(Auer 小体):细胞质中出现呈紫红色细杆状物质,长为 1～6 μm,一条或数条,见于急性白血病,尤其是颗粒增多型早幼粒细胞白血病(M3 型),可见数条到数十条呈束棒状小体。急性单核细胞白血病可见一条细长的棒状小体,而急性淋巴细胞白血病则不出现棒状小体。

(4)Pelger-Hüet 畸形:细胞核为杆状或分 2 叶,呈肾形或哑铃形,染色质聚集成块或条索网状。为常染色体显性遗传性异常,也可继发于某些严重感染、白血病、骨髓增生异常综合征、肿瘤转移、某些药物(如秋水仙胺、磺胺二甲基异噁唑)治疗后。

(5)Chediak-Higashi 畸形:细胞质内含有数个至数十个包涵体,直径为 2～5 μm,呈紫蓝、紫红色。见于 Chediak-Higashi 综合征,为常染色体隐性遗传。

(6)Alder-Reilly 畸形:细胞质内含有巨大的、深染的、嗜天青颗粒,染深紫色。见于脂肪软骨营养不良、遗传性黏多糖代谢障碍,为常染色体隐性遗传。

（7）May-Hegglin 畸形：细胞质内含有淡蓝色包涵体。为常染色体显性遗传。

2.淋巴细胞

（1）异型淋巴细胞：在淋巴细胞性白血病、病毒感染（如传染性单核细胞增多症、病毒性肺炎、病毒性肝炎、传染性淋巴细胞增多症、流行性腮腺炎、水痘、巨细胞病毒感染）、百日咳、布鲁菌病、梅毒、弓形虫感染、药物反应等情况下，淋巴细胞增生，出现某些形态学变化，称为异型淋巴细胞。分为 3 型。

Ⅰ型（空泡型，浆细胞型）：胞体比正常淋巴细胞稍大，多为圆形、椭圆形、不规则形。核圆形、肾形、分叶状，常偏位。染色质粗糙，呈粗网状或小块状，排列不规则。胞质丰富，染深蓝色，含空泡或呈泡沫状。

Ⅱ型（不规则型，单核细胞型）：胞体较大，外形常不规则，可有多个伪足。核形状及结构与Ⅰ型相同或更不规则，染色质较粗糙致密。胞质丰富，染淡蓝或灰蓝色，有透明感，边缘处着色较深，一般无空泡，可有少数嗜天青颗粒。

Ⅲ型（幼稚型）：胞体较大，核圆形、卵圆形。染色质细致呈网状排列，可见1～2个核仁。胞质深蓝色，可有少数空泡。

（2）放射线损伤后淋巴细胞形态变化：淋巴细胞受电离辐射后出现形态学改变，核固缩、核破碎、双核、卫星核淋巴细胞（胞质中主核旁出现小核）。

（3）淋巴细胞性白血病时形态学变化：在急、慢性淋巴细胞白血病，出现各阶段原幼细胞，并有形态学变化。

3.浆细胞

正常浆细胞直径为 8～9 μm，胞核圆、偏位，染色质粗块状，呈车轮状或龟背状排列；胞质灰蓝色、紫浆色，有泡沫状空泡，无颗粒。如外周血出现浆细胞，见于传染性单核细胞增多症、流行性出血热、弓形体病、梅毒、结核病等。异常形态浆细胞有以下 3 种。

（1）Mott 细胞：浆细胞内充满大小不等、直径为 2～3 μm 蓝紫色球体，呈桑葚样。见于反应性浆细胞增多症、疟疾、黑热病、多发性骨髓瘤。

（2）火焰状浆细胞：浆细胞体积大，胞质红染，边缘呈火焰状。见于 IgA 型骨髓瘤。

（3）Russell 小体：浆细胞内有数目不等、大小不一、直径为 2～3 μm 红色小圆球。见于多发性骨髓瘤、伤寒、疟疾、黑热病等。

（李　颖）

第六章

血小板检验

第一节 血小板计数

一、血小板计数常规法

(一)原理

血小板计数(platelet count,PLT)是测定全血中的血小板数量,与血液红(白)细胞计数相同。普通显微镜直接计数法是根据使用稀释液的不同,血小板计数方法可分为破坏红细胞稀释法和不破坏红细胞稀释法。相差显微镜直接计数法是利用光线通过物体时产生的相位差转化为光强差、从而增强被检物体立体感,有助于识别血小板。

(二)器材和试剂

1.1%草酸铵稀释液

分别用少量蒸馏水溶解草酸铵 1.0 g 和 EDTA-Na$_2$ 0.012 g,合并后加蒸馏水至 100 mL,混匀,过滤后备用。

2.器材

显微镜、改良 Neubauer 计数板和盖玻片、微量吸管等。

(三)操作

(1)取清洁小试管 1 支,加入血小板稀释液 0.38 mL。

(2)准确吸取毛细血管血 20 μL。擦去管外余血,置于血小板稀释液内,吸取上清液洗 3 次,立即充分混匀。待完全溶血后再次混匀 1 min。

(3)取上述均匀的血小板悬液 1 滴,充入计数池内,静置 10~15 min,使血小板下沉。

(4)用高倍镜计数中央大方格内四角和中央共 5 个中方格内血小板数。

(5)计算:血小板数/L=5 个中方格内血小板数×10^9/L。

(四)方法学评价

1.干扰因素

普通光学显微镜直接计数血小板的技术要点是从形态上区分血小板和小红细胞、真菌孢子及其他杂质。用相差显微镜计数经草酸铵稀释液稀释后的血小板,易于识别,还可照相后核对计数结果,因而国内外将本法作为血小板计数的参考方法。

2.质量保证

质量保证原则是避免血小板被激活、破坏,避免杂物污染。①检测前:采血是否顺利(采血时血流不畅可导致血小板破坏,使血小板计数假性减低)、选用的抗凝剂是否合适(肝素不能用于血小板计数标本抗凝;EDTA 钾盐抗凝血标本取血后 1 h 内结果不稳定,1 h 后趋向平稳)、储存时间是否适当(血小板标本应于室温保存,低温可激活血小板,储存时间过久可导致血小板计数偏低)。②检测中:定期检查稀释液质量;计数前先做稀释液空白计数,以确认稀释液是否存在细菌污染或其他杂质。③检测后:核准结果,常用方法:用同 1 份标本制备血涂片染色镜检观察血小板数量,用参考方法核对;同 1 份标本 2 次计数,误差小于 10%,取 2 次均值报告,误差大于 10% 需做第 3 次计数,取 2 次相近结果的均值报告。

二、血小板计数参考方法

血小板计数参考方法见于国际血液学标准委员会文件。

(一)血液标本

(1)用合乎要求的塑料注射器或真空采血系统采集健康人的静脉血标本。

(2)使用 EDTA-K$_2$ 抗凝剂,浓度为每升血中含 3.7~5.4 μmol(每毫升血中含 1.5~2.2 mg)。

(3)盛有标本的试管应有足够的剩余空间以便于血标本的混匀操作。标本中不能有肉眼可见的溶血或小凝块。

(4)标本置于 18 ℃~22 ℃室温条件下,取血后 4 h 之内完成检测。

(5)为了保证 RBC 和 PLT 分布的均一性,在预稀释和加标记抗体前动作轻柔地将采血管反复颠倒,充分混匀标本。

(二)试剂和器材

1.器材

为避免血小板黏附于贮存容器或稀释器皿上,在标本检测的整个过程中必须使用聚丙烯或聚苯乙烯容器,不得使用玻璃容器和器皿。

2.稀释液

用磷酸盐缓冲液(PBS)作为稀释液,浓度为 0.01 mol/L,pH 为 7.2~7.4,含 0.1% 的牛血清蛋白(BSA)。

3.染色液

使用异硫氰酸荧光素标记的 CD41 和 CD61 抗体,这两种抗体可以与血小板膜糖蛋白Ⅱa/Ⅲb复合物结合,用于检测血小板。实验室应确认该批号抗体是否能得到足够的染上荧光的血小板,抗体应能得到足够高的血小板的荧光信号以便通过 log FL1(528 nm 处的荧光强度)对 log FS(前向散射光)的图形分析,将血小板从噪声、碎片和 RBC 中分辨出来。

(三)仪器性能

(1)使用流式细胞仪,通过前向散射光和荧光强度来检测 PLT 和 RBC。仪器在检测异硫氰酸荧光素标本的直径为 2 μm 的球形颗粒时必须有足够的敏感度。

(2)用半自动、单通道、电阻抗原理的细胞计数仪检测 RBC,仪器小孔管的直径为 80~100 μm,小孔的长度为直径的 70%~100%,计数过程中吸入稀释标本体积的准确度在 1% 以内(溯源至国家或国际计量标准)。

(四)检测方法

(1)用加样器加 5 μL 充分混匀(至少轻柔颠倒标本管 8 次)的血标本于 100 μL 已过滤的 PBS-BSA 稀释液中。

(2)加 5 μL CD41 抗体和 5 μL CD61 抗体染液,在室温为 18 ℃～22 ℃、避光条件下放置 15 min。

(3)加 4.85 mL PBS-BSA 稀释液制备成 1∶1 000 的稀释标本,轻轻颠倒混匀以保证 PLT 和 RBC 充分混匀。

(4)用流式细胞仪检测时,应至少检测 5 000 个信号,其中 PLT 应多于 1 000,流式细胞仪的设定必须保证每秒计数少于 3 000 个信号。如果同时收集到 RBC 散射光的信号和血小板的荧光信号应被视为 RBC-PLT 重叠,计数结果将被分别计入 RBC 和 PLT。直方图或散点图均可被采用,但推荐使用散点图。检测过程中推荐使用正向置换移液器。

(5)血小板计数值的确定:使用流式细胞仪确定 RBC/PLT 的比值。R＝RBC/PLT,用 RBC 数除以 R 值得到 PLT 计数值。

三、参考值

参考值为(100～300)×10^9/L。

四、临床意义

血小板数量随时间和生理状态的不同而变化,午后略高于早晨;春季较冬季低;平原居民较高原居民低;月经前减低,月经后增高;妊娠中晚期增高,分娩后减低;运动、饱餐后增高,休息后恢复。静脉血血小板计数比毛细血管高 10%。

血小板减低是引起出血常见的原因。当血小板在(20～50)×10^9/L 时,可有轻度出血或手术后出血;<20×10^9/L,可有较严重的出血;<5×10^9/L 时,可导致严重出血。血小板计数超过 400×10^9/L 为血小板增多。病理性血小板减少和增多的原因及意义见表 6-1。

表 6-1　病理性血小板减少和增多的原因及意义

血小板	原因	临床意义
减少	生成障碍	急性白血病、再生障碍性贫血、骨髓肿瘤、放射性损伤、巨幼细胞贫血等
	破坏过多	原发性血小板减少性紫癜、脾功能亢进、系统性红斑狼疮等
	消耗过多	DIC、血栓性血小板减少性紫癜
	分布异常	脾大、血液被稀释
	先天性	新生儿血小板减少症、巨大血小板综合征
增多	原发性	慢性粒细胞白血病、原发性血小板增多症、真性红细胞增多症等
	反应性	急性化脓性感染、大出血、急性溶血、肿瘤等
	其他	外科手术后、脾切除等

(王明亮)

第二节 血小板形态学检验

一、原理

当血小板离体后,尚有活性时,可用活体染色法将细胞质内结构显示出来,并观察其活动能力。

二、结果

(一)正常形态

呈圆盘状、圆形或椭圆形,少数呈梭形或形态不整齐;一般有 1~3 个突起。血小板可分为透明区及颗粒区,无明显界线,颗粒呈深蓝色或蓝绿色折光;透明区为淡蓝色折光,无有形成分。大型血小板($>3.4~\mu m$)占 11.1%;中型血小板($2.1~3.3~\mu m$)占 67.5%;小型血小板($<2.0~\mu m$)占 21.4%,颗粒一般<7%。

(二)非典型形态

1.幼年型

大小正常,边缘清晰,浆为淡蓝色或淡紫色,个别含颗粒而无空泡,应与淋巴细胞相区别。

2.老年型

大小正常,浆较少,带红色,边缘不规则,颗粒粗而密,呈离心性,有空泡。

3.病理性幼稚型

通常较大,浆淡蓝色,几乎无颗粒,为未成熟巨核细胞所脱落,无收缩血块作用,可见于原发性和反应性血小板疾病及粒细胞白血病。

4.病理刺激型

血小板可达 20~50 μm,形态不一,可呈圆形、椭圆形或香肠型、哑铃形、棍棒形、香烟形、尾形、小链形等。浆蓝色或紫红色,颗粒多。见于血小板无力症。

三、临床意义

血小板形态变化可反映血小板黏附和凝聚功能。形态异常见于再生障碍性贫血、急性白血病、血小板病、血小板无力症、血小板减少性紫癜。巨大血小板综合征中 50%~80%的血小板如淋巴细胞大小。

(钟剑秋)

第三节 血小板功能检验

血小板在止凝血方面具有多种功能。当血小板与受损的血管壁、血管外组织接触或受刺激剂激活,血小板被活化,产生黏附、聚集和释放反应,并分泌多种因子,在止血和血栓形成中起着非常重要的作用。血小板功能检查的各项试验,对血小板疾病的诊断和治疗及血栓前状态与血栓性疾病的诊断、预防、治疗监测等有着重要的意义。

一、血小板黏附试验

(一)原理

血小板黏附试验(platelet adhension test,PAdT)是利用血小板在体外可黏附于玻璃的原理设计的。可用多种方法,包括玻珠柱法、玻球法等。方法为用一定量的抗凝血与一定表面积的玻璃接触一定时间,计数接触前、后的血中血小板数,计算出血小板黏附率。

$$血小板黏附率(\%)=\frac{黏附前血小板数-黏附后血小板数}{黏附前血小板数}\times100\%$$

(二)参考区间

玻璃珠柱法:53.9%～71.1%;旋转玻球法(12 mL 玻瓶):男性为 28.9%～40.9%,女性为34.2%～44.6%。

(三)临床应用

1.方法学评价

本试验是检测血小板功能的基本试验之一,用于遗传性与获得性血小板功能缺陷疾病的诊断、血栓前状态和血栓性疾病检查及抗血小板药物治疗监测。但由于特异性差,操作较复杂,且易受许多人为因素的影响,如静脉穿刺情况、黏附血流经过玻璃的时间、黏附玻璃的面积、试验过程中所用的容器性能、血小板计数的准确性等,致使其在临床的实际应用受限。

2.临床意义

(1)减低:见于先天性和继发性血小板功能异常(以后者多见),如血管性血友病、巨大血小板综合征、爱-唐综合征、低(无)纤维蛋白血症、异常纤维蛋白血症、急性白血病、骨髓增生异常综合征、骨髓增生性疾病、肝硬化、尿毒症、服用抗血小板药物等。

(2)增加:见于血栓前状态和血栓形成性疾病,如高血压病、糖尿病、妊娠期高血压疾病、肾小球肾炎、肾病综合征、心脏瓣膜置换术后、心绞痛、心肌梗死、脑梗死、深静脉血栓形成、口服避孕药等。

二、血小板聚集试验

(一)原理

血小板聚集试验(platelet aggregation test,PAgT)通常用比浊法测定(即血小板聚集仪法,分为单通道、双通道、四通道)。用贫血小板血浆(platelet poor plasma,PPP)及富含血小板血浆(platelet rich plasma,PRP)分别将仪器透光度调整为 100% 和 0%。在 PRP 的比浊管中加入诱导剂激活血小板后,用血小板聚集仪测定 PRP 透光度的变化(即血小板聚集曲线)。通过分析血小板聚集曲线的最大聚集率(MAR)、达到最大幅度的时间、达到 1/2 最大幅度的时间、2 min 的幅度、4 min 的幅度、延迟时间、斜率参数判断血小板的聚集功能。

(二)参考区间

血小板聚集曲线见图 6-1,血小板聚集曲线常有双峰,第一个峰反映了血小板聚集功能,第二个峰反映了血小板的释放和聚集功能。不同浓度的诱导剂诱导的血小板聚集曲线各不相同。每个实验室的参考区间相差较大,各实验室应根据自己的实验具体情况及实验结果调节诱导剂的浓度,建立自己的参考区间。中国医学科学院血液研究所常用的体外诱导剂测得的MAR 为 11.2 μmol/L ADP 液 53%～87%;5.4 μmol/L 肾上腺素 45%～85%;20 mg/L 花生四烯酸 56%～82%;1.5 g/L 瑞斯托霉素 58%～76%;20 mg/L 胶原 47%～73%。

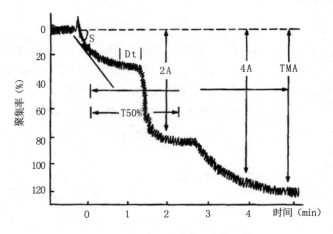

图 6-1　血小板聚集曲线的参数分析

2A:2 min 幅度;4A:4 min 的幅度;TMA:达到最大幅度的时间;
T50%:达到 1/2 最大的时间;Dt:延迟时间;S:斜率

(三)临床应用

1.方法学评价

本试验也是检测血小板功能的基本试验之一,用于血小板功能缺陷疾病的诊断、血栓前状态和血栓性疾病检查及抗血小板药物治疗监测。

本试验在临床上开展比较广泛,简便、快速,成本低廉。但由于操作过程需对标本进行离心,可能导致血小板体外低水平活化,且易受试验过程中所用的容器性能、PRP 中血小板数量、测定温度(25 ℃)、诱导剂的质量及某些药物等影响。在一般疾病的诊断中,以至少使用两种诱导剂为宜。

2.临床意义

(1)减低:血小板无力症、血小板贮存池病(无第二个峰)、血管性血友病(瑞斯托霉素作为诱导剂时,常减低)、巨大血小板综合征、低或无纤维蛋白原血症、急性白血病、骨髓增生异常综合征、骨髓增生性疾病、肝硬化、尿毒症、服用抗血小板药物、特发性血小板减少性紫癜、细菌性心内膜炎、维生素 B_{12} 缺乏症等。

(2)增加:见于血栓前状态和血栓形成性疾病,如糖尿病、肾小球肾炎、肾病综合征、心脏瓣膜置换术后、心绞痛、心肌梗死、脑梗死、深静脉血栓形成、抗原-抗体复合物反应、高脂饮食、口服避孕药、吸烟等。

三、血块收缩试验

(一)原理

血块收缩试验(clot retraction test,CRT)分为定性法、定量法和血浆法。其原理为全血或血

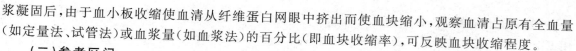

浆凝固后,由于血小板收缩使血清从纤维蛋白网眼中挤出而使血块缩小,观察血清占原有全血量(如定量法、试管法)或血浆量(如血浆法)的百分比(即血块收缩率),可反映血块收缩程度。

（二）参考区间

定性法:1 h 开始收缩,24 h 完全收缩;定量法:48%～64%;血浆法:大于 40%。

（三）临床应用

(1)方法学评价:CRT 除与血小板收缩功能有关外,还与血小板数量、纤维蛋白原、纤维蛋白稳定因子量等有关,而且试管清洁度、试验温度对它影响较大,故有时试验结果与血小板功能障碍程度不一定平行,临床上已较少使用。

(2)临床意义:①下降,见于血小板减少症、血小板增多症、血小板无力症、低或无纤维蛋白原血症、严重凝血功能障碍、异常球蛋白血症、红细胞增多症(定量法及试管法)等;②增加,纤维蛋白稳定因子(因子ⅩⅢ)缺乏症、严重贫血(定量法及试管法)。

四、血小板活化指标检测

健康人循环血液中的血小板基本处于静止状态,当血小板受刺激剂激活或与受损的血管壁、血管外组织接触后,血小板被活化。活化血小板膜糖蛋白重新分布,分子结构发生变化,导致血小板发生黏附、聚集,同时发生释放反应。血小板内的储存颗粒与质膜融合,将其内容物释放入血浆。

（一）血浆 β-血小板球蛋白和血小板第 4 因子检测

1.原理

血小板活化后,α-颗粒内的 β-血小板球蛋白(β-TG)和血小板第 4 因子(PF$_4$)可释放到血浆中,使血浆中 β-TG 和 PF$_4$ 的浓度增高。用双抗体夹心法(ELISA)可进行检测。将 β-TG 或抗 PF$_4$ 抗体包被在酶标板上,加入待测标本(或不同浓度的标准液),再加入酶联二抗,最后加底物显色,显色深浅与 β-TG、PF$_4$ 浓度呈正比。根据标准曲线可得出待测标本的 β-TG/PF$_4$ 浓度。

2.参考区间

不同试剂盒略有不同,β-TG:6.6～26.2 μg/L,PF$_4$:0.9～5.5 μg/L。

3.临床应用

(1)方法学评价:β-TG、PF$_4$ 的半衰期较短,且易受机体代谢功能和血小板破坏的影响,采血及后续实验步骤必须尽可能保证血小板不被体外激活或破坏。在难以确定 β-TG、PF$_4$ 浓度增加是来自体内还是体外激活时,可计算 β-TG/PF$_4$ 比率。一般情况下,来自体内激活者 β-TG/PF$_4$ 之比约为 5:1,来自体外激活者 β-TG/PF$_4$ 之比约为 2:1。

(2)临床意义:①减低见于先天性或获得性 α-贮存池病;②增高表明血小板活化,释放反应亢进,见于血栓前状态及血栓性疾病,如糖尿病伴血管病变、妊娠期高血压疾病、系统性红斑狼疮、血液透析、肾病综合征、尿毒症、大手术后、心绞痛、心肌梗死、脑梗死、弥散性血管内凝血、深静脉血栓形成等;③β-TG 主要由肾脏排泄,肾功能障碍时可导致血中 β-TG 明显增加,PF$_4$ 主要由血管内皮细胞清除,内皮细胞的这种功能受肝素的影响,因此肝素治疗时血中 PF$_4$ 增加。

（二）血浆 P-选择素检测

1.原理

P-选择素又称血小板 α-颗粒膜蛋白-140(GMP-140),是位于血小板 α-颗粒和内皮细胞 Weibel-Palade小体的一种糖蛋白,当血小板被活化后,P-选择素在血小板膜表面表达并释放到血中,故测定血浆或血小板表面的 P-选择素可判断血小板被活化的情况。血浆 P-选择素测定常用 ELISA 法,原理同血浆中 β-TG 或 PF_4 测定。

2.参考区间

$9.2\sim20.8\ \mu g/L$。

3.临床应用

(1)方法学评价:由于 P-选择素也存在于内皮细胞的 W-P 小体中,血浆中可溶性 P-选择素,除来源于活化血小板外,也可来源于内皮细胞,分析时应加以注意。测定血小板膜表面 P-选择素的含量,能更真实地反映血小板在体内活化的情况。

(2)临床意义:增加见于血栓前状态及血栓形成性疾病,如心肌梗死、脑血管病变、糖尿病伴血管病变、深静脉血栓形成、自身免疫性疾病等。

(三)血浆血栓烷 B_2(TXB_2)和 11-脱氢-血栓烷 B_2(11-DH-TXB_2)检测

血小板被激活后,血小板膜磷脂花生四烯酸代谢增强。血栓烷 A_2(TXA_2)是代谢产物之一,是血小板活化的标志物。但由于 TXA_2 半衰期短,不易测定,通常通过测定其稳定代谢物 TXB_2 的血浆浓度来反映体内血小板的活化程度。DH-TXB_2 是 TXB_2 在肝脏氧化酶作用下形成的产物。

1.原理

ELISA 法(双抗夹心法)。

2.参考区间

TXB_2:$28.2\sim124.4$ ng/L;DH-TXB_2:$2.0\sim7.0$ ng/L。

3.临床应用

(1)方法学评价:血浆 TXB_2 测定是反映血小板体内被激活的常用指标(常与 6-K-$PGF_{1\alpha}$ 同时检测),但采血及实验操作过程中造成的血小板体外活化等因素会影响 TXB_2 的含量。而 DH-TXB_2 不受体外血小板活化的影响,是反映体内血小板活化的理想指标。

(2)临床意义。①减低:见于服用阿司匹林类等非甾体抗炎药物或先天性环氧化酶缺乏等;②增加:见于血栓前状态及血栓形成性疾病,如糖尿病、肾病综合征、妊娠期高血压疾病、动脉粥样硬化、高脂血症、心肌梗死、心绞痛、深静脉血栓形成、大手术后、肿瘤等。

(四)血小板第 3 因子有效性检测

血小板第 3 因子有效性检测(platelet factor 3 availability test,PF3α test),也称血小板促凝活性测定。PF_3 是血小板活化过程中形成的一种膜表面磷脂成分,是血小板参与凝血过程的重要因子,可加速凝血活酶的生成,促进凝血过程。

1.原理

利用白陶土作为血小板的活化剂促进 PF_3 形成,用氯化钙作为凝血反应的启动剂。将正常人和受检者的 PRP(富含血小板血浆)和 PPP(贫血小板血浆)交叉组合(表 6-2),测定各自的凝固时间,比较各组的时间,了解受检者 PF_3 是否有缺陷。

2.参考区间

第 3 组、第 4 组分别为患者和正常人(作为对照组),患者 PF_3 有缺陷或内源凝血因子有缺陷时,第 3 组凝固时间比第 4 组长。当第 1 组较第 2 组凝固时间延长 5 s 以上,即为 PF_3 有效性减低。

表 6-2　PF₃ 有效性测定分组

组别	患者血浆（mL）		正常血浆（mL）	
	PRP	PPP	PRP	PPP
1	0.1			0.1
2		0.1	0.1	
3	0.1	0.1		
4			0.1	0.1

3.临床应用

（1）减低：见于先天性血小板 PF₃ 缺乏症、血小板无力症、肝硬化、尿毒症、弥散性血管内凝血、异常蛋白血症、系统性红斑狼疮、特发性血小板减少性紫癜、骨髓增生异常综合征、急性白血病及某些药物影响等。

（2）增加：见于高脂血症、食用饱和脂肪酸、短暂性脑缺血发作、心肌梗死、动脉粥样硬化、糖尿病伴血管病变等。

五、血小板膜糖蛋白检测

血小板膜表面糖蛋白（glucoprotein，GP）是血小板功能的分子基础，主要包括 GPⅡb/Ⅲa 复合物（CD41/CD61）、GPIb/Ⅸ/Ⅴ 复合物（CD42b/CD42a/CD42c）、GPIa/Ⅱa 复合物（CD49b/CD29）、GPIc/Ⅱa 复合物（CD49c/CD49f/CD29）、GPⅣ（CD36）和 GPⅥ。GP 分子数量或结构异常均可导致患者发生出血或血栓形成。活化血小板与静止血小板相比，膜糖蛋白的种类、结构、含量等亦呈现显著变化。

（一）原理

以往大都采用单克隆抗体与血小板膜表面糖蛋白结合后，用放免法测定血小板膜糖蛋白含量。现在由于流式细胞技术的发展及荧光标记的各种血小板特异性单克隆抗体的成功制备，临床工作中已广泛使用流式细胞术（FCM）分析血小板膜糖蛋白。原理是选用不同荧光素标记的血小板膜糖蛋白单克隆抗体与受检者血小板膜上的特异性糖蛋白结合，在流式细胞仪上检测荧光信号，根据荧光的强弱分析，计算出阳性血小板的百分率或者定量检测血小板膜上糖蛋白含量。

（二）参考区间

GPⅠb（CD42b）、GPⅡb（CD41）、GPⅢa（CD61）、GPⅤ（CD42d）、GPⅨ（CD42a）阳性血小板百分率＞98％。

定量流式细胞分析：①GPⅢa（CD61）：$(53\pm12)\times10^3$ 分子数/血小板；②GPⅠb（CD42b）：$(38\pm11)\times10^3$ 分子数/血小板；③GPⅠa（CD49b）：$(5\pm2.8)\times10^3$ 分子数/血小板。

（三）临床应用

1.方法学评价

用 FCM 分析血小板的临床应用还包括：循环血小板活化分析（血小板膜 CD62P（血小板膜 P 选择素）、CD63（溶酶体完整膜糖蛋白，LIMP）、PAC-1（活化血小板 GPⅡb/Ⅲa 复合物）的表达及血小板自身抗体测定、免疫血小板计数等。

由于血小板极易受到环境因素的影响发生活化，FCM 分析血小板功能时需特别注意样本的采集、抗凝剂的选择、血液与抗凝剂的混匀方式、样本的运送与贮存、固定剂的种类和时间等,尤其还要合理设定各种对照,以避免各种因素可能造成的假阳性或假阴性反应。

2.临床意义

GPⅠb(CD42b)缺乏见于巨大血小板综合征,GPⅡb/Ⅲa(CD41/CD61)缺乏见于血小板无力症。

六、血小板自身抗体和相关补体检测

在某些免疫性疾病或因服用某些药物、输血等情况下,机体可产生抗血小板自身抗体或补体(platelet associated complement,PAC),导致血小板破坏过多或生成障碍,使循环血小板数减少,从而引发出血性疾病。血小板自身抗体可分为血小板相关免疫球蛋白(platelet associated immunoglobulin,PAIg),包括 PAIgG、PAIgA、PAIgM 和特异性膜糖蛋白自身抗体、药物相关自身抗体、抗同种血小板抗体等。测定血小板自身抗体或补体的表达有助于判断血小板数减少的原因。

(一)原理

血小板免疫相关球蛋白常用的检测方法为 ELISA 及流式细胞术。抗血小板膜糖蛋白抗体一般用 ELISA 检测,FCM 分析方法尚不成熟。

(二)参考区间

ELISA 法:PAIgG $(0\sim78.8)$ ng/10^7 血小板;PAIgA $(0\sim2)$ ng/10^7 血小板;PAIgM $(0\sim7)$ ng/10^7 血小板;PAC$_3$$(0\sim129)$ ng/10^7 血小板。FCM 法:PAIg$<10\%$。

(三)临床应用

(1)90%以上的特发性血小板减少性紫癜(ITP)患者 PAIgG 增加,同时测定 PAIgA、PAIgM 及 PAC$_3$ 阳性率达 100%。治疗后有效者上述指标下降,复发则增加。ITP 患者在皮质激素治疗后,PAIgG 不下降可作为切脾的指征。其他疾病如同种免疫性血小板减少性紫癜(如多次输血)、Evans 综合征、药物免疫性血小板减少性紫癜、慢性活动性肝炎、结缔组织病、系统性红斑狼疮、恶性淋巴瘤、慢性淋巴细胞白血病、多发性骨髓瘤等 PAIg 也可增加。

(2)特异性抗血小板膜糖蛋白的自身抗体阳性对诊断 ITP 有较高的特异性,其中以抗GPⅡb/Ⅲa、GPⅠb/Ⅸ复合物的抗体为主。

七、血小板生存时间检测

本试验可反映血小板生成与破坏之间的平衡,是测定血小板在体内破坏或消耗速度的一项重要试验。

(一)原理

阿司匹林可使血小板膜花生四烯酸(AA)代谢中的关键酶(环氧化酶)失活,致血小板 AA 代谢受阻,代谢产物丙二醛(MDA)和血栓烷 B_2(TXB_2)生成减少。而新生血小板未受抑制,MDA 和 TXB_2 含量正常。故根据患者口服阿司匹林后血小板 MDA 和 TXB2 生成量的恢复曲线可推算出血小板的生存时间。MDA 含量可用荧光分光光度计法测定,TXB2 可以用 ELISA 法测定。

(二)参考区间

MDA 法:6.6～15 d;TXB2 法:7.6～11 d。

（三）临床应用

血小板生存期缩短,见于以下疾病。①血小板破坏增多性疾病:如原发性血小板减少性紫癜、同种和药物免疫性血小板减少性紫癜、脾功能亢进、系统性红斑狼疮;②血小板消耗过多性疾病:如 DIC、血栓性血小板减少性紫癜(TTP)、溶血尿毒症综合征(HUS);③各种血栓性疾病:如心肌梗死、糖尿病伴血管病变、深静脉血栓形成、肺梗死、恶性肿瘤等。

八、血小板钙流检测

血小板活化时,储存于血小板致密管道系统和致密颗粒内的 Ca^{2+} 释放出来,胞质内 Ca^{2+} 浓度升高形成 Ca^{2+} 流。Ca^{2+} 流信号随即促进血小板的花生四烯酸代谢、信号传导、血小板的收缩及活化等生理反应。

（一）原理

利用荧光探针如 Fura2、Fluro3-AM 等标记血小板内钙离子,在诱导剂作用下,血小板的钙离子通道打开,用共聚焦显微镜或流式细胞术观察血小板荧光强度变化,以分析血小板胞内钙流的变化。

（二）参考区间

正常血小板内 Ca^{2+} 浓度为 $20\sim90$ nmol/L,细胞外钙浓度为 $1.1\sim1.3$ nmol/L。

（三）临床应用

测定血小板胞内 Ca^{2+} 的方法可用于临床诊断与 Ca^{2+} 代谢有关的血小板疾病,也可用于判断钙通道阻滞剂的药理作用。

（路庆奎）

第七章

血清血型检验

第一节　凝集抑制试验

一、凝集抑制试验的概念

血型抗原除了存在于人体的红细胞膜上外,某些也以游离的形式存在于血浆、唾液、尿液等体液中,称为可溶性的血型物质。该物质与对应的血型抗体结合,可中和该抗体,或使该抗体凝集对应红细胞的能力受到抑制,称为凝集抑制试验。

二、唾液中可溶性 ABH 血型物质的测定

利用凝集抑制试验测定唾液中的 ABH 血型物质,可以辅助判定 ABO 血型。

(一)器材

10 mm×75 mm 透明光洁试管,移液器(或滴管,矫正为每滴 50 μL),放大镜或显微镜,血清学专用水平离心机。

(二)试剂与材料

生理盐水,人源性(多克隆)抗-A 和抗-B 试剂血清,植物凝集素抗-H 或单克隆抗-H 试剂血清,2%～5%A、B、O 型试剂红细胞(指示红细胞),已知非分泌型唾液(阴性对照)和分泌型唾液(阳性对照),受检者唾液。

(三)操作步骤

1.唾液的留取和处理

(1)收集被检者(刷牙或漱口后)唾液 5～10 mL(被检者咀嚼蜡、石蜡、橡皮条有助于唾液分泌,但不能咀嚼口香糖或任何含糖或蛋白质的东西)。

(2)离心,1 000 g,8～10 min,收集上清液,隔水煮沸 8～10 min,灭活有活性的唾液酶。

(3)离心,1 000 g,8～10 min,收集清亮或微呈乳白色的上清液为制备好的唾液,丢弃不透明或半固体状的物质。

(4)制备好的唾液如在几小时内使用,须 4 ℃保存;超过 1 d 使用,须－20 ℃冷冻保存(活性可数年不变)。

2.试剂血清(最适稀释度)的标化

中和过程中,如果试剂血清中的抗体含量很高,唾液中血型物质较少,检测不出中和作用;反之,如果抗体含量很低,抗体与指示红细胞形成的凝块太小,不易判定结果。因此每次实验前需要预先对试剂血清进行标化并做适当稀释。一般试剂血清的效价以 32 为宜。

3.试剂血清的选择

根据受检者血型选取标化后的试剂血清,如测定 O 型人唾液中 H 物质,选择抗-H 试剂血清;测定 A 型人唾液中 H 物质和 A 物质,选择抗-H 和抗-A 试剂血清;测定 B 型人唾液中 H 物质和 B 物质,选择抗-H 和抗-B 试剂血清;测定 AB 型人唾液中 H 物质、A 物质和 B 物质选择抗-H、抗-A 和抗-B 试剂血清;如受检者的血型未知,抗-H、抗-A 和抗-B 试剂血清全部选用。

4.血型物质的测定方法(以 H 物质测定为例)

(1)取试管 4 支,分别标明"阴性对照""阳性对照""盐水对照""被检管"。

(2)在标记好各管中先分别加入标化的抗 H 试剂血清 50 μL(用量遵照试剂厂家的说明书);"盐水对照"管中再加入生理盐水 50 μL;"阴性对照"管中再加入非分泌型唾液 50 μL;"阳性对照"管中再加入分泌型唾液 50 μL;"被检管"中再加入被检者唾液 50 μL。

(3)室温孵育 30～60 min,其间振摇几次,使中和充分。

(4)各管加入 2%～5%O 型试剂红细胞(指示红细胞)悬液 50 μL。

(5)混匀,离心后立即观察结果。

(四)结果分析和判定

(1)阴性对照和盐水对照管出现凝集、阳性对照管不出现凝集,表示试验正常。

(2)阴性对照和盐水对照管出现凝集、阳性对照管不出现凝集,被检管出现凝集,表明试剂血清中的抗体没有被抑制或中和,仍能与指示红细胞反应,说明被检唾液中不含有相应的血型物质,判断为非分泌型。

(3)阴性对照和盐水对照管出现凝集,阳性对照管不出现凝集、被检管未出现凝集,表明试剂血清中的抗体被中和或抑制,与指示红细胞不能发生反应,说明被检唾液中含有相应的血型物质,判断为分泌型。

(4)阴性和阳性对照管均未出现凝集,表明试验失败,可能是试剂血清稀释过度,应重新选择稀释度标化试剂血清后试验。

(5)阴性和阳性对照管均出现凝集,表明试验失败,可能是试剂血清的抗体浓度过高,血型物质仅能部分抑制它,应重新选择稀释度标化试剂血清后试验。

(6)结果判定标准见表 7-1(以 H 物质测定为例)。

表 7-1　唾液分泌型和非分泌型判定标准(以 H 物质测定为例)

唾液＋标化抗-H＋指示红细胞	凝集反应	
阴性对照(非分泌型唾液)	＋	＋
阳性对照(分泌型唾液)	0	0
盐水对照(生理盐水)	＋	＋
被检者唾液	0	＋
结果判断	O 型分泌型	O 型非分泌型

注:①＋表示凝集;0 表示无凝集;②唾液 A、B 分泌型和非分泌型判定标准同上。

(五)效价测定

唾液被确定为分泌型后需进一步测定其效价,见图7-1。

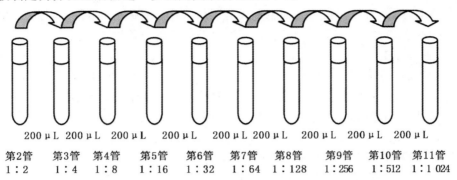

	200 μL	200 μL	200 μL	200 μL	200 μL	200 μL	200 μL	200 μL	200 μL
第2管	第3管	第4管	第5管	第6管	第7管	第8管	第9管	第10管	第11管
1:2	1:4	1:8	1:16	1:32	1:64	1:128	1:256	1:512	1:1 024

图7-1 倍比稀释示意

1.器材

10 mm×75 mm 透明光洁试管,移液器(或滴管,矫正为每滴 50 μL),放大镜或显微镜,血清学专用水平离心机。

2.试剂与材料

生理盐水,人源性(多克隆)抗-A 和抗-B 试剂血清,植物凝集素抗-H 或单克隆抗-H 试剂血清,2%~5%A、B、O 型试剂红细胞(指示红细胞),受检者唾液。

3.操作步骤

(1)取试管 23 支排两排,两排均依次做 1:1(1:1 是一个体积的未稀释血清),1:2(1:2 是一个体积的血清加一个体积的稀释液),1:4……同样标记,第一排用于倍比稀释,第二排用于检测,除第 1 管(标记为 1:1),其余各管加 200 μL 生理盐水。

(2)在第一排第 1 管(标记为 1:1)和第 2 管(1:2)中各加被检者唾液 200 μL。第 2 管混匀后移出 200 μL 至后 1 管(1:4)。

(3)用相同的方法继续倍比稀释至最末一管,从最末一管中取出 200 μL 保留备用。

(4)从第一排每一稀释度的被检唾液中取 50 μL 加在第二排对应标记的试管中;设生理盐水对照管,内加生理盐水 50 μL,各管再分别加入对应的标化试剂血清 50 μL(例如,O 型分泌型用抗 H 试剂血清),混匀,室温孵育 30~60 min,其间振摇几次,使中和充分。

(5)各管分别加入对应的指示红细胞 50 μL(例如,O 型分泌型用 O 型试剂红细胞)混匀后 1 000 g 离心 15 s。

(6)肉眼观察凝集结果。

4.结果分析和判定

(1)先看对照管,然后看试验管。

(2)对照管出现凝集,如果试验管最末一管仍未凝集,则取倍比稀释时从最末一管取出保留用的唾液继续倍比稀释直至出现凝集为止。

(3)被检唾液能抑制抗体凝集相应红细胞的最高稀释度的倒数为该唾液所含血型物质的效价。

(4)效价举例如表7-2所示。

表 7-2 效价测定举例

稀释倍数	1:2	1:4	1:8	1:16	1:32	1:64	1:128	1:256	1:512	1:1 024	盐水对照
凝集强度	0	0	0	0	0	0	1+	1+	2+	3+	4+

注:以上效价为 64。

(六)适用范围

(1)唾液中 ABH 血型物质的检验。

(2)唾液中 Lewis 抗原的检验。

(七)注意事项

(1)因单克隆试剂可能造成假抑制,应使用人源性(多克隆)抗 A 和抗 B 试剂血清。

(2)用已知分泌型和非分泌型人的唾液作为试验的对照。对于 ABH 物质的测定,使用经检验为 se(分泌型)和 sese(非分泌型)人的唾液;对于 Lewis 试验,用抗-Lea 替代抗-A、抗-B 和抗-H,用 Le(a+b−)或 Le(a−b+)表型的红细胞做阳性对照,用 Le(a−b−)的红细胞做阴性对照。

(3)如果唾液在加热前不先离心并除去沉淀,则其中可能存在的细胞会释放 H 物质,使非分泌型导致假阳性。

(4)欲从唾液中得到清亮的不含有黏液的液体,可先将唾液冷冻保存数天,融化后离心,以除去细胞碎屑。

(5)为了防止弱分泌型的漏检,可同时用盐水做平行对照试验,比较二者的凝集强度。

(八)临床意义

(1)辅助进行 ABO 血型检验,包括红细胞完全溶血的标本或抗原较弱时的标本。

(2)法医鉴定上使用组织、脏器等特殊材料进行 ABO 血型检验。

三、血型物质的应用

(一)IgM 抗体的中和

当被检标本中同一特性的 IgM 和 IgG 两种性质的抗体并存时,为测定 IgG 抗体效价可用血型物质中和 IgM 抗体,使其失去生物学活性,在盐水试验中不和相应的红细胞发生凝集,而 IgG 抗体仍保持与相对应红细胞致敏的血清学特性。

1.器材

10 mm×75 mm 透明光洁试管,移液器(或滴管,矫正为每滴 50 μL),放大镜或显微镜,血清学专用水平离心机。

2.试剂与材料

生理盐水,被检血清,分泌型人唾液。

3.操作步骤

(1)取 2 支试管做好标记,一支为试验管,一支为对照管;试验管中加入被检血清、分泌型唾液或商品化的血型物质(用量遵照试剂说明书调整)各 50 μL;对照管中加入被检血清、盐水各 50 μL,混匀,室温孵育 30～60 min,让血型物质充分中和抗体。

(2)每管中再加入对应的红细胞悬液 50 μL(如检测 IgG 抗-A,用 A 型物质、A 型红细胞),用间接抗人球蛋白试验方法测定。

(3)肉眼观察凝集结果。

4.结果分析和判定

(1)如果对照管凝集而试验管无凝集,说明被检血清中 IgM 抗体被中和。

(2)如果对照管和试验管都发生凝集,说明被检血清中 IgM 浓度可能过高,血型物质仅能部分抑制它,或者是由于其他抗体与试剂红细胞起反应。

5.适用范围

(1)常用于 IgG 抗-A 和/或抗-B 效价测定。

(2)ABO 血型抗体的辅助检验。

(二)确定抗体特异性

当无阴性细胞要确定某些被检血清的抗体特异性时,可用血型物质辅助检验。例如,怀疑某血清可能含有抗 P_1,可用商品化的 P_1 血型物质(存在于包囊虫液中)确认。

1.器材

10 mm×75 mm 透明光洁试管,移液器(或滴管,矫正为每滴 50 μL),放大镜或显微镜,血清学专用水平离心机。

2.试剂与材料

商品化的 P_1 血型物质,生理盐水,试剂血清,2%～5% 的 P_1 阳性红细胞悬液。

3.操作步骤

(1)取 2 支试管做好标记,一支为试验管,一支为对照管。

(2)向试验管中加入被检血清 50 μL、P_1 血型物质 50 μL(用量遵照试剂说明书),对照管中加入被检血清 50 μL、生理盐水 50 μL。

(3)混合,室温孵育 5 min。

(4)各管加入 P_1 阳性细胞悬液 50 μL,混匀,1 000 g 离心 15～30 s。

4.结果分析和判定

(1)可能出现 3 种情况(表 7-3)

表 7-3　可能出现的 3 种情况

	a	b	c
试验管	无凝集	凝集	无凝集
对照管	凝集	凝集	无凝集

(2)如果对照管凝集而试验管无凝集,说明被检血清中含有抗-P_1。

(3)如果对照管和试验管都发生凝集,说明可能不是抗-P_1;或者抗-P_1 浓度可能过高,血型物质仅能部分抑制它;或者是由于其他抗体与试剂红细胞起反应。

(4)如果试验管和对照管均不发生凝集,说明抗体浓度很低,被加入 P_1 物质或盐水稀释,凝集活性消失。

5.适用范围

用已知的血型物质测定未知抗体的特异性。

（田家强）

第二节 吸收放散试验

一、吸收试验的概念

红细胞与血清混合,在一定条件下,红细胞膜上的某种抗原会特异性地与血清中的对应抗体结合,使血清中该抗体的效价显著降低或消失,称为吸收试验。

二、吸收试验的方法和应用

根据被检标本中所含抗体的最适反应温度,对其进行吸收。冷抗体在 4 ℃反应最强,通常用冷吸收技术(自身抗体用自身红细胞吸收;同种抗体则用对应红细胞吸收);温抗体的吸收通常采用酶处理后的红细胞在 37 ℃孵育。

(一)冷抗体的吸收(以去除自身抗体为例)

1.器材

10 mm×75 mm 透明光洁试管,移液器(或滴管,矫正为每滴 50 μL),放大镜或显微镜,4 ℃冰箱,血清学专用水平离心机。

2.试剂与材料

生理盐水,含冷抗体的被检者抗凝血 1 份(取红细胞),不抗凝血 1 份(取血清),ZZAP 试剂。

3.操作步骤

(1)直接去除法:①将温育 10 min 以上的被检抗凝红细胞,用 37 ℃生理盐水洗涤 3 次,每次洗涤用生理盐水 3.5～4 mL(不超过 4 mL,否则生理盐水加入量过多,容易溢出)。末次洗涤后,弃尽上清液,制备压积红细胞。将压积红细胞分置 3 个试管中(2 管作为备份,供反复吸收时使用),每管约 1 mL。②取 1 mL 血清,加入 1 个压积红细胞管中,混匀,4 ℃孵育 30～60 min,其间混匀数次,使其充分吸收,然后 1 000 g 离心 2 min,分离上层血清。③另取 1 支试管,做好标记,加入吸收后的血清 100 μL,再加入 2%～5%的自身红细胞悬液 50 μL,检查自身抗体是否完全被吸收。④轻轻混匀,立即离心,通常离心条件为 1 000 g,15 s。⑤离心后立即记录结果。首先检查和记录上清液有无溶血,再轻轻摇动试管,使沉于管底的细胞扣浮起,检查和记录凝集结果。⑥如果有凝集,可用第 2、3 支压积红细胞管重复吸收试验(重复步骤②～⑤),直至吸收后的血清加自身红细胞无凝集,自身抗体完全被吸收为止。

(2)用 ZZAP 试剂去除:①将温育 10 min 以上的被检抗凝红细胞,用 37 ℃生理盐水洗涤 3 次,每次洗涤用生理盐水 3.5～4 mL(不超过 4 mL,否则生理盐水加入量过多,容易溢出)。末次洗涤后,弃尽上清液,制备压积红细胞。②取压积红细胞 2 mL,分置于 3 个试管中,分别加入 ZZAP 试剂 2 mL,37 ℃孵育 20～30 min。③取孵育后红细胞洗涤 3 次,1 000 g 离心至少 5 min,尽可能弃尽上清液。④在 1 支经 ZZAP 试剂处理过的压积红细胞管中加入 1 mL 血清,4 ℃孵育 30～40 min,1 000 g 离心 3～5 min。⑤将上层血清转入另一 ZZAP 试剂处理过的压积红细胞管中,重复 1 次。⑥另取 1 支试管,做好标记,加入吸收后的血清 100 μL,再加入 2%～5%的自身红细胞悬液 50 μL。⑦轻轻混匀后,1 000 g 离心、15 s。⑧离心后立即记录结果。首先检查和记录上清液有无溶血;再轻轻摇动试管,使沉于管底的细胞扣浮起,检查和记录凝集结果。⑨如果仍有凝集,可用第3支压积红细胞管重复做吸收试验(重复步骤⑤～⑧),直至吸收后的血清加自身红细胞无凝集为止。

4.结果分析和判定

(1)吸收后的血清加自身红细胞后无凝集,表示样本血清中的冷抗体已完全被吸收。

(2)吸收后的血清加自身红细胞后仍有凝集,表示样本血清中的冷抗体没有完全被吸收。

5.适用范围

(1)自身冷抗体的吸收。

(2)其他冷抗体的吸收(要用3～5个混合O型红细胞替代自身细胞吸收)。

(二)温抗体的去除

1.器材

$10~mm \times 75~mm$ 透明光洁试管、移液器(或滴管,矫正为每滴 $50~\mu L$)、放大镜或显微镜、4 ℃冰箱、37 ℃水浴箱、血清学专用水平离心机。

2.试剂与材料

生理盐水,被检标本抗凝血1份,不抗凝血1份,ZZAP试剂,2%～5%的O型红细胞悬液。

3.操作步骤

(1)将被检抗凝红细胞用37 ℃生理盐水洗涤3次,每次洗涤用生理盐水3.5～4.0 mL(不超过4 mL,否则生理盐水加入量过多容易溢出)洗涤后弃尽上清液,制备压积红细胞。

(2)取压积红细胞1 mL加ZZAP试剂2 mL,37 ℃孵育20～30 min,孵育期间混匀几次。

(3)取孵育后红细胞洗涤3次,1 000 g离心至少5 min,弃尽上清液,制备为压积红细胞。

(4)取经ZZAP试剂处理的压积红细胞1 mL,加被检血清1 mL,混匀,37 ℃孵育20～45 min,1 000 g离心3～5 min,取上层吸收后的血清。

(5)另取试管1支做好标记,加吸收后的血清100 μL,再加入2%～5%的O型红细胞悬液50 μL,做间接抗人球蛋白试验。

(6)检查和记录凝集结果。

(7)如果仍有凝集,可重复做吸收试验[重复步骤(2)～(6)],直至结果无凝集为止。

4.结果分析和判定

(1)结果无凝集,表示样本血清中的抗体已完全吸收。

(2)结果仍有凝集,表示吸收不完全。

5.适用范围

(1)自身温抗体的吸收。

(2)其他温抗体的吸收。

(三)注意事项

(1)冷自身抗体吸收时需采集2份样本,一份为抗凝样本,采集后要放置37 ℃水浴箱,以防止冷抗体吸收到红细胞上,且红细胞经温盐水洗涤后备用;另一份为不抗凝样本,分离血清备用。

(2)制备吸收用的压积红细胞时,末次洗涤后应尽量除尽盐水,以免被检血清中的抗体被稀释(被检血清和压积红细胞的比率一般为1∶1)。

(3)自身温抗体一般不干扰ABO反定型,但可能干扰正定型(被检细胞吸收温抗体),出现正反定型不符,Rh定型也可能出现假阳性(要改用放散后的细胞)。

（4）自身抗体吸收如用 Oc 吸收，吸收后的血清可用于检验 ABO 血型，不宜用于抗体筛查及交叉配血等试验，因随机 Oc 有可能吸收掉同种抗体之可能，必须用自身细胞吸收后才能用于抗体筛查及交叉配血试验。

（5）与冷凝集素综合征有关的最常见的特异性抗体是抗-I，但有时也见抗-Pr。有些抗-I 与 H 抗原强的细胞（O 细胞，A_2 细胞）反应也强，抗体称为抗-IH。细胞经酶处理后能增强抗-IH 的反应，而抗-Pr 反应减弱；抗-Pr 与未经酶处理的细胞反应相同，如与经酶处理后的细胞（成人细胞和脐血细胞）出现弱得多的反应，首先要考虑抗-Pr。

（四）临床意义

血清中有冷自身抗体存在时会干扰 ABO 血型检验和交叉配血，有些情况下自身抗体的存在会掩盖同时存在的有临床意义的不规则抗体。吸收后的血清用于 ABO 血型检验、抗体筛查及交叉配血等试验，结果准确可信。

三、放散试验的概念

抗原和抗体的结合是可逆的，如果改变某些物理条件（如温度）或化学条件（如 pH 时），抗体又可以从结合的红细胞上解脱下来，称之为放散试验。

四、放散试验的方法和应用

放散试验是把结合到红细胞膜上的抗体解离下来，用于其他目的。放散的方法多种多样，没有一个方法适合各种情况（不同 Ig 类别，不同的抗体特异性等）。如果某种方法放散的效果不满意，可以换另一种方法。一般来讲，ABO 抗体首选热放散的方法；Rh 抗体首选乙醚放散的方法；保留红细胞首选 45 ℃热放散、二磷酸氯喹放散的方法。

（一）常用的放散方法

1.热放散法

采用提高温度，使抗体从红细胞上解离下来为热放散。

（1）器材：10 mm×75 mm 透明光洁试管，移液器（或滴管，矫正为每滴 50 μL），放大镜或显微镜，水浴箱，血清学专用水平离心机。

（2）试剂与材料：生理盐水，AB 试剂血清或 6%清蛋白，被检抗凝血样。

（3）操作步骤：①将被检抗凝红细胞用生理盐水洗涤 3～6 次，每次洗涤用生理盐水 3.5～4.0 mL（不超过 4 mL，否则生理盐水加入量过多，容易溢出）。末次 1 000 g 离心至少 5 min，弃尽上清液，制备压积红细胞，保留末次洗涤液。②取 1 支试管，加入压积细胞 1 mL，加生理盐水（或 AB 血清，或 6%清蛋白）1 mL。③混匀，56 ℃水浴中不停地振荡 10～15 min。④1 000 g 离心 2 min，如果可能，则使用预加热过的离心杯。⑤立即分离上清液得到放散液。⑥用放散液进行所需的检测，并用末次洗涤液做平行对照。

（4）注意事项：①放散时应严格注意温度和时间，温度过高，抗体可能变性；温度过低，抗体从红细胞上解离不完全。②放散液中抗体容易变性，故应立即进行检验。若要保存，应在放散液加入 AB 血清或牛清蛋白液，至终浓度为 6%。③45 ℃热放散 15 min，可以保留较多的红细胞，洗涤后可以用于红细胞血型检验。④可以检测末次洗涤液中是否有残存抗体来判定洗涤是否充分。如果末次洗涤液中检出了残存抗体，表明洗涤不充分，会影响放散效果。

（5）适用范围：常用于 ABO 抗体放散，如新生儿溶血病试验。

2.冰冻放散法

采用降低温度,使抗体从红细胞上解离下来为冰冻放散。

(1)器材:10 mm×75 mm 透明光洁试管,移液器(或滴管,矫正为每滴 50 μL),放大镜或显微镜,−20 ℃~−70 ℃冰箱,37 ℃水浴箱,血清学专用水平离心机。

(2)试剂与材料:生理盐水,AB 试剂血清或 6%清蛋白,被检抗凝血样。

(3)操作步骤:①将被检抗凝红细胞用生理盐水洗涤 3~6 次,每次洗涤用生理盐水 3.5~4.0 mL(不超过 4 mL,否则生理盐水加入量过多,容易溢出)。末次 1 000 g 离心至少 5 min,弃尽上清液,制备压积红细胞,保留末次洗涤液。②取 1 支试管,加入压积细胞 1 mL,加生理盐水(或 AB 血清,或 6%清蛋白)1 mL。③混匀,−70 ℃~−20 ℃快速冰冻 10 min。④取出并放于 37 ℃水浴箱充分融化。⑤1 000 g 离心 2 min,如果可能,则使用预加热过的离心杯。立即分离上清液得到放散液。⑥用放散液进行所需的检测,并用末次洗涤液做平行对照。

(4)注意事项:①可以检测末次洗涤液中是否有残存抗体来判定洗涤是否充分。如果末次洗涤液中检出了残存抗体,表明洗涤不充分,会影响放散效果。②操作时,要使内容物全部充分冰冻以得到更多的放散液。③放散液检测时要将放散液平均分配在检测细胞中,以提高检出率。④冰冻放散法和热放散法的效果基本相同,可根据各自实验室的条件进行选择。⑤冰冻放散和热放散液中有 Hb 放出,色深红,应用时注意尽量去除红细胞沉淀。

(5)适用范围:常用于 ABO 抗体放散,如新生儿溶血病试验。

3.乙醚放散法

乙醚为有机溶剂,可以破坏红细胞膜,解离 IgG 抗体。该方法制备的放散液,抗体回收率较高。

(1)器材:10 mm×75 mm 透明光洁试管,移液器(或滴管,矫正为每滴 50 μL),放大镜或显微镜,37 ℃水浴箱,血清学专用水平离心机。

(2)试剂与材料:生理盐水,乙醚(分析纯),被检抗凝血样。

(3)操作步骤:①将被检抗凝红细胞用生理盐水洗涤 3~6 次,每次洗涤用生理盐水 3.5~4.0 mL(不超过 4 mL,否则生理盐水加入量过多,容易溢出)。末次 1 000 g 离心至少 5 min,弃尽上清液,制备压积红细胞,保留末次洗涤液。②取 1 支试管,加入压积细胞 1 份、生理盐水 1 份、乙醚 2 份。③用塞子塞紧试管口,用力振摇 1 min,其间取下塞子数次,便于乙醚挥发。④1 000 g 离心 10 min。离心后内容物分为3层,上层是乙醚(无色),中层是红细胞基质(红色),下层是含抗体的放散液(深红)。⑤吸出下层放散液至另一试管中。⑥将放散液置于 37 ℃水浴中加热 10~30 min,其间摇动数次,使乙醚彻底挥发。⑦1 000 g 离心 2 min,分离上清液,即为放散液。⑧用放散液进行所需的检测,并用末次洗涤液做平行对照。

(4)注意事项:①乙醚蒸发时应防止放散液溢出。②乙醚放散液中的抗体检测最好使用抗人球蛋白技术。③可以检测末次洗涤液中是否有残存抗体来判定洗涤是否充分。如果末次洗涤液中检出了残存抗体,表明洗涤不充分,会影响放散效果。

(5)适用范围:适用于解离红细胞上致敏的 Rh 抗体,可用放散液在特殊情况下配血,如有温自身抗体的患者。

4.三氯甲烷/三氯乙烯放散法

使用三氯甲烷/三氯乙烯可以解离红细胞上致敏的 IgG 抗体和 IgM 抗体。制备的放散液在最上层,不易被有机溶剂污染,但放散过程中会破坏红细胞的结构。

(1)器材:10 mm×75 mm 透明光洁试管,移液器(或滴管,矫正为每滴 50 μL),放大镜或显微镜,血清学专用水平离心机。

(2)试剂与材料:等体积的三氯甲烷和三氯乙烯混合物,被检抗凝血样,生理盐水。

(3)操作步骤:①将被检者抗凝红细胞用生理盐水洗涤 3～6 次,每次洗涤用生理盐水 3.5～4.0 mL(不超过 4 mL,否则生理盐水加入量过多,容易溢出)。末次 1 000 g 离心至少 5 min,弃尽上清液,制备压积红细胞,保留末次洗涤液。②取 1 支试管,加入压积红细胞 1 mL、IgG 抗 D 试剂血清 1 mL,混匀。37 ℃孵育 30～60 min,其间混匀数次,使其充分吸收,然后 1 000 g 离心 2 min,移除上层血清。③用生理盐水洗涤红细胞至少 6 次,末次 1 000 g 离心至少 5 min,弃尽上清液,制备吸收后压积红细胞。④取吸收后压积红细胞 1 份,加生理盐水 1 份,混匀,再加入三氯甲烷/三氯乙烯混合物 2 份。⑤用塞子塞紧试管口,用力振摇 10 s,倒置 1 min 充分混匀。⑥打开塞子,37 ℃水浴 5 min,其间摇动数次。⑦500 g 离心 5 min,吸取最上层液体即为放散液(注意不要混入中层或下层液体)。⑧用放散液进行所需的检测,并用末次洗涤液做平行对照。

(4)适用范围:解离红细胞上致敏的 IgG 抗体和 IgM 抗体均适用。

5.二磷酸氯喹放散法

当红细胞被 IgG 严重包被时,即 DAT 试验阳性的红细胞,很难检测红细胞上的抗原。使用二磷酸氯喹可以解离红细胞上致敏的 IgG 抗体,并能在一定程度上保持红细胞膜的完整性和抗原的活性。

(1)器材:10 mm×75 mm 透明光洁试管,移液器(或滴管,矫正为每滴 50 μL),放大镜或显微镜,血清学专用水平离心机。

(2)试剂与材料:二磷酸氯喹溶液,IgG 致敏的红细胞,生理盐水,被检抗凝血样,对照红细胞(抗原已知)。

(3)操作步骤:①将被检抗凝红细胞用生理盐水洗涤 3～6 次,每次洗涤用生理盐水 3.5～4.0 mL(不超过 4 mL,否则生理盐水加入量过多,容易溢出)。末次 1 000 g 离心至少 5 min,弃尽上清液,制备压积红细胞,用同样方法处理对照血样。②取 1 支试管,加入压积红细胞 0.2 mL、二磷酸氯喹溶液 0.8 mL,混匀,置室温孵育 30 min。③取二磷酸氯喹处理后红细胞 50 μL,用生理盐水洗涤 4 次,配成 2%～5%的红细胞悬液做直接抗人球蛋白试验。④若直接抗人球蛋白试验阴性,可洗涤全部经二磷酸氯喹处理的红细胞。⑤若直接抗人球蛋白试验阳性,则重复②～③两步,直到抗人球蛋白试验阴性。

(4)结果分析和判定:①直接抗人球蛋白试验阴性,表明细胞膜上的抗体被完全解离。②直接抗人球蛋白试验阳性,表明细胞膜上的抗体没有被完全解离。

(5)适用范围:在不破坏膜的完整性或不改变抗原表达方式情况下,解离 DAT 试验阳性红细胞膜上的 IgG 抗体后,红细胞可用于抗原检验。

(6)注意事项:①用二磷酸氯喹处理被检红细胞时,要同时用已知抗原红细胞做对照,以证实在处理过程中未丢失抗原。②若抗体没有被完全解离,要重复孵育和检测,但总的孵育时间不要超过 2 h。延长孵育时间或在 37 ℃孵育可引起溶血或红细胞抗原丢失。③此方法不能将补体从红细胞膜上放散下来。对 DAT 强阳性的标本,往往只能减弱直接抗人球蛋白试验的强度,不能从红细胞上完全去除抗体。

(二)特殊用途的放散技术

1.冷酸放散

使用冷的甘氨酸-HCl 可以解离红细胞上致敏的 IgG 抗体。该方法能对除 Duffy 系统以外的大部分 IgG 抗体进行有效放散,并且抗体解离后,仍能保持红细胞的结构不被破坏。

(1)器材:10 mm×75 mm 透明光洁试管,移液器(或滴管,矫正为每滴 50 μL),放大镜或显微镜,血清学专用水平离心机。

(2)试剂与材料:0.1M pH3.0 甘氨酸-HCl,pH8.2 磷酸缓冲液,生理盐水,被检抗凝血样,IgG 致敏的红细胞,对照抗凝红细胞(抗原已知)。

(3)操作步骤:①将被检抗凝红细胞用生理盐水洗涤 6 次,每次洗涤用生理盐水 3.5～4.0 mL(不超过 4 mL,否则生理盐水加入量过多,容易溢出)。末次 1 000 g 离心至少 5 min,弃尽上清液,制备压积红细胞,保留末次洗涤液。取压积红细胞 1 mL 放于 4 ℃冰浴 5 min。②加冷生理盐水 1 mL 和冷的甘氨酸-HCl 2 mL 到冰浴后的红细胞中,混匀,再冰浴 1 min,1 000 g 离心2～3 min。③将上述放散液移入另一个试管中,每毫升放散液加 pH8.2 磷酸缓冲液 0.1 mL。④混匀,1 000 g 离心 2～3 min。⑤分离上清液,即为放散液。⑥用放散液进行所需的检测,并用末次洗涤液做平行对照。

(4)注意事项:①本实验过程中的甘氨酸应保持在冰浴条件下,以维持正确稳定的 pH。②磷酸缓冲液应预先保存在 2 ℃～8 ℃。③加入磷酸缓冲液使酸性放散液恢复成中性,因酸性放散液可造成试剂红细胞溶血,此时可加入 22%的清蛋白与放散液 1∶4 混合,可减少这种溶血。

(5)适用范围:解离红细胞膜上致敏的 IgG 抗体,对红细胞进行抗原检验。

2.柠檬酸放散

使用柠檬酸可以解离红细胞上致敏的 IgG 抗体。该方法放散后能保持红细胞的结构不破坏,可以进行血型检验,但对 Kell 系统的抗原破坏较彻底。柠檬酸放散过程中要用碎冰来保持低温。

(1)器材:10 mm×75 mm 透明光洁试管,移液器(或滴管,矫正为每滴 50 μL),放大镜或显微镜,血清学专用水平离心机。

(2)试剂与材料:pH 2.7 柠檬酸溶液,中性液,pH 试纸,被检抗凝血样,生理盐水。

(3)操作步骤:①将被检抗凝红细胞用生理盐水洗涤 6 次,每次洗涤用生理盐水 3.5～4.0 mL(不超过 4 mL,否则生理盐水加入量过多容易溢出)。末次 1 000 g 离心至少 5 min,弃尽上清液,制备压积红细胞,保留末次洗涤液。②在试管中加预冷的压积红细胞 1 体积,预冷的柠檬酸溶液 2 体积,充分振荡 2 min。③在最短时间内离心细胞悬液,离心条件:1 000 g,离心 15 s,以便将红细胞和上清液完全分开。④取上清液(放散液)至另一个试管中。⑤将中性液滴加到放散液中,调节 pH 至 6.8～7.2。⑥1 000 g 离心 1 min,取上清液(放散液)至另一个试管中。⑦用放散液进行所需的检测,并用末次洗涤液做平行对照。

(4)注意事项:①除中性液保存在室温,其他所有试剂和被检红细胞都要在 4 ℃条件下预冷。②本放散法可破坏 Kell 系统抗原,特别是 K 抗原,因此本法放散后的细胞不能进行 Kell 系统定型试验。

(5)适用范围:解离红细胞膜上致敏的 IgG 抗体,对红细胞进行抗原检验。Kell 系统检验除外。

3.甘氨酸-盐酸/EDTA 放散

使用甘氨酸-盐酸/EDTA 可以解离红细胞上致敏的除 Duffy 系统以外的大部分 IgG 抗体。

抗体解离后,仍能保持红细胞的结构。

(1)器材:10 mm×75 mm 透明光洁试管,移液器(或滴管,矫正为每滴 50 μL),放大镜或显微镜,血清学专用水平离心机。

(2)试剂与材料:Na₂-EDTA(10%,m/V),甘氨酸-HCl(0.1 mol/L,pH 1.5),Tris 碱,DAT 阳性红细胞。

(3)操作步骤:①将被检抗凝红细胞用生理盐水洗涤 6 次,每次洗涤用生理盐水 3.5~4.0 mL(不超过 4 mL,否则生理盐水加入量过多,容易溢出)。末次 1 000 g 离心至少 5 min,弃尽上清液,制备压积红细胞,保留末次洗涤液。②取压积红细胞 1 mL,加入甘氨酸-盐酸 4 mL 和 EDTA 1 mL,混匀。③室温孵育 1~2 min。④1 000 g 离心 2~3 min。⑤取上清液(放散液)至另一试管中,用 1 mol/L Tris 碱调 pH 至 7.5。⑥混匀,1 000 g 离心 2~3 min。⑦取上清放散液到另一试管中。⑧用放散液进行所需的检测,并用末次洗涤液做平行对照。

(4)注意事项:①用甘氨酸-盐酸/EDTA 处理可使 Kell 系统抗原变性。②用甘氨酸-盐酸/EDTA 从致敏红细胞上放散出抗体后,仍能保持红细胞的结构,这样对放散后的红细胞仍能检验其血型。

(5)适用范围:解离红细胞膜上致敏的 IgG 抗体,对红细胞进行抗原检验。该方法也可用于自身抗体的吸收。

4.微波放散法

利用微波加热,使红细胞上致敏的抗体解离下来为微波放散。该方法无须化学试剂,简便易行并可缩短实验时间。

(1)器材:10 mm×75 mm 透明光洁试管,移液器(或滴管,矫正为每滴 50 μL),放大镜或显微镜,微波炉,血清学专用水平离心机。

(2)试剂与材料:生理盐水,被检抗凝血样。

(3)操作步骤:①将被检抗凝红细胞用生理盐水洗涤 3~6 次,每次洗涤用生理盐水 3.5~4.0 mL(不超过 4 mL,否则生理盐水加入量过多,容易溢出)。末次 1 000 g 离心至少 5 min,弃尽上清液,制备压积红细胞,保留末次洗涤液。②取试管 1 支,加入压积红细胞 500 μL、生理盐水 500 μL,充分混匀。③取一个 100 mL 的烧杯,加入 37 ℃温水 50 mL。④将试管置于烧杯中,放入微波炉加热,选择输出功率为 750 W 时间 1.5~2.0 min,温度控制在 50 ℃~56 ℃。⑤加热完成后立即 1 000 g 离心 1 min,如果可能,则使用预加热过的离心杯。⑥立即分离上清液得到放散液。⑦用放散液进行所需的检测,并用末次洗涤液做平行对照。

(4)注意事项:①放散时应严格注意微波炉加热的温度和时间,时间过长或温度过高都对红细胞破坏严重,不利于放散液的检验。②放散液中抗体容易变性,故应立即进行检验。③微波放散后,红细胞有部分破坏,放散液为浅红色。

(5)适用范围:常用于致敏的 IgG 抗体放散。

5.二甲苯放散法

二甲苯为有机溶剂,可以破坏红细胞膜,解离 IgG 抗体。

(1)器材:10 mm×75 mm 透明光洁试管,移液器(或滴管,矫正为每滴 50 μL),放大镜或显微镜,水浴箱,血清学专用水平离心机。

(2)试剂与材料:生理盐水,二甲苯(分析纯),被检抗凝血样。

(3)操作步骤:①将被检抗凝红细胞用生理盐水洗涤 3~6 次,每次洗涤用生理盐水 3.5~

4.0 mL(不超过 4 mL,否则生理盐水加入量过多容易溢出)。末次 1 000 g 离心至少 5 min,弃尽上清液,制备压积红细胞,保留末次洗涤液。②取压积细胞 1 份,加生理盐水 1 份、二甲苯 2 份。③用塞子塞紧试管口,用力振摇 2 分钟,移去塞子。④将试管置于 56 ℃水浴箱中加热 10~15 min,其间不断搅拌内容物。⑤立即 1 000 g 离心至少 10 min。离心后内容物分为 3 层,上层是二甲苯,中层是红细胞基质,下层是含抗体的放散液。⑥弃掉上层二甲苯及中层红细胞基质,留取下层放散液。⑦用放散液进行所需的检测,并用末次洗涤液做平行对照。

(4)注意事项:①振摇时应防止液体溢出。②放散液中的抗体检测最好使用抗人球蛋白技术。③可以检测末次洗涤液中是否有残存抗体来判定洗涤是否充分。如果末次洗涤液中检出了残存抗体,表明洗涤不充分,会影响放散效果。④二甲苯有毒,试验操作应该在生物安全柜中进行。

(5)适用范围:适用于解离红细胞上致敏的 IgG 抗体。

6.洋地黄皂苷酸放散法

使用洋地黄皂苷酸可以解离红细胞上致敏的 IgG 抗体。

(1)器材:10 mm×75 mm 透明光洁试管,移液器(或滴管,矫正为每滴 50 μL),放大镜或显微镜,水浴箱,血清学专用水平离心机。

(2)试剂与材料:生理盐水,洋地黄皂苷酸,0.1 M 甘氨酸,pH 8.2 磷酸缓冲液、牛血清清蛋白、被检抗凝血样。

(3)操作步骤:①将试剂置于 37 ℃水浴箱,加热至 37 ℃。②将被检抗凝红细胞用生理盐水洗涤 3~6 次,每次洗涤用生理盐水 3.5~4 mL(不超过 4 mL,否则生理盐水加入量过多容易溢出)。末次 1 000 g 离心至少 5 min,弃尽上清液,制备压积红细胞,保留末次洗涤液。③取压积细胞 1 份,加生理盐水 9 份、洋地黄皂苷 0.5 份,颠倒混匀,使红细胞全部溶血。④立即 1 000 g 离心 5 min,弃去上清液。⑤洗涤红细胞基质至少 5 次,直至出现白色。⑥弃去上清液,在基质中加入 2 mL 甘氨酸,颠倒混匀至少 1 min。⑦立即 500 g 离心 5 min。⑧取出上清液,加入 0.2 mL pH 8.2 磷酸缓冲液,混匀。⑨立即 500 g 离心 5 min。⑩留取上清液,即为放散液,用放散液进行所需的检测,并用末次洗涤液做平行对照。

(4)注意事项:①试剂在使用前要预温至 37 ℃。②每次颠倒混匀都要充分,以保证试验结果的准确。③可以检测末次洗涤液中是否有残存抗体来判定洗涤是否充分。如果末次洗涤液中检出了残存抗体,表明洗涤不充分,会影响放散效果。

(5)适用范围:适用于解离红细胞上致敏的 IgG 抗体。

五、吸收放散试验的概念

先使抗体与对应抗原在适合的条件下结合,再改变某些物理或化学条件,使抗体从结合的红细胞上解脱下来的试验方法称为吸收放散试验。根据试验的目的不同,吸收试验与放散试验可以联合使用,也可以分开应用。

六、吸收放散试验的应用

(一)证实红细胞的弱抗原[以弱 A(或 B)抗原的检验为例]

1.原理

有些弱 A 或弱 B 抗原的红细胞不能被抗-A 或抗-B 抗体所凝集,但可以吸收这种抗体。若能从致敏红细胞上放散出该抗体,便可证实红细胞上有弱 A 或弱 B 抗原的存在。

2.器材

10 mm×75 mm 透明光洁试管,移液器,放大镜或显微镜,4 ℃冰箱,37 ℃水浴箱,血清学专用水平离心机。

3.试剂与材料

人血清(多克隆)抗-A 和/或抗-B(注:因为一些单克隆 A、B、O 定型试剂,对 pH 及渗透压的变化敏感,所以不适用于吸收放散试验)、生理盐水、被检抗凝血样、2%~5%的 A、B、O 定型试剂红细胞。

4.操作步骤

(1)取被检抗凝红细胞 1 mL,用生理盐水洗涤 3~6 次,每次洗涤用生理盐水 3.5~4 mL(不超过4 mL,否则生理盐水加入量过多容易溢出)。末次 1 000 g 离心至少 5 min,要尽量弃尽上清液,得压积红细胞。

(2)如怀疑是弱 A 抗原,在压积红细胞中加入 1 mL 抗-A 试剂血清;如怀疑是弱 B 抗原,则加入 1 mL 抗-B 试剂血清。

(3)充分混匀,放于 4 ℃冰箱 1 h,其间轻摇试管几次,使其充分作用。

(4)离心混合物,取上清液至另一个试管中(用于比较吸收前后抗-A、抗-B 试剂血清的效价)。

(5)用 4 ℃冷盐水至少洗涤红细胞 6 次,保留末次洗涤液做游离抗体检测。

(6)用"热放散法",从细胞上放散下抗体。

(7)1 000 g 离心 1 min,将上层放散液转入另一试管中。

(8)检测放散液,同时用末次洗涤液做平行对照。

(9)取试管 6 支做好标记,分别在小试管中加入放散液或末次洗涤液 100 μL,再分别加入 2%~5%的 A、B、O 型试剂红细胞悬液各 50 μL。

(10)1 000 g 离心 15 s 观察结果,亦可将试管放置 4 ℃冰箱 30 min 或 4 ℃冰箱过夜后离心观察结果。

5.结果分析和判定

结果分析和判定见表 7-4。

表 7-4　吸收放散试验判定弱 A(或 B)抗原

末次洗涤液与试剂红细胞的凝集反应			放散液与试剂红细胞的凝集反应			ABO 血型
A 细胞	B 细胞	C 细胞	A 细胞	B 细胞	C 细胞	结果判定
0	0	0	0	0	0	/
0	0	0	+	0	0	A
0	0	0	0	+	0	B
0	0	0	+	+	0	AB

注:+表示凝集;0 表示无凝集。

(1)末次洗涤液与 A 型或 B 型红细胞不凝集,放散液与 A 型和/或 B 型红细胞凝集,判断为阳性,表明放散液中存在抗-A 和/或抗-B,是被检红细胞吸收了试剂血清中的抗-A 和/或抗-B 所致,由此判断被检红细胞上带有 A 和/或B 抗原。

(2)放散液不与 A 或 B 型试剂红细胞发生凝集,表明被检细胞上不带有 A 和/或B 抗原,没有吸收抗-A 和/或抗-B；或是放散液制备失误所造成，因此不能判断是否为 O 型。

（3）如放散液与 O 型试剂红细胞发生凝集，表明在吸收放散过程中，重新获得了一些其他的或附加的抗体。

（4）如果末次洗涤液与 A 型或 B 型红细胞凝集（检出残存抗体），表明洗涤不充分，或结合的抗体在洗涤过程中发生了分离，结果不可信。

6.适用范围

弱 A（或 B）抗原的检验，间接判定 ABO 血型。

7.注意事项

（1）吸收过程中应尽可能使用人源（多克隆）血清。如没有人源血清，可将试剂血清稀释（效价以 32 为宜）后使用。因为如果血清效价太高，经红细胞吸收后效价下降不明显，难以判断结果。

（2）红细胞经洗涤压积，盐水应尽量去尽，以免稀释试剂血清。

（3）放散时应严格注意温度和时间，弱 A（或弱 B）抗原检测，吸收温度以 4 ℃为宜。温度过高，红细胞易溶解；温度过低，抗体从红细胞上放散不完全。

（4）加大吸收用的试剂血清量，放散液内可以得到更多的抗体。

（二）分离抗体

从含有多种抗体的血清中分离出一种已知抗体，采用本法最可靠。如从一份含有抗-B、抗-M 的血清中分离抗-M，可用 B（一）M（＋）细胞吸收血清后做放散，便得到单一的抗-M。但本法只能分离混合抗体，不能分离复合抗体（复合抗体只与复合抗原起反应，不能通过吸收放散试验分开）。如可以分离抗-E ＋抗-c，不适用于分离抗-cE。如从一份含有抗 Ce 血清中分离不出抗-M。

1.器材

10 mm×75 mm 透明光洁试管，移液器（或滴管，矫正为每滴 50 μL），放大镜或显微镜，4 ℃冰箱，37 ℃水浴箱，血清学专用水平离心机。

2.试剂与材料

生理盐水，被检血清，带特定表型的抗凝红细胞。

3.操作步骤

（1）将带某种特定表型抗凝红细胞用盐水洗涤 3～6 次，每次洗涤用生理盐水 3.5～4.0 mL（不超过 4 mL，否则生理盐水加入量过多容易溢出）。末次 1 000 g 离心至少 5 min，要尽量弃尽上清液，得压积红细胞。

（2）取 1 mL 压积红细胞，加 1 mL 被检血清，根据抗体的性质选择 4 ℃或 37 ℃孵育 30～60 min，吸收期间混匀数次，让要吸收的某种特异性抗体被充分吸收，然后对吸收的抗体进行放散，由此某种特异性抗体被保留在血清中，某种特异性抗体被转移在放散液中，被检血清中可能存在的多种特异性抗体得到分离。

（3）采用适当技术（如使用盐水试验或间接抗人球蛋白试验）分别鉴定保留在血清中和放散液中的抗体特异性。IgM 性质抗体用盐水试验，IgG 性质抗体用间接抗人球蛋白试验。

例如，如果被检血清中含抗-B 和抗-M，则：①取 1 mL B（＋）M（一）表型的压积红细胞，加 1 mL 被检血清，置于 4 ℃孵育 30～60 min，吸收被检血清中的抗-B，保留抗-M。②对吸收有抗-B 的细胞做热放散试验，获得含有抗-B 的放散液。③取 2 支试管做好标记，各管分别加入吸收后的血清(含抗-M)100 μL,一管加入 2%～5%B(+)M(-)表型红细胞悬液 50 μL,另一管加入 2%～5%B(-)M(+)表型红细胞悬液 50 μL,1 000 g 离心 15 s 观察结果。④取另 2 支试管做好标记,各管分别加入放散液(含抗-B)100 μL,一管加入 2%～5%B(+)M(-)表型红细胞悬液 50 μL,另一管加入 2%～5%B(-)M(+)表型红细胞悬液 50 μL,1 000 g 离心 15 s 观察结果。

4.结果分析和判定

结果分析和判定见表 7-5。

表 7-5 多种特异性抗体的分离和判定(以分离抗-B 和抗-M 为例)

	吸收以后的血清			放散液	
红细胞表型	B(-)M(+)	B(+)M(-)	B(-)M(+)		B(+)M(-)
凝集反应	0	+	+		0
结果判定	抗-B 分离			抗-M 分离	

注:+表示凝集;0 表示无凝集。

(1)凝集格局符合上表,表示抗体被分离。

(2)凝集格局不符合上表,表示抗体没有被完全分离。

(3)若抗体没有被完全分离,重复操作步骤(1)～(2)。

5.适用范围

(1)适用于从含有多种抗体的血清中分离或提取出一种抗体(若血清中 IgM 和 IgG 类型的抗体并存时,要先做中和抑制试验)。

(2)只适用于分离"混合抗体"(如抗-E+抗-c),不适用于分离"复合抗体"(如抗-cE)。

6.注意事项

(1)在分离混合抗体时,选择吸收用的红细胞很重要。吸收用的红细胞含有与欲吸收抗体发生反应的对应抗原,而缺乏与欲保留抗体发生反应的对应抗原。例如,被检血清中含抗-c +抗-E,可以用 c(+)E(-)或 c(-)E(+)的红细胞吸收抗-c 或抗-E,保留抗-E 或抗-c,然后再把抗-c 或抗-E 放散下来。如果被检血清足够多,也可以把被检血清分为两份,一份用 c(+)E(-)的红细胞吸收抗-c,然后再把抗-c 放散下来;另一份用 c(-)E(+)的红细胞吸收抗-E,然后再把抗-E 放散下来。

(2)用于吸收的细胞量必须足够,被检血清与细胞的比例,取决于移出抗体的浓度。一般细胞∶血清=1∶1。但对于高效价的抗体,往往要增加细胞与血清比例,或反复多次吸收,但反复多次吸收有可能稀释抗体效价。

(3)该方法也可用于证实血清中存在的抗体。用已知抗原的细胞吸收待检血清,如果该细胞能够吸收待检血清中的抗体,并放散下来,说明待检血清中含有已知抗原相应的抗体;否则说明待检血清中不含有相应抗体。

(田家强)

第三节 抗 原 检 验

抗原是能刺激机体免疫系统引起特异性免疫应答的非己物质。它可以在体内或体外与其对应的特异性抗体或致敏淋巴细胞结合,产生免疫反应,因此可以利用已知特异性的抗体检验抗原的特异性。抗原检验中通常应用红细胞凝集试验,必要时做凝集抑制试验和吸收放散试验。因临床输血中,常规只要求检验 ABO、Rh(D)血型,故本节重点讨论 ABO、Rh 血型系统抗原检验的有关问题。

一、ABO 血型系统抗原检验

根据红细胞膜上有无 A 抗原和/或 B 抗原,将血型分为 A 型、B 型、AB 型及 O 型 4 种。A 型人血清中含抗-B 抗体,B 型人血清中含抗-A 抗体,O 型人血清中含抗-A 和抗-B 抗体,AB 型人血清中不含 ABO 抗体。

可采用抗 A 和抗 B 试剂血清检验红细胞上有无对应的 A 抗原/B 抗原(正定型),采用 A 型试剂红细胞和 B 型试剂红细胞检测血清中有无对应的抗-A/抗-B 抗体(反定型),必须同时从正定型和反定型两项实验来检验样本的 ABO 血型。

(一)玻片检验法

1.器材

玻片或专用凹形硬纸片,移液器(或滴管,矫正为每滴 50 μL),竹签或塑料棒。

2.试剂与材料

抗-A、抗-B 和抗-A、B 试剂血清、被检抗凝血样(最好为 1 管抗凝血样,用于制备生理盐水红细胞悬液;1 管不抗凝血样,用于分离血清;如果只有 1 管抗凝血样,分离抗凝充分的血浆备用,然后制备生理盐水红细胞悬液)、2%~5%的 A、B 和 O 型试剂红细胞悬液(3~5 人份同型红细胞经洗涤 3 次后混合配制而成)。

3.操作步骤

(1)先用记号笔在玻片上画成方格,再在方格或凹形硬纸片上分别标明抗-A、抗-B、抗-A、B 和 A、B、O 型红细胞(如图 7-2 所示)。

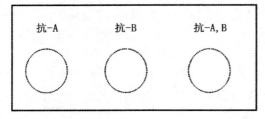
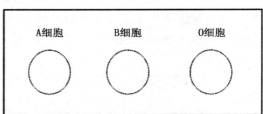

图 7-2　玻片检验法

(2)在标明抗-A、抗-B 和抗-A、B 的方格里加对应的试剂血清,具体用量遵照试剂血清说明书。如标记为抗-A 的方格里加抗-A 试剂血清,依此类推。

(3)各方格里再分别加入 2%~5% 被检红细胞悬液 50 μL(红细胞悬液的浓度通常为 2%~5%,但也可以使用全血或更高浓度,具体要求遵照试剂血清说明书)。

(4)分别用干净的竹签或塑料棒(各孔竹签或塑料棒不可混淆)将血清和红细胞悬液充分混合均匀涂开,使其覆盖面积大约 20 mm×20 mm。

(5)缓慢连续倾斜转动玻片或纸片,1~5 min 内观察结果。

(6)在标明 A、B 和 O 型红细胞的方格里分别加被检血清(或血浆)100 μL。

(7)再在对应的方格里加 A、B 和 O 型试剂红细胞悬液各 50 μL,如标记为 A 型的方格里加

A 型试剂红细胞悬液 50 μL,依此类推。

(8)分别用干净的竹签或塑料棒将红细胞悬液和试剂血清充分混合,并把混合物均匀涂开,使其覆盖面积约为 20 mm×20 mm。

(9)缓慢连续倾斜转动玻片或纸片,1～5 min 内观察结果。

4.结果分析和判定

(1)出现凝集或溶血判为阳性。

(2)在经 1～5 min 如红细胞仍呈均匀混悬状态则判为阴性。

(3)结果可疑者或正反定型不一致的,用试管法复检。

(4)结果判定标准见表 7-6。

表 7-6　ABO 血型判定标准

| 被检者红细胞与试剂血清的凝集反应 | | | 被检者血清与试剂红细胞的凝集反应 | | | ABO 血型 |
抗-A	抗-B	抗-A、B	Ac	Bc	Oc	结果判定
0	0	0	+	+	0	O
+	0	+	0	+	0	A
0	+	+	+	0	0	B
+	+	+	0	0	0	AB

注:+:表示凝集;0:表示无凝集。

5.适用范围

适用于常规 ABO 血型检测。

(二)试管检验法

1.器材

10 mm×75 mm 透明光洁试管,移液器(或滴管,矫正为每滴 50 μL),放大镜或显微镜,4 ℃冰箱,血清学专用水平离心机。

2.试剂与材料

抗-A、抗-B 和抗-A、B 试剂血清,被检抗凝血样(最好为 1 管抗凝血样,用于制备被检红细胞生理盐水悬液;1 管不抗凝血样,用于分离血清;如果只有 1 管抗凝血样,分离抗凝充分的血浆备用,然后制备生理盐水红细胞悬液),2%～5%的 A、B 和 O 型试剂红细胞悬液。

3.操作步骤

(1)取 10 mm×75 mm 试管若干支,分别标明抗-A、抗-B 和抗-A、B 及 A、B 和 O 型红细胞,亚型检验还需要标记抗-A1 和抗-H。

(2)在标记好的试管底部加入对应的试剂血清,具体用量遵照试剂血清说明书要求。如标记为抗-A 的试管里加抗-A 试剂血清 100 μL,依此类推。

(3)每支试管里再分别加入 2%～5%被检红细胞悬液 50 μL。亚型检验时将试剂血清和被检细胞在室温或 4 ℃孵育 30 min,以增强抗原与抗体的结合。

(4)在标明 A、B 和 O 型红细胞的试管底部分别加入被检血清(或血浆)100 μL。

(5)再在对应的试管底部加入 5%的 A、B 和 O 型试剂红细胞悬液各 50 μL,如标记为 A 型的试管里加 A 型试剂红细胞悬液 50 μL,依此类推。

(6)混匀,除亚型检验外,立即离心,1 000 g 离心 15 s。

4.结果分析和判定

(1)先以肉眼观察上清液有无溶血现象,然后再轻轻摇动试管,使沉于管底的细胞扣悬浮,检查有无凝集块。

(2)溶血或凝集都判定为阳性结果。

(3)重悬红细胞扣后的红细胞均匀悬浮无凝集判定为阴性结果。

(4)正常样本的 ABO 血型,正反定型的结果是相符的,结果判定标准见表 7-6。

(5)ABO 亚型的判定需要综合分析,判定标准遵循疑难血型鉴定与疑难配血标准。

5.适用范围

ABO 血型检验(包括 ABO 亚型的检验)。

(三)仪器自动化检验法

1.原理

用全自动样本处理系统将样本(红细胞悬液/血浆)和试剂(试剂血清/试剂红细胞)加于 96 孔微量板上,然后将微量板离心、振荡后,用酶标仪扫描微量板 M 型孔底中线上 40 个点的透光度,通过与设定的阳性参考曲线和阴性参考曲线比较,根据程序设定的 ABO 正反定型模式统计判定样本的 ABO 血型。

2.器材

样本处理系统(如 TECAN RSP150),普通离心机,平板离心机,振荡混匀器,TECAN 酶标仪。

3.试剂与材料

抗-A、抗-B 试剂血清,待检抗凝血样,生理盐水,2%～5% 的 A、B 和 O 型试剂红细胞悬液(3～5 人份同型红细胞经洗涤 3 次后混合配制而成),96 孔板(U 形底),96 孔板(平底)。

4.操作步骤

(1)样本处理:①将待检样本 2 000 g 离心 10 min。②将样本去盖后装于样本处理系统的样本架上并扫描样本条码。

(2)程序参数设定:①在参数设置程序中,设定待检样本红细胞悬液制备的参数,生理盐水量为 495 μL,压积红细胞量为 5 μL,浓度为 1%。②在参数设置程序中,设定正定型检测的参数,抗 A、抗 B 试剂血清量均为 25 μL,待检红细胞悬液量为 50 μL。③在参数设置程序中,设定反定型的参数,A 型、B 型、O 型试剂红细胞悬液的量均为 25 μL,待检血浆量为 50 μL。

(3)自动加样。①正定型加样:仪器按设定程序在 96 孔 U 形板中按顺序加入抗 A、抗 B 试剂血清。然后吸取生理盐水、压积 RBC,在 96 孔平底板中预稀释板配制 RBC 悬液,再将配制好的悬液分别加入有试剂血清的 96 孔 U 形板孔中。②反定型加样:仪器按程序分别将每份待测血浆加入 U 形微板孔中,按先后顺序加入 A 型、B 型、O 型试剂红细胞悬液。

(4)离心:将加样完的 96 孔 U 形板放入平板离心机离心,190 g,2 min,取出将其放入振荡仪 1 000 r/min 振荡 30 s,静置 1～3 min。

5.结果分析和判定

(1)用测定波长为 620 nm 酶标仪扫描微孔底 40 个点的透光度值。

(2)设定参考曲线:①红细胞凝块聚集于微量板孔中央,透光度小;外周很少甚至没有游离的红细胞,透光度大,透光度曲线呈"U"形,此类曲线设定为阳性参考曲线。②红细胞均匀分布于微量板孔内,透光度曲线平缓呈"一"形,此类曲线设定为阴性参考曲线。

(3)结果判定:微孔板在酶标仪上读数后计算出每一孔的吸光度曲线并与设定的参考曲线相比较,从而确定出每一孔的阴阳性。然后根据预先设定在酶标仪中的 ABO 血型判定标准,仪器自动确定每个样本的血型结果。

6.注意事项

(1)样本要充分抗凝,否则将会引起加样针堵塞、加样量不准。

(2)反定型使用的试剂红细胞悬液,最好为新鲜配制,浓度控制在 2%～5%,否则容易给酶标仪判读造成困难。

(3)U 形板底有异物或划痕时,容易误判,最好使用一次性微量板。

7.技术优点

(1)采用自动化加样,加样量精确、迅速,避免了手工加样的人为误差。

(2)酶标仪判读,血型结果自动打印,克服了手工检验血型无原始记录的漏洞。

(四)毛细管检验法

1.原理

刚释放出来的年轻红细胞比重接近 1.078,随着红细胞的成熟和衰老,比重变为 1.114 左右。利用比重差异,将年轻红细胞和衰老红细胞分开,制备年轻红细胞悬液,检测年轻红细胞的血型。

2.器材

10 mm×75 mm 透明光洁试管、4 mm×75 mm 毛细管、毛细管血液离心机、橡皮泥、小砂轮。

3.试剂与材料

被检者血样(要求用 EDTA 抗凝,采血后 24 h 内使用;输血后 3 d 或更长时间后的血样分离效果较好);生理盐水。

4.操作步骤

(1)将被检者 EDTA 抗凝血 3 mL 离心,取压积红细胞充满毛细管。

(2)拿橡皮泥堵住毛细管的两侧,放入毛细管血液离心机。

(3)离心,1 000 g,2～3 min。

(4)取出毛细管,将毛细管中有少量血浆的部分拿小砂轮割掉。

(5)拿小砂轮割掉毛细管头(近心端)、尾(远心端)各 1 cm,剩余部分放入标记好的试管中。

(6)用生理盐水洗涤 3 次,配制 2%～5%的红细胞生理盐水悬液,待用。

(7)以下同试管检验法的操作步骤(1)～(6)。

5.结果分析和判定

同试管检验法。

6.适用范围

(1)用于近期输血患者的血型鉴定。

(2)用于骨髓移植后患者的血型鉴定。

7.临床意义

近期输血的患者,供者红细胞和自身红细胞混合存在,但输入的供者红细胞往往比患者自己的年轻红细胞老化,使用毛细管法制备自身红细胞,可准确鉴定患者的血型。

(五)注意事项

1.ABO 定型试剂要符合国家标准

(1)ABO 正定型试剂血清必须符合下列要求:抗-A、抗-B 要有国家有关部门的批准文号,符合国家标准;抗-A、B、抗-A1、抗-H 要符合行业标准。

(2)每批试剂血清在使用前必须做质量监控,包括外观、效价和亲和力等,若有不符合标准者,不能投入使用。试剂血清要在有效期内使用,保存条件(如保存温度)和使用条件(如试剂血清与被检红细胞的比例,反应温度)严格按照试剂血清说明书要求。

(3)ABO 反定型细胞必须符合下列要求:3～5 个正常供者的 ABO 同型红细胞经洗涤 3 次后混合,配制为 2%～5% 的红细胞生理盐水悬液,4 ℃保存。每次使用前确认无溶血、无浑浊或絮状物,并用抗 A、抗 B 试剂血清复查血型,观察凝集强度是否正常(4+)。

ABO 正定型要用抗凝的血样,(用生理盐水洗涤 3 次)配制 2%～5% 的红细胞生理盐水悬液。避免从凝集的血块上洗下红细胞做实验;ABO 反定型所用的被检血清,必须充分凝血;如果使用血浆则必须充分抗凝,以避免实验过程中纤维蛋白析出干扰结果判定。

ABO 正定型要同时用抗-A、抗-B、抗-A、B 三种试剂血清,不能只用抗-A、抗-B。因抗-A、抗-B 有助于发现弱 A/B 抗原及验证抗-A/抗-B 是否被漏加及是否失效等。ABO 反定型要用 O 型红细胞,这样可以提示抗-H(如孟买型)、某些 IgM 类不规则抗体,冷凝素或自身抗体。

操作时,先加血清后加红细胞,以便容易核实是否漏加血清。

婴儿出生后 6 个月左右才产生抗体,故新生儿不必做反定型(仅供参考)。新生儿 ABO 抗原较弱,分析结果时要考虑到这个因素。

2.如果出现以下情况,应排除 ABO 亚型

(1)正定型凝集弱于 2+;反定型凝集弱于 1+。

(2)正反定型不一致。

(3)抗-A、B 与抗-A/抗-B 的凝集强弱不平行或凝集呈 mf。

如怀疑 A 抗原和/或 B 抗原因各种原因减弱(如年龄、疾病、治疗用药),可以采用下列技术证实红细胞带有的弱 A 抗原和/或 B 抗原:①试剂血清与被检红细胞混合,室温静置 1 h 或 4 ℃孵育 30～60 min。②检查被检者唾液中的 ABH 物质做参考,见本章第一节凝集抑制试验。③用吸收放散试验证实红细胞上的抗原,见本章第二节吸收放散试验。④用低离子(LISS)液增强反应。

(六)临床意义

ABO 血型检验是临床输血的第一步骤,是安全有效输血的基础,ABO 血型不合的输血可能导致严重的输血反应甚至死亡。ABO 血型检验也可用于新生儿溶血病诊断。

二、Rh 血型系统抗原检验

Rh 抗原有 D、C、c、E、e 5 种,可分别用抗-D、抗-C、抗-c、抗-E、抗-e 5 种 Rh 试剂血清,检查红细胞上是否存在对应的抗原,用 5 种 Rh 试剂血清检验,结果可有 18 种表型。在临床输血中,因 D 抗原的抗原性最强,《临床输血技术规范》只要求做 D 抗原检验。凡被检红细胞和抗 D 试剂凝集者判定为 RhD 阳性/Rh 阳性;无凝集者判定为初检 RhD 阴性/Rh 阴性,排除弱 D/极弱 D 表型后方可报告阴性结果。

（一）玻片检验法

1.器材

玻片或专用凹形硬纸片,移液器(或滴管,矫正为每滴 50 μL)。

2.试剂与材料

抗-D 试剂血清(必须是盐水凝集试剂),2％～5％的被检红细胞悬液(也可以用全血或更高浓度的红细胞,具体要求必须遵照试剂血清说明书),RhD 阳性红细胞悬液,正常 AB 型血清。

3.操作步骤

(1)先用记号笔在玻片上画成方格,再在方格或凹形硬纸片上分别标明抗-D、阳性对照和阴性对照。

(2)在标明抗-D 和阳性对照格中加入抗-D 试剂血清,用量按照厂家说明书操作。阴性对照格中加入正常 AB 型血清 100 μL。

(3)阳性和阴性格中各加入 RhD 阳性红细胞悬液 50 μL,抗-D 格中加入被检红细胞悬液 50 μL。

(4)分别用干净的竹签或塑料棒(各孔竹签或塑料棒不可混淆)将血清和红细胞悬液充分混合均匀涂开,使其覆盖面积约为 20 mm×20 mm。

(5)缓慢连续倾斜转动玻片或纸片 1～5 min 内观察结果。

4.结果分析和判定

(1)当阳性对照格出现凝集,阴性对照格未出现凝集时,被检红细胞格出现凝集,判定结果为阳性,表示受检者红细胞上带有 D 抗原。

(2)当阳性对照格出现凝集,阴性对照格未出现凝集时,被检红细胞格未出现凝集,判定结果为阴性,表示受检者红细胞上未带有 D 抗原。

(3)当阳性对照格未出现凝集,或阴性对照格出现凝集时,被检格的结果不可信,不能发出报告,必须复检分析原因。

(4)结果判定标准见表 7-7。

表 7-7　RhD 抗原判定标准

被检项目	试剂血清和红细胞	凝集反应	
RhD	正常 AB 型血清加 RhD 阳性红细胞	0	0
	抗 D 血清加 RhD 阳性红细胞	＋	＋
	抗 D 血清加被检红细胞	＋	0
	结果判定	RhD 阳性	RhD 阴性

注:①＋:表示凝集;0:表示无凝集;②RhC、Rhc、RhE、Rhe 的判定标准和 RhD 相同。

(5)本方法检验为 RhD 阴性者,只能判定为初检 RhD 阴性。

（二）试管检验法

1.器材

10 mm×75 mm 透明光洁试管,移液器(或滴管,矫正为每滴 50 μL),放大镜或显微镜,血清学专用水平离心机。

2.试剂与材料

抗-D 试剂血清,2％～5％的被检红细胞悬液,RhD 阳性红细胞悬液(3 个 O 型 RhD 阳性红细胞经洗涤 3 次后混合配制而成的 2%～5% 的红细胞悬液），正常 AB 型血清。

3.操作步骤

（1）取 10 mm×75 mm 试管 3 支，分别标记为"抗-D 被检""阳性对照"和"阴性对照"。

（2）在标明抗-D 被检和阳性对照的管中分别加入抗-D 试剂血清（用量按照厂家说明书操作），阴性对照管中加入 AB 型血清 100 μL。

（3）阳性和阴性管中分别加入 RhD 阳性红细胞悬液 50 μL，抗 D 被检管中加入被检红细胞悬液 50 μL。

（4）轻轻混匀，1 000 g 离心，15～30 s。

（5）观察上清液有无溶血，并轻轻摇动试管，使沉于管底的细胞扣浮起，观察有无凝集。

4.结果分析和判定

（1）当阳性对照管出现凝集，阴性对照管无凝集时，加有被检红细胞的管出现凝集，判定结果为阳性，表示受检者红细胞上带有 D 抗原。

（2）当阳性对照管出现凝集，阴性对照管无凝集时，加有被检红细胞的管未出现凝集，判定结果为阴性，表示受检者红细胞上未带有 D 抗原。

（3）当阳性对照管无凝集，或阴性对照管出现凝集时，被检管的结果不可信，不能发出报告，必须复检分析原因。

（4）结果判定标准见表 7-8。

表 7-8　RhD 阴性确认试验判定标准

检测项目 抗 D 血清批号	盐水凝集试验			间接抗人球蛋白试验			结果判定
	1	2	3	1	2	3	
被检 1♯	0	0	0	0	+	0	RhD 阳性（部分 D 或弱 D）
被检 2♯	0	0	0	0	+	+	RhD 阴性
被检 3♯	0	0	0	0	0	0	
阴性对照	0	0	0	0	0	0	
阳性对照	0	0	0	+	+	+	

注：+.表示凝集；0.表示无凝集。

（5）本方法检验为 RhD 阴性者，只能判定为初检 RhD 阴性。

5.适用范围

（1）本方法只适用于室温条件下、盐水介质中，使用化学修饰的低蛋白或单克隆混合型 IgM/IgG 试剂血清、单克隆/多克隆低蛋白的 Rh 试剂血清检测 Rh 抗原。

（2）本方法不适用使用 IgG 型 Rh 试剂血清做 Rh 抗原检验。对于 IgG 型 Rh 试剂血清，要采用酶、抗人球蛋白、聚凝胺或微柱凝胶等试验技术进行检验。

（3）也可以分别用抗-C、抗-c、抗-E、抗-e 试剂血清检测被检红细胞的 C、c、E、e 抗原。这时要用 C、c、E、e 阳性红细胞悬液（配制方法同 RhD 阳性红细胞），做对应试验的阳性对照，RhC、Rhc、RhE、Rhe 的判定标准和 RhD 相同。

（4）初检为 RhD 阴性者，需要进一步做 RhD 阴性确认；RhC、Rhc、RhE、Rhe 阴性者，不需要做阴性确认。

6.注意事项

(1)目前多数商品 Rh 定型试剂为化学修饰低蛋白或单克隆混合型 IgM/IgG Rh 定型试剂,或单克隆/多克隆低蛋白定型试剂,可以采用盐水凝集试验。

(2)Rh 抗原的检测必须严格遵照试剂血清的说明书操作,如试剂血清和红细胞的比例及孵育温度和时间。

(3)如果直接抗人球蛋白试验(直抗)阳性的标本,使用单克隆混合型 IgM/IgG Rh 定型试剂,检测 Rh 血型可能发生抗原遮断现象,出现假阴性结果。因此对于此类表标本(如新生儿溶血病标本)要用 IgG Rh 定型试剂血清检测。操作方法参见本节"RhD 阴性确认试验"。

(4)也可以分别用抗-C、抗-c、抗-E、抗-e 试剂血清(必须是盐水凝集试剂)检测被检红细胞的 C、c、E、e 抗原。这时要用 C、c、E、e 阳性细胞做对应试验的阳性对照(配制方法同 RhD 阳性红细胞)。基层实验室在常规试验中,多不具备 RhD、RhC、Rhc、RhE、Rhe 阳性和阴性标准细胞,故采用 3 人份混合的 O 型红细胞加抗-D 做阳性对照、加正常 AB 型血清做阴性对照。

(5)一种特定的试剂血清可能和具有相应抗原的变异型红细胞不起反应。

7.临床意义

Rh 血型检验是临床输血的第一步骤,是安全有效输血的基础,Rh 血型不合的输血可能导致严重的输血反应甚至死亡;Rh 血型检验也可用于新生儿溶血病诊断、亲子鉴定和家系研究。

(三)RhD 阴性确认试验

RhD 抗原的表达分为正常 D、增强 D、弱 D、极弱 D(或放散 D、D_{el})、部分 D、D 阴性 6 种。初检为 RhD 阴性者,需经 RhD 阴性确认试验后,才能发出 RhD 阴性的报告。由于 D 抗原是多个表位的嵌合体,其抗原数量减少或抗原结构产生变异所产生的一些弱 D 和不完全 D 红细胞,它们虽然有 RhD 抗原,但与初筛使用的抗 D 试剂血清可能无凝集或弱凝集而漏检。这些红细胞上 D 抗原的检测,需用人源性的 IgG 抗 D 试剂血清做抗人球蛋白试验;极弱 D(放散 D,D_{el})是一种非常弱的 D 抗原,只能通过吸收放散试验或基因检测技术确认/排除。

1.弱 D 的确认/排除

(1)器材:10 mm×75 mm 透明光洁试管,移液器(或滴管,矫正为每滴 50 μL),放大镜或显微镜,37 ℃水浴箱,血清学专用水平离心机。

(2)试剂与材料:生理盐水,不同厂家或批号的 IgG 抗-D 试剂血清 3 份(可以更多,但要注意几个厂家的抗-D 不能为同一来源的细胞株或来自同一个人),抗人球蛋白试剂(要使用最适稀释度的抗人球蛋白试剂),IgG 致敏红细胞,2%～5%的被检者红细胞生理盐水悬液,Rh(D)阳性红细胞悬液,正常 AB 型血清。

(3)操作步骤:①取试管 7 支,3 支分别标明 3 种不同的抗 D 试剂血清,3 支标明阳性对照,1 支标明阴性对照。②在标记好的抗-D 试剂血清管和阳性对照管中分别加入不同批号的抗-D 试剂血清(用量遵照试剂血清说明书),阴性对照管中加入正常 AB 型血清 100 μL。③在各抗-D 管中分别加入被检红细胞悬液 50 μL,对照管中加入 Rh 阳性红细胞悬液 50 μL。④混匀,在 37 ℃孵育 30～60 min(遵照试剂厂家的说明书操作)后,1 000 g 离心 15～30 s。⑤轻轻冲洗悬浮细胞扣,用生理盐水洗涤细胞 3～4 次(每次洗涤用生理盐水 3.5～4 mL(不超过 4 mL,否则生理盐水加入量过多容易溢出);末次洗涤后,弃尽上清液,用滤纸吸尽试管口边缘残余液体。⑥每管加最适稀释度的抗人球蛋白试剂血清 50～100 μL(遵照试剂说明书要求),轻轻混匀,然后 1 000 g 离心 15～30 s。⑦轻轻摇动细胞扣,观察有无凝集。⑧如果抗-D 管无凝集,则加入

IgG 致敏红细胞 50 μL,再次离心(1 000 g,15～30 s),以确认阴性结果。

(4)结果分析和判定。①确认阴性结果:无凝集的抗-D 管中加入 IgG 致敏红细胞后离心,出现凝集,判定阴性结果正确,否则可能是红细胞洗涤不充分而呈假阴性,必须重新试验。②如果阳性对照管未出现凝集或阴性对照管出现凝集,抗-D 管的结果不可信,不能发出报告,必须复检分析原因。③如果阳性对照管出现凝集,阴性对照管未出现凝集 3 个抗-D 管中只要有 1 管出现凝集,判定为 RhD 阳性(部分 D 或弱 D 抗原)。④如果阳性对照管出现凝集,阴性对照管未出现凝集,3 个抗-D 管均无凝集,判定为 RhD 阴性。⑤结果判定标准见表 7-8。

(5)注意事项:①确认试验中所选用的抗 D 试剂所识别的 D 表位应与初筛使用的抗-D 识别的 D 表位不同。部分 D 的确认/排除,理论上应当用一套包含全部 D 表位的单克隆试剂血清检测,但基层实验室难以具备,实际操作中难以办到,故用几个不同厂家/批号的 IgG 抗-D 试验。一般使用 3 种以上抗不同 D 表位的试剂血清做试验。但由于国内抗-D 尚未统一管理,可能几个厂家/不同批号的抗-D 血站是来自同一个人/细胞株。②理想的阴性对照是用相应的试剂血清和 RhD 阴性红细胞反应,如果无 RhD 阴性红细胞,可用正常 AB 型血清加 3 人份混合的 O 型 RhD 阳性红细胞替代。

2.极弱 D(放散 D,D_{el})的确认/排除

(1)器材:10 mm×75 mm 透明光洁试管,移液器(或滴管,矫正为每滴 50 μL),放大镜或显微镜,37 ℃水浴箱,血清学专用水平离心机。

(2)试剂与材料:生理盐水,等体积三氯甲烷和三氯乙烯的混合物(三氯甲烷和三氯乙烯要用分析纯),人源性 IgG 抗 D 试剂血清,抗人球蛋白试剂,IgG 致敏红细胞,RhD 阳性红细胞悬液 [3 个 O 型 RhD 阳性红细胞经洗涤 3 次后混合配制而成的 2%～5%红细胞悬液],正常 AB 型血清,被检样本(抗凝血)。

(3)操作步骤:①将被检者抗凝红细胞用生理盐水洗涤 3 次,每次洗涤用生理盐水 3.5～4.0 mL(不超过 4 mL,否则生理盐水加入量过多,容易溢出),末次离心至少 5 min,弃尽上清液,制备压积红细胞。②取 1 mL 压积红细胞加入 IgG 抗-D 试剂血清 1 mL,混匀,于 37 ℃孵育 30～60 min,其间混匀数次,使其充分吸收,然后 1 500 g 离心 2 min,移除上层血清。③用生理盐水洗涤红细胞至少 6 次,末次离心至少 5 min,弃尽上清液,制备吸收后压积红细胞。④取吸收后压积红细胞 1 份加生理盐水 1 份混匀,再加入三氯甲烷-三氯乙烯混合物 2 份。⑤用塞子塞紧试管口,用力振摇 10 s,倒置 1 min 充分混匀。⑥打开塞子,37 ℃水浴 5 min,其间摇动数次,让三氯甲烷-三氯乙烯挥发。⑦1 500 g 离心 5 min,吸取最上层液体即为放散液(注意不要吸取中层或下层深红色液体)。⑧另取试管 4 支,标记为"被检""阳性对照""阴性对照""平行对照",被检管中加入放散液 100 μL、Rh 阳性红细胞悬液 50 μL;阳性对照管中加入抗 D 试剂血清100 μL、Rh 阳性红细胞悬液 50 μL;阴性对照管中加入正常 AB 型血清 100 μL、Rh 阳性红细胞悬液 50 μL;平行对照管中加入末次洗涤液 100 μL、Rh 阳性红细胞悬液 50 μL,做间接抗人球蛋白试验。⑨检查和记录凝集结果。

(4)结果分析与判定。①确认阴性结果:无凝集管中加入 IgG 致敏红细胞后离心,出现凝集,确认阴性结果正确,否则可能是红细胞洗涤不充分而呈假阴性,必须重新试验。②如果阳性对照管未出现凝集或阴性对照管出现凝集,结果不可信,不能发出报告,必须复检分析原因。③如果阳性对照管出现凝集,阴性对照管未出现凝集,放散液与 Rh 阳性红细胞凝集表明被检者红细胞上有 D 抗原,判定为 D_{el} 型。④如果阳性对照管出现凝集,阴性对照管未出现凝集,放散

液与 Rh 阳性红细胞未出现凝集表明被检者红细胞上不带有 D 抗原,判定为 RhD 阴性。⑤结果判定标准见表 7-9。

表 7-9 极弱 D 抗原(D_{el})判定标准

被检项目	放散液/试剂血清＋红细胞	凝集反应	
RhD	正常 AB 型血清＋Rh 阳性红细胞	0	0
	抗 D 试剂血清＋Rh 阳性红细胞	＋	＋
	末次洗涤液＋Rh 阳性红细胞	0	0
	放散液＋ Rh 阳性红细胞	＋	0
结果判断		极弱 D 抗原(Del)	Rh 阴性

注:＋表示凝集;0:表示无凝集。

(5)注意事项:①可以检测末次洗涤液中是否有残存抗体来判定洗涤是否充分。如果末次洗涤液中检出了残存抗体,表明洗涤不充分,会影响放散效果。②IgG 抗-D 试剂血清效价不宜过高(以效价为 8 为宜),需要提前标化。③可以用基因检测技术鉴定 D_{el} 抗原,但尚处于研究阶段。

3.临床意义

受血者标本一般只做抗-D 的直接凝集试验,献血者标本必须要再做弱 D 和极弱 D 的排除;弱 D 和极弱 D 供者的血液标记为 RhD 阳性,初检 RhD 阴性的受者要输注经过 RhD 确认的阴性血液,否则如果误输入弱 D 或极弱 D 供者的血液,会发生溶血性输血反应。

(田家强)

第四节 不规则抗体筛查与检验

一、抗体的概念

抗体是机体在外来抗原物质的刺激下,经免疫应答而产生的一组具有免疫功能的球蛋白。此类免疫球蛋白可以在体外发生特异性抗原抗体反应。

二、抗体的分类

按照产生的原因,可将抗体分为 3 类:天然抗体、免疫抗体和自身抗体。

天然抗体是机体在没有可察觉抗原刺激下产生的抗体;免疫抗体是通过输血、妊娠或主动免疫(注射)等途径,由于同一种属的不同个体间红细胞抗原特异性不同而导致的同种免疫所产生(也称同种抗体);自身免疫性疾病患者血液循环中产生针对自身组织器官、细胞及细胞内成分的抗体,称为自身抗体。自身抗体的种类很多,抗红细胞抗体主要分为冷自身抗体和温自身抗体。

三、ABO 血型抗体和不规则抗体

ABO 系统的抗-A、抗-B 抗体,一般称为天然抗体(也称规则抗体),多数为 IgM 性质,在 2 ℃～24 ℃ 范围内有较高的活性,盐水介质中能凝集相应红细胞;不规则抗体是指不符合 ABO 血型系

Landsteiner 法则的血型抗体,包括 ABO 亚型抗体和非 ABO 血型系统的抗体,多数为免疫性抗体(IgG 性质),在 37 ℃具有较高的活性,在盐水中不能凝集红细胞,必须通过其他介质,如酶、低离子强度溶液、抗人球蛋白、聚凝胺等才能使致敏的红细胞出现凝集。

四、不规则抗体筛查和检验方法

目前不规则抗体筛查和检验是采用已知抗原表型的 O 型试剂红细胞组,在不同温度下、采用不同介质筛查被检血清中有无不规则抗体。若筛查出不规则抗体,要检验不规则抗体的特异性。若发现有临床意义的不规则抗体,输血时要输入无对应抗原的红细胞,避免抗原抗体发生免疫反应,以达到安全输血之目的。

抗体筛查/检验(被检者血清加筛查/谱细胞),相当于被检者血清和筛查/谱细胞进行配血。使用的方法有盐水凝集试验、抗人球蛋白试验、酶试验、聚凝胺试验等。既可按照抗体的血清学特性和实验室条件自行选择,但必须做抗人球蛋白试验,也可按照表 7-10、表 7-11 所列举的试验条件进行。

依据表 7-10 中各试验条件,将被检血清与筛查细胞反应的凝集强度记录于表格中的相应位置。

依据表 7-11 中各试验条件,将被检血清与谱细胞反应的凝集强度记录于表格中的相应位置。

表 7-10　不规则抗体筛查

试验条件	被检血清加筛查细胞			被检血清加自身红细胞
	Ⅰ	Ⅱ	Ⅲ	
盐水试验				
聚凝胺试验				
酶试验				
抗人球蛋白试验				

表 7-11　不规则抗体检验

试验条件	被检血清加谱细胞									
	1	2	3	4	5	6	7	8	9	10
盐水试验										
聚凝胺试验										
酶试验										
抗人球蛋白试验										

五、抗体筛查和检验的影响因素

没有一种最理想的方法适用于所有标本,能检出所有的抗体。通常需要结合临床诊断资料综合判断,根据不同情况和要求综合运用盐水试验、抗人球蛋白试验、吸收放散试验、中和抑制试验等方法。

(一)抗体筛查和检验细胞的质量

1.用于抗体筛查的试剂红细胞

用于抗体筛查的试剂红细胞称筛查细胞。

(1)一套筛查细胞的抗原性由 2～3 人的 O 型红细胞提供,包含 D、C、c、E、e、M、N、S、s、Jk^a、Jk^b、Di^a、Di^b、K、k、P、Fy^a、Fy^b、Le^a 和 Le^b 等抗原,且抗原互补。

(2)筛查细胞要单独分装(单一的红细胞较混合红细胞敏感性更高)。

(3)Rh、MNSs、Duffy 和 Kidd 系统的多数抗体均表现有剂量效应,如抗-E、抗-C、抗-M、抗-S,故试剂红细胞上相应的抗原应为纯合子。

(4)筛查细胞大多不包括低频率抗原,不能检出低频率抗原抗体。

2.用于抗体检验的试剂红细胞

用于抗体检验的试剂红细胞也称配组细胞,又称谱细胞。

(1)一套谱细胞应包括尽可能多的抗原,以及一些缺乏某种抗原的红细胞。每一种血型抗原在谱细胞上保持一定的阴性和阳性比例,从统计学上保证对抗体特异性的确认。使用某抗原的试剂红细胞应为1个以上,仅用1个红细胞是不能证实抗体特异性的。

(2)由 8～16 人份 O 型红细胞组成一套谱细胞,包含 D、C、c、E、e、M、N、S、s、Jk^a、Jk^b、Di^a、Di^b、K、k、P、Fy^a、Fy^b、Le^a 和 Le^b 等抗原,能检验 Rh、MNSs、Kell、Diego、Kidd、P、Duffy 及 Lewis 等血型系统的抗体。

(3)Rh、MNSs、Duffy 和 Kidd 系统的多数抗体均表现有剂量效应,如抗-E、抗-C、抗-M、抗-S,故试剂红细胞上相应的抗原应为纯合子。

(4)能检验大多数单一抗体和多种混合抗体,能区分复合抗体和混合抗体(如复合抗-Ce 与混合抗-C 和抗-e)。

(5)标明 Rh 基因型(如 R1R1、R1R2)。

(6)注明对低频率抗原及高频率抗原是阴性还是阳性。

3.抗体筛查/检验细胞的来源

血型参比实验室或血液中心从经详细挑选和广泛检测血型抗原的 O 型供血者中获得,献血者定期献血,或一次献血后甘油冷冻保存,使用时用保养液配成浓度为 2%～5% 的红细胞悬液,4 ℃ 可以保存 1 个月左右。商品化的试剂可直接使用。

4.抗体筛查/检验细胞的局限性

(1)实际操作中很难找到符合以上要求的筛查细胞,商品化的细胞有很多缺陷,实验前了解所用筛查/鉴定细胞的局限性是非常必要的。

(2)一些抗体与具有双剂量抗原的细胞反应较好,杂合子的细胞(单剂量)可能反应弱或不反应。目前市售的抗体筛查/检验细胞的 Rh、MNSs、Duffy 和 Kidd 等系统多数不是纯合子,可能会造成弱抗体的漏检。

(3)细胞储存时,一些抗原会变质,不能保证所有抗原阳性的细胞都与含有该抗原特异性抗体的被检血清反应。

(4)由于人种的差异,对输血产生影响的不规则抗体也有所不同,临床上很难找到完全覆盖所有抗原的筛查/检验细胞。因此在选择不规则抗体筛查/检验细胞时,应符合本地区不规则抗体分布的特点。

(二)试验方法

凝集试验的反应条件(孵育时间和温度)、检测凝集的方法(如裸视、镜检、分子筛等)、增强剂(低离子介质、清蛋白、聚乙二醇)的使用、都会影响到凝集反应的强度。

IgM 抗体在 4 ℃,凝集强度明显大于室温,37 ℃ 会有减弱。抗人球蛋白试验的敏感性大于聚凝胺试验,酶技术对 Rh、Kidd 血型系统的检出效果最好,但对某些抗原的破坏性比较大,如 M、N、S、Fy^a、Fy^b,要考虑到可能造成的漏检。

(三)抗体的特异性

(1)抗体筛查为阴性,并不意味着被检血清中一定没有抗体,而只是在使用这些技术时缺乏与筛查细胞反应的抗体。这时要结合临床资料进行分析,以防止低亲和力和低效价抗体的漏检。如怀疑为弱抗体引起的溶血性输血反应或新生儿溶血病时,需增加血清与红细胞的比例重复进行试验,一般将血清从 2 体积增加到 10 体积或 20 体积。

(2)筛查细胞漏检 ABO 亚型抗体(如抗-A_1),若被检血清中存在抗-A_1,可以通过正反定型不符提示。

(3)有些抗体(如抗-Le^a,抗-Jk^a)在盐水介质中可溶解抗原不配合的红细胞,出现溶血现象。

(4)要在标本采集后的 48 h 内完成试验,放置时间过久,可能造成抗体减弱导致漏检。

(5)对补体依赖性抗体的检测不适于用血浆标本。

六、临床意义

对受者和特殊供者(有妊娠史、输血史)进行不规则抗体筛查和检验可以有效预防输血反应的发生,确保输血安全。同时也可用于新生儿溶血病的诊断和输血反应的检测和研究。

(田家强)

第八章

交叉配血试验

第一节　盐水介质交叉配血试验

盐水介质交叉配血试验是用生理盐水作为红细胞抗原和血清抗体之间的反应介质,通过离心来观察抗原抗体反应情况。盐水介质配血试验是最古老的一种配血试验,临床上多与其他能检出不规则抗体的配血试验(如抗球蛋白试验等)联合使用。

一、标本

受血者不抗凝静脉血 2 mL,供血者交叉管血 2 mL。

二、原理

人类 ABO 血型抗体是以天然 IgM 类血型抗体为主(包括 MN、P 等血型抗体),这种血型抗体在室温盐水介质中与对应的红细胞抗原相遇,出现红细胞凝集反应或激活补体,导致红细胞膜损伤,出现溶血。进行交叉配血试验时,观察受血者血清与供血者红细胞及受血者红细胞与供血者血清之间有无凝集和溶血现象,判断供、受者之间有无 ABO 血型不相合的情况。

三、器材

试管架、小试管、塑料吸管、离心机、显微镜、载玻片、记号笔等。

四、试剂

(1)0.9％生理盐水。

(2)5％红细胞生理盐水悬液:取洗涤后压积红细胞 1 滴,加入生理盐水 8 滴,此时是约为 10％的红细胞悬液。取此悬液 1 滴,加入生理盐水 5 滴,即为 5％红细胞生理盐水悬液。

五、操作步骤

(1)取受血者和供血者的血液标本,以 3 000 r/min 离心 3 min,分离上层受、供者血清,并将压积红细胞制成 5％受、供者红细胞生理盐水悬液。

(2)受血者血清标记为 Ps(patient serum),供血者血清标记为 Ds(donor serum)。

（3）受血者 5％红细胞生理盐水悬液标记为 Pc(patient cel)，供血者 5％红细胞生理盐水悬液标记为 Dc(doner cel)。

（4）取 2 支小试管，分别标明主、次，即主侧配血管和次侧配血管。按表 8-1 进行交叉配血试验。

表 8-1　ABO 血型交叉配血试验

主侧配血	次侧配血
受者血清＋供者红细胞	受者红细胞＋供者血清
Ps 2 滴＋Dcl 滴	Pcl 滴＋Ds 2 滴

（5）混匀，以 1 000 r/min 离心 1 min。

（6）小心取出试管后，肉眼观察上清液有无溶血现象，再轻轻摇动试管，直至红细胞成为均匀的混悬液。

（7）取载玻片一张，用两根吸管分别从主侧管和次侧管内吸取红细胞悬液 1 滴于载玻片两侧，用显微镜观察结果。

六、结果判断

ABO 同型配血，主侧和次侧均无溶血及凝集反应表示配血相合，可以输用。任何一侧凝集、溶血或两侧均凝集、溶血为配血不合，禁忌输血。

七、注意事项

（1）配血前严格查对患者的姓名、性别、年龄、科别、床号及血型，确保标本准确无误，同时，要复检受血者和供血者的 ABO 血型是否相符。

（2）配血试管中发生溶血现象是配血不合，表明有抗原抗体反应，同时还有补体参与，必须高度重视。

（3）试验中，每次滴加不同人血清或红细胞时，都应当更换吸管，或将吸管放置在生理盐水中反复洗涤 3 次，防止血清中抗体拖带，影响试验结果。

（4）红细胞加入血清后立即离心并观察结果，不宜在室温下放置，以免影响试验结果。

（5）观察结果时，如果存在纤维蛋白时，可以去除纤维蛋白块，主要观察混合液中有无凝集。

（6）室温控制在（22±2）℃，防止冷抗体引起凝集反应，影响配血结果的判断。

（7）患者一次接受大量输血（10 个以上献血者），则献血者之间亦应进行交叉配血试验。

（8）盐水介质配血试验操作简单，是最常用的配血方法，可以发现最重要的 ABO 血型不合。但只能检出不相合的 IgM 类完全抗体，而不能检出 IgG 类免疫性的不完全抗体。对有输血史（特别是有过输血反应的患者）、妊娠、免疫性疾病史和器官移植史等患者，必须增加另外一种可以检测 IgG 类抗体的方法，保证输血安全。

八、结果报告

在完成各项输血前的血液免疫学检查并找到相配合的血液后，打印或填写输血记录单（表 8-2）。此表一试两份，一份输血科保存，另一份病历存档。

表 8-2　××××医院临床输血记录单

申请单号：＿＿＿＿＿＿＿　　姓名：＿＿＿＿＿＿＿　　性别：＿＿＿＿＿＿＿　　年龄：＿＿＿＿＿＿＿

住院号：＿＿＿＿＿＿＿　　科室：＿＿＿＿＿＿＿　　床号：＿＿＿＿＿＿＿　　血型：＿＿＿＿＿＿＿

预定输血成分：＿＿＿＿＿＿＿　　输血性质：＿＿＿＿＿＿＿

复检血型结果：＿＿＿＿＿＿＿　　交叉配血试验结果：＿＿＿＿＿＿＿

不规则抗体筛选结果：＿＿＿＿＿＿＿　　其他检查结果：＿＿＿＿＿＿＿

血型：＿＿＿＿＿＿＿　　血代号：＿＿＿＿＿＿＿　　血量：＿＿＿＿＿＿＿

　配血者：

　发血者：

　取血者：

　发血时间：

　输血核对记录：

　输血不良反应：

　医护人员签字：

（田家强）

第二节　酶介质交叉配血试验

酶介质交叉配血试验既能检出不相合的完全抗体，又能检出不相合的不完全抗体。从而使 ABO 系统抗体以外其他血型系统的绝大多数 IgG 类抗体得以检出，提高了输血的安全性。

一、标本

受血者不抗凝静脉血 2 mL，供血者交叉管血 2 mL。

二、原理

蛋白水解酶（木瓜酶或菠萝蛋白酶等）可以破坏红细胞表面带负电荷的唾液酸，使红细胞失去产生相互排斥的负电荷，导致红细胞表面的 Zeta 电势减小、排斥力减弱、距离缩短。同时酶还可以改变红细胞表面的部分结构，使某些隐蔽的抗原暴露出来。这样，IgG 类抗体可与经过酶处理的红细胞在盐水介质中发生凝集。

三、器材

试管架、小试管、吸管、离心机、显微镜、载玻片、37 ℃水浴箱、记号笔等。

四、试剂

（1）生理盐水。

（2）1％的木瓜酶或 0.5％的菠萝蛋白酶。

（3）5％不完全抗 D 致敏的 Rh 阳性红细胞悬液。

（4）5％的 O 型红细胞生理盐水悬液。

（5）抗球蛋白血清试剂。

五、操作步骤

（1）取受血者和供血者的血液标本,以 3 000 r/min 离心 3 min,分离上层受、供者血清,并将红细胞制成 5%受、供者红细胞生理盐水悬液。

（2）取 6 支小试管,分别标明主侧管、次侧管、阳性对照管、阴性对照管、盐水对照 1 管和 2 管。

（3）主侧管加受血者血清和供血者 5%红细胞盐水悬液各 1 滴;次侧管加供血者血清和受血者 5%红细胞盐水悬液各 1 滴,主、次侧管各加 1%的木瓜酶或 0.5%的菠萝蛋白酶 1 滴。

（4）阳性对照管加 5%不完全抗 D 致敏的 Rh 阳性红细胞悬液 1 滴和抗球蛋白血清 1 滴;阴性对照管加 5%O 型红细胞盐水悬液 1 滴和抗球蛋白血清 1 滴;盐水对照 1 管加供血者 5%红细胞盐水悬液 1 滴和等渗盐水 1 滴;盐水对照 2 管加受血者 5%红细胞盐水悬液 1 滴和等渗盐水 1 滴。

（5）混匀,置 37 ℃水浴中孵育 15 min。

（6）以 1 000 r/min 离心 1 min,先用肉眼观察,再用显微镜确证,并记录结果。

六、结果判断

轻轻转动试管观察结果,如阳性对照管凝集,阴性对照管和盐水对照管不凝集,主、次侧管均不凝集,表明配血相合,可以输用。

七、注意事项

（1）1%的木瓜酶或 0.5%的菠萝蛋白酶应用液 4 ℃可保存 1 周,用完后立即放回冰箱。

（2）红细胞经蛋白酶修饰后可以改变红细胞悬液的物理性质,在交叉配血试验中可以出现非特异性自身凝集,因此必须做阳性对照、阴性对照和自身盐水对照。

（3）样本和试剂加完后,也可置 37 ℃水浴中孵育 30 min,不必离心,直接观察结果。

（4）酶介质交叉配血试验敏感性高,对 Rh 血型抗体的检出尤为显著。但由于木瓜酶或菠萝蛋白酶不能检出 MNS 和 Dufy 血型系统中的某些抗体,存在输血安全隐患,而且酶会产生非特异性凝集,可得到假阳性或假阴性结果,因此目前临床上很少使用此试验。

（田家强）

第三节　抗球蛋白介质交叉配血试验

抗球蛋白介质交叉配血试验主要检测 IgG 类性质的不完全抗体,避免因 A、B、O 以外的血型抗体引起的输血反应。

一、标本

受血者不抗凝静脉血 2 mL,供血者交叉管血 2 mL。

二、原理

IgG 类抗体相邻两个结合抗原的 Fab 片段最大距离是 14 nm,而在盐水介质中的红细胞间的距离约为 25 nm,所以 IgG 抗体不能在盐水介质里与相应的红细胞发生凝集,仅使红细胞处于致敏状态。由于抗人球蛋白试剂是马或兔抗人球蛋白抗体,可与致敏在红细胞膜上的 IgG 型血型抗体结合反应,经抗球蛋白抗体的"搭桥"作用,使二者结合,出现红细胞凝集现象。因此,为了检出 IgG 类性质的不完全抗体,需要使用抗球蛋白交叉配血试验。

三、器材

试管架、小试管、记号笔、塑料吸管、载玻片、离心机、37 ℃水浴箱、显微镜等。

四、试剂

(1)生理盐水。

(2)多特异性抗球蛋白血清(IgG,C_{3d})。

(3)人源性 IgG 型抗 D 血清。

(4)AB 型血清。

(5)O 型 RhD 阳性红细胞。

五、操作步骤

(1)取受血者和供血者的血液标本,以 3 000 r/min 离心 3 min,分离上层受、供者血清,并将红细胞制成 5%受、供者红细胞生理盐水悬液。

(2)取 2 支小试管,分别标明主侧和次侧,主侧管加受血者血清 2 滴和供血者 5%红细胞盐水悬液1滴,次侧管加供血者血清 2 滴和受血者 5%红细胞盐水悬液 1 滴。

(3)阳性对照管加 5%人源性 IgG 型抗 D 致敏的 RhD 阳性红细胞悬液 1 滴。

(4)阴性对照管加正常人 AB 型血清作为稀释剂的 5%RhD 阳性红细胞悬液 1 滴。

(5)盐水对照 1 管加供血者 5%红细胞盐水悬液 1 滴和生理盐水 1 滴;盐水对照 2 管加受血者 5%红细胞盐水悬液 1 滴和生理盐水 1 滴。

(6)各试管轻轻混匀,置 37 ℃水浴箱中致敏 1 h 后,取出用生理盐水离心洗涤 3 次,倾去上清液(阳性对照管不必洗涤)。

(7)加多特异性抗球蛋白血清 1 滴,混匀,1 000 r/min 离心 1 min,取出后轻轻转动试管,先用肉眼观察结果,再用显微镜确证。

六、结果判断

阳性对照管红细胞凝集,阴性对照管红细胞不凝集;受血者、供血者盐水对照管不凝集;主、次侧管红细胞均不凝集,表明配血相合,可以输用。

阳性对照管红细胞凝集,阴性对照管红细胞不凝集;受血者、供血者盐水对照管不凝集;主、次侧管红细胞一管或两管凝集,表明配血不相合,禁忌输血。

七、注意事项

(1)抗球蛋白介质交叉配血试验是检查不完全抗体最可靠的方法。该方法还可以克服因血浆蛋白或纤维蛋白原增高对正常配血的干扰。但操作烦琐，耗时较多，仅用于特殊需要的检查。

（2）如果阳性对照管红细胞凝集，阴性对照管红细胞不凝集，但盐水对照管凝集，表明反应系统有问题，试验结果不可信，应当分析原因，重新试验。

（3）为了除去红细胞悬液中混杂的血清蛋白，以防止假阴性结果，受、供者的红细胞一定要用生理盐水洗涤 3 次。

（4）如果试验结果阴性，要对该试验进行核实。可以在试验结束后，在主侧和次侧管中各加入 1 滴 IgG 型抗 D 致敏的 O 型红细胞，离心后应当出现红细胞凝集现象，表示试管内的抗球蛋白试剂未被消耗，阴性结果可靠；如果没有出现红细胞凝集，则表示交叉配血结果无效，必须重新试验。

（5）抗球蛋白试剂应按说明书最适稀释度使用，否则，可产生前带或后带现象而误认为阴性结果。

（6）红细胞上吸附抗体太少或 Coombs 试验阴性的自身免疫性溶血性贫血患者，直接抗球蛋白试验可呈假阴性反应。

（7）全凝集或冷凝集血液标本及脐血标本中含有 Wharton 胶且洗涤不充分、血液标本中有很多网织红细胞且抗球蛋白试剂中含有抗转铁蛋白时，均可使红细胞发生凝集。

（8）如需了解体内致敏红细胞的免疫球蛋白类型，则可分别以抗 IgG、抗 IgM 或抗 C_3 单价抗球蛋白试剂进行试验。

（田家强）

第四节　聚凝胺介质交叉配血试验

1980 年 Lalezari 和 Jiang 首先将聚凝胺应用在输血工作中，1983 年 Fisher 比较盐水法、酶法、低离子盐水抗球蛋白法及聚凝胺法 4 种不同的方法检出特异性抗体的能力，发现聚凝胺法测出特异性抗体的灵敏度高出其他方法 2～250 倍，而且快速。因此，目前临床输血实验中多以聚凝胺介质交叉配血试验配血。

一、标本

受血者静脉血 2 mL，供血者交叉管血 2 mL。

二、原理

聚凝胺是带有高价阳离子的多聚季铵盐（$C_{13}H_{30}BR_2N_2$）$_x$，溶解后能产生很多正电荷，可以大量中和红细胞表面的负电荷，减弱红细胞之间的排斥力，使红细胞彼此间的距离缩小，出现正常红细胞可逆性的非特异性凝集；低离子强度溶液降低了红细胞的 Zeta 电位，进一步增加抗原抗体间的引力，增强了血型抗体凝集红细胞的能力。当血清中存在 IgM 或 IgG 类血型抗体时，在上述条件下，与红细胞紧密结合，出现特异性的凝集，此时加入枸橼酸盐解聚液以消除聚凝胺的正电荷，由 IgM 或 IgG 类血型抗体与红细胞产生的凝集不会散开，如血清中不存在 IgM 或 IgG 类血型抗体，加入解聚液可使非特异凝集解散。

三、器材

试管架、小试管、塑料吸管、载玻片、记号笔、离心机、显微镜等。

四、试剂

(1)低离子强度液(low ion strength solution,LISS 液)。

(2)聚凝胺液(polybrene solution)。

(3)解聚液(resupension solution)。

五、操作步骤

(1)取受血者和供血者的血液标本,以 3 000 r/min 离心 3 min,分离上层受、供者血清或血浆,并将压积红细胞制成 5%受、供者红细胞生理盐水悬液。

(2)取 2 支小试管,标明主、次侧,主侧管加患者血清(血浆)2 滴,加供血者 5%的红细胞悬液(洗涤或不洗涤均可)1 滴,次侧管反之。

(3)每管各加 LISS 液 0.7 mL,混合均匀,室温孵育 1 min。

(4)每管各加聚凝胺液 2 滴,混合均匀后静置 15 s。

(5)以 3 400 r/min 离心 15 s 钟,然后把上清液倒掉,不要沥干,让管底残留约 0.1 mL 液体。

(6)轻轻摇动试管,目测红细胞有无凝集,如无凝集,必须重做;如有凝集,则进行下一步。

(7)加入解聚液 2 滴,轻轻转动试管混合并同时观察结果。如果在 30 s 内凝集解开,表示聚凝胺引起的非特异性聚集,配血结果相合;若凝集不散开,则为红细胞抗原抗体结合的特异性反应,配血结果不合。

(8)当上述结果反应可疑时,可取载玻片一张,用吸管取红细胞悬液 1 滴于载玻片上,用显微镜观察结果。

六、结果判断

若主侧管和次侧管内红细胞凝集散开,则为聚凝胺引起的非特异性反应,表示配血相合,可以输用。

若主侧管和次侧管或单独一侧管内红细胞凝集不散开,则为抗原抗体结合的特异性反应,表示配血不相合,禁忌输血。

七、注意事项

(1)若受血者用血量大,需要 10 个献血员以上时,献血员间也要进行交叉配血。

(2)溶血标本不能用于交叉配血,因为配血试管中发生溶血现象,表明有抗原抗体反应,同时还有补体参与,是配血不合的严重情况。

(3)血清中存在冷凝集素时,可影响配血结果的判断。此时可在最后滴加解聚液时,将试管立即放入 37 ℃水浴中,轻轻转动试管,并在 30 s 内观察结果。

(4)聚凝胺介质交叉配血试验中,可以用 EDTA 的血浆标本代替血清使用。

(5)当解聚液加入以后,应尽快观察结果,以免反应减弱或消失。

(6)聚凝胺是一种抗肝素试剂,若患者血液标本中含有肝素,如血液透析患者,须多加几滴聚凝胺液以中和肝素。

(田家强)

第九章

糖类检验

第一节 血糖测定

一、概念

血糖是指血清(或血浆)中的葡萄糖含量,通常以 mmol/L(mg/dL)计。血糖检测是诊断糖尿病(diabetes mellitus,DM)的主要方法和依据,空腹血糖浓度反映胰岛 β 细胞分泌胰岛素的能力。部分患者尤其是疑有 T_2DM 患者,如果空腹血糖不高,应测定餐后 2 h 血糖或行口服葡萄糖耐量试验(OGTT)。

二、方法

血糖测定分为空腹血糖与餐后血糖,空腹血糖测定要求隔夜空腹(至少 8 h 未进食任何糖类,饮水除外),餐后血糖指从第一口进餐开始计算时间到 2 h 准时抽血测定血糖值。

三、正常参考值

(一)空腹血糖

葡萄糖氧化酶法 3.9～6.1 mmol/L,邻甲苯胺法 3.9～6.4 mmol/L。

(二)餐后血糖

餐后血糖<7.8 mmol/L。

四、注意事项

(一)取样时间及取样部位

测静脉血糖一般从肘静脉取血,止血带压迫时间不宜过长,应在几秒钟内抽出血液,以免血糖数值不准。若用血浆或全血,将血样品放入含有枸橼酸钠及氟化钠混合物的试管中,以防止血液凝固及红细胞内葡萄糖的分解。血标本最好立即测定,若要过夜,需将血浆样品冰冻。毛细血管血糖测定一般从耳垂、手指或足趾由针刺取血。毛细血管血的成分与动脉血相近,其血糖含量在清晨空腹时与静脉血基本相符;而在进食碳水化合物后 2 h 内比静脉血高,因此时组织正在利用餐后升高的血糖。正常人口服葡萄糖 100 g 后,毛细血管血和静脉血葡萄糖含量的差值为

0.4～3.4 mmol/L(8～61 mg/dL),平均 1.33 mmol/L(24 mg/dL)。在服糖 3 h 后一般两者差别很小,但也有报道空腹时两者的差别也很大[范围 0～1.1 mmol/L,(0～20 mg/dL)]。

(二)全血与血浆血糖、血清糖

因葡萄糖只能溶于水,红细胞含水量比血浆少,因此红细胞内的葡萄糖含量比血浆要低。而且红细胞又占据一定的容积,故全血糖含量受血细胞比容的影响。血细胞比容下降 10%,血糖值增加 0.17～0.22 mmol/L(3～4 mg/dL);相反,如比积增高,测得的结果相反。若采用血浆则没有这种影响。用全血糖折算成血浆糖时,可将全血血糖数值增加 15%(注意不是 15 mg/dL)。血浆与血清糖数值相等,但血浆比血清稳定。如用枸橼酸钠及氟化钠抗凝,则离心后血浆含有除血细胞以外的全部物质。当血浆通过自动分析仪时,纤维蛋白容易沉淀使管道阻塞。若用血清不会出现此种现象。在收集血清时,全血的凝固和血凝块收缩需 2～3 h,在此期间有 1.7～2.2 mmol/L(30～40 mg/L)的血糖降解而损失。为避免这种损失,取血后应迅速冰冻。最好在 30 min 内(最多不超过 1 h)离心取出血清。若用肝素或 EDTA 抗凝,血浆也要迅速离心,以减少糖的自然降解所产生的误差。

(三)引起血糖变化的药物

引起血糖升高的药物主要有 TRH、ACTH、GH、甲状腺激素、糖皮质激素、儿茶酚胺、可乐定、可的松、咖啡因、氯噻酮、二氯甲嗪、呋塞米、依他尼酸、噻嗪类利尿药、吲哚美辛、胰高血糖素、生长抑素、异烟肼、口服避孕药、酚妥拉明、三环抗抑郁药、苯妥英钠等。引起血糖下降的药物主要有胰岛素、IGF-1、Amylin、双胍类、促泌剂、格列酮类、α-糖苷酶抑制剂、乙醇、单胺氧化酶抑制剂、甲巯咪唑、保泰松、对氨基水杨酸类、丙磺舒、普萘洛尔、磺胺类等。

五、临床评估

空腹血糖高于 6.1 mmol/L,称为高血糖,餐后 2 h 血糖高于 7.8 mmol/L,也可以称为高血糖。高血糖不是一种疾病的诊断,只是一种血糖监测结果的判定,血糖监测是一时性的结果,高血糖不完全等于糖尿病。

(一)血糖升高的原因

(1)肝炎、肝硬化等各种肝脏疾病引起肝糖原储备减少时,可出现餐后血糖一过性升高。如积极治疗肝脏疾病,血糖便可恢复正常。

(2)应激状态下的急性感染、创伤、脑血管意外、烧伤、心肌梗死、剧烈疼痛等,使血糖升高。当应激状态消除后血糖会降至正常。

(3)饥饿时和慢性疾病患者体力下降时,可引起糖耐量减低,使血糖升高。积极治疗慢性疾病,改善体质可使血糖恢复正常。

(4)一些内分泌性疾病如肢端肥大症、皮质醇增多症、甲状腺功能亢进症等,可引起继发性血糖升高。原发病得到有效控制后,血糖可逐渐降至正常。

(5)服用某些药物,如泼尼松、地塞米松等会引起高血糖。

(6)当空腹血糖≥7.0 mmol/L 和/或餐后 2 h 血糖≥11.1 mmol/L,并排除上述原因导致的血糖升高,即可考虑糖尿病的诊断。

(二)血糖降低

1.生理性或暂时性低血糖

运动后和饥饿时、妊娠、哺乳期、注射胰岛素后和服降糖药后,血糖会降低。

2.病理性低血糖

(1)胰岛素分泌过多,如胰岛 β 细胞瘤。

(2)升高血糖激素分泌减少,如垂体功能减退、肾上腺功能减退和甲状腺功能减退。

(3)血糖来源减少,肝糖原贮存不足,如长期营养不良、肝炎、肝坏死、肝癌、糖原贮积症等。

(关廷均)

第二节 口服糖耐量测定

口服葡萄糖耐量测定(oral glucose tolerance test,OGTT)是在口服一定量葡萄糖后 2 h 内做系列血糖测定,可用于评价个体的血糖调节能力,判断有无糖代谢异常,是诊断糖尿病的指标之一,有助于早期发现空腹血糖轻度增高但未达到糖尿病诊断标准的糖耐量异常患者。

一、原理

正常人在服用一定量葡萄糖后,血液葡萄糖浓度升高(一般不超过 8.9 mmol/L 或 160 mg/dL),刺激胰岛素分泌增多,使血液葡萄糖浓度短时间内恢复至空腹水平,此现象称为耐糖现象。若因内分泌失调等因素引起糖代谢异常时,口服一定量葡萄糖后,血液葡萄糖浓度可急剧升高或升高不明显,而且短时间内不能恢复至空腹血葡萄糖浓度水平,称为糖耐量异常。

二、操作

WHO 推荐的标准化 OGTT 如下。

(1)试验前 3 天,受试者每天食物中含糖量不低于 150 g,且维持正常活动,停用影响试验的药物(如胰岛素)。

(2)空腹经 10～16 h,坐位抽取静脉血,测定血葡萄糖浓度(称空腹血浆葡萄糖,FPG)。

(3)将 75 g 无水葡萄糖(或 82.5 g 含 1 分子水的葡萄糖)溶于 250～300 mL 水中,5 min 之内饮完。妊娠妇女用量为 100 g;儿童按 1.75 g/kg 体质量计算口服葡萄糖用量,总量不超过 75 g。

(4)服糖后,每隔 30 min 取血 1 次,测定血浆葡萄糖浓度共 4 次,历时 2 h(必要时可延长血标本的收集时间,可长达服糖后 6 h)。其中,2 h 血浆葡萄糖浓度(2 hPG)是临床诊断的关键。

(5)根据各次测得的血葡萄糖浓度与对应时间作图,绘制糖耐量曲线。

三、参考区间

成人(酶法):FPG<6.1 mmol/L;服糖后 0.5～1 h 血糖升高达峰值,但<11.1 mmol/L; 2 h PG<7.8 mmol/L。

四、结果计算

(一)正常糖耐量

FPG<6.1 mmol/L 且 2 hPG<7.8 mmol/L。

（二）空腹血糖受损（IFG）

FPG≥6.1 mmol/L，但＜7.0 mmol/L，2 hPG＜7.8 mmol/L。

（三）糖耐量减低（IGT）

FPG＜7.0 mmol/L，同时 2 hPG≥7.8 mmol/L，但＜11.1 mmol/L。

（四）糖尿病（DM）

FPG≥7.0 mmol/L，且 2 hPG≥11.1 mmol/L。

五、注意事项

（一）试验前准备

整个试验过程中不可吸烟、喝咖啡、喝茶或进食。

（二）影响因素

对于糖尿病的诊断，OGTT 比空腹血糖测定更灵敏，但易受样本采集时间、身高、体质量、年龄、妊娠和精神紧张等多因素影响，重复性较差，除第一次 OGTT 结果明显异常外，一般需多次测定。

（三）临床应用

临床上大多数糖尿病患者会出现空腹血糖增高，且血糖测定步骤简单，准确性较高，因此首先推荐空腹血糖测定用于糖尿病的诊断。但我国流行病学研究结果提示仅查空腹血糖，糖尿病的漏诊率较高（40%），所以建议只要是已达到糖调节受损（IGR）的人群，即空腹血糖受损（IFG）或糖耐量受损（IGT）的患者均应行 OGTT 检查，以降低糖尿病的漏诊率。但 OGTT 检查不能用于监测血糖控制的效果。

（四）静脉葡萄糖耐量试验

对于不能承受大剂量口服葡萄糖、胃切除后及其他可致口服葡萄糖吸收不良的患者，为排除葡萄糖吸收因素的影响，可按 WHO 的方法进行静脉葡萄糖耐量试验。

六、临床意义

（1）OGTT 是诊断糖尿病的指标之一，其中 FPG 和 2 hPG 是诊断的主要依据。糖尿病患者 FPG 往往超过正常，服糖后血糖更高，恢复至空腹血糖水平的时间延长。

（2）有无法解释的肾病、神经病变或视网膜病变，其随机血糖＜7.8 mmol/L，可用 OGTT 了解糖代谢状况。

（3）其他内分泌疾病如垂体功能亢进症、甲状腺功能亢进、肾上腺皮质功能亢进等，均可导致糖耐量异常，且各有不同的特征性 OGTT 试验曲线。

（4）急性肝炎患者服用葡萄糖后在 0.5～1.5 h 血糖会急剧增高，可超过正常。

（徐风华）

第三节 糖化血红蛋白测定

一、概念

糖化血红蛋白(glycosylated hemoglobin,GHb)是血红蛋白 A 组分的某些特殊分子部位和葡萄糖经过缓慢而不可逆的非酶促反应结合而形成的。被糖化的血红蛋白部分称为 HbA_1，HbA_1 由 HbA_{1a}、HbA_{1b} 和 HbA_{1c} 组成。前两部分代表其他己糖和 Hb 互相作用的产物，HbA_{1c} 是结合葡萄糖的 HbA_1。它与血糖浓度成正比，由于红细胞在血液循环中的寿命约为 120 d，如果血糖的水平波动不大，则 3 个月内的平均血糖和 HbA_{1c} 的水平有很好的相关性，其代表了测定前 2～3 个月的血糖平均水平。

二、方法

EDTA 试管，静脉取血送检。

三、正常参考值

HbA_{1c}：4％～6％。

四、注意事项

(1)如果糖尿病患者经常监测血糖都显示控制较好，而糖化血红蛋白偏高，则需考虑是否平时监测血糖不够全面(如只测空腹血糖而忽略了餐后血糖)，或者可能血糖仪测出的数值不够准确(如机器老化，试纸受潮、过期等)。

(2)由于糖化血红蛋白是反映血糖的平均值，如果糖尿病患者血糖波动较大，经常发生低血糖，继而又发生高血糖，其糖化血红蛋白完全有可能维持在正常范围。在这种情况下，它的数值就不能反映真正的血糖变化了。同时，糖化血红蛋白还受红细胞的影响，在合并影响红细胞质和量的疾病(如肾脏疾病、溶血性贫血等)时，所测得的糖化血红蛋白也不能反映真正的血糖水平。

(3)当空腹血糖超过患者糖化血红蛋白对应的预测值时，则显示近期血糖控制不好，可能与采血时紧张、劳累、晚餐进食过多、治疗不当、急性并发症等有关，需要调整治疗方案。

(4)同时还应该注意各种贫血、出血性疾病或用普萘洛尔、吗啡、氢氯噻嗪等药物可使糖化血红蛋白下降，而用大量阿司匹林、维生素 D 及肾功能不全、甲亢者可使其增高。

(5)检测的方法是影响 HbA_{1c} 的重要因素之一，目前使用最多的是 NGSP 标化方法。另外，HbA_{1c} 存在种族差异。

(6)在我国糖化血红蛋白不推荐作为诊断糖尿病的依据，也不能取代糖耐量试验，可作为糖尿病的普查和健康检查的项目。

(7)血糖控制未达到目标或治疗方案调整后，应每 3 个月检查一次糖化血红蛋白。血糖控制达到目标后也应每年至少检查 2 次糖化血红蛋白。

(8)进餐不影响糖化血红蛋白测定，故可以在任意时间抽血。血中浓度在取血后保持相对稳定,在室温下放置 3～14 d 也不会明显影响测定结果(静脉血糖浓度随血样留置时间延长而逐渐下降)。

五、临床评估

HbA_{1c} 代表近 2～3 个月内的血糖平均水平,与血糖值相平行,血糖越高,HbA_{1c} 就越高。HbA_{1c} 在糖尿病监测中的意义如下。

(一)HbA_{1c} 是 DM 患者血糖总体控制情况的指标

HbA_{1c} 的测定目的在于消除血糖波动对病情控制观察的影响,因而对血糖波动较大的 T_1DM 患者,测定 HbA_{1c} 是一个有价值的血糖控制指标。HbA_{1c} 是目前评价血糖控制的金指标。4％～6％:血糖控制正常;6％～7％:血糖控制比较理想;7％～8％:血糖控制一般;8％～9％:控制不理想,需加强血糖控制,多注意饮食结构及运动,并在医师指导下调整治疗方案;＞9％:血糖控制很差,是慢性并发症发生发展的危险因素,可能引发糖尿病性肾病、动脉硬化、白内障等并发症,并有可能出现酮症酸中毒等急性并发症。

由于糖尿病患者 HbA_{1c} 水平与平均血糖的控制相关,国际糖尿病联合会(IDF)建议大多数糖尿病患者将 HbA_{1c} 控制在 6.5％以下,而美国糖尿病协会(ADA)的推荐标准则是 7.0％以下。医疗人员在制定 HbA_{1c} 控制目标时,必须考虑患者个人的健康状况、低血糖风险、特殊健康风险等具体情况。例如,对于青少年和儿童 1 型糖尿病患者,HbA_{1c} 的控制目标和成人有所不同,因为这部分人群血糖多变不易控制,而且在发育中的大脑比成年人的大脑更容易受到低血糖的损害,所以血糖控制不宜过分严格,美国糖尿病协会(ADA)给出的建议可参考表 9-1。

表 9-1　不同年龄段青少年儿童控制目标

年龄	糖化血红蛋白(HbA_{1c})控制目标
＜6 岁	7.5％～8.5％
6～12 岁	＜8.0％
13～19 岁	＜7.5％

(二)有助于糖尿病慢性并发症的认识

HbA_{1c} 升高,是心肌梗死、脑卒中死亡的一个高危因素。在男性患者中,糖化血红蛋白每增加 1％,病死率的相对危险性增加 24％,女性患者增加 28％。一旦 HbA_{1c} 超过 7％,发生心脑血管疾病的危险性就增加 50％以上。反之,随着 HbA_{1c} 水平的降低,越接近正常值,糖尿病的并发症降低越明显。英国前瞻性糖尿病研究(United Kingdom Prospective Diabetes Study,UKPDS)证实:HbA_{1c} 每下降 1％,糖尿病相关的病死率降低 21％;心肌梗死发生率下降 14％;脑卒中发生率下降 12％;微血管病变发生率下降 37％;白内障摘除术下降 19％;周围血管疾病导致的截肢或病死率下降 43％;心力衰竭发生率下降 16％。因此,HbA_{1c} 对糖尿病患者来说是一项非常重要的监测指标,它的高低直接决定将来各种严重影响糖尿病患者生活质量的慢性并发症的发生和发展。

(三)指导对血糖的治疗方案的调整

根据 HbA_{1c} 可推算出平均血糖的水平,可预测出近期血糖控制的好坏。

HbA_{1c} 与估计的平均血糖水平的对应关系可由以下的近似公式得出。

估计的平均血糖（mg/dL）＝28.7×糖化血红蛋白－46.7；估计的平均血糖（mmol/L）＝1.59×糖化血红蛋白－2.59。HbA_{1c}＜7.3％时，餐后血糖对 HbA_{1c} 的水平影响较大；当在7.3％～8.4％时，空腹和餐后血糖对 HbA_{1c} 的功效差不多；当＞8.5％时空腹血糖所扮演的角色更重要。因此，HbA_{1c} 在7％～8％者要更多干预餐后血糖，减少低血糖反应；＞8％者要兼顾空腹和餐后血糖。因此，HbA_{1c} 可以更好地全面判断病情，指导治疗。

（四）区别应激性血糖增高和糖尿病

在心、脑血管急症时，由于应激反应可使血糖增高，HbA_{1c} 检测正常。若 HbA_{1c} 增高预示患者存在糖尿病。

（五）在妊娠糖尿病中的检测意义

妊娠糖尿病（gestational diabetesm ellitus，GDM）仅测定血糖是不够的，一定要监测糖化血红蛋白，并使其保持在8％以下。如此可避免巨大胎儿、死胎和畸形胎儿的发生。

（六）用于 DM 的诊断

美国糖尿病协会（ADA）、欧洲糖尿病研究协会（EASD）和国际糖尿病联盟（IDF）共同组成的国际专家委员会一致同意推荐使用 HbA_{1c} 检测用于非妊娠期人群糖尿病的诊断，建议采用 HbA_{1c}≥6.5％作为诊断2型糖尿病的切点，将在≥6.0％和≤6.5％范围内个体定义为"高危的亚糖尿病状态"，并推荐：当 HbA_{1c}≥6.5％时可诊断糖尿病，需重复检测以证实诊断；症状典型的个体血糖水平＞11.1 mmol/L 时无须进行确证试验；国内有学者研究指出 HbA_{1c} 的诊断切点选择在6.3％可能更符合中国人的体质，这有待于我们进一步研究确认。

（七）HbA_{1c} 是筛查糖尿病的重要指标

HbA_{1c} 除了可以用来诊断糖尿病外，它还可以用来筛查糖尿病。索德克等把筛查糖尿病的 HbA_{1c} 的切点定为6.0％，敏感性为63％～67％，特异性为97％～98％。布尔等制订的切点分别是正常≤6.0％，糖尿病≥7.0％，糖尿病前期为6.1％～6.9％，启动其他检查为≥5.8％。

（徐风华）

第十章

脂 类 检 验

第一节　甘油三酯检验

一、概述

(一)生化特征及病理生理

和胆固醇一样,由于甘油三酯(TG)低溶解度,它们和载脂蛋白结合在血浆中运送。富含甘油三酯的脂蛋白是乳糜微粒(来源于饮食的外源性甘油三酯)和极低密度脂蛋白(内源性甘油三酯)。

血浆 TG 来源有二:一为外源性 TG,来自食物;二是内源性 TG,是在肝脏和脂肪等组织中合成。主要途径:①摄入的高热量食物中的葡萄糖代谢提供多余的甘油和脂肪酸,身体将其以脂肪形式贮存;②外源性 TG 超过机体能量需要,过剩的甘油和脂肪酸在组织(主要是脂肪组织)中再酯化为甘油三酯。肝脏合成 TG 的能力最强,但不能贮存脂肪,合成的 TG 与 apoB-100、apoC 等及磷脂、胆固醇结合为 VLDL,由细胞分泌入血而至其他组织。如有营养不良、中毒、缺乏必需脂肪酸、胆碱与蛋白时,肝脏合成的 TG 不能组成 VLDL,而聚集在胞质,形成脂肪肝。

甘油三酯是一种冠心病危险因素,当 TG 升高时,应该给予饮食控制或药物治疗。另一方面,TG 具有促血栓形成作用和抑制纤维蛋白溶解系统,TG 的促凝作用使体内血液凝固性增加与冠心病(CHD)的发生有一定的关系,TG 可能通过影响血液凝固性而成为 CHD 的危险因素。

血浆 TG 升高一般没有 CHO 升高那么重要,对于 TG 是否是 CHD 的危险因子还有不同意见,TG 浓度和 HDL-C 浓度关系呈负相关。其显著增加(11.3 mmol/L)时易发生间歇性腹痛、皮肤脂质沉积和胰腺炎。大多数 TG 增高是由饮食引起。许多器官的疾病如肝病、肾脏病变、甲状腺功能减退、胰腺炎可并发继发性高甘油三酯血症。

(二)甘油三酯的检测

1.测定方法

TG 测定方法主要分化学法和酶法两大类,目前酶法测定为推荐方法。

TG 酶法的测定原理:TG 的测定首先用酯酶将 TG 水解为脂肪酸和甘油,再用甘油激酶催化甘油磷酸化为甘油-3-磷酸,后者可耦联甘油磷酸氧化酶-过氧化物酶的 GPO-PAP 比色法或丙酮酸激酶-乳酸脱氢酶的动力学紫外测定法检测。

稳定性:血清置密闭瓶内 4 ℃～8 ℃可贮存一周,如加入抗生素和叠氮钠混合物保存,可存放1～2周,－20 ℃可稳定数月。脂血症血清浑浊时可用生理盐水稀释后测定。

2.参考范围

正常人 TG 水平受生活条件的影响,个体间 TG 水平差异比 CHO 大,呈明显正偏态分布。我国关于《血脂异常防治建议》中提出:理想范围≤1.7 mmol/L(150 mg/dL),边缘增高 1.7～2.25 mmol/L(150～200 mg/dL),增高 2.26～5.64 mmol/L(200～499 mg/dL),很高 ≥5.65 mmol/L(500 mg/dL)。

3.检查指征

(1)早期识别动脉粥样硬化的危险性和高脂蛋白血症的分类。

(2)对使用降脂药物治疗的监测。

二、引起 TG 病理性异常的常见疾病

(一)引起 TG 病理性增高的常见疾病

(1)饮食性:高脂肪高热量饮食、低脂肪高糖饮食、饮酒等。

(2)代谢异常:糖尿病、肥胖症、动脉粥样硬化、痛风等。

(3)家族性高甘油三酯血症。

(4)内分泌疾病:甲状腺功能减退症、库欣综合征、肢端肥大症等。

(5)肝胆道疾病:梗阻性黄疸、脂肪肝、酒精性高脂血症综合征。

(6)胰腺疾病:急性、慢性胰腺炎。

(7)肾疾病:肾病综合征。

(8)药物影响:ACTH、可的松、睾酮、利尿剂等。

(二)引起 TG 病理性降低的常见疾病

(1)内分泌疾病:甲状腺功能亢进症、艾迪生病、垂体功能减退症。

(2)肝胆道疾病:重症肝实质性损害(肝硬化等)。

(3)肠疾病:吸收不良综合征。

(4)恶病质:晚期肿瘤、晚期肝硬化、慢性心功能不全终末期。

(5)先天性 β-脂蛋白缺乏症。

三、临床思路

见图 10-1。

(一)非疾病因素

健康人群 TG 水平受其生活习惯、饮食条件、年龄等影响,TG 水平在个体内和个体间的波动均较大。

1.营养因素

许多营养因素均可引起血浆甘油三酯水平升高,大量摄入单糖亦可引起血浆甘油三酯水平升高,这可能与伴发的胰岛素抵抗有关;也可能是由于单糖可改变 VLDL 的结构,从而影响其清除速度。因我国人群的饮食脂肪量较西方国家为低,所以血清 TG 水平较欧美为低,与日本较接近。饭后血浆 TG 升高,并以 CM 的形式存在,可使血浆浑浊,甚至呈乳糜样,称为饮食性脂血。因此,TG 测定标本必须在空腹经 12～16 h 静脉采集。进食高脂肪后,外源性 TG 可明显上升,

一般在餐后2～4 h达高峰,8 h后基本恢复至空腹水平,有的甚至经2～3 d仍有影响;进高糖和高热量饮食,因其可转化为TG,也可使TG升高,故在检查时要排除饮食的干扰,一定要空腹采集标本。较久不进食者也可因体脂被动员而使内源性TG上升。

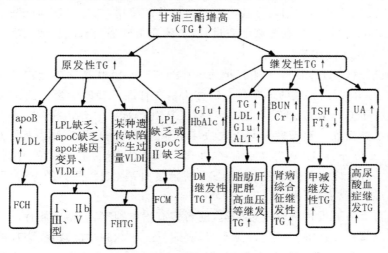

图 10-1　血清甘油三酯分析临床思路图

2.年龄与性别

儿童TG水平低于成人。30岁以后,TG可随年龄增长稍有上升。成年男性稍高于女性,60岁以后可有下降,更年期后女性高于男性。

3.血液的采集

静脉压迫时间过长和将带有血凝块的血清保存时间太长都会造成TG升高。

4.干扰因素

血红蛋白>120 g/L时会刺激甘油三酯增高。抗坏血酸>30 mg/L和胆红素>342 μmol/L(20 mg/dL)时会引起甘油三酯假性降低,因为它们能和过氧化氢反应,阻断显色反应。

5.药物

某些药物会导致某些个体的异常脂蛋白血症。如果怀疑有这些影响,应考虑暂时停止使用相关药物并且要监测它对脂类的作用。常见有β受体阻滞剂、利尿药、糖皮质激素及口服避孕药等可对异常脂蛋白血症形成影响。

6.酒精

过度饮酒是造成高甘油三酯血症的最常见的原因之一,常伴酒精性脂肪肝,均呈现Ⅳ型和Ⅴ型高脂蛋白血症,有时还并发胰腺炎和暴发性黄色瘤。在少数病例发生高脂血症的同时还伴发黄疸和溶血性贫血。即使是适度持续饮酒也会导致甘油三酯有明显升高,高甘油三酯血症的影响在Ⅳ型出现前最明显,且由于同时摄入了饮食中脂肪而进一步加重。肝脏中的乙醇代谢抑制了脂肪酸的氧化,还导致了甘油三酯合成中游离脂肪酸的有效利用。特异的病征是脂质和GGT同时升高。戒酒会造成甘油三酯快速下降。

7.生活方式

习惯于静坐的人血浆甘油三酯浓度比坚持体育锻炼者要高。无论是长期或短期体育锻炼均可降低血浆甘油三酯水平。锻炼尚可增高脂蛋白酯酶活性,升高HDL水平特别是HDL2的水平,并降低肝酯酶活性。长期坚持锻炼,还可使外源性甘油三酯从血浆中清除增加。

8.吸烟

吸烟可增加血浆甘油三酯水平。流行病学研究证实,与正常平均值相比较,吸烟可使血浆甘油三酯水平升高9.1%。然而戒烟后多数人有暂时性体质量增加,这可能与脂肪组织中脂蛋白酯酶活性短暂上升有关,此时应注意控制体质量,以防体质量增加而造成甘油三酯浓度的升高。

(二)血清 TG 病理性增高

血浆中乳糜微粒(CM)的甘油三酯含量为 90%~95%,极低密度脂蛋白(VLDL)中甘油三酯含量也在 60%~65%,因而这两类脂蛋白统称为富含甘油三酯的脂蛋白。血浆甘油三酯浓度升高实际上是反映了 CM 和/或 VLDL 浓度升高。凡引起血浆中 CM 和/或 VLDL 升高的原因均可导致高甘油三酯血症。病理性因素所致的 TG 升高称为病理性高脂血症。通常将血脂 TG 高于2.2 mmol/L(200 mg/dL)称为高脂血症,我国关于《血脂异常防治建议》中提出,TG 升高是指 TG 大于 1.65 mmol/L。研究证实:富含 TG 的脂蛋白是 CHD 独立的危险因素,TG 增高表明患者存在代谢综合征,需进行治疗。

高甘油三酯血症有原发性和继发性两类,前者多有遗传因素,包括家族性高甘油三酯血症与家族性混合型高脂蛋白血症等。继发性见于肾病综合征、甲状腺功能减退、失控的糖尿病。但往往不易分辨原发或继发。高血压、脑血管病、冠心病、糖尿病、肥胖与高脂蛋白血症等往往有家族性积聚现象。例如,糖尿病患者胰岛素抵抗和糖代谢异常,可继发 TG(或同时有胆固醇)升高,但也可能同时有糖尿病和高 TG 两种遗传因素。

1.原发性高甘油三酯血症

通常将高脂蛋白血症分为 Ⅰ、Ⅱa、Ⅱb、Ⅲ、Ⅳ、Ⅴ 六型,除 Ⅱa 型外,都有高 TG 血症。原发性高脂蛋白血症 Ⅰ 和 Ⅲ 型,TG 明显升高;原发性高脂蛋白血症 Ⅳ 和 Ⅴ 型,TG 中度升高。这些患者多有遗传因素。

(1)Ⅰ型高脂蛋白血症:是极为罕见的高乳糜微粒(CM)血症,为常染色体隐性遗传。正常人禁食12 h 后,血浆中已几乎检测不到 CM。但是,当有脂蛋白酯酶和/或 apoCⅡ 缺陷时,将引起富含甘油三酯的脂蛋白分解代谢障碍,且主要以 CM 代谢为主,造成空腹血浆中出现 CM。

病因:①脂蛋白酯酶(LPL)缺乏,影响了外源性 TG 的分解代谢,血浆 TG 水平通常在11.3mmol/L(1 000 mg/dL)以上;由于绝大多数的 TG 都存在于 CM 中,因而血浆 VLDL 水平可正常或稍有增高,但是 LDL-C 和 HDL-C 水平是低下的;CM 中所含 CHO 很少,所以血浆 CHO 并不升高或偏低。②apoCⅡ 缺乏,apoCⅡ 是 LPL 的激活剂,LPL 在 TG 的分解代谢中起重要作用,需要 apoCⅡ 的同时存在。

临床特征:外源性脂蛋白代谢障碍,血浆中 CM 浓度显著升高。乳糜微粒(CM)血症患者常诉有腹痛发作,多在进食高脂或饱餐后发生。严重的高乳糜微粒(CM)血症时常伴有急性胰腺炎的反复发作。

(2)Ⅱb 型高脂蛋白血症:此型同时有 CHO 和 TG 增高,即混合型高脂蛋白血症。

(3)Ⅲ型高脂蛋白血症:亦称为家族性异常 β 脂蛋白血症,是由于 apoE 的基因变异,apoE 分型多为 E2/E2 纯合子,造成含 apoE 的脂蛋白如 CM、VLDL 和 LDL-C 与受体结合障碍,因而引起这些脂蛋白在血浆中聚积,使血浆 TG 和 CHO 水平明显升高,但无乳糜微粒血症。

(4)Ⅳ型高脂蛋白血症:此型只有 TG 增高,反映 VLDL 增高。但是 VLDL 很高时也会有CHO 轻度升高,所以 Ⅳ 型与 Ⅱb 型有时难以区分,主要是根据 LDL-C 水平做出判断。家族性高

TG 血症属于Ⅳ型。

（5）Ⅴ型高脂蛋白血症：与Ⅰ型高脂蛋白血症相比较，TG 和 CHO 均升高，但以 TG 增高为主，Ⅰ型高脂蛋白血症患者的空腹血浆中乳糜微粒升高的同时伴有 VLDL 浓度升高。鉴别Ⅰ型和Ⅴ型高脂蛋白血症很困难，最大的区别是Ⅴ型高脂蛋白血症发生年龄较晚，且伴有糖耐量异常。此型可发生在原有的家族性高 TG 血症或混合型高脂血症的基础上，继发因素有糖尿病、妊娠、肾病综合征、巨球蛋白血症等，易于引发胰腺炎。

（6）家族性高甘油三酯血症（FHTG）：该病是常染色体显性遗传。原发性高甘油三酯血症是因过量产生 VLDL 引起。

原因：由于某种独特遗传缺陷，干扰体内 TG 的代谢。

临床表现：①FHTG 易发生出血性胰腺炎，这与血浆中乳糜微粒浓度有直接的关系，推测是由于乳糜微粒栓子急性阻塞了胰腺的微血管的血流所致。②FHTG 患者常同时合并有肥胖、高尿酸血症和糖耐量异常。③高 TG，若血浆甘油三酯浓度达到 11.3 mmol/L（1 000 mg/dL）或更高时，常可发现脾大，伴有巨噬细胞和肝细胞中脂肪堆积。④严重的高甘油三酯血症患者，空腹血浆中亦可存在乳糜微粒血症，而血浆 TG 浓度可高达 56 mmol/L（5 000 mg/dL）；中度高甘油三酯血症患者合并糖尿病时，常引起血浆中 VLDL 明显增加，并会出现空腹乳糜微粒血症；轻到中度高甘油三酯血症患者常无特别的症状和体征。⑤在躯干和四肢近端的皮肤可出现疹状黄色瘤。

（7）家族性混合型高脂血症：这是一种最常见的高脂血症类型，主要表现为血浆胆固醇和甘油三酯浓度同时升高，其家族成员中常有多种不同的高脂蛋白血症表型存在。该症的主要生化特征是血浆 apoB 水平异常升高。

（8）HDL 缺乏综合征：见于一组疾病，如鱼眼病、apoAⅠ缺乏或 Tangier 病。大多数受累患者中，血浆甘油三酯仅轻度升高[2.26～4.52 mmol/L（200～400 mg/dL）]，而血浆 HDL-C 浓度则显著降低。患者都有不同程度的角膜浑浊，其他临床表现包括黄色瘤（apoAⅠ缺乏症）、肾功能不全、贫血、肝脾大，神经病变。

（9）家族性脂质异常性高血压：这是近年来提出的一个新的综合病症，主要表现为过早发生家族性高血压、高血压伴富含甘油三酯的脂蛋白代谢异常。

（10）家族性脂蛋白酯酶缺乏病：家族性 LPL 缺乏病是一种较罕见的常染色体隐性遗传性疾病。儿童期间发病，显著的特征为空腹血存在明显的乳糜微粒，TG 极度升高，表现为Ⅰ型高脂蛋白血症。临床特点为经常的腹痛和反复的胰腺炎发作，皮疹性黄色瘤及肝、脾大等。特异性检查显示肝素后血 LPL 活性极度降低，不足正常人的 10%，而 apoCⅡ正常。

2.基因异常所致血浆 TG 水平升高

（1）CM 和 VLDL 装配的基因异常：人类血浆 apoB 包括两种，即 apoB$_{48}$ 和 apoB$_{100}$，这两种 apoB 异构蛋白是通过 apoB mRNA 的单一剪接机制合成。apoB$_{100}$ 通过肝脏以 VLDL 形式分泌，而 apoB$_{48}$ 则在肠道中合成，并以 CM 的形式分泌。由于 apoB 在剪接过程中有基因缺陷，造成 CM 和 VLDL 的装配异常，由此而引起这两种脂蛋白的代谢异常，引起高 TG 血症。

（2）脂蛋白酯酶和 apoCⅡ基因异常：血浆 CM 和 VLDL 中的甘油三酯有效地水解需要脂蛋白酯酶（LPL）和它的复合因子 apoCⅡ参与。脂蛋白酯酶和 apoCⅡ的基因缺陷将导致甘油三酯水解障碍，因而引起严重的高甘油三酯血症。部分 apoCⅡ缺陷的患者可通过分析肝素化后脂蛋白酯酶活性来证实。

(3)apoE 基因异常:apoE 基因异常,可使含有 apoE 的脂蛋白代谢障碍,这主要是指 CM 和 VLDL。CM 的残粒是通过 apoE 与 LDL 受体相关蛋白结合而进行分解代谢,而 VLDL 则是通过 apoE 与 LDL 受体结合而进行代谢。apoE 基因有三个常见的等位基因即 E2、E3 和 E4。apoE2 是一种少见的变异,由于 E2 与上述两种受体的结合力都差,因而造成 CM 和 VLDL 残粒的分解代谢障碍。所以 apoE2 等位基因携带者血浆中 CM 和 VLDL 残粒浓度增加,因而常有高甘油三酯血症。

3.继发性高甘油三酯血症

许多代谢性疾病,某些疾病状态、激素和药物等都可引起高甘油三酯血症,这种情况一般称为继发性高甘油三酯血症。继发性高 TG 血症见于肾病综合征、甲状腺功能减退、失控的糖尿病、饥饿等。

(1)高甘油三酯血症与糖尿病:糖尿病患者胰岛素抵抗和糖代谢异常,可继发 TG(或同时有胆固醇)升高,这主要决定于血糖控制情况。由于病程及胰岛素缺乏程度不同,有较多的研究观察到高 TG 血症与胰岛素抵抗(IR)综合征之间存在非常密切的关系。青少年的 1 型糖尿病、重度胰岛素缺乏常伴有显著的高 TG 血症,这是由于胰岛素不足和来自脂肪组织的脂肪酸增加引起脂蛋白酯酶(LPL)缺乏,使 CM 在血浆中聚积的结果。这促进了 TG 的合成。HDL-C 通常降低,LDL-C 升高。胰岛素治疗后很快回复到正常水平。在 2 型糖尿病患者(T_2DM)的高胰岛素血症常引起内源性胰岛素过度分泌以补偿原有的胰岛素抵抗,大多数胰岛素抵抗综合征患者合并 TG 水平升高。同样部分高 TG 血症患者同时有肥胖及血浆胰岛素水平升高,更重要的是,胰岛素抵抗综合征也可引起 LDL-C 结构异常,若与高 TG 血症同时存在时,具有很强的致动脉粥样硬化作用。2 型糖尿病时 TG 和 VLDL(50%～100%)会出现中度增高,特别在肥胖患者尤为明显,可能是由于 VLDL 和 $apoB_{100}$ 合成的多,血浆 LDL-C 水平通常正常,但 LDL-C 富含甘油三酯。HDL-C 通常会减少且富含甘油三酯。

(2)高甘油三酯血症与冠心病:冠心病患者血浆 TG 偏高者比一般人群多见,但这种患者 LDL-C 偏高与 HDL-C 偏低也多见。一般认为,单独的高甘油三酯血症不是冠心病的独立危险因素,只有伴以高胆固醇、高 LDL-C、低 HDL-C 等情况时,才有意义。

(3)高甘油三酯血症与肥胖:在肥胖患者中,由于肝脏过量合成 apoB,因而使 VLDL 的产生明显增加。此外,肥胖常与其他代谢性疾病共存,如肥胖常伴有高甘油三酯血症,葡萄糖耐量受损,胰岛素抵抗和血管疾病,这些和 2 型糖尿病类似。腹部肥胖者比臀部肥胖者 TG 升高更为明显。

(4)高甘油三酯血症与肾脏疾病:高脂血症是肾病综合征主要临床特征之一。肾脏疾病时的血脂异常发生机制,主要是因 VLDL 和 LDL-C 合成增加,但也有人认为可能与这些脂蛋白分解代谢减慢有关。低清蛋白血症的其他原因也会产生相同的结果。中度病例通常会出现低水平的高胆固醇血症(Ⅱa 型),严重病例会出现高甘油三酯血症(Ⅱb 型)。如果蛋白尿被纠正,肾病的高脂蛋白血症是可逆的。

高脂蛋白血症在慢性肾衰包括血液透析中常见,但和肾病综合征不同的是,它以高甘油三酯血症为主。其原因是脂肪分解障碍,推测可能是由于尿毒症患者血浆中的脂蛋白酯酶被一种仍然未知的因子所抑制,血液透析后患者会表现出 CM 浓度升高和 HDL-C 水平下降。接受过慢性流动腹膜透析(CAPD)治疗的患者也常出现高脂蛋白血症。肾移植以后接受血液透析更容易出现 LDL-C 和 VLDL 的升高。此时免疫抑制药物起主要作用。

(5)高甘油三酯血症与甲状腺功能减退症：该症常合并有血浆 TG 浓度升高，这主要是因为肝脏甘油三酯酶减少而使 VLDL 清除延缓所致。

(6)高甘油三酯血症与高尿酸血症：约有80%的痛风患者有高 TG 血症，反之，高 TG 血症患者也有高尿酸血症。这种关系也受环境因素影响，如过量摄入单糖、大量饮酒和使用噻嗪类药物。

(7)异型蛋白血症：这种情况可见于系统性红斑狼疮或多发性骨髓瘤的患者，由于异型蛋白抑制血浆中 CM 和 VLDL 的清除，因而引起高甘油三酯血症。

4.TG 的病理性降低

低 TG 血症是指 TG 低于 0.55 mmol/L(50 mg/dL)。见于遗传性原发性无或低 β 脂蛋白血症；继发性 TG 降低常见于代谢异常、吸收不良综合征、慢性消耗、严重肝病、甲状腺功能亢进、恶性肿瘤晚期和肝素应用等。

（徐风华）

第二节　胆固醇检验

一、概述

(一)生化特性及病理生理

胆固醇(CHO)是人体的主要固醇，是非饱和固醇，基本结构为环戊烷多氢菲(甾体)。正常人体含胆固醇量约为 2 g/kg 体质量，外源性 CHO(约占 1/3)来自食物经小肠吸收，内源性 CHO(约占 2/3)由自体细胞合成。人体胆固醇除来自食物以外，90%的内源性胆固醇在肝内由乙酰辅酶 A 合成且受食物中胆固醇多少的制约。CHO 是身体组织细胞的基本成分，除特殊情况外(如先天性 β 脂蛋白缺乏症等)，人体不会缺乏 CHO。除脑组织外，所有组织都能合成 CHO。在正常情况下，机体的 CHO 几乎全部由肝脏和远端小肠合成，因此临床和预防医学较少重视研究低胆固醇血症。一般情况下，血清 CHO 降低临床表现常不明显，但长期低 CHO 也是不正常的，能影响生理功能，如记忆力和反应能力降低等。

胆固醇的生理功能：主要用于合成细胞膜、类固醇激素和胆汁酸。

血浆胆固醇主要存在于低密度脂蛋白(LDL)中，其次存在于高密度脂蛋白(HDL)和极低密度脂蛋白(VLDL)中，而乳糜微粒(CM)中含量最少。胆固醇主要是以两种脂蛋白形式(LDL 和 HDL)进行转运的，它们在脂类疾病发病机制中作用相反。

个体内胆固醇平均变异系数(CV)为 8%。总胆固醇浓度提供一个基值，它提示是否应该进一步进行脂蛋白代谢的实验室检查。一般认为在胆固醇水平<4.1 mmol/L(160 mg/dL)时冠心病不太常见；同时将 5.2 mmol/L(200 mg/dL)作为阈值，超过该值时冠心病发生的危险性首先适度地增加，当胆固醇水平高于 5.4 mmol/L(250 mg/dL)时其危险性将大大增加。Framingham 的研究结果表明，与冠心病危险性相关的总胆固醇浓度其个体预期值则较低。总胆固醇浓度只有在极值范围内才有预测意义，即<4.1 mmol/L(160 mg/dL)和>8.3 mmol/L(320 mg/dL)。临床对高胆固醇血症极为重视，将其视为发生动脉粥样硬化最重要的原因和危险因素之一。

(二)总胆固醇检测

1.测定方法

采用胆固醇氧化酶——过氧化物酶耦联的 CHOD-PAP 法。

(1)检测原理:胆固醇酯被胆固醇酯酶分解成游离胆固醇和脂肪酸。游离胆固醇在胆固醇氧化酶的辅助下消耗氧,然后被氧化,导致 H_2O_2 增加。应用 Trinder 反应,即由酚和 4-氨基安替比林形成的过氧化物酶的催化剂形式的红色染料,通过比色反应检验胆固醇浓度。

(2)稳定性:血浆或血清样本在 4 ℃时可保存 4 d。长期保存应置于 −20 ℃。

2.参考范围

我国"血脂异常防治对策专题组"提出的《血脂异常防治建议》规定。理想范围<5.2 mmol/L,边缘性增高 5.23~5.69 mmol/L,增高>5.72 mmol/L。

美国胆固醇教育计划(NCEP)成人治疗组(ATP)1994 年提出的医学决定水平:①理想范围<5.1 mmol/L;②边缘性增高:5.2~6.2 mmol/L;③增高:>6.21 mmol/L。

据欧洲动脉粥样硬化协会的建议,血浆 CHO>5.2 mmol/L 时与冠心病发生的危险性增高具有相关性。CHO 越高,这种危险增加的越大,它还可因其他危险因素如抽烟、高血压等而增强。

3.检查指征

以下疾病应检测血清胆固醇:①动脉粥样硬化危险性的早期确诊;②使用降脂药治疗后的监测反应;③高脂蛋白血症的分型和诊断。

二、血清胆固醇异常常见原因

血清胆固醇异常常见原因见表 10-1。

表 10-1　胆固醇增高与减低的常见原因

增高	减低
原发性	原发性
家族性高胆固醇血症[低密度脂蛋	无 β 脂蛋白血症
白受体(LDL-R)缺陷]	低 β 脂蛋白血症
混合性高脂蛋白血症	α 脂蛋白缺乏症
家族性Ⅲ型高脂蛋白血症	家族性卵磷脂-胆固醇酯酰基转移酶(LCAT)缺乏病
继发性	继发性
内分泌疾病	严重肝脏疾病
甲状腺功能减退	急性重型肝炎
糖尿病(尤其昏迷时)	肝硬化
库欣综合征	内分泌疾病
肝脏疾病	甲状腺功能亢进
阻塞性黄疸	艾迪生病
肝癌	严重营养不良
肾脏疾病	吸收不良综合征
肾病综合征	严重贫血

续表

增高	减低
慢性肾炎肾病期	白血病
类脂性肾病	癌症晚期
药物性	
应用固醇类制剂	

三、临床思路

临床思路见图 10-2。

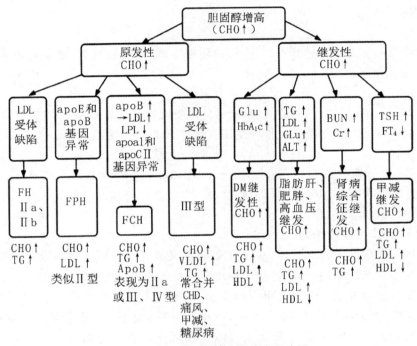

图 10-2　血清胆固醇分析临床思路图

(一)除外非疾病因素

血清 CHO 水平受年龄、家族、民族、性别、遗传、饮食、工作性质、劳动方式、精神因素、饮酒、吸烟和职业的影响。

1.性别和年龄

血浆胆固醇水平,男性较女性高,两性的 CHO 水平都随年龄增加而上升,但 70 岁后下降,中青年女性低于男性。女性在绝经后 CHO 可升高,这与妇女绝经后雌激素减少有关。美国妇女绝经后,血浆 CHO 可增高约为 0.52 mmol/L(20 mg/dL)。

2.妊娠

女性妊娠中、后期可见生理性升高,产后恢复原有水平。

3.体质量

有研究提示:血浆 CHO 增高可因体质量增加所致,并且证明肥胖是血浆 CHO 升高的一个重要因素。一般认为,体质量增加,可使人体血浆 CHO 升高 0.65 mmol/L(25 mg/dL)。

4.运动

体力劳动较脑力劳动为低。血浆 CHO 高的人可通过体力劳动使其下降。

5.种族

白种人较黄种人高。正常水平较高的人群往往有家族倾向。

6.饮食

临界 CHO 升高的一个主要原因是较高的饱和脂肪酸的饮食摄入,一般认为,饱和脂肪酸摄入量占总热量的 14%,可使血浆 CHO 增高大约 0.52 mmol/L(20 mg/dL),其中多数为 LDL-C。但是 CHO 含量不像 TG 易受短期食物中脂肪含量的影响而上升。一般讲,短期食用高胆固醇食物对血中 CHO 水平影响不大,但长期高 CHO、高饱和脂肪酸和高热量饮食习惯可使血浆 CHO 上升。素食者低于非素食者。

7.药物

应用某些药物可使血清胆固醇水平升高,如环孢霉素、糖皮质激素、苯妥英钠、阿司匹林、某些口服避孕药、β 受体阻滞剂等。

8.血液的采集

静脉压迫 3 min 可以使胆固醇值升高 10%。在受试者站立体位测得的值相对于卧位也出现了相似的增加。在进行血浆检测时推荐使用肝素或 EDTA 作为抗凝剂。

9.干扰因素

血红素>2 g/L 和胆红素 70%mol/L(42 mg/dL)时,会干扰全酶终点法测定。抗坏血酸和 α-甲基多巴等类还原剂会引起胆固醇值假性降低,因为它们能和过氧化氢反应,阻断显色反应(即阻断偶联终点比色反应过程)。

(二)血清胆固醇病理性增高

临界高胆固醇血症的原因:除了其基础值偏高外,主要是饮食因素即高胆固醇和高饱和脂肪酸摄入及热量过多引起的超重,其次包括年龄效应和女性的更年期影响。

轻度高胆固醇血症原因:轻度高胆固醇血症是指血浆胆固醇浓度为 6.21～7.49 mmol/L(240～289 mg/dL),大多数轻度高胆固醇血症,可能是由于上述临界高胆固醇血症的原因所致,同时合并有基因的异常。已知有几种异常原因能引起轻度高胆固醇血症:①LDL-C 清除低下和 LDL-C 输出增高;②LDL-C 颗粒富含胆固醇酯,这种情况会伴有 LDL-C 与 apoB 比值(LDL-C/apoB)增高。

重度高胆固醇血症原因:重度高胆固醇血症原因是指 CHO>7.51 mmol/L(290 mg/dL)。许多重度高胆固醇血症是由于基因异常所致,绝大多数情况下,重度高胆固醇血症是下列多种因素共同所致:①LDL-C 分解代谢减低,LDL-C 产生增加;②LDL-apoB 代谢缺陷,LDL-C 颗粒富含胆固醇酯;③上述引起临界高胆固醇血症的原因。大多数重度高胆固醇血症很可能是多基因缺陷与环境因素相互作用所致。

1.成人胆固醇增高与冠心病

血清胆固醇的水平和发生心血管疾病危险性间的关系,在年轻男性和老年女性有相关性,女性出现冠心病的临床表现和由冠心病导致死亡的年龄一般比男性晚 15 年。因此,区分未绝经和已绝经的妇女尤为重要。对成人高脂血症的筛选是针对心血管危险因素的常规检查程序的一部分。

2.儿童期胆固醇增高与冠心病

成人血清胆固醇水平升高和冠心病死亡率增加间的密切关系已经明确,儿童时期还不确定,因为儿童期胆固醇增高不会维持到成人期,相反,儿童期的低水平到成人期以后可能变为较高的水平。

儿童期的研究有助于识别和治疗那些很有可能发展成为高脂血症和冠心病高危因素的人群。欧洲动脉粥样硬化协会提出了以下建议来识别儿童的脂质紊乱。

以下情况需测定血清胆固醇水平:①父母或近亲中有人 60 岁以前就患有心血管疾病的儿童和青少年;②父母中的一方有高胆固醇血症,胆固醇水平>7.8 mmol/L(300 mg/dL)的家族史的儿童,胆固醇水平>5.2 mmol/L(200 mg/dL),年龄为 2~19 岁的儿童和青少年则考虑为高水平且将来需要复查。

3.高胆固醇血症病理状态

高胆固醇血症有原发性与继发性两类。原发性见于家族性高胆固醇血症、多基因家族性高胆固醇血症、家族性 apoB 缺陷症、混合性高脂蛋白血症等基因遗传性疾病。继发性见于如动脉粥样硬化、冠心病、糖尿病、肾病综合征、甲状腺功能减退和阻塞性黄疸等疾病在病理改变过程中引发脂质代谢紊乱时所形成的异常脂蛋白血症。

(1)家族性高胆固醇血症:原发性高胆固醇血症主要见于家族性高胆固醇血症(FH)。家族性高胆固醇血症是单基因常染色体显性遗传性疾病,由于 LDL-C 受体先天缺陷造成体内 LDL-C 清除延缓而引起血浆胆固醇水平升高,患者常有肌腱黄色瘤。在心肌梗死存活的患者中占 5%。家族性高胆固醇血症患者发生动脉粥样硬化的危险性与其血浆胆固醇水平升高的程度和时间有着密切关系。

家族性高胆固醇血症的临床特征可分为四方面:高胆固醇血症、黄色瘤及角膜环、早发的动脉粥样硬化和阳性家族史。①血浆胆固醇增高:高胆固醇血症是该病最突出的血液表现,即在婴幼儿时期即已明显。杂合子患者血浆胆固醇水平为正常人的 2~3 倍,多超过 7.76 mmol/L(300 mg/dL);纯合子患者为正常人的 4~6 倍,多超过 15.5 mmol/L(600 mg/dL)。血浆 TG 多正常,少数可有轻度升高。因此患者多属Ⅱa 型高脂蛋白血症,少数可为Ⅱb 型高脂蛋白血症。②黄色瘤和角膜环:黄色瘤是家族性高胆固醇血症常见而又重要的体征。依其好发部位、形态特征可分为腱黄瘤、扁平黄瘤和结节性黄瘤。其中以腱黄瘤对本病的诊断意义最大。杂合子型患者黄色瘤多在 30 岁以后出现,纯合子型患者常在出生后前 4 年出现,有的出生时就有黄色瘤。角膜环合并黄色瘤常明显提示本病的存在。③早发的动脉粥样硬化:由于血浆胆固醇异常升高,患者易早发动脉粥样硬化。杂合子型患者冠心病平均发病年龄提前 10 岁以上,纯合子型患者多在 30 岁前死于冠心病,文献报告曾有年仅 18 个月幼儿患心肌梗死的报告。④阳性家族史:家族性高胆固醇血症是单基因常染色体显性遗传性疾病。因此杂合子患者的父母至少有一个是该病的患者,而家族性高胆固醇血症仅占高胆固醇血症的大约 1/20,并且不是所有的病例均有特征性的黄色瘤,故家系分析对该病的诊断是十分重要和必不可少的,对年轻的杂合子患者的诊断尤其是如此。

(2)多基因家族性高胆固醇血症:在临床上这类高胆固醇血症相对来说较为常见,其患病率可能是家族性高胆固醇血症的 3 倍。

该病是由多种基因异常所致,研究提示可能相关的异常基因包括 apoE 和 apoB。更为重要的是这些异常基因与环境因素相互作用,引起血浆胆固醇(CHO)升高。环境因素中以饮食的影响最明显,经常进食高饱和脂肪酸、高 CHO 和高热量饮食者是血浆 CHO 升高的主要原因。由于是多基因缺陷所致,其遗传方式也较为复杂,有关的基因缺陷尚不清楚。这类患者的 apoE 基因型多为 E4 杂合子或 E4 纯合子。其主要的代谢缺陷是 LDL-C 过度产生或 LDL-C 降解障碍。多基因家族性高胆固醇血症的临床表现类似于 II 型高脂蛋白血症,主要表现为:血浆胆固醇水平轻度升高,偶可中度升高。患者常无黄色瘤。

诊断:在家族调查中,发现有两名或两名以上的成员血浆胆固醇水平升高,而家庭成员中均无黄色瘤。

(3)家族性混合型高脂蛋白血症(FCH):为常染色体遗传,在 60 岁以下患有冠心病者中,这种类型的血脂异常最常见(占 11.3%),在一般人群中 FCH 的发生率为 1%～2%。另有研究表明,在 40 岁以上原因不明的缺血性脑卒中患者中,FCH 为最多见的血脂异常类型。

有关 FCH 的发病机制尚不十分清楚,目前认为可能与以下几方面有关:①apoB 产生过多,因而 VLDL 的合成是增加的,这可能是 FCH 的主要发病机制之一;②小而密颗粒的 LDL-C 增加,LDL-C 颗粒中含 apoB 相对较多,因而产生小颗粒致密的 LDL-C,这种 LDL-C 颗粒的大小是与空腹血浆 TG 浓度呈负相关,而与 HDL-C 水平呈正相关;③酯酶活性异常和脂质交换障碍,脂蛋白酯酶(LPL)是脂蛋白代谢过程中一个关键酶,LPL 活性下降引起血浆 VLDL 清除延迟,导致餐后高脂血症;④apoA I 和 apoC III 基因异常;⑤脂肪细胞脂解障碍。

临床表现与诊断:FCH 的血脂异常特点是血浆 CHO 和 TG 均有升高,其生化异常类似于 IIb 型高脂蛋白血症,临床上 FCH 患者很少见到各种类型的黄色瘤,但合并有早发性冠心病者却相当常见。FCH 的临床和生化特征及提示诊断要点如下:①第一代亲属中有多种类型高脂蛋白血症的患者;②早发性冠心病的阳性家族史;③血浆 TG、CHO 和 apoB 水平升高;④第一代亲属中无黄色瘤检出;⑤家族成员中 20 岁以下者无高脂血症患者;⑥表现为 IIa、IIb、IV 或 V 型高脂蛋白血症;⑦LDL-C/apoB 比例降低。一般认为,只要存在第①、②和③点就足以诊断 FCH。

4.继发性高胆固醇血症

(1)血浆胆固醇增高与动脉粥样硬化:CHO 高者发生动脉硬化、冠心病的频率高,但冠心病患者并非都有 CHO 增高。高血压与动脉粥样硬化是两种不同、又可互为因果、相互促进的疾病,高血压病时,血浆 CHO 不一定升高,升高可能伴有动脉粥样硬化。因此,高胆固醇作为诊断指标来说,它不够特异,也不够敏感,只能作为一种危险因素。因此,血浆 CHO 测定最常用做动脉粥样硬化的预防、发病估计、疗效观察的参考指标。

(2)血浆胆固醇增高与糖尿病:胰岛素的生理功能是多方面的,它可以促进脂蛋白酯酶(LPL)的活性,抑制激素敏感脂肪酶的活性,此外,它还能促进肝脏极低密度脂蛋白胆固醇(VLDL)的合成与分泌,促进 LDL-C 受体介导的 LDL-C 降解等。由于胰岛素可通过多种方式和途径影响和调节脂质和脂蛋白代谢,据统计大约 40% 的糖尿病患者并发有异常脂蛋白血症,其中 80% 左右表现为高甘油三酯血症即 IV 型高脂蛋白血症。患者血脂的主要改变是 TG、CHO 和 LDL-C 的升高及 HDL-C 的降低,WHO 分型多为 IV 型,也可为 IIb 型,少数还可表现为 I 或 V 型。流行病学调查研究发现,糖尿病伴有继发性异常脂蛋白血症的患者比不并发的患者冠心病的发病率高 3 倍,因此有效地防治糖尿病并发异常脂蛋白血症是降低糖尿病并发冠心病的关键之一。值得注意的是,并非发生于糖尿病患者的异常脂蛋白血症均是继发性的,其中一部分可能是糖尿病并发原发性异常脂蛋白血症。单纯的血脂化验很难完成对两者的鉴别,主要的鉴别还是观察对糖尿病治疗的反应。

(3)血浆胆固醇增高与甲状腺功能减退：甲状腺素对脂类代谢的影响是多方面的,它既能促进脂类的合成,又能促进脂质的降解,但综合效果是对分解的作用强于对合成的作用。该病患者的血脂改变主要表现为 TG、CHO 和 LDL-C 水平的提高。血脂变化的严重程度主要与甲状腺素的缺乏程度平行、而不依赖于这种缺乏的病理原因。甲状腺素能激活胆固醇合成的限速酶——HMG-CoA 还原酶,也可促进 LDL 受体介导的 LDL-C 的降解,还能促进肝脏胆固醇向胆汁酸的转化。这些作用的综合是降解和转化强于合成,故甲亢患者多表现为 CHO 和 LDL-C 降低,而甲状腺功能减退者表现为二者升高。

(4)血浆胆固醇增高与肾病综合征：肾病综合征患者血脂的主要改变为胆固醇和甘油三酯(TG)显著升高。血浆胆固醇与血浆清蛋白的浓度呈负相关。如果蛋白尿被纠正,肾病的高脂蛋白血症是可逆的。肾病综合征并发脂蛋白异常的机制尚不完全清楚,多数学者认为是由于肝脏在增加清蛋白合成的同时,也刺激了脂蛋白尤其是 VLDL 的合成。VLDL 是富含 TG 的脂蛋白,它又是 LDL-C 的前体,另一可能原因是 VLDL 和 LDL-C 降解减慢。由于 VLDL 和 LDL-C 合成增加,降解减慢,故表现为 CHO 和 TG 的明显升高。

(5)血浆胆固醇增高与肝脏疾病：肝脏是机体 LDL-C 受体最丰富的器官,也是机体合成胆固醇最主要的场所,它还能将胆固醇转化为胆汁酸。由于肝脏在脂质和脂蛋白的代谢中发挥有多方面的重要作用,因此许多肝病并发异常脂蛋白血症。

(三)血浆胆固醇病理性降低

低胆固醇血症较高胆固醇血症为少,低胆固醇血症也有原发与继发,前者如家族性 α 和 β 脂蛋白缺乏症,后者如消耗性疾病、恶性肿瘤的晚期、甲状腺功能亢进、消化和吸收不良、严重肝损伤、巨幼红细胞性贫血等。低胆固醇血症易发生脑出血,可能易患癌症(未证实)。雌激素、甲状腺激素、钙通道阻滞剂等药物使血浆胆固醇降低。此外,女性月经期可降低。

(徐凤华)

第三节 高密度脂蛋白检验

一、概述

(一)生化特征和病理生理

高密度脂蛋白胆固醇(HDL-C)是血清中颗粒最小、密度最大的一组脂蛋白。HDL-C 的主要蛋白质是 apoA I。血清总胆固醇中约有 25% 是以 HDL-C 的形式运送的。

HDL-C 的合成有三条途径：①直接由肝和小肠合成,由小肠合成分泌的 HDL-C 颗粒中主要含 apoA I,而肝脏合成分泌的 HDL-C 颗粒则主要含 apoE；②由富含甘油三酯脂蛋白、乳糜微粒和 VLDL 发生脂溶分解时衍生而来；③周围淋巴中亦存在磷脂双层结构,可能是细胞膜分解衍生而来。

HDL-C 生理功能：HDL-C 是把外周组织过剩的胆固醇重新运回肝脏,或者将其转移到其他脂蛋白,如乳糜微粒、VLDL 残粒上,然后这些物质又被肝摄取,进行代谢,因此称为胆固醇的逆向转运。在肝内,胆固醇或者是直接分泌入胆汁,变成胆汁酸,或者在合成脂蛋白时又被利用。

HDL-C 可以促进和加速胆固醇从细胞和血管壁的清除及将它们运送到肝脏。因此,它们的功能在很多方面和 LDL-C 相反。一般认为 HDL-C 有抗动脉粥样硬化(AS)形成作用。除上述功能外,HDL-C 的重要功能还包括作为 apoC 和 apoE 的储存库。它们的 apoC 和 apoE 不断地穿梭于 CM、VLDL 和 HDL-C 之间。如前所述,这不仅对 CM 和 VLDL 的甘油三酯水解,而且对这些脂蛋白的代谢,特别是为肝细胞结合和摄取都发挥重要作用。

(二)HDL-C 的检测

近年来关于 HDL-C 测定的方法进展很快,从各种沉淀法已发展到化学修饰、酶修饰、抗体封闭、化学清除等多种方法,目前主要测定方法为匀相测定法。使测定胆固醇的酶只和 HDL-C 反应。使 HDL-C 测定更加方便准确。

1.测定方法——匀相测定法

(1)HDL-C 测定反应原理:①PEG 修饰酶法(PEG 法);②选择性抑制法(SPD 法);③抗体法(AB 法);④过氧化氢酶法(CAT 法)。

基本原理:首先向标本中加入表面活性剂将非 HDL-C 的脂蛋白结构破坏,使其中所含 CHO 与相应的酶反应而消耗,其后加入第二试剂,试剂中的表面活性剂破坏留下的 HDL-C 结构,使其中 CHO 得以和酶及显色剂反应而测得 HDL-C。

(2)稳定性:在存储过程中,由于脂蛋白间的相互作用,血清和血浆中的 HDL-C 会发生改变。因此,血清标本在 2 ℃~8 ℃可稳定 3 d,-20 ℃可稳定数周,长期保存样本应放在-70 ℃贮存。

2.参考范围

我国《血脂异常防治建议》提出的判断标准:理想范围>1.04 mmol/L(>40 mg/dL);降低≤0.91 mmol/L(≤35 mg/dL)。

美国胆固醇教育计划(NCEP),成人治疗组(ATP),1994 年提出的医学决定水平:HDL-C<1.03 mmol/L(40 mg/dL)为降低,CHD 危险增高;HDL-C≥1.55 mmol/L(≥60 mg/dL)为负危险因素。

NCEP、ATPⅢ将 HDL-C 从原来的≤0.91 mmol/L(≤35 mg/dL),提高到<1.03 mmol/L(40 mg/dL),是为了让更多的人得到预防性治疗。

3.检查指征

(1)早期识别动脉粥样硬化的危险性(非致动脉粥样硬化胆固醇成分的检测)。

(2)使用降脂药治疗反应的监测(在使用降脂药治疗的过程中应避免 HDL-C 的下降)。

二、HDL-C 异常常见原因

见表 10-2。

三、临床思路

临床思路见图 10-3。

总胆固醇浓度超过 5.2 mmol/L(200 mg/dL)的边缘性增高值时,就必须同时进行 HDL-C 的浓度测定。冠心病的发病和 HDL-C 之间存在负相关。HDL-C≤0.91 mmol/L(≤35 mg/dL)是 CHD 的危险因素,HDL-C≥1.55 mmol/L(≥60 mg/dL)被认为是负危险因素。HDL-C 降低多见于心、脑血管病、肝炎和肝硬化等患者。因此低 HDL-C 值便构成了一个独立的危险因素。

表 10-2　HDL-C 减低和增高常见原因

HDL-C 减低	HDL-C 增高
遗传性	原发性
α-蛋白血症	CETP 缺乏症
LCAT 缺陷症	肝脂酶(HTGL)活性低下(角膜浑浊)
apoA I 异常	apoA I 合成亢进
家族性高胆固醇血症	HDL-C-R 异常
家族性混合型高脂血症	继发性
急性疾病	长期大量饮酒
急性心肌梗死	慢性肝炎
手术	原发性胆汁性肝硬化
烧伤	CETP 活性增加
急性炎症	HTGL 活性降低
低脂肪高糖饮食	药物
吸烟	肾上腺皮质激素
雌激素减少	胰岛素
药物	烟酸及其诱导剂
β受体阻滞剂	雌激素
肥胖	还原酶阻断剂
运动不足	β羟β甲戊二酰辅酶 A(HMG-CoA)

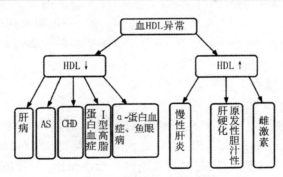

图 10-3　血清 HDL 分析临床思路

(一)非疾病因素

影响 HDL-C 水平的因素很多,主要有以下几个。

1.年龄

儿童时期,男、女 HDL-C 水平相同,青春期男性开始下降,至 18～20 岁达最低点。

2.性别

冠心病发病率有性别差异,妇女在绝经期前冠心病的发病率明显低于同年龄组男性,绝经期后这种差别趋于消失。这是由于在雌激素的作用下,妇女比同年龄组男性有较高 HDL-C 的结果。随着雌激素水平的不断降低,男女 HDL-C 水平趋向一致,冠心病发病率的差异也就不复存在。

3.种族

黑种人比白种人高,中国人比美国人高。

4.饮食

高脂饮食可刺激肠道 apoAⅠ的合成,引起血浆 HDL-C 水平升高,尤其是饱和脂肪酸的摄入增加,可使 HDL-C 和 LDL-C 水平均升高,多不饱和脂肪酸(如油酸)并不降低 HDL-C 水平,却能使血浆 LDL-C 水平降低,故有益于减少 CHD 的危险。

5.肥胖

肥胖者,常有 HDL-C 降低,同时伴 TG 升高。体质量每增加 $1 kg/m^2$,血浆 HDL-C 水平即可减少0.02 mmol/L(0.8 mg/dL)。

6.饮酒与吸烟

多数资料表明:吸烟者比不吸烟者的血浆 HDL-C 浓度低 0.08～0.13 mmol/L(3～5 mg/dL),即吸烟使 HDL-C 减低。适度饮酒使 HDL-C 和 apoAⅠ升高,与血浆 HDL-C 水平呈正相关,但取决于正常肝脏合成功能,长期饮酒损害肝脏功能,反而引起 HDL-C 水平下降。而少量长期饮酒因其血浆 HDL-C 和 apoAⅠ水平相对较高,所以患 CHD 的危险性低于不饮酒者。

7.运动

长期足够量的运动使 HDL-C 升高。

8.药物

降脂药中的普罗布考、β 受体阻滞剂(普萘洛尔)、噻嗪类利尿药等,使 HDL-C 降低。

9.外源性雌激素

文献报道:接受雌激素替代疗法的妇女患 CHD 的危险性明显降低,这部分与雌激素能改善血脂代谢紊乱有关。雌激素可刺激体内 apoAⅠ合成,使其合成增加 25%,分解代谢无变化。孕激素可部分抵消雌激素升高血浆 HDL-C 水平的作用。然而,长期单用雌激素却有可能增加子宫内膜癌和乳腺癌的危险性,因此绝经后雌/孕激素干预试验需权衡到最佳的雌/孕激素配方,以发挥最大保护作用。

(二)血清 HDL-C 病理性降低

1.HDL-C 与动脉粥样硬化

血浆 HDL-C 浓度每降低 1%,可使冠心病(CHD)发生的危险升高 2%～3%,血浆 HDL-C 水平每升高 0.03 mmol/L(1 mg/dL),患 CHD 的危险性即降低 2%～3%,这种关系尤以女性为明显。绝经前女性 HDL-C 水平较高,与男性及绝经后女性相比 CHD 患病率低。

2.HDL-C 与高脂蛋白血症

高脂蛋白血症时,HDL-C 有病理性降低。Ⅰ型高脂蛋白血症,血脂测定 LDL-C、HDL-C 均降低,CHO 多正常,TG 极度升高,可达 11.3～45.2 mmol/L(1 000～4 000 mg/dL)。

3.家族遗传性低 HDL-C

即家族性低 α-脂蛋白血症,临床很常见,系常染色体显性遗传,其主要特征为血浆 HDL-C 水平低下,通常还合并血浆 TG 升高。

4.肝脏疾病

近年来特别值得注意的是肝脏疾病中 HDL-C 的改变。连续监测急性肝炎患者血浆中 HDL-C 胆固醇的水平,发现 HDL-C 水平与病程有关:在发病的第一周末,HDL-C 水平极度降低,脂蛋白电泳几乎检不出 α 脂蛋白带,此后随着病程的发展 HDL-C 逐渐升高直至正常。在病毒性肝炎和肝硬化患者,HDL-C 的降低主要表现为 HDL$_3$ 的降低,HDL-C 的变化较少,而且 HDL$_3$ 越低,预后越差,因此 HDL$_3$ 水平可作为一个评估某些肝脏疾病患者功能状态及转归预后的一项参考指标。

5.其他

HDL-C 降低还可见于急性感染、糖尿病、慢性肾衰竭、肾病综合征等。β 受体阻滞剂、孕酮等药物也可导致 HDL-C 降低。

(三)血清 HDL-C 病理性增高

HDL-C 增加可见于慢性肝炎、原发性胆汁性肝硬化。有些药物如雌性激素、苯妥英钠、HMG-CoA 还原酶抑制剂、烟酸等可以使 HDL-C 升高。绝经的妇女常用雌激素做替代疗法有升高 HDL-C,降低 CHD 危险性的作用。

(徐风华)

第四节　低密度脂蛋白检验

一、概述

(一)生化特性和病理生理

低密度脂蛋白(LDL)是富含胆固醇(CHO)的脂蛋白,其组成中 45% 为 CHO,其蛋白成分为 apoB-100。血浆中 LDL 来源有两个途径:一是由 VLDL 异化代谢转变;二是由肝脏合成、直接分泌入血。LDL 是在血液中由 VLDL 经过中间密度胆固醇(IDL)转化而来的。

LDL 的主要生理功能:将内源性 CHO 从肝脏运向周围组织细胞。在动脉内膜下沉积脂质,促进动脉粥样硬化形成。由于血浆中胆固醇大约 75% 以 LDL 的形式存在,所以可代表血浆胆固醇水平。

LDL 组成发生变化,形成小而密的 LDL(SLDL),易发生氧化修饰,形成氧化型 LDL(ox LDLc)或称变性 LDL。清道夫受体对 ox LDL 的摄取和降解速度比 LDL 快 3～10 倍,与 ox LDL的结合不受细胞内 CHO 浓度的影响,只有使胆固醇浓度升高的单向调节,而没有下调作用,且随着 ox LDL 氧化修饰程度的升高,动脉内膜和内皮细胞对 LDL 的摄取和降解也升高,从而形成了大量的泡沫细胞,促进了动脉粥样硬化的发生。LDL 经化学修饰(氧化或乙酰化)后,其中 apo B-100 变性,通过清道夫受体被巨噬细胞摄取,形成泡沫细胞停留在血管壁内,导致大量的胆固醇沉积,促使动脉壁形成粥样硬化斑块。

(二)LDL-C 的检测

1.测定方法

匀相测定法:①增溶法(SOL);②表面活性剂法(SUR 法);③保护法(PRO);④过氧化氢酶法(CAT 法);⑤紫外法(CAL 法)。

基本原理如下:首先向标本中加入表面活性剂将非 LDL-C 的脂蛋白结构破坏,使其中所含 CHO 与相应的酶反应而消耗;其后加入第二试剂,试剂中的表面活性剂破坏留下 LDL-C 结构,使其中 CHO 得以和酶及显色剂反应而测得 LDL-C。

过去常通过弗里德瓦德公式计算法间接推算 LDL-C 的量。

$$LDL\text{-}C(mg/dL)=CHO-(HDL\text{-}C+TG/5)$$

$$LDL\text{-}C(mmol/L)=CHO-(HDL\text{-}C+TG/2.2)$$

按此公式计算求得 LDL-C 含量时,要求 CHO、HDL-C 和 TG 测定值必须准确,方法必须标准化,才能得到 LDL-C 的近似值;也有人在应用上述公式后再减去 Lp(a)中胆固醇值予以校正。弗里德瓦德公式只适用于 TG<4.52 mmol/L 时。

稳定性:血清样本必须放在密闭容器中,在 2 ℃~4 ℃条件下可稳定 7 d。－70 ℃可稳定 30 d。

2.参考范围

LDL-C 水平随年龄增高而上升,青年与中年男性高于女性,更年期女性高于男性。中老年为 2.73~3.25 mmol/L(105~125 mg/dL)。

我国《血脂异常防治建议》提出的判断标准:理想范围<3.12 mmol/L(120 mg/dL);边缘升高3.15~3.61 mmol/L(121~139 mg/dL);升高>3.64 mmol/L(140 mg/dL)。

美国胆固醇教育计划(NCEP),成人治疗组第三次报告(ATPⅢ)提出的医学决定水平:理想水平<2.58 mmol/L(100 mg/dL);接近理想 2.58~3.33 mmol/L(100~129 mg/dL);边缘增高3.64~4.11 mmol/L(130~159 mg/dL);增高 4.13~4.88 mmol/L(160~189 mg/dL);很高≥4.91 mmol/L(≥190 mg/dL)。

3.检查指征

早期识别动脉粥样硬化的危险性,使用降脂药治疗过程中的监测反应。

二、LDL-C 升高常见原因

见表 10-3。

表 10-3　LDL-C 增高与降低常见原因

LDL-C 增高	LDL-C 降低
动脉粥样硬化	急性病(可下降 40%)
冠心病	无 β 脂蛋白血症
高脂蛋白血症	甲状腺功能亢进
甲状腺功能低下	消化吸收不良
肾病综合征	营养不良
梗阻性黄疸	肝硬化
慢性肾衰竭	急性肿瘤

三、临床思路

见图 10-4。

(一)非疾病因素

1.饮食

高脂肪饮食会使血浆 LDL-C 增高,低脂肪饮食和运动可使其降低。

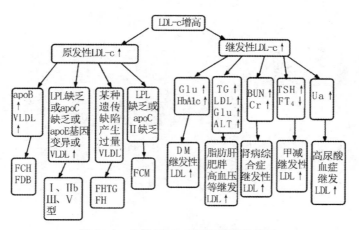

图 10-4 血清 LDL-C 测定临床思路图

2.肥胖

肥胖者 LDL-C 常增高。

3.妊娠

妊娠早期开始缓慢升高,至妊娠后 3 个月时可高于基线的 50％,产后可恢复至原水平。

4.年龄与性别

成年人 LDL-C 逐渐升高,女性更年期后高于男性。

5.药物

如雄激素、β受体阻滞剂、环孢霉素、糖皮质激素都可使 LDL-C 升高,而使用雌激素和甲状腺素可使 LDL-C 下降。

（二）血浆 LDL-C 病理性增高

LDL-C 是所有血浆脂蛋白中首要的致动脉粥样硬化(AS)脂蛋白。已经证明,粥样硬化斑块中的 CHO 来自血液循环中的 LDL-C。LDL-C 致 AS 作用与其本身的一些特点有关,即 LDL-C相对较小,能很快穿过动脉内膜层,经过氧化或其他化学修饰后的 LDL-C,具有更强的致 AS 作用。由于小颗粒LDL-C易被氧化,所以比大颗粒 LDL-C 更具致 AS 作用。

血浆 LDL-C 升高的原因是来源增多或分解减少,血中 LDL-C 是 CHO 的主要携带者,升高主要反映 CHO 增加,血中 LDL-C 上升已成为动脉粥样硬化重要的危险因素,故称为致动脉粥样硬化因子。

（三）血浆 LDL-C 病理性降低

Ⅲ型高脂蛋白血症特征性血浆脂蛋白谱改变如下:①VLDL 水平显著升高,包括大颗粒的 VLDL1 和小颗粒 VLDL2 均升高;②IDL 也明显升高;③LDL 水平降低,但 LDL 的结构却有某种异常,主要表现为 LDL 中 TG 含量相对较多,其颗粒较小。LDL 这种结构改变与高甘油三酯血症时 LDL 结构变化类似,所以,有人认为Ⅲ型高脂蛋白血症的 LDL 结构改变,可能与其同时存在的高甘油三酯血症有关,而 HDL 水平降低或无明显变化。

（徐凤华）

第十一章

蛋白质检验

第一节　血浆蛋白质的功能与分类

一、血浆蛋白质的功能

血浆蛋白质有多方面的功能,具体如下。

(1)营养作用,修补组织蛋白。

(2)维持血浆胶体渗透压。

(3)作为激素、维生素、脂类、代谢产物、离子、药物等的载体。

(4)作为 pH 缓冲系统的一部分。

(5)抑制组织蛋白酶。

(6)一些酶在血浆中起催化作用。

(7)代谢调控作用。

(8)参与凝血与纤维蛋白溶解。

(9)作为免疫球蛋白与补体等免疫分子组成体液免疫防御系统。

二、血浆蛋白质的分类

血浆蛋白质的分类是一个较为复杂的问题,随着分离方法的进展和对血浆蛋白质功能了解的增多,可以从不同角度来进行归纳分类。最简单的是将血浆蛋白质分为清蛋白和球蛋白两大类。目前常见的血浆蛋白分类是通过电泳获得血浆蛋白质图谱的电泳分类法。而功能分类比较复杂,但有利于对血浆蛋白质进行研究。

(一)电泳分类法

利用醋酸纤维素薄膜电泳将血浆蛋白质分为清蛋白和 α_1、α_2、β、γ-球蛋白 5 个主要区带,在分辨率高时 β 区带中还可分出 $\beta1$ 和 β_2 区带,有时甚至在 α_2 区带中又可分出 2 个区带。在琼脂糖凝胶电泳中血浆蛋白质同样可分 5 个区带。如果采用聚丙烯酰胺凝胶电泳,在适当条件下可以分出 30 多个区带。近年来免疫化学分析技术的进展,使许多血浆蛋白质,尤其是微量血浆蛋白质的检测成为可能,与电泳法结合可以为血浆蛋白质的分析和临床意义提供更有价值的资料。

（二）功能分类法

许多学者试图将血浆蛋白质按功能进行分类,如脂蛋白、免疫球蛋白、补体蛋白、凝血系统蛋白、纤溶系统蛋白、受体等。

（徐风华）

第二节　疾病时血浆蛋白质的变化

机体在疾病状态时,如炎症、创伤、肝脏疾病、肾脏疾病、风湿性疾病、遗传性缺陷等,血浆蛋白质的含量均会发生改变。

一、炎症和创伤

当机体处于炎症或损伤状态时,由于组织坏死及组织更新的增加,血浆蛋白质相继出现一系列特征性变化,这些变化与炎症创伤的时间进程相关,可用于鉴别急性、亚急性与病理状态。在一定程度上与病理损伤的性质和范围也有相关。

二、肝脏疾病

肝是合成大多数血浆蛋白质的主要器官,肝的库普弗细胞可参与免疫细胞的生成调节,因此肝疾病中可以影响到很多血浆蛋白质的变化。在急性肝炎时,可以出现非典型的急性时相反应,如乙型肝炎活动期 α_1-抗胰蛋白酶增高, α_1-酸性糖蛋白大致正常,而触珠蛋白常偏低,IgM 起病时即可上升,前清蛋白、清蛋白往往下降,特别是前清蛋白为肝功能损害的敏感指标。

肝硬化时可有以下特征:①IgG 出现弥散性的增高,以及 IgA 明显升高。② α_1-酸性糖蛋白是肝细胞损害的一个敏感指标,升高显著。③C 反应蛋白、铜蓝蛋白及纤维蛋白原轻度降低。④ α_1-酸性糖蛋白、触珠蛋白、 C_3 可由于肝细胞损害而偏低。⑤前清蛋白、清蛋白、 α_1-脂蛋白及转铁蛋白明显降低。⑥ α_2-巨球蛋白则可出现明显增高。

三、肾脏疾病

不少肾病变早期就可以出现蛋白尿而导致血浆蛋白质丢失,丢失的蛋白质与其相对分子质量有关。小分子蛋白质丢失最为明显,而大分子蛋白质因肝细胞代偿性合成增加,绝对含量可升高。特征表现:①清蛋白明显低下,同时前清蛋白、 α_1-酸性糖蛋白、 α_1-抗胰蛋白酶及转铁蛋白下降。② α_2-巨球蛋白、 β-脂蛋白及触珠蛋白多聚体增加。③免疫球蛋白中 IgG 降低,而 IgM 可有增加。以上称选择性蛋白质丢失,某些肠道疾病也可出现上述情况。严重肾病时肾小球失去分子筛作用,或严重肠道炎症导致非选择性的蛋白质丢失,以及全血丧失均可表现为广泛的低血浆蛋白质血症。这类低血浆蛋白质图谱也可以在充血性心力衰竭、肝衰竭、全血稀释及营养不良时见到。

四、风湿性疾病

风湿性疾病可表现急性或慢性炎症过程,包括多方面的变化。炎症主要累及结缔组织,但可

157

伴有多系统的损害。患者血浆蛋白的异常改变主要包括急性炎症反应和由于抗原刺激引起的免疫系统增强的反应。其特征：①免疫球蛋白升高，特别是 IgA，并可有 IgG 及 IgM 的升高；②炎症活动期可有 α_1-酸性糖蛋白、触珠蛋白及 C_3 成分升高。

五、遗传性缺陷

血浆蛋白质的遗传性缺陷，包括个别蛋白质发生变异或其量的完全缺乏与基本缺乏。这一现象多数是由于编码的相应蛋白质基因发生遗传上的突变或缺失。

（1）α_1-抗胰蛋白酶缺乏病：患者血浆中 α_1-抗胰蛋白酶可仅为正常值的 10%，是一种常染色体的隐性遗传。杂合子患者血清中 α_1-抗胰蛋白酶含量也低于正常。由于 α_1-抗胰蛋白酶占 α_1 区带中蛋白质的大部分，这种异常在血清电泳中可以初步识别。进一步作免疫化学检查可以确诊。

（2）结合珠蛋白缺乏病。

（3）转铁蛋白缺乏病，为常染色体显性遗传。

（4）铜蓝蛋白缺乏病，为常染色体隐性遗传。

（5）补体成分缺失，此病少见。患者可完全缺乏某种补体成分，对感染的易感性增加。

（6）免疫球蛋白缺乏，可表现为反复感染，可有一种或多种免疫球蛋白的缺陷。如无 γ-球蛋白血症或低 γ 球蛋白血症，全部免疫球蛋白组分均可降低。

（7）无清蛋白血症，为极罕见的遗传病，完全缺乏时患者可以不发生严重症状，这是由于球蛋白代偿性的增加。

（徐风华）

第三节　血浆蛋白质测定

临床上既测定血浆中的总蛋白，也测定不同类的蛋白质，如球蛋白。目前，特定蛋白或个别蛋白在机体某些疾病中的诊断作用也越来越受到人们的关注。

一、血清总蛋白

(一)生化及生理

血清总蛋白（serum totalprotein，STP）是血浆中全部蛋白质的总称，可利用不同的方法将其分离，其含量变化对临床疾病诊断和治疗监测具有重要临床意义。血清中的清蛋白，α_1、α_2、β-球蛋白，纤维蛋白原，凝血酶原和其他凝血因子等均由肝细胞合成。γ-球蛋白主要来自浆细胞。当肝脏发生病变时，肝细胞合成蛋白质的功能减退，血浆中蛋白质即会发生质和量的变化。临床上用各种方法检测血清蛋白的含量来协助诊断肝脏疾病，并作为疗效观察、预后判断的指标。

(二)检测方法

1.凯氏定氮法

经典的蛋白质测定方法。测得样品中氮含量后，根据蛋白质平均含氮量 16% 计算蛋白浓度。该法结果准确性好，精密度高，灵敏度高，是公认的参考方法，目前用于标准蛋白质的定值和校正其他方法等，并适用于一切形态（固体和液体）的样品。但该法操作复杂、费时，不适合体液总蛋白常规测定,而且样品中各种蛋白质含氮量有一定的差异,尤其是在疾病状态时差异可能更大,故本法不适于临床应用。

2.双缩脲法

两个尿素分子缩合后生成的双缩脲,可在碱性溶液中与铜离子作用形成紫红色的反应物;蛋白质中的连续肽键在碱性溶液中也能与铜离子作用产生紫红色络合物,因此将蛋白质与碱性铜反应的方法称为双缩脲法。该法对各种蛋白质呈色基本相同,特异性和准确度好,且显色稳定性好,试剂单一,方法简便。该法虽灵敏度不高,但对血清总蛋白定量很适宜,胸腔积液、腹水中蛋白质含量多数大于 10 g/L,基本上也能用该法测定,而对蛋白质浓度很低的其他体液尤其是脑脊液和尿液,不是合适的定量方法。

3.染料结合法

在酸性环境下,蛋白质带正电荷,可与染料阴离子反应而产生颜色改变,常用染料有氨基黑、丽春红、考马斯亮蓝、邻苯三酚红钼等。前两种常用作为血清蛋白电泳的染料。考马斯亮蓝常用于需更高呈色灵敏度的蛋白电泳中,也可用于尿液、脑脊液等样品的蛋白质定量测定,优点是鉴别、快速、灵敏,但比色杯对染料有吸附作用,在自动生化分析仪中无法很好地清洗(手工清洗常采用乙醇)。染料结合法均存在不同蛋白质与染料结合力不一致的问题。目前临床上最常用的是邻苯三酚红钼法。

4.比浊法

某些酸如三氯乙酸、磺基水杨酸等能与蛋白质结合而产生微细沉淀,由此产生的悬浮液浊度大小与蛋白质的浓度成正比。该法的优点是,操作简便、灵敏度高,可用于测定尿液、脑脊液等蛋白质浓度较低的样品;缺点是,影响浊度大小的因素较多,包括加入试剂的手法、混匀技术、反应温度等,且各种蛋白质形成的浊度亦有较大的差别。目前临床上较多应用的是苄乙氯铵法。

5.酚试剂法

原理是运用蛋白质中酪氨酸和色氨酸使磷钨酸和磷钼酸还原为钨蓝和钼蓝。该法灵敏度较高。Lowry 将酚试剂法进行了改良,先用碱性铜溶液与蛋白质反应,再将铜-肽键络合物中的酪氨酸和色氨酸与酚试剂反应,产生最大吸收在 745～750 nm 的颜色,使呈色灵敏度更为提高,达到双缩脲法的 100 倍左右,有利于检出较微量的蛋白质。各种蛋白质中酪氨酸和色氨酸的含量不同,如清蛋白含色氨酸 0.2%,而球蛋白含色氨酸 2%～3%,因此本法不适合测定混合蛋白质,只适合测定单一蛋白质,如测定组织中某一蛋白质抽提物。该法易受还原性化合物的干扰,如带—SH 的化合物、糖类、酚类等。

6.直接紫外吸收法

根据蛋白质分子在 280 nm 处的紫外吸光度值计算蛋白质含量。其原理是:芳香族氨基酸在 280 nm 处有一吸收峰,可用于蛋白质的测定。因生物样品常混有核酸,核酸最大吸收峰为 260 nm,在 280 nm 也有较强的吸收,因而测得的蛋白质浓度可采用两个波长的吸光度予以校正,即蛋白质浓度(g/L)$=1.45A_{280\ nm}-0.74A_{260\ nm}$。该法准确性受蛋白质分子中芳香族氨基酸的含量影响甚大,而且尿酸和胆红素在 280 nm 附近有干扰,所以不适合血清、尿液等组成复杂的体液蛋白质测定,常用于较纯的酶、免疫球蛋白等测定。本法不加任何试剂且不需要任何处理,可保留制剂的生物活性,可回收全部蛋白质。

(三)标本要求与保存

采用血清或血浆,血清首选,血浆用肝素或 EDTA 抗凝。标本量 1 mL,至少 0.5 mL。最好

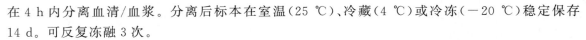

在 4 h 内分离血清/血浆。分离后标本在室温(25 ℃)、冷藏(4 ℃)或冷冻(−20 ℃)稳定保存14 d。可反复冻融 3 次。

(四)参考区间

血清:脐带血,48~80 g/L。

早产儿:36~60 g/L。

新生儿:46~70 g/L。

1 周:44~76 g/L。

7 个月至 1 岁:51~73 g/L。

1~2 岁:56~75 g/L。

大于 2 岁:60~80 g/L。

成人(活动):64~83 g/L。

成人(休息):60~78 g/L。

大于 60 岁:比成人低 0~2 g/L。

(五)临床意义

1.升高

脱水、水分摄取不足、腹泻、呕吐、静脉淤血、糖尿病酸中毒、发热、肠梗阻和穿孔、外伤、急性感染等;单核-巨噬细胞系统疾病(球蛋白增多);多发性骨髓瘤、巨球蛋白血症、白血病等;慢性感染性疾病(球蛋白增多),如细菌、病毒、寄生虫感染,关节炎等。

2.降低

血浆蛋白漏出:出血、溃疡、蛋白质尿、胃肠炎的蛋白漏出;营养不良(清蛋白减少):营养失调症、低清蛋白血症、维生素缺乏症、恶病质、恶性贫血、糖尿病、妊娠中毒等;肝功能障碍(清蛋白合成减少):肝硬化、肝癌、磷中毒等。

血清总蛋白存在生理变动:脐带血、新生儿等与成人比较约低 15 g/L,血浆总蛋白随年龄增长而增加,13~14 岁则达到成人水平,呈稳定的平衡状态,但随年龄老化有降低趋势。成人女性比男性低 1.0~2.0 g/L,妊娠中期会下降。

血清总蛋白含量正常者,并不表明其组分也正常,如肝硬化患者往往呈现血浆清蛋白减少,而 γ-球蛋白增加,两因素相互抵消则血浆总蛋白仍处于正常范围。为了使其结果有临床意义,除测定总蛋白外,还需加测 Hb 和血细胞比容(Hct)或者循环血液量,进行综合判断。

(六)影响因素

严重溶血、明显的脂血、高胆红素会引起蛋白质浓度的假性上升。检测前应离心去除样品中的沉淀。

二、清蛋白

(一)生化及生理

清蛋白(albumin,Alb)是 580 个氨基酸残基的单链多肽,分子量为 66 300,分子结构中含17 个二硫键,不含糖。在体液 pH 7.4 的环境中,清蛋白为负离子,每分子可以带有 200 个以上负电荷。清蛋白(albumin,Alb)由肝实质细胞合成,在血浆中其半衰期 15~19 d,是血浆中含量最多的蛋白质,占血浆总蛋白的 57%~68%。各种细胞外液中均含微量的清蛋白;正常情况下清蛋白在肾小球中滤过量甚微,约为血浆中清蛋白量的 0.04%,即使如此,每天从肾小球滤过液中排出的清蛋白即可达 3.6 g,为终尿中蛋白质排出量的 30~40 倍,由此可见滤过液中多数清蛋白可被肾小管重新吸收。

主要生理功能:①血浆的主要载体蛋白。许多水溶性差的物质可以通过与清蛋白的结合而被运输,具有活性的激素或药物等一旦与清蛋白结合时,则不呈现活性;这种结合是可逆性的,当清蛋白含量改变或血液 pH 等因素变化时,与清蛋白结合的激素和药物结合量发生改变使其游离型含量也随之变化,从而导致生理活性增强或减弱。②维持血浆胶体渗透压。病理状态下,因为血浆清蛋白丢失或浓度过低时,可引起水肿、腹水等症状。③具有缓冲酸碱的能力。蛋白质是两性电解质,含有许多 $-NH_2$ 和 $-COOH$ 基团;当血液偏酸时,以 $-NH_3^+$ 和 $-COOH$ 形式存在,当血液碱性过强时,则以 $-NH_2$ 和 $-COO^-$ 形式存在。④重要的营养蛋白。清蛋白可以在不同组织中被细胞内吞而摄取,其氨基酸用于组织修补。因疾病等食物摄入不足或手术后患者常给予静脉清蛋白注射液。

(二)检测方法

体液清蛋白浓度的测定方法包括电泳法、免疫化学法和染料结合法。电泳法只能测定其百分含量,乘以总蛋白浓度可得其浓度,用于清蛋白定量操作不方便且精密度不如直接定量。免疫化学法包括免疫比浊法和放射免疫法等,这类方法特异性好、灵敏度高且清蛋白易纯化,因而其抗血清容易制备,较适合于尿液和脑脊液等低浓度清蛋白的测定。血清中清蛋白浓度很高,以染料结合法最多用。其原理是:阴离子染料溴甲酚绿(bromcresol green,BCG)或溴甲酚紫(bromcresol purple,BCP)能与清蛋白结合。其最大吸收峰发生转移,BCG 与清蛋白反应形成的蓝绿色复合物在 630 nm 处有吸收峰,BCP 与清蛋白反应形成的绿色复合物在 603 nm 处有吸收峰。而球蛋白基本不结合这些染料。

(三)标本要求与保存

血清或血浆,血清首选,血浆用肝素或 EDTA 抗凝。标本量 1.0 mL,至少 0.5 mL。最好是在 45 min 内分离血清/血浆。分离后标本在室温(25 ℃)、冷藏(4 ℃)或冷冻(−20 ℃)稳定保存 14 d。可反复冻融 3 次。

(四)参考区间

(1)血清蛋白随年龄有所变化。0~4 d 为 28~44 g/L。4 d~14 岁为 38~54 g/L,此后下降。14~18 岁为 32~45 g/L。成人为 35~52 g/L。60~90 岁为 32~46 g/L。大于 90 岁为 29~45 g/L。走动者比卧床者平均高 3 g/L。

(2)医学决定水平:大于 35 g/L 时正常。28~34 g/L 为轻度缺乏。21~27 g/L 为中度缺乏。小于 21 g/L 则严重缺乏。低于 28 g/L 时,会出现组织水肿。

(五)临床意义

血浆清蛋白增高仅见于严重脱水时,无重要的临床意义。低清蛋白血症见于下列疾病。

1.清蛋白合成不足

严重的肝脏合成功能下降如肝硬化、重症肝炎;蛋白质营养不良或吸收不良,血浆清蛋白受饮食中蛋白质摄入量影响,可作为个体营养状态的评价指标,但体内总量多、生物半衰期长,早期缺乏时不易检出。

2.清蛋白丢失

清蛋白在尿中丢失,如肾病综合征、慢性肾小球肾炎、糖尿病性肾病、系统性红斑狼疮性肾病等;胃肠道蛋白质丢失,如肠道炎症性疾病时因黏膜炎症坏死等丢失;皮肤丢失,如烧伤及渗出性皮炎等。

3.清蛋白分解代谢增加

组织损伤,如外科手术和创伤;组织分解增加,如感染性炎症疾病等。

4.清蛋白的分布异常

如门静脉高压时大量蛋白质尤其是清蛋白从血管内漏入腹腔;肝硬化导致门静脉高压时,由于清蛋白合成减少和大量漏入腹水的双重原因,使血浆清蛋白显著下降。

5.无清蛋白血症

无清蛋白血症是极少见的遗传性缺陷,血浆清蛋白含量常低于 1 g/L。但没有水肿等症状,部分原因可能是血管中球蛋白含量代偿性升高。

(六)影响因素

不能使用氟化物血浆;实验前需离心含沉淀物的标本。

三、α_1-酸性糖蛋白

(一)生化及生理

α_1-酸性糖蛋白(α_1-acid glycoprotein,AAG)主要由肝脏实质细胞合成,某些肿瘤组织也可合成。AAG 含糖约 45%,其中包括 11%~20% 的唾液酸,是血清中黏蛋白的主要成分,黏蛋白是可以被高氯酸或其他强酸沉淀的一组蛋白质。AAG 是主要的急性时相反应蛋白,在急性炎症时增高,与免疫防御功能有关。

α_1-酸性糖蛋白是主要的急性时相反应蛋白,在急性炎症时增高,与免疫防御功能有关。早期认为肝脏是合成 AAG 的唯一器官,近年有证据认为某些肿瘤组织亦可以合成。AAG 分解代谢首先是其唾液酸的分子降解而后蛋白质部分在肝中很快消失。AAG 可以结合利多卡因和普萘洛尔等,在急性心肌梗死时,AAG 作为一种急性时相反应蛋白升高后,使药物结合状态增加而游离状态减少,因而使药物的有效浓度也下降。

(二)检测方法

免疫比浊法。

(三)标本要求与保存

血清或血浆,肝素或 EDTA 抗凝。标本量 1 mL,至少 0.5 mL。分离后标本在室温(25 ℃)、冷藏(4 ℃)或冷冻(−20 ℃)稳定保存 14 d。可反复冻融 3 次。

(四)血清参考区间

0.5~1.2 g/L。

(五)临床意义

(1)AAG 目前主要作为急性时相反应的指标,在风湿病、恶性肿瘤及心肌梗死等炎症或组织坏死时一般增加 3~4 倍,3~5 d 时出现浓度高峰,AAG 增高是活动性溃疡性结肠炎最可靠的指标之一。

(2)糖皮质激素增加,包括内源性的库欣综合征和外源性泼尼松、地塞米松等药物治疗时,可引起 AAG 升高。

(3)在营养不良、严重肝损害、肾病综合征及胃肠道疾病致蛋白严重丢失等情况下 AAG 降低。

(4)雌激素使 AAG 降低。

四、触珠蛋白

(一)生化及生理

触珠蛋白(haptoglobin,Hp)由肝脏合成,在血清蛋白电泳中位于 α_2 区带,为 $\alpha_2\beta_2$ 四聚体。α 链有 α_1 及 α_2 两种,α_1 又有 α_1F 及 α_1S 两种遗传变异体,α_1F、α_1S、α_2 三种等位基因编码形成 $\alpha\beta$ 聚合体,因此个体之间可有多种遗传表型。Hp 能与红细胞中释放出的游离血红蛋白(Hb)结合,每分子 Hp 可集合两分子 Hb,从而防止 Hb 从肾丢失,为机体有效地保留铁,避免 Hb 对肾脏的损伤。Hp-Hb 复合物不可逆,转运到网状内皮系统分解,其氨基酸和铁可被再利用。同时 Hp-Hb 复合物也是局部炎症的重要控制因子,具有潜在的过氧化氢酶作用。Hp 不能被重新利用,溶血后其含量急剧降低,血浆浓度多在 1 周内再生恢复到原有水平。其作用是运输血管内游离的血红蛋白至网状内皮系统降解。血管内溶血后,1 分子的触珠蛋白可结合 1 分子的游离血红蛋白,此种结合体很快地从血中被肝实质细胞清除。经 3~4 d 血浆中 Hp 才复原。

(二)检测方法

放射免疫扩散法、免疫比浊法。

(三)标本要求与保存

血清或血浆,血清首选,血浆用肝素或 EDTA 抗凝。标本量 2.0 mL。防止过度溶血或脂血。分离后标本在室温(25 ℃)、冷藏(4 ℃)或冷冻(−20 ℃)稳定保存 14 d。可反复冻融 3 次。

(四)血清参考区间

儿童:0.2~1.6 g/L。

成人(20~60 岁):0.3~2.0 g/L。

(五)临床意义

(1)各种溶血性贫血,无论血管内溶血或血管外溶血,血清中 Hp 含量都明显减低,甚至测不出,这是因为 Hp 可与游离血红蛋白结合,清除了循环血中的游离血红蛋白所致。如果血管内溶血超出 Hp 的结合能力,即可出现血红蛋白尿。

(2)鉴别肝内和肝外阻塞性黄疸,前者 Hp 显著减少或缺乏,后者 Hp 正常或增高。

(3)传染性单核细胞增多症、先天性触珠蛋白血症等血清 Hp 可下降或缺如。

(4)急性或慢性感染、结核病、组织损伤、风湿性和类风湿性关节炎、恶性肿瘤、淋巴瘤、系统性红斑狼疮(SLE)等,血清 Hp 含量可增高,在此情况下,如测得 Hp 正常,不能排除溶血。

(六)影响因素

从出生至 40 岁左右,血清中的浓度不断升高。女性高于男性。

五、转铁蛋白

(一)生化及生理

转铁蛋白(transferrin,TRF)主要由肝细胞合成,电泳位置在 β 区带。TRF 能可逆地结合多价阳离子,包括铁、铜、锌、钴等,每一分子 TRF 可结合两个三价铁原子。从小肠进入血液的 Fe^{2+} 被铜蓝蛋白氧化为 Fe^{3+},再被 TRF 的载体蛋白结合。机体各种细胞表面都有 TRF 受体,该受体对 TRF-Fe^{3+} 复合物比对 TRF 的载体蛋白亲和力高得多。与受体结合后,TRF-Fe^{3+} 复合物被摄入细胞,从而将大部分 Fe^{3+} 运输到骨髓,用于 Hb 合成,小部分则运输到各组织细胞,用于形成铁蛋白,以及合成肌红蛋白、细胞色素等。血浆中 TRF 浓度受食物铁供应的影响,缺铁时血浆 TRF 浓度上升,经铁剂有效治疗后恢复到正常水平。

（二）检测方法

TRF 的测定方法有免疫散射比浊法、放射免疫法和电泳免疫扩散法。目前,临床常用的是免疫散射比浊法,利用抗人 TRF 血清与待检测的 TRF 结合形成抗原抗体复合物,其光吸收和散射浊度增加,与标准曲线比较,可计算出 TRF 含量。

（三）标本要求与保存

采用血清或血浆,血清首选,血浆用肝素抗凝,不能用 EDTA 抗凝。标本量 1 mL。避免溶血。分离后标本在室温（25 ℃）、冷藏（4 ℃）或冷冻（－20 ℃）稳定保存 14 d。可反复冻融 3 次。

（四）血清参考区间

新生儿:1.17～2.5 g/L。

20～60 岁:2.0～3.6 g/L。

大于 60 岁:1.6～3.4 g/L。

（五）临床意义

1.转铁蛋白增高

见于妊娠中、晚期及口服避孕药、反复出血、铁缺乏等,尤其是缺铁性贫血。

2.转铁蛋白减低

见于遗传性转铁蛋白减低症、营养不良、严重蛋白质缺乏、腹泻、肾病综合征、溶血性贫血、类风湿关节炎、心肌梗死、某些炎症及恶病质等。

3.转铁蛋白饱和度降低

血清铁饱和度<15%,结合病史可诊断缺铁,其准确性仅次于铁蛋白,比总铁结合力和血清铁灵敏,但某些贫血也可降低。增高见于血色病、过量铁摄入、珠蛋白产生障碍性贫血。

（六）影响因素

TRF 的浓度受食物供应的影响,机体在缺铁状态时,TRF 浓度上升,经铁有效治疗后恢复到正常水平,所以测定时应统一空腹测定。

六、C 反应蛋白

（一）生化及生理

C 反应蛋白(C-reactiveprotein,CRP)由肝细胞所合成,含 5 个多肽链亚单位,非共价结合为盘形多聚体,分子量为 115 000～140 000,电泳分布在慢 γ 区带,时而可以延伸到 β 区带,其电泳迁移率易受一些因素影响,如钙离子及缓冲液的成分等。CRP 不仅结合多种细菌、真菌及原虫等体内的多糖物质,在钙离子存在下,还可以结合卵磷脂和核酸。CRP 可以引发对侵入细菌的免疫调节作用和吞噬作用,结合后的复合体具有对补体系统的激活作用,表现炎症反应。CRP 也能识别和结合由损伤组织释放的内源性毒性物质,然后将其进行去毒或从血液中清除,同时 CRP 则自身降解。

（二）检测方法

散射免疫比浊法或透射免疫比浊法。

（三）标本要求与保存

采用血清。标本量 1 mL。避免溶血。分离后标本在室温（25 ℃）、冷藏（4 ℃）或冷冻（－20 ℃）稳定保存 14 d。可反复冻融 3 次。

(四)血清参考区间

成人(20～60 岁):<5 mg/L。

(五)临床意义

CRP 是第一个被认识的急性时相反应蛋白,作为急性时相反应的一个极灵敏的指标,血浆中 CRP 浓度在急性心肌梗死、创伤、感染、炎症、外科手术、肿瘤浸润时迅速地增高,可达正常水平的 2 000 倍。CRP 是非特异指标,主要用于结合临床病史监测疾病,如炎症性疾病的活动度、监测系统性红斑狼疮、白血病、外科手术后的感染、监测肾移植后的排斥反应等。

(六)影响因素

高浓度的类风湿因子与免疫球蛋白结核可产生假性升高。脂血对结果存在干扰。

七、β_2-微球蛋白

(一)生化及生理

β_2-微球蛋白(β_2-microglobulin,β_2-m)是由淋巴细胞、血小板、多形核白细胞产生的一种内源性低分子量血清蛋白质,它是主要组织相容性抗原(HLA)的 β 链(轻链)部分(为一条单链多肽),存在于细胞的表面,由人第 15 号染色体的基因编码,分子内含一对二硫键,不含糖。β_2-微球蛋白分子量为 11 800。是由 100 个氨基酸残基组成的单一肽链,与免疫球蛋白的 C 结构域类似。β_2-m 存在于所有有核细胞膜表面,作为 HLA 抗原的轻链构成成分。β_2-m 在血液、尿液、唾液、髓液、乳汁、羊水中微量而广泛分布。体内产生的 β_2-m 的量较为恒定,分泌入血中的 β_2-m 迅速从肾脏滤过,血中浓度为 0.8～2.0 mg/L,每天尿中排出量为 0.03～0.1 mg。

(二)检测方法

免疫测定法,如免疫化学发光法(ICMA)、放射免疫测定、酶或发光免疫测定、胶乳增强散射免疫测定。

(三)标本要求与保存

采用血清。标本量 0.5 mL,至少 0.3 mL。避免脂血。分离后标本在室温(25 ℃)稳定保存 7 d,冷藏(4 ℃)或冷冻(-20 ℃)稳定保存 14 d。可反复冻融 3 次。

(四)血清参考区间

婴儿:3.0 mg/L(平均数)。

0～59 岁:1.9 mg/L(平均数)。

60～69 岁:2.1 mg/L(平均数)。

大于 70 岁:2.4 mg/L(平均数)。

(五)临床意义

1.肾功能损害

血中 β_2-m 与 GFR 呈负相关,与血清肌酐呈正相关,评价 GFR,采用 β_2-m 更优于肌酐。肾透析者,β_2-m 持续呈高值,表明肾出现淀粉样变,有引起腕管综合征的可能性。

2.恶性肿瘤

网质内皮肿瘤、多发性骨髓瘤、慢性淋巴细胞白血病,治疗前血清 β_2-m 为 6 mg/L,治疗后仍在 3 mg/L 以上,表明生存率低,可以用于判断预后。

3.SLE 等免疫异常者

淋巴功能活化亢进及免疫刺激,使肝细胞合成 β_2-m 增加,这也是肝病患者 β_2-m 升高的原因。

4.尿中排出增加

肾小管重吸收障碍时,血中浓度升高(阈值 4.5 mg/L 以上)。

(六)影响因素

儿童血清内 β_2-m 浓度比青年、成年人及 60 岁以上者稍高。不同年龄其浓度有变化。

(徐风华)

第十二章

微量元素检验

第一节　主要微量元素代谢紊乱

一、铁代谢紊乱

(一)铁的代谢

铁(iron,Fe)在体内分布很广,几乎所有组织都含有铁。铁在人体内可分为两类:一类是功能铁,系指体内具有重要生理功能的铁,包括血红蛋白(占 67.58%)、肌红蛋白(约 3%)、少量含铁酶及运铁蛋白中所含的铁;另一类是贮存铁,贮存铁又分为铁蛋白和含铁血黄素,铁蛋白的铁是可以被立即动用的贮存铁,而含铁血黄素是不能立即被动用的贮存铁。铁以肝、脾组织含量最高,其次肺组织。

人体内含铁量为 3～5 g。在整个消化道均可吸收铁,但主要部位在十二指肠及空肠上段。Fe^{2+} 较 Fe^{3+} 易吸收,食物中的铁多为 Fe^{3+},所以必须经过消化道将 Fe^{3+} 还原成 Fe^{2+} 才能充分吸收。吸收的 Fe^{2+} 在肠黏膜上皮细胞内重新氧化为 Fe^{3+},并与脱铁蛋白结合,形成储存形式的铁蛋白。运铁蛋白(transferrin,Tf)是一种在肝内生成的 β_1 球蛋白,分子量为 86 000,在血流里起运载铁的作用。运铁蛋白可将铁运送至骨髓用于血红蛋白合成,或运送至网状内皮细胞储存起来,或运送至各种细胞供含铁酶合成等,或运往需铁的组织中。影响铁吸收的因素很多,胃酸和胆汁都具有促进铁吸收的作用。

正常人排铁量很少,一般每天排泄 0.5～1 mg,主要通过肾脏、粪便和汗腺排泄,另外女性月经期、哺乳期也将丢失部分铁。

(二)铁的生物学作用

1.合成血红蛋白

红细胞功能是输送氧,每个红细胞约含 2.8 亿个血红蛋白分子,每个血红蛋白分子又含 4 个铁原子,血红蛋白中的铁约占体内总铁量的 2/3,这些亚铁血红素中的铁原子,是携带和输送氧的重要成分。铁缺乏会影响血红蛋白的合成而致贫血。

2.合成肌红蛋白

每个肌红蛋白含一个亚铁血红素,肌红蛋白内的铁约占体内总铁量的 3%。肌红蛋白是肌肉贮存氧的地方,当肌肉运动时,它可以提供或补充血液输氧的不足,供肌肉收缩。

3.构成人体必需的酶

铁参与细胞色素酶、过氧化氢酶、过氧化物酶等的合成,并激活琥珀酸脱氢酶、黄嘌呤氧化酶等活性,它是细胞代谢不可缺少的物质。

4.铁参与能量代谢

研究表明,机体内能量的释放与细胞线粒体聚集铁的数量多少有关,线粒体聚集铁越多,释放的能量也就越多。

5.铁与免疫功能

试验表明缺铁将造成机体免疫机制受损、白细胞功能障碍、淋巴细胞功能受损、抗体产生受抑制等,容易导致感染。

(三)铁缺乏与中毒

1.铁缺乏症与缺铁性贫血

缺铁是指机体铁量低于正常。根据缺铁的程度可分三个阶段:第一阶段为铁减少期(iron depletion,ID),属于缺铁的最早期,此期贮存铁减少,血清铁蛋白浓度下降;第二阶段为红细胞生成缺铁期(iron deficiency erythropoiesis,IDE),又称无贫血缺铁期此期除血清铁蛋白下降外,血清铁也下降,总铁结合力增高(运铁蛋白饱和度下降);第三阶段为缺铁性贫血期(iron deficiency anemia,IDA)。该期除以上指标异常外,血红蛋白和红细胞比积下降,出现不同程度低色素性贫血。

缺铁性贫血是指体内可用来制造血红蛋白的贮存铁已被用尽,机体铁缺乏,红细胞生成受到障碍时发生的贫血。引起缺铁性贫血的原因:①铁的需要量增加而摄入不足,可见于生长快速的婴儿、青少年、月经期、妊娠期和哺乳期的妇女。②铁吸收不良,可见胃次全切除术后、长期严重腹泻、胃游离盐酸缺乏等。③失血,可见于消化道出血、妇女月经量过多、慢性血管内溶血等。缺铁性贫血,一般最常见的症状有面色苍白、倦怠乏力、心悸和心率加快、眼花耳鸣、体力活动后气促等。应加强妇幼保健,指导婴儿喂养,对较大儿童应纠正偏食,重视月经过多,对早产儿、孪生儿、胃肠切除、妊娠期妇女及反复献血者应预防性口服铁剂。最常用的制剂为硫酸亚铁。

2.铁中毒

铁中毒可分为急性铁中毒和慢性铁中毒:急性铁中毒见于过量误服亚铁盐类,食用铁器煮的食物如山里红,静脉注射铁剂过量等。成人比较少见,常见于儿童;慢性铁中毒也称继发性血色病。可见于长期过量服用或注射铁剂,摄入含铁量高的特殊食品,慢性酒精中毒铁的吸收增加,原发性血色病,小肠吸收过多的铁,肠外输入过多的铁,通常由多次大量输血引起等。急性铁中毒,可出现少尿、肾衰竭、肝脏损害、中枢神经系统和心血管系统中毒等表现;慢性铁中毒,儿童主要见于重型地中海贫血和反复输血引起的含铁血黄素沉着症。慢性铁中毒进展缓慢,多在中年期才出现原发性血色病,其临床表现可有不同程度的各脏器受损的表现,如肝大、心脏疾病、胰腺病变、垂体功能低下等。预防铁中毒应提高对铁中毒的危害性认识,防止误服外形美观的糖衣或糖浆铁剂,不可认为铁剂是"补药"而超过规定剂量服用。对于因某些疾病需反复大量输血,或肝硬化引起的慢性铁中毒,则应着眼于原发疾病的防治。

二、碘代谢紊乱

(一)碘的代谢

正常人体内含碘(iodine,I)为 20~25 mg。碘主要从食物中摄入,食物中的无机碘溶于水形成碘离子,以消化道吸收为主,经门静脉进入体循环,吸收后的碘有 70%～80% 被摄入甲状腺细胞内贮存、利用,其余分布于血浆、肾上腺、皮肤、肌肉、卵巢和胸腺等处。碘的排泄主要通过肾脏,每天碘的排出量约相当于肠道吸收的量,占总排泄量的 85%,其他由汗腺、乳腺、唾液腺和胃腺分泌等排出。

(二)碘的生物学作用

碘通过甲状腺素促进蛋白质的合成,活化多种酶,调节能量代谢。甲状腺功能亢进时,甲状腺素合成和释放过多,基础代谢率增高,反映了碘的利用增加;而甲状腺功能减退时,甲状腺合成和释放过少,基础代谢率降低。这两种情况都反映了碘及甲状腺代谢紊乱而导致的疾病。甲状腺素能提高中枢神经系统的兴奋性,维持中枢神经系统结构,加速生长发育,保持正常的机体新陈代谢,加速各种物质的氧化过程,促进糖的吸收与利用,对脂肪的分解氧化,胆固醇的转化和排泄都起促进作用。所以碘是通过甲状腺素而发挥其生理作用的,甲状腺素具有的生物学作用都与碘有关。

(三)碘缺乏与中毒

1.碘缺乏与地方病

碘缺乏病是指由于长期碘摄入不足所引起的一类疾病。由于这些病具有地区性特点,故称为地方性甲状腺肿和地方性克汀病。

(1)地方性甲状腺肿:地方性甲状腺肿一般指碘缺乏所致甲状腺肿,是以甲状腺代谢性肿大,不伴有明显甲状腺功能改变为特征,可见于包括新生儿在内的各年龄人群。地方性甲状腺肿的主要原因是缺碘,凡是能坚持碘盐预防的病区,该病基本上能得到控制。轻者为可触及或肉眼可见的颈部甲状腺部位局部稍肿大,质软,边界不是很清楚,多为对称性弥漫性肿大。重者腺体巨大,腺体内常同时存在结节状改变,有些则以结节为主。世界大多数国家包括我国在内,都采取食盐加碘的方法,预防甲状腺肿。对早期患者可采用口服碘剂,对结节性甲状腺肿可采用碘注射液,注射到甲状腺局部。

(2)地方性克汀病:地方性克汀病是全身性疾病,碘缺乏是引起克汀病发病的根本原因,其临床表现是生长发育迟缓、身材矮小、智力低下、聋哑、神经运动障碍及甲状腺功能低下。对地方性克汀病可采用碘盐、口服碘剂及碘化油肌内注射等方法进行防治。

2.碘过量与高碘性甲状腺肿

碘过量通常发生于摄入含碘量高的食物,以及在治疗甲状腺肿等疾病中使用过量的碘剂等情况。常见的有高碘性甲状腺肿,碘性甲状腺功能亢进等。

(1)高碘性甲状腺肿:与碘缺乏病相反,在一些平原地区,由于碘离子富集,出现高碘区,过量无机碘在甲状腺内抑制激素合成,以致引起甲状腺滤泡胶质潴留,引起高碘性甲状腺肿。高碘性甲状腺肿随着摄碘量的增加,甲状腺肿大率上升。两性均可发病,女性多于男性。其预防是除去高碘来源,对饮水型病区可改用含碘正常饮水,对进食高碘海产品过多的地区可发展蔬菜生产,从而减少过量碘的摄入。

(2)碘性甲状腺功能亢进:此病为碘诱发的甲状腺功能亢进,是由于长期大量摄碘所致,可发生在用碘治疗的甲状腺肿大患者中,也可见于高碘性甲状腺患者。临床表现多汗、乏力、手颤抖、性情急躁、心悸、食欲亢进、体重下降、怕热等。一般无明显凸眼。其防治采用减少碘摄入量,可自行缓解。

三、锌代谢紊乱

(一)锌的代谢

正常成年人体内含锌(zinc,Zn)总量为 2～3 g。锌主要在十二指肠和空肠通过主动运转机制被吸收,锌进入毛细血管后由血浆运输至肝及全身,分布于人体各组织器官内,以视网膜、胰腺及前列腺含锌较高,锌主要由粪便、尿、汗、乳汁及头发排泄。失血也是丢失锌的重要途径。

(二)锌的生物学作用

1.锌可作为多种酶的功能成分或激活剂

锌是机体中 200 多种酶的组成部分,人体内重要的含锌酶有碳酸酐酶、胰羧肽酶、RNA 聚合酶、DNA 聚合酶、醛脱氢酶、苹果酸脱氢酶、胸嘧啶核苷激酶、谷氨酸脱氢酶、乳酸脱氢酶、碱性磷酸酶、亮氨酸氨肽酶及丙酮酸氧化酶等。它们在蛋白质、脂肪、糖和核酸代谢及组织呼吸中都起重要作用。

2.促进机体生长发育

锌是调节基因表达的必需组成部分,因此,缺锌后创伤的组织愈合困难,性器官发育不全或减退,生长发育不良,儿童将出现缺锌性侏儒症。

3.促进维生素 A 的正常代谢和生理功能

锌参与维生素 A 还原酶和视黄醇结合蛋白的合成,促进视黄醛的合成和变构,维持血浆维生素 A 的正常浓度,促进肝脏中维生素 A 的动员,对维持人体正常适应有重要的作用。

4.参与免疫功能过程

人和动物缺锌时,可显著降低 T 细胞功能,引起细胞介导免疫改变,使免疫力降低。动物缺锌体重减轻,胸腺、脾脏萎缩。

(三)锌缺乏与中毒

1.锌缺乏症

缺锌常见食物含锌量低,吸收障碍,不良的饮食习惯,锌丢失增加(如失血、灼伤),锌需要量增加(如妊娠、哺乳、生长期)等,其临床表现食欲减退、消化功能减退、免疫力降低、厌食、异食癖(嗜土)、生长发育迟缓、性发育障碍、毛发枯黄等。临床可见营养性侏儒症,原发性男性不育症等。

其防治可采用饮食及锌剂治疗,一般来说,动物性食物含锌较丰富,饮食需多吃瘦肉、禽蛋、猪肝、鱼类等。锌剂如硫酸锌、葡萄糖酸锌等。

2.锌中毒

锌中毒可能发生于大量口服、外用锌制剂,长期使用锌剂治疗,以及空气、水源、食品被锌污染等,临床表现腹痛、呕吐、腹泻、厌食、昏睡、倦怠、消化道出血等症状。其防治需定期检查血锌和发锌,采取缺多少补多少的治疗原则,血锌和发锌高时,可用金属络合剂,按疗程适量进行锌治疗。

四、硒代谢紊乱

(一)硒的代谢

人体内硒(selenium,Se)的含量为 14～21 mg。硒主要在十二指肠吸收,吸收入血后硒主要与 α-球蛋白或 β-球蛋白结合,小部分与极低密度脂蛋白结合而运输。硒可以分布到所有的软组织,以肝、胰腺,肾和脾含量较多。硒主要从尿排出,部分经胆汁由粪便排出,少量也可通过汗、肺和乳汁排泄。

(二)硒的生物学作用

1.硒是谷胱甘肽过氧化物酶($GSH-P_X$)的重要组成成分

每分子该酶可与 4 个硒原子结合,催化的反应如下。

$$2GSH + H_2O_2 \xrightarrow{GSH-P_X} GSSG + 2H_2O$$

$GSH-P_X$ 催化 2 分子 GSH 氧化生成 GSSG,利用过氧化氢使有毒的过氧化物还原成相对无毒的羟化物,从而保护所有的生物膜不被氧化所降解。因此,硒在分解过多的过氧化氢,保护细胞膜,减少过氧化物起到重要的作用。

2.参与辅酶 A 和辅酶 Q 的合成

在机体代谢、三羧酸循环及呼吸链电子传递过程中发挥重要作用。

3.保护视器官的健全功能

虹膜及晶状体含硒丰富,含有硒的 $GSH-P_X$ 和维生素 E 可使视网膜上的氧化损伤降低,糖尿病患者的失明可通过补充硒得到改善,亚硒酸钠可使一种神经性的视觉丧失得到改善。

4.硒和金属是体内抵抗有毒物质的保护剂

硒和金属有很强的亲和力,是一种天然的对抗重金属的解毒剂。其机制是无机硒与金属相结合,形成金属-硒-蛋白质复合物从而降低有毒元素的危害,它对汞、镉、铅、砷都有解毒作用。

5.增强机体免疫力

硒能促进淋巴细胞产生抗体,增强机体对疾病的抵抗力。

6.保护心血管和心肌

硒参与保护细胞膜的稳定性及正常通透性,消除自由基的毒害作用,抑制脂质的过氧化反应,从而保护心肌的正常结构和功能,降低心血管病的发病率,防止冠心病及心肌梗死。

7.调节维生素 A、维生素 C、维生素 E、维生素 K 的代谢

硒能调节维生素 A、维生素 C、维生素 E、维生素 K 的吸收与消耗,并能与维生素 E 起协同作用,加强维生素 E 抗氧化作用。

8.对肿瘤的影响

在体外其硒浓度 >1.0 mg/L 时可通过抑制细胞增生、DNA 复制及蛋白质合成而直接影响肿瘤细胞的生长。硒可干扰致癌物的代谢。动物致癌试验中,观察到硒对皮肤癌、乳癌、肺癌、结肠癌、肝癌等有显著的抑制作用。

(三)硒缺乏与中毒

1.硒缺乏

硒缺乏已被证实是发生克山病的重要原因,克山病是一种以心肌坏死为主的地方病,其临床表现为心力衰竭或心源性休克、心律失常、心功能失代偿。克山病发病快,症状重,患者往往因抢救不及时而死亡。口服亚硒酸钠,症状会神奇般地消失,甚至痊愈,可见硒对克山病的发病有明显效果。

此外,缺硒与大骨节病有关。大骨节患者表现为骨关节粗大、身材矮小、劳动力丧失。其防治用硒及维生素 E 治疗有效。

2.硒中毒

硒摄入过多可致中毒。急性硒中毒其临床表现头晕、头痛、无力、恶心、汗液有蒜臭味、脱发和指甲脱落、寒战、高热、手指震颤等。长期接触小剂量硒化物,一般2～3年出现为慢性硒中毒。

五、铜代谢紊乱

(一)铜的代谢

正常人体内含铜(cuprum,Cu)为80～100 mg。铜经消化道吸收,主要吸收部位是十二指肠和小肠上段。铜被吸收进入血液,铜离子与血浆中清蛋白疏松结合,形成铜-氨基酸-清蛋白络合物进入肝脏,该络合物中的部分铜离子与肝脏生成的α_2-球蛋白结合,形成铜蓝蛋白,铜蓝蛋白再从肝脏进入血液和各处组织,铜蓝蛋白是运输铜的基本载体。人体内以肝、脑、心及肾脏含铜浓度最高。其次为脾、肺和肠。肌肉和骨骼等含铜量较低。铜经胆汁、肠壁、尿液和皮肤排泄。

(二)铜的生物学作用

1.维护正常的造血机能及铁的代谢

铜能促进幼稚红细胞的成熟,使成熟红细胞从骨髓释放进入血液循环,铜蓝蛋白能促进血红素和血红蛋白的合成。铜能促进铁的吸收和运输,铜蓝蛋白可催化二价铁氧化成三价铁,对生成运铁蛋白有重要作用。

2.构成超氧化物歧化酶、赖氨酰氧化酶等多种酶类

铜是CuZn-SOD(铜锌-超氧化物歧化酶)催化活性所必需的成分,它们催化超氧离子成为氧和过氧化氢,从而保护活细胞免受毒性很强的超氧离子的毒害,是保护需氧生物细胞赖以生存的必需酶。铜参与赖氨酸氧化酶的组成,赖氨酸氧化酶影响胶原组织的正常交联,从而形成弹性蛋白及胶原纤维中共价交联结构,维持组织的弹性和结缔组织的正常功能。另外,铜参与30多种酶的组成和活化,构成体内许多含铜的酶如酪氨酸氧化酶,以及含铜的生物活性蛋白如铜蓝蛋白、肝铜蛋白等。

(三)铜缺乏与中毒

1.铜缺乏症

铜缺乏症主要原因:①处于生长阶段,需要量大而供给量相对不足;②长期腹泻和营养不良;③伴有小肠吸收不良的病变;④肾病综合征,尿内蛋白含量增加,铜丢失过多;⑤长期使用螯合剂。

临床表现:①贫血,因为铜影响铁的吸收、运送、利用及细胞色素系与血红蛋白的合成。②骨骼发育障碍,缺铜骨质中胶原纤维合成受损,胶原蛋白及弹力蛋白形成不良。③生长发育停滞。④肝、脾大等。防治可用硫酸铜溶液或葡萄糖酸铜。

2.铜中毒

金属铜属微毒类,铜化合物属低毒和中等毒类。

(1)急性铜中毒:饮用与铜容器或铜管道长时间接触的酸性饮料,误服铜盐等,均可引起急性铜中毒,出现恶心、呕吐、上腹部痛、腹泻、眩晕、金属味等,重者出现高血压、昏迷、心悸,更甚者可因休克、肝肾损害而致死亡。其防治应脱离接触,用1%亚铁氰化钾洗胃,后服牛乳、蛋清保护胃黏膜。用盐类泻剂排除肠道内积存的铜化合物。

(2)慢性铜中毒:长期食用铜量超过正常供给量的10倍以上,可能会出现慢性铜中毒,表现胃肠道症状。长期接触铜尘者可有呼吸道及眼结膜刺激,可发生鼻咽膜充血、鼻中隔溃疡、结膜炎和眼睑水肿等,同时有胃肠道症状。铜可致接触性和致敏性皮肤病变,出现皮肤发红、水肿、溃疡和焦痂等。其防治可用络合剂(如依地酸二钠钙)使之解毒排泄。

六、铬代谢紊乱

(一)铬的代谢

人体内含铬(chromium,Cr)量约为 60 mg。铬经口、呼吸道、皮肤及肠道吸收,入血后与运铁蛋白结合运至肝脏及全身。铬广泛分布于所有组织,其中以肌肉、肺、肾、肝脏和胰腺的含量较高。组织中铬含量是血铬含量的 10~100 倍,因此有人认为血铬一般不能作为人体铬营养状态的指标。铬的排泄,主要由尿中排出,少量从胆汁和小肠经粪便排出,微量通过皮肤丢失。

(二)铬的生物学作用

1.促进胰岛素的作用及调节血糖

胰岛素是糖代谢的核心物质。胰岛素发挥调节作用,必须有铬参加,其作用是含铬的葡萄糖耐量因子促进在细胞膜的巯基(—SH)和胰岛素分子 A 链的两个二硫键(—S—S—)之间形成一个稳定的桥,协助胰岛素发挥作用。血清铬减少时,胰岛素内铬也减少,糖耐量受损,严重时出现尿糖。补充铬可加速血糖的运转,使之转变为糖原或脂肪贮存备用,从而调节血糖。

2.降低血浆胆固醇

铬能增加胆固醇的分解和排泄。缺铬可使脂肪代谢紊乱,出现高胆固醇血症,因而容易诱发动脉硬化和冠心病。

3.促进蛋白质代谢和生长发育

铬与机体中核蛋白、蛋氨酸、丝氨酸等结合,对蛋白质代谢起到重要作用。在 DNA 和 RNA 的结合部位发现有大量的铬,说明铬在核酸的代谢或结构中发挥作用。试验证明,缺铬生长发育迟缓。另外铬对血红蛋白的合成及造血过程,具有良好的促进作用。

(三)铬缺乏与中毒

1.铬缺乏症

铬缺乏主要是摄入不足或消耗过多,其临床表现主要是高血糖、高脂血症等与胰岛素缺乏相类似的症状,引起葡萄糖耐量降低,生长停滞,动脉粥样硬化和冠心病等。其防治为适当补充含铬量高的食物,如动物肝脏、粗粮、粗面粉、牛肉等。

2.铬中毒

铬经口、呼吸道及皮肤等吸收后,大部分分布在肝、肺、肾三个脏器,若过量摄入铬,可发生肝、肺、肾功能障碍,出现恶心、呕吐、腹泻、吞咽困难,甚至休克。接触铬化物将有皮肤损害,出现丘疹或湿疹,有瘙痒感,另外铬可引起上呼吸道炎症和黏膜溃疡。其防治为皮肤沾污时,应及时用清水冲洗。误服者应立即洗胃,用牛奶或蛋清保护食管和胃黏膜等。

七、锰代谢紊乱

(一)锰的代谢

正常成人体内含锰(manganese,Mn)为 12~20 mg。锰主要在小肠吸收,吸收入血的锰与血浆 β-球蛋白结合为转锰素分布到全身,以骨骼、肝、脑、肾、胰、垂体含锰较多,小部分进入红细胞形成锰卟啉,迅速运至富含线粒体的细胞中,约有 2/3 潴留于线粒体内。锰的排泄主要由肠道、胆汁、尿液排泄。

(二)锰的生物学作用

1.锰是多种酶的组成成分及激活剂

锰是脯氨酸酶、精氨酸酶、超氧化物歧化酶、丙酮酸羧化酶等的组成成分,锰参与碱性磷酸酶、脱羧酶、氧化酶、醛缩酶等的激活,它不仅参与脂类和糖的代谢,还与蛋白质的生物合成密切相关。

2.促进生长发育

锰不但参与蛋白质的合成,还参与遗传信息和性腺的分泌,缺锰可发生输精管退行性变、精子减少、性欲减退以致不育,锰是硫酸软骨素合成酶的必需辅助因子,依赖锰的聚合酶和半乳糖转移酶是黏多糖合成时所必需的,缺锰时硫酸软骨素代谢及黏多糖合成将受到影响,软骨生长障碍,出现骨骼畸形,生长发育停滞,智力下降。

此外锰与造血功能密切相关,还发现锰是过氧化物酶的组成成分,因此锰与衰老密切相关。

(三)锰缺乏与中毒

1.锰缺乏病

(1)侏儒症:成人男性身高不满 130 cm,女性不满 110 cm 的可诊断为侏儒症。侏儒症与内分泌功能异常有关,内分泌功能又受多种微量元素的影响,锰是硫酸软骨素合成酶的必需辅助因子,与硫酸软骨素代谢、黏多糖合成、结缔组织韧性、硬度及钙磷代谢密切相关。缺锰软骨生长障碍,生长发育停滞引起侏儒症。

(2)贫血:贫血除与微量元素铁、铜相关外,还与锰的缺乏有关,锰在线粒体内含量较高,而血红素的合成与线粒体有密切的关系。锰有刺激红细胞生成素和促进造血的作用。据报道贫血患者血锰减少,锰与贫血密切相关。另外,锰与肿瘤的发生相关。

2.锰中毒

(1)非职业性中毒:口服高锰酸钾,轻者可引起恶心、呕吐、胃部疼痛、口腔烧灼感。重者可呈现口唇黏膜肿胀糜烂、血便、剧烈腹痛、休克而死亡。

(2)职业性中毒:锰矿的开采和冶炼,生产干电池、油漆、电焊条和陶瓷等,工人均可接触大量的锰烟和锰尘,长期接触,可导致职业性锰中毒。其临床表现为头晕、头痛、恶心、嗜睡、记忆力降低、性功能减退、易兴奋、肌张力增强、四肢僵直、语言含糊不清、震颤、共济失调等,早期以自主神经功能紊乱和神经衰弱综合征为主,继而出现锥体外系神经受损的症状。

八、钴代谢紊乱

(一)钴的代谢

正常成人体内含钴(cobalt,Co)约为 1.5 mg,钴主要由消化道和呼吸道吸收,某些金属离子能影响钴的吸收,如铁在十二指肠的转运过程与钴相似,所以这两种金属存在着吸收竞争。钴通过小肠进入血浆后由三种运钴蛋白(transcobalamin Ⅰ、Ⅱ、Ⅲ)结合后运至肝脏及全身,通常以肝、肾和骨骼中钴的含量较高,钴主要通过尿液排泄,少量通过肠道、汗腺、头等途径排泄。

(二)钴的生物学作用

钴是维生素 B_{12} 的组成成分。维生素 B_{12} 是水溶性维生素,它是一种含钴的配合物,体内的钴主要以维生素 B_{12} 的形式发挥作用。维生素 B_{12} 在人体内参与造血,促进红细胞的正常成熟;参与脱氧胸腺嘧啶核苷酸的合成;参与体内一碳单位的代谢。

(三)钴缺乏与中毒

1.钴缺乏

人体钴缺乏时,将影响维生素 B_{12} 的形成,若维生素 B_{12} 缺乏,可使骨髓细胞的 DNA 合成时间延长,从而引起巨幼红细胞贫血。另外,维生素 B_{12} 缺乏可引起口腔及舌溃疡、炎症、急性白血病、骨髓疾病等。

2.钴中毒

多为治疗贫血时引起钴中毒,其临床表现为食欲缺乏、呕吐、腹泻等,其防治可采用高渗葡萄糖解毒,保肝、利尿。

九、有害微量元素

人类健康问题与有害微量元素之间的关系,随着逐年增加对有害微量元素的利用而受到重视。危害人体健康的有害微量元素多来自食物和饮水,但由于工业界的大量使用或开采金属、合金等而暴露在环境中,也造成不少因职业和环境而引起的疾病。

(一)铅

铅(lead,Pb)是一种具有神经毒性的重金属元素,其理想血浓度为零,主要经呼吸道、消化道和皮肤吸收,入血后随血流分布到全身各器官和组织。铅的排泄大部分经肾脏由尿排出,小部分通过胆汁分泌排入肠腔,然后随大便排出,微量由乳汁、汗、唾液、头发及指甲脱落排出体外。

铅在人体内无任何生理功能,由于全球性工业和交通的迅猛发展,随之带来了铅对环境的污染,危害着人类的健康。空气中的铅污染主要来自两个方面:工业烟尘污染和含铅汽油燃烧后排出的废气。工业烟尘污染因铅尘及烟雾污染空气和水会使许多领域如农业、交通、国防等产生不同程度的铅污染。例如,铅尘污染的水排入农田,由此使铅污染进入了食物链,对人体健康存在着潜在的影响。汽油是以四乙基铅作为稳定剂和助燃剂,经燃烧后在大气中将转变为无机铅化合物,如果是来自汽车尾气,其部分沉降于道路两旁数千米区域的土壤和作物上,部分悬浮在大气中。此外,油漆、涂料、报纸、水管、玩具、铅笔、煤、蓄电池等都含有铅,由于空气和水的污染,粮食、水果和蔬菜等都不同程度地被污染,铅每时每刻都威胁着人类健康。

目前认为铅中毒机制中最重要的是卟啉代谢紊乱,使血红蛋白的合成受到障碍。铅还可致血管痉挛,又可直接作用于成熟红细胞,而引起溶血。可使大脑皮层兴奋和抑制的正常功能紊乱,引起一系列的神经系统症状。

由于铅对机体的毒性作用涉及多个系统和器官,且缺乏特异性,所以临床表现复杂如易激惹、惊厥、反复腹痛、反复呕吐、小细胞低色素性贫血、氨基尿、糖尿等,主要累及神经、血液、造血、消化、泌尿和心血管系统。

(二)汞

汞(mercury,Hg)俗称水银,是银白色液态金属。过量的汞和汞化合物摄入体内,都可能对人体造成伤害,因此认为汞是有害微量元素。金属汞及其化合物主要以蒸汽和粉尘形式经呼吸道侵入机体,还可经消化道,皮肤侵入。汞以脑、肾含量最高,其次是肺、肝脏、甲状腺、睾丸等。汞的排泄主要经肾脏由尿排出,尿汞的排出量与接触汞的浓度和时间有关。粪便是汞排出的又一重要途径,汞还能由肺呼出,汗液、乳汁、唾液也可排出少量汞,毛发中的汞可以随毛发的脱落而脱离机体。

汞是自然界广泛存在的元素之一,主要以硫化汞的形式存在于岩石中,岩石风化后可氧化为金属汞和离子汞。金属汞在常温下能蒸发,且蒸气可随气流移动,吸附在桌面、地面、工作服等处。如果将含汞工业的废渣、废气随意排放,还会造成大气、土壤和水源的污染。污染环境的汞,特别是在水体中的汞,在厌氧微生物的作用下,形成甲基汞(Met-Hg)。金属汞中毒多见于职业性中毒;有机汞中毒常见于环境污染;而无机汞中毒常因误用和误服所致。

汞对机体的作用,主要是由于汞离子与巯基(—SH)的结合,汞与酶的巯基结合后,使酶的活性丧失,影响细胞的正常代谢出现中毒症状。

汞中毒临床表现为头晕、头痛、多汗、易兴奋、精神障碍、乏力、口腔炎、牙齿松动等,主要是累及肾脏、心血管和神经系统。

(三)镉

镉(cadmium,Cd)是有毒元素,在自然界中主要存在于锌、铜和铝矿内,其中以锌矿石含量最高,镉的主要吸收途径为呼吸道及消化道,也可经皮肤吸收,分布全身各个器官,主要分布于肾、肝、骨组织中。镉的排泄主要由粪便排出,其次经肾脏由尿排出,少量可随胆汁排出。

镉主要来自被污染的环境,其污染源是植物和土壤,植物的根部对镉有特殊的吸收和富集作用。另外,食品污染和吸烟也会增加人体对镉的吸收。

镉化合物可抑制肝细胞线粒体氧化磷酸化过程,对各种氨基酸脱羧酶、过氧化酶、组氨酸酶、脱氢酶等均有抑制作用,从而使组织代谢发生障碍。镉还可直接损伤组织细胞和血管,引起水肿、炎症和组织损伤。

镉中毒临床表现为口干、口内金属味、咽痛、乏力、呼吸困难、蛋白尿、骨变形、肝坏死等,主要累及肺、肾、嗅觉、骨骼、睾丸、肝脏等。镉的致癌、致畸胎和致突变的作用已被学者关注。"痛痛病"是因摄食被镉污染的水源而引起的一种慢性镉中毒,首先发现于日本,其特点:①肾小管再吸收障碍;②骨软化症;③消化道吸收不良。

(四)铝

铝(aluminium,Al)是一种对人体有害的神经毒微量元素,主要由胃肠道吸收入血后,结合在转铁蛋白上运输,以结缔组织、淋巴结、肾上腺、甲状旁腺中含铝量较高。铝的排泄主要经肾由尿排出,部分可由粪便和胆汁排出。

铝在地壳中含量丰富,用途极广,人们长期与之为友而不知其害。人体摄铝增加主要来自铝餐具、炊具、铝尘、食物、饮料、铝制剂等。铝的毒性可导致机体许多脏器受损,临床主要表现为高铝血症、消化道症状、铝贫血、铝骨病(aluminum related bone disease,ABD)、铝脑病等。

(五)砷

砷(arsenic,As)本身毒性并不大,但其化合物如三氧化二砷(As_2O_3,俗称砒霜)毒性甚大。砷及其化合物经呼吸道、消化道和皮肤吸收,吸收入血后主要与血红蛋白结合,随血液分布到全身组织和器官,主要分布在肾、肝、胃、脾、肌肉等处。砷的排泄主要通过肾脏随尿排出,小部分经毛发、指甲生长、皮肤脱落、排汗、胆汁等途径排泄。

砷广泛分布于环境中,人体吸收的砷可来自饮水、燃煤的污染、饮食海产品、生产环境的空气污染、烟草(烟草生长过程中能富集土壤中砷)、含砷化妆品等。

砷对细胞中的巯基(—SH)有很大的亲和力,入侵到机体的砷可与参与机体代谢的许多含巯基的酶结合,特别易与丙酮酸氧化酶的巯基结合,使酶的活性丧失,丙酮酸不能进一步氧化,影响细胞的正常代谢。

砷中毒临床表现为咳嗽、头晕、头痛、恶心、呕吐、腹泻、肝区痛、皮肤损伤等。砷的毒性可以减弱酶的正常功能,损害细胞染色体,造成神经系统、肝、脾、肾、心肌的脂肪变性和坏死,还可以引起皮肤黑变病、皮肤癌等。

(吴　潼)

第二节　微量元素样品采集与检测

微量元素的检测是研究微量元素在疾病的发生、发展过程中与疾病的相互关系。现已证实,许多疾病与各种微量元素的代谢密切相关,如缺铁性贫血、地方性甲状腺肿、肝豆状核变性等。因此,准确地检测人体内各种微量元素的水平,对于疾病的诊断、治疗和预防具有极其重要的意义。微量元素检测的对象是人,但人体中如铁、碘、锌、硒、铜、铬、锰、钴等人体必需微量元素和一些非必需的元素如铅、汞、镉、铝、砷等含量都比较低,而且取样困难、样品量少,实际工作中还要求在短时间内对试样得出准确结果,因此,针对微量元素的检测特点,应是快速、准确、灵敏。此外,测定微量元素时要特别注意样品的采集和保存,避免标本的污染,一旦因操作不慎,将会导致结果出现严重的误差。

一、样品的采集、保存和预处理

人体样品主要包括血液、尿液、毛发、指甲、胃液、唾液、精液、胆汁、汗液、脑脊液、乳汁及肝、肾、肺、脾、肠、脑、心、肌肉等脏器组织。样品的采集一般应遵循三大原则:针对性、适时性、代表性。

(一)血液样品的采集和保存

血样是微量元素检测中最常用的样品,血液样品可以按需要选择全血、血浆、血清、白细胞、血小板、红细胞等。血液样品的采集一般在清晨受检查者空腹,取毛细血管血或静脉血。采血量由检测元素含量及方法而定。盛血样的试管必须用去离子水清洗、干燥处理,严格按要求制备全血、血浆、血清、红细胞、白细胞或血小板等,最好立即检测。若需放置,要在 4 ℃冰箱中冷藏,在 −80 ℃～−20 ℃超低温冷冻可保存较长时间。

(二)尿液样品的采集和保存

尿液是肾脏的排泄液,它可以反映体内微量元素的代谢和排泄状况,是临床上除血液外用得较多的样品,正常成年人一天排尿 1 000～1 500 mL,尿液的采集分 24 h 尿和部分尿(如晨尿、白日尿等)。尿放置时,会逐渐产生沉淀和臭味,所以盛尿的容器必须是吸附性能差的密闭容器,而且需放阴凉处,或在尿中加入苯甲酸防腐剂,将尿液加热使沉淀溶解后取样。

(三)发样的采集和保存

头发是由蛋白质聚合而成,头发中微量元素是组织中蓄积或析出机体的微量元素的指示器。采集发样时,应用不锈钢的剪刀取距头皮 3 mm 以上 1 cm 长的头发作样品,一般取 0.4～1 g 为宜,具体采集数量由测量元素和方法而定。由于头发表面往往有灰尘、油脂等影响样品的有效性,所以必须将发样洗净后,置于 60 ℃烘箱中烘干,干燥后保存。注意同一检测中要采用同一洗涤条件和方法,保证结果的可比性。

(四)唾液的采集和保存

唾液是人体的分泌液之一,唾液中的微量元素是摄入机体中的微量元素在吸收后经代谢被排泄的体内微量元素。成人唾液的一天分泌量是 $1 \sim 1.5$ L。唾液分混合液和腮腺液。混合唾液采集前,受检者需将口腔洗干净,然后按检测元素及方法的要求,收集所需量的唾液在试管中。腮腺液需用专门器械从人耳下取样。这种唾液无污染,成分稳定,但具有一定的损伤性。一般唾液采样应在受检者身体条件恒定时,早晨空腹进行。

此外,指甲也是微量元素检测常用样品之一,它是组织中蓄积或析出体内的一部分微量元素,通常每周采集 1 次,采集 1 个月收集的混合样品,将污垢洗净,干燥保存。还有脏器样品(如肝、肾、心、肺、眼、脑等),牙齿等都是微量元素检测的样品。

另外,样品的预处理是微量元素分析过程中质量控制的重要环节之一。其目的是为了将试样转化成适于分离和测定的物理状态和化学状态,使样品便于分析,除去对分析有干扰的物质。一般临床样品微量元素的检测中常用的预处理方法:稀释法、高温灰化法、低温灰化法、高压消化法、常压消化法、燃烧法、水解法及微波消解法等。

二、检测方法

随着对微量元素检测的要求精密度、准确度、灵敏度的不断提高,检测方法越来越多,日趋完善。目前,国内常用的微量元素检测方法有中子活化分析法、原子吸收光谱法、紫外可见吸收光谱法、电感耦合等离子体发射光谱法、离子选择性电极法、伏安法、荧光分析法等。

(一)中子活化分析法

中子活化分析法是放射化学分析法之一,它是利用热中子辐射,使待测元素原子发生核反应,产生放射性核素,检测其放射性强度而进行定量分析的方法,是进行元素含量分析的一种最灵敏的方法,因使用中子作为照射源故称中子活化分析法。该方法试样用量小、干扰小,可对同一样品中多种元素进行测定,但因中子源放射性强,成本高,故不易推广。

(二)原子吸收光谱法

原子吸收光谱法,又称原子吸收分光亮度法,根据样品中待测元素原子化的方法不同,分为火焰原子吸收光谱法、化学原子吸收光谱法和石墨炉原子吸收光谱法。它是基于待测元素,从光源发射的特征辐射,被蒸气中待测元素的基态原子吸收,然后根据待测元素浓度与吸收辐射的原子数成正比的关系,求得样品中被测元素的含量,原子吸收光谱法简便、灵敏、准确,是临床微量元素检测中最常用的方法。

(三)紫外可见吸收光谱法

紫外可见吸收光谱法又称紫外可见分光亮度法。它是基于待测元素与某些试剂在一定条件下形成化合物,该化合物对紫外、可见光具有选择性地吸收而进行定量分析的一种吸收光谱法。该法操作简便,易于推广,它也是临床微量元素检测中常用的方法。

(四)电感耦合等离子体发射光谱法

电感耦合等离子体发射光谱法(ICP-AES),是利用电感耦合等离子作为激发能源,使处于基态的待测元素原子从外界能源获得能量,跃迁到激发态,激发态原子将多余能量以光的形式释放出来返回基态,从而产生特征光谱而进行定量分析的一种方法。该法灵敏、准确快速、干扰小,而且可以多种元素同时测定,是临床微量元素检测的常用方法。但由于仪器价格昂贵、结构复杂,所以普及较慢。

此外,还有离子选择电极法、伏安法、荧光分析法等,它们都是临床微量元素检测中常用的方法。

(吴　潼)

第三节　常见微量元素检测

一、血清铁和总铁结合力测定

(一)生理与生物化学

铁是人体必需的微量元素。70 kg 的人体含铁化合物中铁的总量约为 3 270 mg,占体重的 0.047‰。其中 67.58% 分布于血红蛋白中(铁作为血红蛋白分子的辅基与蛋白结合,参与铁的运输),骨髓和肌红蛋白中各存在 2.59% 和 4.15%,贮存铁约占 25.37%。铁在体内分布很广,主要通过肾脏、粪便和汗腺排泄。血清中铁的总量很低,成年男性为 $11\sim30$ μmol/L,成年女性为 $9\sim27$ μmol/L。这些存在于血清中的非血红素铁均以 Fe^{3+} 形式与运铁蛋白结合。所以在测定血清铁含量时,需首先使 Fe^{3+} 与运铁蛋白分离。

(二)亚铁嗪比色法测定血清铁和总铁结合力

血清铁的测定尚缺少权威性方法。原子吸收法仪器设备复杂,费用昂贵,且没有分光亮度法可靠性好,很少被实验室用来做血清铁的常规分析。比色法仍然是测定血清铁的主要方法。

1.原理

血清中的铁与运铁蛋白结合成复合物,在酸性介质中铁从复合物中解离出来,被还原剂还原成二价铁,再与亚铁嗪直接作用生成紫红色复合物,与同样处理的铁标准液比较,即可求得血清铁含量。总铁结合力(total iron-binding capacity,TIBC)是指血清中运铁蛋白能与铁结合的总量。将过量铁标准液加到血清中,使之与未带铁的运铁蛋白结合,多余的铁被轻质碳酸镁粉吸附除去,然后测定血清中总铁含量,即为总铁结合力。

2.参考范围

血清铁:成年男性,$11\sim30$ μmol/L($600\sim1700$ μg/L);成年女性,$9\sim27$ μmol/L($500\sim1\,500$ μg/L)。

血清总铁结合力:成年男性,$50\sim77$ μmol/L($2800\sim4300$ μg/L);成年女性,$54\sim77$ μmol/L($3\,000\sim4300$ μg/L)。

3.评价

线性在 140 μmol/L 以下线性良好,符合 Beer 定律。批内精密度(n=20),测定范围 $18.45\sim19.2$ μmol/L,x 为 17.92 μmol/L,S 为 0.31 μmol/L,CV 为 3.01%。血清总铁结合力(TIBC),x 为 61.51 μmol/L,S 为 2.15 μmol/L,CV 为 3.5%。批间 CV:2.56%。回收试验回收率 98.3%~100%。干扰试验:Hb>250 mg/L 时结果偏高 1%~5%。胆红素 $102.6\sim171$ μmol/L 时结果升高1.9%~2.8%。三酰甘油 5.65 μmol/L 时结果升高 5.6%。铜 31.4 μmol/L 时结果升高0.33 μmol/L,在生理条件下铜与铜蓝蛋白结合,故对铁的测定基本无干扰。

二、血清锌测定

(一)生理与生物化学

锌是人体主要的微量元素之一,成人体内含锌为 $2 \sim 3$ g。锌是许多金属酶的辅助因子,至少90 多种的金属酶有了锌才能发挥其正常生理功能。锌进入毛细血管后由血浆运输至肝及全身,分布于人体各组织器官内,以视网膜、胰腺及前列腺含锌较高,在头发中锌的含量较稳定,锌主要通过粪便、尿、汗及乳汁等排泄。

(二)吡啶偶氮酚比色法测定血清锌

血清锌的主要测定方法有原子吸收分光亮度法、中子活化法和吡啶偶氮酚比色法。下面介绍吡啶偶氮酚比色法测定血清锌。

1.原理

血清中的高价铁及铜离子被维生素 C 还原成低价,两者均能同氰化物生成复合物而掩蔽。锌也和氰化物结合,但水合氯醛能选择性地释放锌,使锌与 2-[(5-溴-2-吡啶)-偶氮]-5-二乙基氨基苯酚(5-Br-PADAP)反应生成红色复合物,与同样处理的标准品比较,求得血清锌含量。

2.参考范围

成人血清锌:$9.0 \sim 20.7$ μmol/L($590 \sim 1350$ μg/L)。

3.评价

批内 CV $3.05\% \sim 3.08\%$,批间 CV $2.97\% \sim 3.12\%$。

三、血清铜测定

(一)生理与生物化学

铜是人体的必需微量元素之一,正常人体内含铜为 $80 \sim 100$ mg,其中 95% 铜与肝脏生成的 α_2-球蛋白结合,形成铜蓝蛋白,铜蓝蛋白是运输铜的基本载体。铜蓝蛋白属 α_2-糖蛋白,同时具有氧化酶的活性,成人每天铜摄取量为 $2 \sim 5$ mg,主要吸收部位在十二指肠,随胆汁、尿液和皮肤排泄。

(二)双环己酮草酰二腙比色法测定血清铜

临床血清铜的测定方法主要有原子吸收分光亮度法和比色法。此处仅介绍双环己酮草酰二腙比色法。

1.原理

加稀盐酸于血清中,使血清中与蛋白质结合的铜游离出来,再用三氯醋酸沉淀蛋白质,滤液中的铜离子与双环己酮草酰二腙反应,生成稳定的蓝色化合物,与同样处理的标准液比较,即可求得血清铜含量。

2.参考范围

成年男性:$10.99 \sim 21.98$ μmol/L($700 \sim 1400$ μg/L);成年女性:$12.56 \sim 23.55$ μmol/L($800 \sim 1\,500$ μg/L)。

3.评价

本法线性范围可达 62.8 μmol/L。双环己酮草酰二腙与铜反应生成的有色络合物,在水溶液中的摩尔吸光系数为 $16\,000$ L/(mol·cm)。本法显色稳定,显色后在 4 ℃～20 ℃可稳定1 h。特异性高。

四、血清铅测定

（一）测定方法概述

目前,用于测定血铅含量的主要方法:石墨炉原子吸收法、等离子发射光谱法、阳极溶出伏安法、火焰原子吸收光谱法等。①石墨炉原子吸收法:该法是目前国际公认的检测血铅的标准方法。其相对回收率为98.8%±1.0%。最低检测限0.3 μg/L,变异系数3.7%～5.0%。灵敏度较高。②等离子发射光谱法:干扰小,可精确测定血铅含量。但该法成本高,不适合做日常分析。③阳极溶出伏安法:美国各类血铅分析仪检测范围为10～1 000 μg/L,灵敏度较高,线性范围较宽。该方法,对环境要求较低,但受铊的干扰。④火焰原子吸收光谱法:检测限一般大于500 μg/L,因样品采集和处理过程中受污染的概率大,低值质控样品缺乏,且血铅浓度高于500 μg/L的很少,所以该方法已基本被石墨炉原子吸收法所取代。

（二）石墨炉原子吸收光谱法测定血清铅

1.原理

血样用 Triton X-100 作为基体改进剂,溶血后用硝酸处理,用石墨炉原子吸收光谱法在283.3 nm波长下测定铅的含量。

2.参考范围

成人血铅＜100 μg/L。

3.评价

最低检测浓度3 mg/L,回收率95.1%～103.2%,精密度 CV ＝3.7%～5.0%。血中三倍治疗量的 EDTA 及三倍于正常值的 NaCl、Ca^{2+}、K^+、Mg^{2+} 对测定无影响。在测定过程中,灰化温度、干燥和时间的选择很重要,要防止样品飞溅,因石墨管的阻值不同,更换石墨管需重作校正曲线。

综上所述,微量元素是指占人体总重量1/10 000以下,每人每天需要量在100 mg以下的元素。其在体内含量甚微,但它是构成生命和维持生命的重要物质。微量元素的代谢、生物学作用,相互拮抗,保持着动态平衡。微量元素的缺乏和中毒都可以引起疾病,甚至死亡。因此,微量元素的检测尤为重要,同时要特别注意样品的采集、保存和处理。人体内微量元素的失衡将影响身体健康,检测结果的准确性对于临床诊断和治疗均具有十分重要的意义。

（吴　潼）

第十三章

酶 类 检 验

第一节 肝脏酶与同工酶检验

肝脏是人体内最大的实质性腺体,具有重要而复杂的功能。它具有肝动脉和门静脉双重血液供应,代谢产物由肝静脉和胆道系统排出肝,加上丰富的血窦及精巧的肝小叶结构,尤其是肝细胞中富含线粒体、内质网、核蛋白体和大量酶类,因而能完成复杂多样的代谢功能。肝细胞的胞质中含有三羧酸循环、糖酵解、磷酸戊糖通路、氨基酸激活、脂肪酸和胆固醇合成的多种酶类,当肝脏发生病变时,必然会造成这些酶合成异常或从受损的肝细胞中释放增多,导致血清中酶活力的改变。目前,临床应用较多的肝脏酶及其同工酶:①反映肝细胞损伤的 ALT、AST、GLDH 和 ChE 等。②反映胆道梗阻的 ALP、GGT 和 5′-核苷酸酶。③反映肝纤维化、肝硬化的 MAO、ADA 等。下面分别介绍这几种临床常用肝脏酶及其同工酶。

一、氨基转移酶及其同工酶

氨基转移酶是氨基酸代谢的重要催化剂,机体内存在着大约 60 种氨基转移酶,ALT 和 AST 是其中最重要的两种,也是临床上测定频率最多的酶。磷酸吡哆醛(维生素 B_6)为其辅基,不含磷酸吡哆醛的酶蛋白称为脱辅基酶蛋白,它丧失了催化活性。转氨酶从组织细胞释放到血液的过程中,一部分脱去辅基,所以测定时如果试剂成分中加入磷酸吡哆醛,所测结果明显高于无磷酸吡哆醛者。

(一)丙氨酸氨基转移酶

丙氨酸氨基转移酶(alanine aminotransferase,ALT)催化 L-丙氨酸与 α-酮戊二酸之间的氨基转移,生成丙酮酸和 L-谷氨酸,在人体内反应向右进行,丙酮酸进入三羧酸循环被利用,谷氨酸被脱氨为尿素循环提供氨源。ALT 在各组织的含量由高到低为肝脏＞肾脏＞心脏＞骨骼肌＞胰腺。健康情况下,血清中此酶活力很低。当这些组织病变、细胞坏死或通透性增强时,细胞内的酶即释放入血,使之不同程度地增高。

1.测定方法

ALT 的测定方法主要有手工分析的改良赖氏法及用于自动生化分析仪的连续监测法。改良赖氏法曾经作为经典方法在 1990 年之前得到了广泛应用,但该方法属于定时法,测定的并非酶促反应的"零级反应期",所测结果并非代表酶的真正活性,并且影响因素颇多,操作烦琐,自从自动生化分析仪在临床上普及以来,该方法逐渐被连续监测法取代了。但由于某些基层医院实验室还在应用,因此在此做一简单介绍。

(1)改良赖氏法:血清中的 ALT 催化基质中 L-丙氨酸和 α-酮戊二酸生成丙酮酸和 L-谷氨酸。丙酮酸与 2,4-二硝基苯肼作用生成苯腙,在碱性条件下显红棕色。

$$L\text{-丙氨酸}+\alpha\text{-酮戊二酸} \xrightleftharpoons{ALT} \text{丙酮酸}+L\text{-谷氨酸}$$

$$\text{丙酮酸}+2,4\text{-二硝基苯肼} \xrightarrow{\text{碱性条件下}} 2,4\text{-二硝基苯腙(红棕色,}\lambda\text{-505)}$$

(2)连续监测法:为目前 IFCC 推荐的参考方法。

$$L\text{-丙氨酸}+\alpha\text{-酮戊二酸} \xrightleftharpoons{AST} \text{草酰乙酸}+L\text{-谷氨酸}$$

$$\text{草酰乙酸}+NADH+H^+ \xrightleftharpoons{MDH} L\text{-苹果酸}+NAD^+$$

上述偶联反应中,NADH 的氧化速率与标本中 ALT 活性成正比,可在 340 nm 波长处监测吸光度下降速率,计算出 ALT 的活力单位。

2.参考区间

改良赖氏法:5~25 卡门单位(卡门单位定义:1 mL 血清,反应液总体积 3 mL,波长340 nm,光径1 cm,25 ℃,1 min 内生成的丙酮酸,使 NADH 氧化成 NAD+而引起吸光度每下降 0.001 为一个卡门单位)。

连续监测法:5~40 U/L(国际单位)。

3.临床意义

ALT 主要用于肝病的诊断。①急性肝炎增高明显,一般升高至正常浓度的 5~50 倍。有 80%的患者 ALT 升高经 3~4 d 可降至正常,如果持续不降,提示转化为迁延性肝炎。②黄疸型肝炎 ALT 升高比胆红素早 20~30 d。③活动性肝硬化、慢性肝炎、中毒性肝炎(乙醇)甲亢、吸毒均可见 ALT 不同程度地升高。梗阻性黄疸、充血性心力衰竭、心肌炎、心肌梗死、肌病、白血病等 ALT 增高 5 倍左右。④肝病早期 ALT 高于 AST,如果 AST>ALT,提示预后不良。⑤重症肝炎时大面积肝细胞坏死,血中 ALT 逐渐下降,而胆红素却进行性升高,出现所谓"胆酶分离"现象,常为肝坏死的征兆。⑥异烟肼、利福平、氯丙嗪、地吧唑等药物会损害肝细胞,造成 ALT 增高。

4.评价

ALT 为肝细胞损伤最敏感的指标之一,且血清 ALT 的增高程度同临床病情轻重相平行。检测 ALT 对于隐性感染及潜伏期肝炎患者的发现有重要意义,故为健康查体、疾病筛查等必然检测项目。缺点是对肝病诊断的特异性还不够理想。

(二)门冬氨酸氨基转移酶

门冬氨酸氨基转移酶(aspartate aminotransferase,AST)催化 L-门冬氨酸和 α-酮戊二酸之间的氨基转移,生成草酰乙酸和 L-谷氨酸,谷氨酸经脱氨供尿素循环和 α-酮戊二酸的再生。AST 在各组织的含量由高到低为心脏>肝脏>骨骼肌>肾脏>胰腺。健康人血清中此酶活力很低。AST 有两种受不同基因控制的同工酶 ASTs 和 ASTm,它们分别存在于细胞质和线粒体中,并且 ASTm 占 70%左右。细胞轻度损伤时 AST,升高显著,而严重损伤时,则 ASTm 大量出现于血清中。正常血清所含 AST 的同工酶主要为 ASTs,但在病理状态下,如细胞坏死,则血清中以 ASTm 为主。血清 AST 活性升高,多来自心肌或肝脏损伤;肾脏或胰腺细胞损伤时,也可出现很高的 AST 活性。

1.测定方法

测定方法与 ALT 相同,AST 的测定方法主要有手工分析的改良赖氏法及用于自动生化分析仪的连续监测法。

(1)改良赖氏法:血清中的 AST 催化基质中的 L-天冬氨酸和 α-酮戊二酸,生成草酰乙酸和谷氨酸,草酰乙酸脱羧生成丙酮酸,丙酮酸与 2,4-二硝基苯肼作用生成苯腙,在碱性条件下显红棕色。

$$\text{L-门冬氨酸} + \alpha\text{-酮戊二酸} \xrightarrow{\text{AST}} \text{草酰乙酸} + \text{L-谷氨酸}$$

草酰乙酸脱羧生成丙酮酸。

$$\text{丙酮酸} + 2,4\text{-二硝基苯肼} \xrightarrow{\text{碱性条件下}} 2,4\text{-二硝基苯腙(红棕色,}\lambda = 505)$$

(2)连续监测法:为目前 IFCC 推荐的参考方法。

$$\text{L-门冬氨酸} + \alpha\text{-酮戊二酸} \xrightarrow{\text{AST}} \text{草酰乙酸} + \text{L-谷氨酸}$$

$$\text{草酰乙酸} + \text{NADH} + \text{H}^+ \xrightarrow{\text{MDH}} \text{L-苹果酸} + \text{NAD}^+$$

上述偶联反应中,NADH 的氧化速率与标本中 AST 活性成正比,可在 340 nm 波长处监测吸光度下降速率,计算出 AST 的活力单位。

2.参考区间

改良赖氏法:8~28 卡门单位。

连续监测法:5~40 U/L。

3.临床意义

AST 主要用于心、肝受损的诊断和疗效观察。①心肌梗死发病 6 h 后开始升高,48~60 h 达到峰值,一般高 4~6 倍,4~5 d 降至正常,如不降说明再次出现心肌梗死或病情恶化。②急性心肌炎患者 AST 中度增高,慢性心肌炎可正常。③心力衰竭伴有肝出血时,AST、ALT 均明显升高。④对于肝病来说,其意义基本与 ALT 相似,但一般 ALT>AST,如 AST 显著高于 ALT,提示后果严重。⑤急性黄疸型肝炎、肝细胞性黄疸可高达正常 10 倍左右,梗阻性黄疸可高 5 倍左右。

4.评价

AST 组织特异性不如 ALT,对肝病的诊断特异性及灵敏度均不如 ALT,但对于疾病的预后判断、疗效观察等优于 ALT。AST/ALT 对急、慢性肝炎的诊断,鉴别诊断及判断转归较有价值。急性肝炎,AST/ALT<1.0;肝硬化时,AST/ALT≥2.0;肝癌时,AST/ALT≥3.0。

由于 AST 在心肌梗死时升高比 CK 晚,恢复又比 LD 早,所以对心肌梗死的诊断价值不大,已有学者建议将 AST 从传统的心肌酶谱中去除。

二、γ-谷氨酰基转移酶及其同工酶

γ-谷氨酰基转移酶(gamma-glutamyltransferase,GGT)曾称为 γ-谷氨酰基转肽酶,是含巯基的线粒体酶,催化谷氨酰残基从谷胱甘肽(GSH)或其他肽链上转移至其他氨基酸或肽链上,γ-谷氨酰基的供体是 GSH,受体是 L-氨基酸。GGT 的主要生理功能是催化 GSH 的分解,调节 GSH 的含量,参与氨基酸的吸收、转移和利用。人体各组织均含有 GGT,组织分布以肾脏含量最多,其次为前列腺、胰、肝、脾、肠、脑等。红细胞中几乎没有 GGT,溶血对其测定影响不大。GGT 以分泌和吸收能力强的细胞膜最为丰富,如远端肾小管、胆管上皮细胞、肝毛细胆管、胰腺细胞和小肠刷状缘细胞等。胆汁、尿液及胸腔积液中均含有此酶。健康人血清 GGT 活力很低,主要为肝源性的,并由肝清除,经胆道排出。此酶底物特异性不高,可作用于多种含谷氨酰基的化合物。GGT 是一种诱导酶,乙醇及多种药物如巴比妥类药物、苯妥英钠、解热镇痛类的对乙酰氨基酚、含雌激素的避孕药等都可诱导肝细胞线粒体,导致血清 GGT 增高。

用醋酸纤维素薄膜电泳可分离出四种同工酶:GGT_1、GGT_2、GGT_3 和 GGT_4。正常人往往只见 GGT_2 和 GGT_3。重症肝胆疾病和肝癌时常有 GGT_1 出现,乙醇性肝坏死、胆总管结石及胰腺炎时常见 GGT_2 增加。GGT_4 与胆红素增高关系密切。

(一)测定方法

GGT 测定方法有数种,主要在于所用底物、缓冲液和 pH 的不同,如重氮反应比色法、对硝基苯胺比色法等,目前国内多采用连续监测法。

1.对硝基苯胺比色法

基质中 γ-谷氨酰对硝基苯胺在 GGT 的催化作用下,将谷氨酰基转移到受体双甘肽分子上,形成 γ-谷氨酰基双甘肽,同时释放出的对硝基苯胺在 $405\sim420$ nm 处有强吸收,对硝基苯胺的生成量与 GGT 的活力成正比。

2.连续监测法

IFCC 推荐的参考方法是以 L-γ-谷氨酰-3-羧基对硝基苯胺为底物,甘氨酰甘氨酸(双甘肽)作为 γ-谷氨酰基的受体,在 pH 为 7.7 的条件下,GGT 催化底物生成 γ-谷氨酰双甘肽和黄色的 2-硝基-5-氨基苯甲酸,在 410 nm 波长处直接连续监测,吸光度的增高速率与 GGT 活性成正比关系。

$$L\text{-}γ\text{-谷氨酰-3-羧基对硝基苯胺}＋双甘肽 \xrightarrow{GGT} 谷氨酰双甘肽＋2\text{-硝基-5-氨基苯甲酸}$$

(二)参考区间

对硝基苯胺比色法:$10\sim40$ U/L(国际单位)。

连续监测法:健康成年男性为 $11\sim50$ U/L,健康成年女性为 $7\sim32$ U/L(国际单位)。

(三)临床意义

血清 GGT 主要来源于肝胆系统,诊断肝胆疾病的敏感性很高。当肝胆肿瘤时,压迫胆管,胆汁排出受阻,肝细胞内 GGT 容量增多;癌细胞逆分化作用使 GGT 含量增多;癌细胞变性解体释放 GGT,而使血清 GGT 活力显著升高。胆汁中 GGT 含量是血清的 10 倍,当胆道梗阻时,胆汁逆流可使血 GGT 含量升高;逆流的胆汁成分及酒精和药物可诱导细胞微粒体 GGT 的合成增强;胆汁中的胆盐及酒精可溶解于与膜结合的 GGT 中;肝炎时坏死细胞邻近的肝细胞合成 GGT 增强;细菌感染后,在其生长繁殖中产生 GGT,同时使组织细胞肿胀、变性、解体、细胞内 GGT 释放。以上这些情况均可引起血清 GGT 活力不同程度的升高。

(1)急性肝炎时中度增高,持续时间比 ALT 长,GGT 如持续为高水平,说明转为迁延性肝炎或慢性肝炎。

(2)GGT 在反映慢性肝细胞损伤及病变活动时较 ALT 敏感,慢性肝炎 ALT 即使正常,如GGT 持续不降,在排除胆道疾病情况下,提示病变仍在活动。

(3)各种梗阻性黄疸(肿瘤、胆石症、胆道炎症、肝外梗阻等)均显著增高,可达正常上限的5~

30 倍。

(4)原发性肝癌患者,血清 GGT 显著升高,阳性率为 75%～100%;继发性肝癌 GGT 增高的阳性率为 50%～77%。肝癌术后 GGT 如再次升高,说明复发。亦可协助判断恶性肿瘤有无肝转移。因此,GGT 活力的高低是肝癌疗效观察的敏感指标。

(5)如果 ALP 升高,而 GGT 正常,常可排除肝胆疾病。

(6)酗酒者 GGT 增高程度与饮酒量呈正相关。

(四)评价

GGT 是肝胆病中阳性率最高的酶之一,与 ALT、CHE 同时测定诊断肝病灵敏度高达 99%。但是,如果 GGT 作为肝癌标志物,其诊断的灵敏度虽高,但特异性较差。

三、碱性磷酸酶及其同工酶

碱性磷酸酶(alkaline phosphatase,ALP)是一种含锌的糖蛋白,底物特异性较低,在碱性环境中(最适 pH 为 10.0 左右)能水解多种磷酸单酯化合物,且其相对分子质量随不同组织来源而不同。Mg^{2+}、Mn^{2+} 为 ALP 的激活剂,EDTA、草酸盐、磷酸盐、硼酸盐和氰化物对 ALP 有抑制作用。脂肪餐后和溶血标本均会干扰 ALP 的检测,使结果偏高。标本久置,ALP 会逐渐增高,升高可达 5%～10%。人体各组织 ALP 及其同工酶可分三大类,即胎盘 ALP,肠 ALP,肝、骨、肾 ALP 及其同工酶。病理情况下还可出现肝 ALP 和胆汁 ALP 等"高分子 ALP",以及一些与肿瘤有关的变异 ALP 等。

(一)测定方法

1.金氏比色法

在碱性条件下 ALP 分解磷酸苯二钠,生成苯酚和磷酸氢钠。苯酚与 4-氨基安替比林作用,经铁氰化钾氧化生成红色醌的衍生物。红色的深浅与 ALP 活力成正比。

$$磷酸苯二钠 + H_2O \xrightarrow{ALP} 苯酚 + 磷酸氢钠$$
$$苯酚 + 4\text{-}氨基安替比林 + 铁氰化钾 \rightarrow 醌类化合物(红色,\lambda = 510)$$

2.连续监测法

连续监测法为目前广泛应用的测定方法。ALP 在 pH 为 10.0 的条件下,以磷酸对硝基苯酚(4-NPP)为底物,2-氨基-2-甲基-1,3-丙醇(AMP)或二乙醇胺(DEA)为磷酸酰基的受体物质,增进酶促反应速率。4-NPP 在碱性溶液中为无色,在 ALP 催化下,4-NPP 分裂出磷酸酰基,生成游离的对硝基苯酚(4-NP)。4-NP 在碱性溶液中变成醌式结构,呈现较深的黄色。在波长 405 nm 处监测吸光度增高速率,计算 ALP 活性单位。

(二)参考区间

(1)金氏比色法:成人为 3～13 金氏单位;儿童为 5～28 金氏单位。

(2)金氏单位定义:100 mL 血清,37 ℃,与底物作用 15 min,产生 1 mg 酚为 1 金氏单位。

连续监测法:所用单位为国际单位。

女性:1～12 岁,小于 500 U/L;15 岁以上,40～150 U/L。

男性:1～12 岁,小于 500 U/L;12～15 岁,小于 750 U/L;25 岁以上,40～150 U/L。

(三)临床意义

组织分布广泛,含量由高到低为肝＞肾＞胎盘＞小肠＞骨骼。因为血清中 ALP 主要来自肝脏和骨骼,故主要用于肝、胆、骨病的诊断。

(1)变形性骨病可增高 30～50 倍;佝偻病、软骨病 ALP 升高而血钙、血磷降低。

(2)甲状旁腺功能亢进时,ALP 往往增高,甲状旁腺功能减退则 ALP 降低多见。

(3)急性肝炎增高 2～5 倍,慢性肝炎正常或略高,肝硬化时 ALP 变化不一,肝癌时,ALP 多数升高。

(4)黄疸鉴别:梗阻性黄疸时,ALP、BIL 平行增高。溶血性黄疸时,ALP 多正常。肝细胞性黄疸时,以 BIL 升高为主,ALP 升高或正常。

(5)腹腔恶性肿瘤。伴随 ALP 升高时应高度怀疑骨或肝转移。

(6)妊娠、消化道溃疡、营养不良、重金属中毒、甲亢、维生素 D 缺乏症等,ALP 均有不同程度的升高。

(7)甲状腺功能减退症、低镁血症、恶性贫血、维生素 C 缺乏症等,ALP 多降低。

四、5′-核仔酸酶

5′-核苷酸酶(5′nucleotidase,5′-NT)是一种对底物特异性不高的水解酶,可作用于多种核苷酸。锰离子为其激活剂,镍离子为其抑制剂。此酶广泛存在于人体组织,如肝、胆、肠、脑、心、胰等,定位于细胞膜上。在肝内,此酶主要存在胆小管和窦状隙膜内。5′-NT 从胆道清除,与肝病患者肝脏的损害相关,因此在肝炎、胆道梗阻时可见血清 5′-NT 的增高,而肝癌时显著增高。

(一)测定方法

5′-NT 活性测定的常用底物为 AMP。AMP 是一种有机磷酸酯,同样会受到血清中 ALP 的水解,因此测定时必须采用一种方法校正 ALP 的干扰。反应式如下:

$$AMP + H_2O \xrightarrow{5'\text{-}NT} 腺苷 + Pi$$

$$腺苷 + H_2O \xrightarrow{ADA} 次黄苷 + NH_3$$

$$NH_3 + \alpha\text{-酮戊二酸} + NADH + H^+ \xrightarrow{GLD} 谷氨酸 + NAD^+$$

在 340 nm 波长处监测 NADH 吸光度的下降速率,计算 5′-NT 活性。

(二)参考区间

健康成年人血清 5′-NT 活力为 0～11 U/L。

(三)临床意义

5′-NT 测定主要用于肝胆系统疾病的诊断和骨骼疾病的鉴别诊断。血清 5′-NT 活性升高主要见于肝胆系统疾病,如阻塞性黄疸、原发及继发性肝癌、肝炎等,其活性变化几乎与 ALP 相平行。但骨骼系统疾病,如肿瘤转移、畸形性骨炎、佝偻病、甲状旁腺功能亢进等,通常 ALP 活性升高,而 5′-NT 正常。因此 ALP 和 5′-NT 同时测定有助于肝胆和骨骼系统疾病的鉴别诊断。

(四)评价

5′-NT 可作为原发或继发性肝癌的一种肿瘤标志物。在肝肿瘤病变时,5′-NT 是一项比较灵敏的指标,常在病变早期即可明显升高,其变化往往早于肝功能、肝扫描或其他有关肝病变的阳性发现。

五、胆碱酯酶

胆碱酯酶(cholinesterase,ChE)是一组催化酰基胆碱水解的酶类,底物特异性不强,根据对乙酰胆碱和丁酰胆碱水解专一性不同,可分为两类。一类是乙酰胆碱酯酶(ACHE),又称真胆碱酯酶、红细胞胆碱酯酶、胆碱酯酶Ⅰ,主要分布于红细胞、交感神经节、骨骼肌运动终板、肺、脾和脑灰质中。细胞内定位于细胞膜及微粒体和线粒体上,主要生理功能是水解乙酰胆碱。另一类是酰基胆碱酰基水解酶(PChE),又称拟(假)胆碱酯酶、丁酰胆碱酯酶、血清胆碱酯酶(SChE)或胆碱酯酶Ⅱ,由肝脏合成,主要分布于肝、胰、心、脑白质及血浆中,其生理功能尚未明了。两类胆碱酯酶有相同的作用底物,但对底物的专一性和亲和力不同。AChE对乙酰胆碱的催化活力高。PChE对丁酰胆碱的催化活力高。过量的乙酰胆碱对AChE有强烈的抑制作用,而对PChE无影响。与胆碱结构类似的新斯的明、毒扁豆碱、吗啡、枸橼酸盐和氟化物是PChE的竞争性抑制剂。有机磷、有机氯毒剂是这两类胆碱酯酶的强烈抑制剂。

临床上测定ChE主要用于有机磷中毒的诊断和疗效观察,肝脏疾病的辅助诊断,检查先天性遗传变异体。羊水ChE测定可用于检查胎儿神经管缺陷等。

(一)测定方法

目前测定ChE活性的方法大都采用酰基(如丙酰基、丁酰基)硫代胆碱的碘盐作为底物,在酶水解反应中生成硫代胆碱,后者用色源性二硫化合物试剂,如DTNB(Ellman试剂)或$4,4'$-二硫双吡啶显色,进行比色法或连续监测法测定。

1.连续监测法

PChE催化丁酰硫代胆碱水解,产生丁酸和硫代胆碱;硫代胆碱与无色的$5,5'$-二硫代2-硝基苯甲酸反应,形成黄色的5-巯基-2-硝基苯甲酸(5-MNBA)。在410 nm处测定吸光度,每分钟吸光度变化率与PChE活力成正比。

$$丁酰硫代胆碱 + H_2O \xrightarrow{ChE} 硫代胆碱 + 丁酸$$

$$硫代胆碱 + 5,5'\text{-}二硫代2\text{-}硝基苯甲酸 \longrightarrow 5\text{-}巯基\text{-}2\text{-}硝基苯甲酸(黄色)$$

2.比色法

血清中胆碱酯酶催化乙酰胆碱水解生成胆碱和乙酸。未被水解的剩余乙酰胆碱与碱性羟胺作用,生成乙酰羟胺。乙酰羟胺在酸性溶液中与三氯化铁形成棕色复合物。用比色法测定,计算剩余乙酰胆碱含量,从而推算出胆碱酯酶活力。

(二)参考区间

1.连续监测法

5 000～12 000 U/L(此法采用国际单位)。

2.比色法

130～310 U(单位定义:1 mL血清中ChE在37 ℃水浴与底物作用1 h。每水解1 μmol的乙酰胆碱所需的酶量为1个酶活力单位)。

(三)临床意义

与其他酶活力增高反映病理改变的情况相反,血清胆碱酯酶测定的临床意义在于酶活力降低。

(1)全血AChE 80%来自红细胞,20%来自血清。测定ChE主要用于农药(有机磷、有机氯)中度的诊断及疗效观察。急性有机磷中毒其活力降低40%～90%,与中毒程度呈正相关,如果治疗有效,7 d内可恢复正常,但亦有"反跳现象"。

(2)血清BChE因主要来自肝脏,所以可用于肝功能的检查,反映肝实质细胞受损的情况,其临床意义基本同 Alb 类似,但比 Alb 变化得早、快、敏感。①急性肝炎、中毒性肝炎、活动性肝硬化一般降低50%～70%;而慢性持续性肝炎可降低或正常,慢性活动型肝炎 50% 是降低的。肝病病情越差,ChE 活力越低,持续降低无回升迹象者多预后不良。②良性梗阻性黄疸多正常,恶性梗阻性黄疸多降低。③肝、胆疾病。④有机磷、有机氯中毒,各种严重的全身性疾病、严重的感染性疾病显著降低。⑤羊水中 ChE 为5～70 U/L,主要为 PChE,其中 AChE 活性甚微。神经管缺陷胎儿的羊水 AChE 明显增高,同时测定羊水 AFP,对神经管缺损诊断的准确率为 99.4%。⑥ChE 增高常见于脂肪肝、甲亢、糖尿病、肾病综合征等。

(四)评价

用连续监测法测定 ChE 时,虽然乙酰、丙酰、丁酰硫代胆碱的碘盐均可作为底物,但最好用丙酰,因为 PChE 对乙酰胆碱亲和力小;用丁酰作底物时空白比丙酰高而酶活力低。

六、谷氨酸脱氢酶

谷氨酸脱氢酶(glutamate dehydrogenase,GLD)是一种主要存在于细胞线粒体基质中的变构酶,由6个相同的亚基聚合而成,每个亚基的相对分子质量为 56 000。ATP 与 GTP 是此酶的变构抑制剂,而 ADP 和 GDP 是其变构激活剂。因此,当体内的能量不足时能加速氨基酸的氧化,对机体的能量代谢起重要的调节作用。它属于一种不需氧脱氢酶,在其作用下,L-谷氨酸氧化脱氨生成 α-酮戊二酸和氨。GLD 是唯一既能利用 $NADP^+$ 又能利用 $NADP^+$ 接受还原当量的酶。

GLD 广泛存在于肝、肾、脑组织中,心肌和骨骼肌中 GLD 的活性很弱。肝内 GLD 的特异活性是其他器官如肾、脑、肺的 10 倍左右,比骨骼肌内多 80 倍,因此血清 GLD 升高主要源于肝脏。GLD 作为线粒体酶,是实质细胞坏死的指标。结合转氨酶,其活性是一种测定实质细胞坏死的方法,可判断肝细胞坏死的程度。在肝病诊断中。其意义在于此酶在小叶中心部位的浓度是门静脉周部位的1.8倍。肝窦状隙供给路线的末端是缺氧的高危地带,如果血流受阻,也是细胞损伤最先发生的部位。由于胆酸可导致肝细胞损伤,梗阻性黄疸时患者血清 GLD 也会增高。

(一)测定方法

GLD 测定方法主要有比色法和分光光度法。比色法是以谷氨酸为底物,经 GLD 催化生成 α-酮戊二酸,该产物与重氮化磺酸或与 2,4-二硝基苯肼生成腙。分光光度法是利用其逆向反应,以 α-酮戊二酸为底物,在 340 nm 波长测定 NADH 的氧化速率,即单位时间内吸光度的下降值。后者灵敏度、特异性、准确性优于比色法。

$$NH_3＋\alpha\text{-酮戊二酸}＋NADH＋H^+ \xrightarrow{GLD} 谷氨酸＋NAD^+＋H_2O$$

NADH 被氧化成 NAD^+ 的速率与 GLD 的活力成正比。

(二)参考区间

成年男子为 0～8 U/L,成年女子为 0～7 U/L。

(三)临床意义

虽然 GLD 是一个肝特异酶,但作为肝胆疾病的筛选实验并不合适,因为它的诊断灵敏度只有 47%。GLD 连同转氨酶一起测定对肝病的鉴别诊断价值较大,这是由于 GLD 单独位于线粒体内,不像 ALT 主要位于细胞质,而 AST 位于细胞质和线粒体内。GLD 不会在一般性的肝脏炎症性疾病,如慢性病毒性肝炎时释放。在一些主要是肝细胞坏死的肝病中,大量的 GLD 释放是值得注意的现象,如缺氧性肝病或中毒性肝损伤。

相对 ALT 而言,GLD 的另一鉴别诊断价值在于,它主要位于肝小叶中心的肝细胞内,当 GLD 显著增高时,提示肝小叶中心部位发生病变。连同转氨酶,GLD 具有鉴别诊断的重要性,评价标准是(ALT+AST)/GLD 的值(表 13-1)。

表 13-1 (ALT+AST)/GLD 的值及其鉴别诊断意义

(ALT+AST)/GLD	评价
<20	阻塞性黄疸,胆汁性肝硬化,转移性肝病,急性肝缺氧性损伤
20~50	慢性肝病急性发作,胆汁淤积性肝病
>50	急性病毒性肝炎(也是胆汁淤积的一种形式),急性酒精性肝炎

GLD 显著增高通常是细胞严重受损的标志。根据一项研究表明,引起 GLD 活性超过正常上限 25 倍之多的最常见疾病有急性右心衰竭、长期的脓毒及中毒性循环衰竭、梗阻性黄疸、严重的呼吸衰竭和肺栓塞引起的肺源性心脏病等。

(四)评价

在肝病患者中,GLD 升高者几乎都伴有转氨酶的升高,而转氨酶升高者并不一定伴有 GLD 的升因此用 GLD 反映肝细胞损伤程度优于转氨酶,是一项比线粒体型 AST 更易检测的指标。

七、血清单胺氧化酶

单胺氧化酶(monoamine oxidase,MAO)是含 Cu^{2+}、Fe^{2+}。和磷脂的结合酶,主要作用于 $-CH_2-NH_2$ 基团,可催化多种单胺类化合物氧化脱氨生成相应的醛、氨和过氧化氢,后者继续分解为氧和水。人体内 MAO 分布广泛。按辅酶的不同可分成两类:一类以 FAD 为辅酶,主要存在于肝、肾和胃等组织细胞的线粒体上,对伯、仲、叔胺均能氧化;另一类以磷酸吡哆醛为辅酶,主要存在于结缔组织,属细胞外酶。血清中 MAO 与结缔组织中的 MAO 相似。结缔组织 MAO 参与胶原纤维最后成熟阶段的架桥过程,与组织的纤维化密切相关。而肝纤维化是肝硬化形成过程中的主要病理变化之一。因此 MAO 测定对肝硬化等疾病的诊断和预后判断具有重要价值。MAO 电泳可分成三条区带,从阴极到阳极分别为 MAO-Ⅰ、MAO-Ⅱ和 MAO-Ⅲ。

(一)测定方法

1.连续监测法

根据 MAO 催化反应的产物 NH_3 建立的谷氨酸脱氢酶偶联速率法。

$$C_6H_5\text{-}CH_2\text{-}NH_2 + H_2O \xrightarrow{MAO} C_6H_5CHO + H_2O_2 + NH_3$$

$$NH_3 + \alpha\text{-酮戊二酸} + NADH + H^+ \xrightarrow{GLD} \text{谷氨酸} + NAD + + H_2O$$

在 340 nm 波长处监测 NADH 吸光度的下降速率,计算 MAO 活性。

2.醛苯腙法

根据 MAO 催化反应的产物醛建立的醛苯腙显色法。

$$C_6H_5\text{-}CH_2\text{-}NH_2 + H_2O + O_2 \xrightarrow{MAO} C_6H_5CHO + H_2O_2 + NH_3$$

(二)参考区间

(1)连续监测法:健康人血清 MAO<10 U/L(国际单位)。

(2)醛苯腙法:健康人血清 MAO(36 U/mL(单位定义:在 37 ℃,1 mL 血清中 MAO 每小时催化底物产生 1 nmol 苯醛为 1 U)。

（三）临床意义

（1）肝硬化时，结缔组织释放 MAO 增多；暴发型重症肝炎、肝细胞坏死、线粒体上 MAO 释放入血而使血清中 MAO 明显升高。

（2）慢性肝炎、亚急性肝炎、糖尿病合并脂肪肝、甲状腺功能亢进症或肢端肥大症患者，纤维组织代谢增强，而使血清 MAO 不同程度地升高。多数肝癌、胆汁性肝硬化、血吸虫性肝硬化患者血清 MAO 活性正常。

（3）烧伤、尿酸血症，应用 MAO 抑制剂后可见血清 MAO 活性降低。

（四）评价

MAO 测定用于推测肝纤维化的程度并非特异性指标，因为肝外疾病如糖尿病合并脂肪肝、甲状腺功能亢进症、肢端肥大症、进行性硬皮病、老年性动脉硬化等，均可见血清 MAO 活力增高。

八、腺苷脱氨酶

腺苷脱氨酶（adenosine deaminase，ADA）的系统名为腺苷氨基水解酶。主要催化腺苷和脱氧腺苷生成肌苷和氨，是腺苷酸分解代谢的重要酶系之一。ADA 广泛分布于全身各组织，以小肠黏膜和脾中的酶活力最高，肝、肾、骨、骨骼肌次之。血中淋巴细胞中的 ADA 活力高于红细胞，ADA 在细胞内定位于细胞质，血清中 ADA 是由不同组织来源的同工酶共同组成的，其底物相对特异性及活化能亦不同于组织 ADA，血清 ADA 的最适 pH 为 5.5～6.5，组织 ADA 为 6.5～8.5。红细胞中 ADA 活力明显高于血浆，故溶血标本产生正干扰。

（一）测定方法

ADA 测定的方法较多，有定氨比色法、分光光度法、酶偶联速率法、氨电极法、荧光测定法和同位素计量法等。后三者因需特殊仪器和试剂而不易推广。酶偶联速率法为目前广泛使用的方法。

1.酶偶联速率法

根据 ADA 催化反应的产物 NH_3 建立的谷氨酸脱氢酶偶联速率法。

$$腺嘌呤核苷 + H_2O \xrightarrow{ADA} 肌苷 + NH_3$$

$$NH_3 + EF5\text{-}酮戊二酸 + NADH + H^+ \xrightarrow{GLD} 谷氨酸 + NAD^+ + H_2O$$

在 340 nm 波长处监测 NADH 吸光度的下降速率，计算 ADA 活力。

2.定氨比色法

根据 ADA 催化反应的产物 NH_3 建立的波氏显色法。此法干扰因素多，反应时间长，操作繁琐，不适合自动化分析，目前很少使用。

（二）参考区间

健康成年人 ADA 活力 < 19.6 U/L。

（三）临床意义

1.血清 ADA 活力升高

见于各种肝胆疾病，其中以肝硬化时 ADA 升高阳性率（70%～89%）最高，幅度（2～2.6 倍）大。原发性肝癌伴肝硬化时 ADA 升高的阳性率为 60%～100%，而不伴肝硬化者为 16%。急性肝炎时阳性率为 56%～85%,慢性活动性肝炎阳性率为 65%～79%,而慢性迁延性肝炎患者血清 ADA 活力基本正常。胆囊炎、胆结石、胰腺癌等疾病时,多数患者 ADA 正常。

有人报道在伤寒发病的一周内,ADA 即可升高,达参考上限的 4～6 倍,较肥达氏反应敏感,阳性率高,升高持续时间长。

其他疾病如传染性单核细胞增多症,粟粒性肺结核、风湿热、溶血性贫血、白血病及部分肿瘤患者血清 ADA 可不同程度地升高。

2.胸腔积液 ADA 活力升高

结核性胸膜炎患者胸腔积液中 ADA 活力明显高于癌性和非炎症性胸腔积液中的 ADA 酶活力,而且胸腔积液 ADA 与血清 ADA 的比值大于1,同时测定血清和胸腔积液的 ADA 酶活力及其比值,是诊断和鉴别胸腔积液性质的有效方法。

3.脑脊液 ADA 活力升高

结核性脑膜炎时脑脊液中 ADA 活力明显高于病毒性脑炎、脑肿瘤和中枢神经系统白血病,其他一些中枢神经系统疾病时如化脓性脑膜炎、脑出血、脑梗死、脑外伤等 ADA 也可升高,但以结腑升高最为显著。

九、肝胰酶谱测定的临床意义综合分析

肝脏是机体最主要的生物合成和解毒器官,肝病包括原发性实质细胞损害、梗阻性疾病及二者的并发病。在肝实质性病变中,检测血清酶的活力变化是反映肝细胞损伤的敏感指标,也是最常用的试验,除 ALT 和 AST 外,反映肝细胞损伤的酶还有异柠檬酸脱氢酶(ICD)、谷氨酸脱氢酶(GLD)、醇脱氢酶(ADH)、山梨醇脱氢酶(SDH)和精氨酸代琥珀酸裂合酶(ASAL)等。这些酶主要存在于肝的细胞液中。为组织专一酶,它在肝胆疾病诊断的特异性方面超过 ALT 和 AST,但在阳性率和灵敏度方面多数不如 ALT 和 AST。故目前临床广为使用的仍多为 ALT 和 AST。

ALT 等酶位于细胞液,易从细胞内释出,故有早期诊断价值;有些酶如 ASTm 等为线粒体酶和膜结合酶,酶的活力高低可反映细胞损伤的程度;有些酶或同工酶有组织特异性,酶活性的改变,提示相应脏器的病变存在。通过这些酶的测定和其他肝功能试验组合,可辅助临床对各种肝病及病程做出诊断和鉴别诊断。临床上对肝病的诊断有多种肝功能实验组合,常见的是 ALT、AST、ALP、GGT、总蛋白(TP)、清蛋白(ALB)和胆红素测定,在病变的早期可以观察到酶活力变化谱型的特征,随着病变的持续、肝细胞坏死增加。所有的酶谱逐渐趋向相似。观察疾病各个阶段酶活力的变化可以对疾病的发展变化及疗效预后做出正确的判断。

急性肝炎时,早期 AST 和 ALT 均明显升高,因肝 AST 含量大于 ALT 的 3 倍,但因 70%～80%的 AST 位于线粒体上,故 ALT 高于 AST,AST/ALT<1。如 AST 特别是 AST_m、持续升高,提示肝损害严重,预后不良。ALP 和 GGT 呈轻度和中度升高,升幅高低与胆汁淤积相关。GGT 是肝炎病程中最后恢复的酶学指标,若 GGT 显著升高且持续不降则提示向慢性肝炎发展。LD 总活力升高,主要是 LD_5 明显升高,LD_4 不升高,$LD_5/LD_4 > 1$,是急性肝炎的又一个特征。如 LD_5 持续不降或下降后又升高,则提示向慢性肝炎发展。

黄疸型急性病毒性肝炎 ALT 在发病早期即迅速升高,可达参考区间上限的 50 倍以上,阳性率 100%,且发生于临床症状和黄疸出现之前,其总胆红素和直接胆红素可轻度或中度升高,其中直接胆红素占总胆红素的比例随病情的变化而改变。胆汁淤积病时总胆红素呈中度和高度

升高,其中多以直接胆红素升高为主。同时 ALT 和 AST 一般仅轻度升高。

酒精性肝炎 ALT 和 AST 活力可低于急性肝炎,但高于其他肝病。酒精对肝细胞线粒体有特殊的损害作用,追踪测定 AST 及 AST。可判断肝细胞线粒体损伤的范围和类型。酒精可引起胆汁淤积,对肝合成 GGT 有诱导作用,还可损害富含 GGT 的微粒体,致使大量 GGT 释放入血,使血中 GGT 显著升高,监测 GGT、的活力变化也是观察酒精性肝损害的良好指标。

慢性肝炎各项酶活力的变化与其活动程度有关,一般将 ALT、AST 小于参考区间上限 3 倍时定为轻度活动,在 3~10 倍为中度活动,大于 10 倍为重度活动。多数病例 AST/ALT≤1。慢性肝炎活动期 ADA 和 GGT 均可升高,随病情好转而下降。如 GGT 持续升高,提示病情恶化,若同时伴有 MAO 活力升高,则提示已肝硬化。如有 LDH 活力明显升高时,应考虑并发原发性肝癌的可能。

肝硬化时 AST 和 ALT 可正常或轻度升高,AST/ALT>1。AST 和 ALT 升高的幅度反映肝细胞坏死的情况,ALP 和 GGT 升高提示为肝硬化活动期或有胆汁淤积。MAO 升高,反映胶原纤维合成增加。如 GGT 和 ADA 显著升高,常提示有癌变的可能。

原发性肝癌时 AST 和 ALT 可正常或轻度升高,AST/ALT>1。原发性肝癌和肝内胆汁淤积时,ALP 总活力升高,其中以 ALP_2 为主,ALP1 甚微,而继发性肝癌和肝外阻塞性黄疸时,ALP_1 阳性率很高,常伴有 ALP_2 的增高。此点有助于鉴别诊断。原发性和继发性肝癌时 $5'$-NT 明显升高,而 GGT 常呈中度和高度升高,其活力的高低与病灶多少,范围大小,进展情况密切相关。有学者研究发现,同时测定 GGT、ALP 和 ALT 的活力,求出(GGT+ALP)/ALT 的值,发现原发性和继发性肝癌的值均大于 2,而良性的肝、胆、胰疾病的值均小于 1。此点有确切的鉴别价值。但是无论是 $5'$-NT 还是 GGT,若把它作为独立的肝癌标志物的话,则其特异性并不高。如果联合检测甲胎蛋白(AFP)或 α-L-岩藻糖苷酶(AFU),则其诊断的特异性高达 99% 以上。

(吴　潼)

第二节　胰腺酶与同工酶检验

胰腺泡分泌多种消化酶,正常情况下这些酶经胰管分泌至十二指肠,而在病理情况下则逸入血中,造成血清中这些外分泌酶的活力升高。反映胰腺病变的酶有 α-淀粉酶及同工酶、脂肪酶、胰蛋白酶、胰凝乳蛋白酶及弹性蛋白酶-1 等。其中 α-淀粉酶及脂肪酶临床上应用最多。

一、淀粉酶及其同工酶

淀粉酶(amylase,AMY)全称 1,4-α-肛葡聚糖-4-葡聚糖水解酶,分 α、β 两类,β-淀粉酶存在于植物和微生物中,人体内只含有 α-淀粉酶。其作用主要催化食物中的多糖化合物如淀粉、糖原等的消化,它可随机作用于多糖化合物内部 α-1,4 葡萄糖苷键,产生一系列不同的产物:糊精、麦芽四糖、麦芽三糖、麦芽糖和葡萄糖。α-淀粉酶相对分子质量为 40 000~50 000,可透过肾小球滤过膜随尿液排出。胰腺含 AMY 最多,由胰泡细胞合成后通过胰管分泌入小肠,唾液腺也分泌大量 AMY 入口腔帮助消化多糖化合物,此外 AMY 还见于卵巢、肺、睾丸、横纹肌和脂肪组织中,而肝中很少或缺如。AMY 的最适 pH 为6.5~7.5,卤素和其他阴离子对其有激活作用(Cl^-

$>Br^->NO_3^->I^-$）。AMY 生物半衰期很短，约为 2 h，所以病变时血清 AMY 增高持续时间较短，尿液 AMY 活性浓度常高于血清 AMY。

AMY 的测定不可用草酸盐、枸橼酸盐、EDTA 等抗凝血浆，因为 AMY 为需 Ca^{2+} 的金属酶，这些抗凝剂可络合 Ca^{2+} 而对其有抑制作用，但急诊测定用肝素抗凝尚可。

人体中 AMY 主要有两种同工酶：胰型 AMY（P-AMY）和唾液型 AMY（S-AMY）。两者用醋酸纤维素薄膜电泳进一步分成 P_1、P_2、P_3、S_1、S_2、S_3 等同工酶亚型；如果用聚丙烯酰胺凝胶电泳的方法又可将 AMY 分为 7 条区带，其中 1、2、4、6 四条区带属于 P-AMY，3、5、7 三条区带属于 S-AMY。第 1 与第 3 为两条主要区带，分别相当于 P2 和 S1。此外，血清中有时可出现巨淀粉酶，有学者认为该种形式的淀粉酶是由 S-AMY 与 IgG 或 IgA 等聚合而成的，电泳时位于 γ-球蛋白区带。由于巨淀粉酶不能通过肾小球滤过膜，导致巨淀粉酶血症患者的血淀粉酶升高，而尿淀粉酶正常。此种情况可见于健康人（发生率为 $0\sim1\%$）、乙醇中毒、糖尿病、恶性肿瘤和各种自身免疫性疾病。此时应与病理性 AMY 升高相区别。

（一）测定方法

测定 AMY 的方法已超过 200 种，这些方法大致可分为六大类：黏度测定法、比浊法、碘量法、糖化法、染料释放法和荧光法。其中黏度测定法和比浊法因精密度差、底物不稳定已被弃用。碘量法中的一种半定量法（温氏法）也早已被淘汰。碘量法中的碘比色法因底物难以标准化、反应不呈零级反应等缺点而被认为非理想方法，但因其简单、快速、灵敏和价廉而在国内应用较广。糖化法易受内源性葡萄糖的干扰，荧光法需特殊仪器，染料释放法中的染料淀粉法需离心分离，这几种方法均被认为非理想方法。染料释放法中的另一类以染料与可溶性限定底物结合的方法，近年来得到不断的发展，主要表现为人工合成的底物分子结构明确，稳定性好，有望成为推荐方法。

1.碘比色法

样本中 AMY 催化淀粉水解，生成葡萄糖、麦芽糖和糊精，剩余的淀粉与碘结合成蓝色复合物，颜色的深浅与酶活力成反比。

2.对-硝基苯麦芽七糖法

对-硝基苯麦芽七糖在 AMY 的催化下水解生成对-硝基苯麦芽三糖、对-硝基苯麦芽四糖、麦芽三糖和麦芽四糖。前者在 α-葡萄糖苷酶的作用下，继续水解为对-硝基苯酚（4NP）和葡萄糖（G），对-硝基苯酚在 405 nm 处有最大吸收，吸光度的增高速率与样本中 AMY 活力成正比。

$$4NP\text{-}G_7 + H_2O \xrightarrow{AMY} 4NP\text{-}G_{4,3,2} + G_{5,4,3}$$

$$4NP\text{-}G_7 + H_2O \xrightarrow{\text{葡萄糖苷酶}} 4NP\text{-}G_4 + G + 4NP$$

（二）参考区间

（1）碘比色法：血清为 $800\sim1\,800$ U/L；尿液为 $1\,000\sim12\,000$ U/L。单位定义：100 mL 样本中的 AMY 在 37 ℃，15 min 水解 5 mg 淀粉所需的酶量，为 1 单位。

（2）对-硝基苯麦芽七糖法：血清 AMY$\leq$220 U/L，尿液 AMY$\leq1\,200$ U/L。

（三）临床意义

长期以来，AMY 主要用于急性胰腺炎的诊断。

（1）急性胰腺炎发病后 $2\sim3$ h 开始升高，$12\sim24$ h 达峰值。如急腹症发病后 12 h 左右 AMY 仍正常，则急性胰腺炎的可能性不大。尿中 AMY 出现晚（$12\sim24$ h 开始升高）但持续时间长,如果急性胰腺炎发病超过 24 h 以上,应测定尿中 AMY,血、尿 AMY 可以表现出不同步的情况。

(2)慢性胰腺炎 AMY 一般正常,因此 AMY 正常不可排除慢性胰腺炎。

(3)腮腺炎、肾衰竭、尿毒症、胰腺癌、十二指肠溃疡、肠穿孔、急性胆囊炎等疾病均可引起血清 AMY 不同程度的升高。

(4)术后患者行腹腔穿刺液、引流液的 AMY 检测,可判断是否有胰漏。

(四)评价

急性胰腺炎时,AMY 的升高程度与病情轻重不成正相关,病情轻者可能很高。病情重者如暴发性胰腺炎凶腺泡组织严重破坏,AMY 生成减少,其测定结果可能不高。对于就医较晚(发病 1～2 d 后)的患者或急性胰腺炎的后期,只测定血清 AMY 可能造成漏诊,因此要求结合尿液 AMY 的测定来明确诊断。此外,当肾功能严重障碍时,血清 AMY 升高,而尿液 AMY 正常或降低。

二、脂肪酶

脂肪酶(lipase,LPS)是一组特异性较低的脂肪水解酶类,属于外分泌酶,主要来源于胰腺,其次为胃和小肠,能水解多种含长链脂肪酸的阡油酯。LPS 应和另一组特异性很低的酯酶相区别,酯酶作用于能溶于水的含短链脂肪酸的酯类;而 LPS 仅作用于酯和水界面的脂肪,只有当底物呈乳剂状态时 LPS 才发挥作用。巯基化合物、胆汁酸、Ca^{2+} 及附脂肪酶(等是 LPS 的激活剂,而重金属、丝氨酸为其抑制剂。

(一)测定方法

迄今测定 LPS 的方法可分为三类。①测定产物游离脂肪酸的有滴定法、比色法、分光光度法、荧光法和 pH 电极法等。②测定底物的有比浊法、扩散法等。③LPS 的质量测定,如双抗体夹心免疫分析法、乳胶凝集法等。目前我国临床实验室主要应用分光光度法、比浊法或滴定法。

1.比浊法

甘油三酯与水制成的乳胶,因其胶束对入射光的吸收及散射而具有乳浊性状。胶束中的甘油三酯在 LPS 的作用下水解,使胶束分裂,浊度或光散射因而降低。降低的速率与 LPS 活力成正比。

2.酶偶联法

1,2-甘油二酯在 LPS 作用下水解为 2-单酸甘油酯和脂肪酸;2-单酸甘油酯在单酸甘油酯脂肪酶作用下进一步水解为甘油和脂肪酸;产生的甘油在 ATP 和甘油激酶的参与下被磷酸化,生成 3-磷酸甘油和 ADP;3-磷酸甘油在磷酸甘油氧化酶作用下产生磷酸二羟丙酮和 H_2O_2;H_2O_2 在过氧化物酶作用下同4-氨基安替比林和 TOOS(N-乙酰-N-磺酸丙基苯胺)反应产生红色的醌类化合物。在 546 nm 波长处比色测定,计算出 LPS 的活性单位。

$$1,2\text{-甘油二酯}+H_2O \xrightarrow{\text{LPS}} 2\text{-单酸甘油酯}+\text{脂肪酸}$$

$$2\text{-单酸甘油酯}+H_2O \xrightarrow{\text{单酸甘油酯脂肪酶}} \text{甘油}+\text{脂肪酸}$$

$$\text{甘油}+ATP \xrightarrow{\text{甘油激酶}} 3\text{-磷酸甘油}+ADP$$

$$3\text{-磷酸甘油}+O_2 \xrightarrow{\text{磷酸甘油氧化酶}} \text{磷酸二羟丙酮和 } H_2O_2$$

$$H_2O_2+4\text{-氨基安替比林}+TOOS \xrightarrow{\text{过氧化物酶}} \text{醌类化合物}+H_2O$$

3.色原底物法

1,2-邻-二月桂基-消旋-甘油-3-戊二酸(6-甲基试卤灵)酯作底物,在碱性环境并有胆酸和附脂肪酶参与下,被 LPS 水解生成 1,2-邻-二月桂基-消旋-甘油和一个不稳定的中间体戊二酸(6-甲基试卤灵)酯;戊二酸酯在碱性条件下继续水解。产生戊二酸和甲基试卤灵。后者显示红色,颜色强度与 LPS 活力成正比。

(二)参考区间

比浊法:呈正偏态分布,最低为 0 U,单侧 95％上限为 7.9 U。该单位定义:100 mL 血清,在 37 ℃水浴中,作用于底物 10 min,能水解 1 μmol 底物者为 1 个脂肪酶活力单位。

酶偶联法:健康成人参考区间为 1～54 U/L。

色原底物法:健康成人参考区间为 13～63 U/L。

(三)临床意义

胰腺是 LPS 最主要的来源。血清 LPS 增高常见于急性胰腺炎及胰腺癌,偶见于慢性胰腺炎。

正常人血清 LPS 含量极少,但在急性胰腺炎时,2～12 h 血清 LPS 显著升高,24 h 达峰值,可达正常上限的 10 倍,甚至 50～60 倍,至 48～72 h 可能恢复正常,但随后又可持续升高 8～15 d。由于 LPS 与 AMY 相比在急性胰腺炎时升高的时间早、上升幅度大,持续时间长,故其诊断价值大于 AMY。临床观察发现,凡 AMY 增高的急性胰腺炎病例,其 LPS 均增高;而 LPS 增高的病例,其 AMY 一部分是正常的。腮腺炎的病例,其血清 AMY 多升高,而 LPS 多正常。此外,慢性胰腺炎、乙醇性胰腺炎、胰腺癌、胆总管结石或癌、肠梗阻等亦可见 LPS 不同程度地增高。

(四)评价

血清 LPS 对急性胰腺炎的诊断有很大帮助。临床研究证实,其灵敏度为 80％～100％,特异性为 84％～96％。而 AMY 的灵敏度为 73％～79％,特异性为 82％～84％。其灵敏度和特异性均优于 AMY。

(吴　潼)

第三节　肌肉组织酶与同工酶检验

肌肉组织主要是由肌细胞构成的,可分为平滑肌、骨骼肌和心肌三种类型。肌细胞中富含各种酶类,参与并维持肌肉组织的物质代谢、能量传递、神经传导等各种功能。当肌肉组织病变时,多种酶释放入血,造成血清中酶活力的增高。临床上根据这些酶病理改变的特点、规律而对疾病进行诊断、鉴别诊断、疗效评估及预后判断。目前,临床上应用最多的是心肌酶,主要包括肌酸激酶及其同工酶、乳酸脱氢酶及其同工酶和谷草转氨酶等。当然,这几种酶也可以作为骨骼肌损伤的辅助诊断指标,因为骨骼肌也富含这几种酶。

一、肌酸激酶及其同工酶

肌酸激酶(creatine kinase,CK)广泛分布于组织细胞的胞浆和线粒体,催化肌酸和 ATP 或磷酸肌酸和 ADP 之间的磷酸转移的可逆反应。该反应在 pH 为中性的条件下,逆向反应约为正向反应的 6 倍,即以 ATP 的生成为主,所产生的磷酸肌酸含高能磷酸键,为肌肉收缩时能量的直接来源。CK 在三种肌组织和脑组织中含量最高,它是由两种不同亚基(M 和 B)组成的二聚体,正常人体组织细胞常含三种同工酶,按电泳速率快慢顺序分别为 CK-BB(CK_1)、CK-MB(CK_2)和 CK-MM(CK_3)。这三种同工酶分别主要存在于脑、心肌和骨骼肌的细胞质中。另外,在细胞线粒体内还存在另一种同工酶,即线粒体 CK(CK-Mt),也称 CK_4。CK-MB 由于大量存在于心肌组织中,其他组织器官含量很少,所以其器官专一性比总 CK 好得多,是目前诊断 AMI 的一个极其可靠的生化指标,特异性可达 95% 以上。

同大多数激酶一样,Mg^{2+} 为 CK 的辅基,需二硫键维持酶的分子结构。测定酶活性时试剂中必须加入巯基化合物,N-乙酰半胱氨酸(NAC)是 CK 目前最常用的激活剂。

(一)测定方法

CK 的测定方法有比色法、紫外分光光度法和荧光法等。由于以磷酸肌酸为底物的逆向反应速率快,约为正向反应速率的 6 倍,所以采用逆向反应进行测定较为普及。如肌酸显色法和酶偶联法,其中以后者最为常用,有两种工具酶及指示酶参与反应。IFCC 推荐测定 CK 的参考方法为酶偶联法,也是目前临床实验室广泛使用的方法。

$$磷酸肌酸 + ADP \overset{CK}{\rightleftharpoons} 肌酸 + ATP$$

$$ATP + 葡萄糖 \overset{HK}{\rightleftharpoons} ADP + 6\text{-}磷酸葡萄糖$$

$$6\text{-}磷酸葡萄糖 + NADP^+ \overset{G\text{-}6\text{-}PD}{\longrightarrow} 6\text{-}磷酸葡萄糖酸盐 + NADPH + H^+$$

利用酶偶联反应连续监测 $NADP^+$ 还原生成 NADPH,后者引起 340 nm 吸光度的增高。在 340 nm 波长下测定 NADPH 的生成速率,可计算出 CK 的活性浓度。

(二)参考区间

性别不同,参考区间有差别。37 ℃,健康成年男性,CK 为 38~174 U/L;健康成年女性,CK 为 26~140 U/L。

(三)临床意义

CK 主要分布于骨骼肌,其次是心肌、大脑。CK 主要用于早期诊断 AMI 和判断溶栓治疗的疗效及预后,特别是在心电图无 Q 波型 AMI 时,需借助心肌酶的异常来诊断和鉴别。另外,还可用于肌病、心脑血管病的诊断和疗效观察。

(1)AMI 后 3~8 h 增高,10~24 h 达峰值(4~16 倍为正常上限),3~4 d 恢复正常(治疗有效后),否则提示再次心肌梗死或病情加重。

(2)肺梗死一般正常(据此可鉴别诊断心肌梗死)。

(3)假性肥大性肌营养不良一般高 5 倍,最高可达 60 倍,其他肌营养不良略高。多肌炎可高 20 倍;进行性肌萎缩 CK 显著增高,但萎缩后多正常。

(4)脑血管意外 2~3 d 增高,1~2 周降至正常,否则预后不良。

(5)各种手术,剧烈运动,反复打针、输液,跌打损伤均可导致 CK 不同程度最高。

(四)评价

CK 及其同工酶作为心肌损伤标志物,既有其优点,也有其缺点。

优点:①CK 是快速、经济、有效、应用最广的心肌损伤标记物;②其浓度和 AMI 梗死面积有一定的相关,可大致判断梗死范围;③能检测心肌再梗死;④能用于判断心肌再灌注。

缺点：①特异性差，难以和骨骼肌损伤相鉴别；②在 AMI 发作 6 h 前和 36 h 后灵敏度较低；③对心肌微小损伤不敏感。

临床常规测定 CK 同工酶多用电泳和免疫抑制法，但二法均会受溶血和巨 CK 的干扰，免疫抑制法还会受到 CK-BB 的干扰。因此，现推荐用免疫化学方法直接测定 CK-MB 质量可不受溶血和巨 CK 的干扰。

近年来，国内实验室多采用免疫抑制法测定 CK-MB 质量，其原理为首先用抗 M 亚基的抗血清同 CK-MM 及 CK-MB 中的 M 亚基形成抗原-抗体复合物，从而抑制 M 亚基的活性，然后单独测定 B 亚基的活性，测定原理同 CK 的测定。由于血-脑屏障的存在，正常人血清中几乎无 CK-BB，故将 B 亚基的活性单位乘以 2 即可以大致代表 CK-MB 的活性。该法简单快速，缺点是特异性差，如患者血清中存在 CK-BB 或者 CK 异常时，就会出现假阳性结果，甚至出现 CK-MB 比总 CK 还高的结果，此时应该用电泳法进行核实。

CK 同工酶亚型（CK-MM 亚型和 CK-MB 亚型）测定多用琼脂糖凝胶高压电泳和等电聚焦电泳等方法，可将 CK-MM 分离为 CK-MM$_1$、CK-MM$_2$ 和 CK-MM$_3$ 三种亚型。将 CK-MB 分离为 CK-MB$_1$ 和 CK-MB$_2$ 两种亚型。CK-MM 亚型测定对早期 AMI 的检出更为敏感，一般以 CK-MM$_3$/CK-MM$_1$>1.0 作为诊断 AMI 的标准，但必须排除急性骨骼肌损伤。AMI 发病 2～4 h CK-MM$_3$/CK-MM$_1$ 即开始升高，8～12 h 达峰值。CK-MB$_2$ 亚型在 AMI 早期诊断和判断有无再灌注上有很高的灵敏度和特异性。一般以 CK-MB$_2$>1.9 U/L 或 CK-MB$_2$/CK-MB$_1$>1.5 作为 AMI 的诊断标准。

二、乳酸脱氢酶及同工酶

乳酸脱氢酶（lactate dehydrogenase，LD）是一种含锌的糖酵解酶，催化的反应是无氧糖酵解的最终反应。除 L-乳酸外，LD 还能催化各种相关的 α-羟酸和 α-酮酸。它是由两种不同亚基（M 和 H）组成的四聚体，形成 5 种同工酶，根据其在电场中泳动的速率不同依次称为，LD$_1$（H$_4$）、LD$_2$（H$_3$M）、LD$_3$（H$_2$M$_2$）、LD$_4$（HM$_3$）、LD$_5$（M$_4$）。其中 LD$_1$ 和 LD$_2$ 在心肌，肾和红细胞中含量最多。LD$_5$ 和 LD$_4$ 主要存在于骨骼肌和肝脏中。脾、胰、肺富含 LD$_3$。血清中 LD 各同工酶含量的规律：正常成年人为 LD$_2$>LD$_1$>LD$_3$>LD$_4$>LD$_5$，AMI 患者为 LD$_1$>LD$_2$>LD$_3$>LD$_4$>LD$_5$，而肝病患者多以 LD5 增高为主。图 13-1 所示为乳酸脱氢酶同工酶在不同疾病时的变化规律。

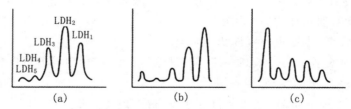

（a）正常；（b）急性心梗；（c）急性肝炎

图 13-1　乳酸脱氢酶同工酶在不同疾病时的变化规律

（一）测定方法

（1）比色测定法：LD 以 NAD$^+$ 作为氢的受体，催化乳酸脱氢生成丙酮酸，丙酮酸与 2,4-二硝基苯肼作用生成苯腙，在碱性条件下显红棕色。

$$L\text{-乳酸}+NAD^+ \xrightleftharpoons{LD} \text{丙酮酸}+NADH+H^+$$

$$\text{丙酮酸}+2,4\text{-二硝基苯肼} \xrightarrow{\text{碱性条件下}} 2,4\text{-二硝基苯腙(红棕色,}\lambda=505)$$

（2）连续监测法：目前国际临床化学和实验室医学联盟（IFCC）推荐的参考方法。

$$L\text{-乳酸}+NAD^+ \xrightleftharpoons[PH7.4\sim7.8]{PH8.8\sim9.8} \text{丙酮酸}+NADH+H^+$$

因反应在不同 pH 条件下可逆，所以将 LD 的测定方法分为 LD(L→p)法（由乳酸生成丙酮酸）和 LD(p→L)法（由丙酮酸生成乳酸），两者底物不同，测定结果差异很大，正常参考范围也不同。目前国内用得较多的是 LD(p→L)法。测定的是产物 NADH 在 340 nm 处吸光度的增高速率，其变化速率同 LD 活力成正比。

（3）LD 同工酶测定：LD 同工酶分离和定量的方法有电泳法、层析法和免疫抑制法等。目前以琼脂精电泳法最为常用。电泳后可用比色法和荧光法测定每种同工酶的相对含量。

LD 各种同工酶的一级结构和等电点不同，在一定电泳条件下，它会在支持介质上分离。然后利用酶的催化反应进行显色。以乳酸钠为底物，LD 催化乳酸脱氢生成丙酮酸，同时使 NAD^+ 还原为 NADH。吩嗪二甲酯硫酸盐（PMS）将 NADH 的氢传递给氯化碘代硝基四唑蓝，使其还原为紫红色的甲䐶化合物。有 LD 活性的区带显紫红色，且颜色的深浅与酶活性成正比，利用光密度仪或扫描仪可求出各同工酶的相对含量。

（二）参考区间

（1）比色法：195～437 金氏单位（金氏单位定义：100 mL 血清，37 ℃作用 15 min 产生 1 μmol 丙酮酸为一个金氏单位）。

（2）连续监测法：114～240 IU/L。

（三）临床意义

LD 广泛存在于各组织细胞的胞质中，主要用于心肌梗死、肝病、骨骼肌、恶性肿瘤的诊断和疗效观察。①AMI 时，经 8～18 h 开始增高，2～6 d 达峰值，7～12 d 降至正常（治疗有效后）。②进行性肌营养不良显著增高。③心肌炎（病毒性、细菌性）、胸腹膜炎、胆道疾病均可见增高。④急性肝炎升高明显，慢性肝炎、肝硬化可正常。⑤各种白血病一般增高，卵巢癌增高显著，肝转移癌增高 10 倍左右。⑥缺铁性贫血一般是增高的，而其他贫血多正常。⑦肾病略高。⑧可用于鉴别胸腔积液和腹水的性质。胸腔积液 LD/血清 LD＞0.6、腹水 LD/血清 LD＞0.4 为渗出液，反之为漏出液。

（四）评价

（1）传统的心肌酶谱中还有 α-羟丁酸脱氢酶（HBDH），其实它并不是人体组织中一种独立存在的酶。而是用 α-羟丁酸作底物测得的 LD 之 H 亚基的活性。因 H 亚基可催化 α-羟丁酸脱 H，故称 α-羟丁酸脱氢酶。因所采用的底物不同，HBDH 活力并不等于以乳酸为底物时 LD_1 加 LD_2 活力的和。目前此酶在国外已较少应用。

（2）LD 和 HBDH 一度曾作为心肌酶谱中的血清酶在我国临床实验室被广泛应用，由于大多数器官的病变和损伤均可引起血清 LD 升高，所以它对疾病诊断的特异性较差。有学者认为，LD 同工酶 LD_1 诊断特异性仅次于 CK-MB，只要测定这两种同工酶，不需做其他酶学检查就可诊断心肌梗死。

（吴 潼）

第十四章

免疫检验

第一节 补体检验

一、概述

补体是存在于人和脊椎动物体液中的一组具有酶原活性的糖蛋白。补体系统由 30 多种蛋白和细胞受体组成。世界卫生组织委员会于 1968 年和 1981 年先后对补体各成分的命名作出了统一的规定。即以 C 代表补体；Cn 代表某种单个成分，如 C1～C9；Cn 为活化的补体成分，有酶活性或其他生物学活性；Cn 后加小写的英文字母（a、b、c、d）表示补体活化过程中形成的新生片段，如 C3a、C3b 等；Cni 则表示未活化的补体成分。补体旁路活化途径除 C3 外的各成分，均用大写英文字母，如 B 因子、D 因子等表示。这些蛋白活化后形成的片段则以小写字母表示。一般较小的片段用"a"，较大的用"b"，如 Ba，Bb。活性丧失，但其肽链结构未发生变化的成分，则在该成分后加"i"，如 Bbi。某种成分因肽链被水解而丧失活性，但未产生新的片段，则在前冠以"i"，如 iC3b。对于补体受体，则以其结合对象来命名，如 C1rR、C5aR 等，对 C3 片段的受体则用 CR 1～5 表示。

补体的大多数成分由肝脏实质细胞和单核、巨噬细胞合成，内皮细胞、肠道上皮细胞及肾小球细胞等也可少量合成。人血清中的补体总含量占血清总蛋白的 5%～6%，个体血清补体水平一般不因免疫而有较大波动，只是在某些疾病状态下才有变化。

不同成分的补体分子量差别较大，电泳迁移率亦不同，多数分布于 β 区，少部分位于 α 区和 γ 区。补体多种成分均不耐热，0 ℃～10 ℃中活性仅可保存 3～4 d，51 ℃持续 35 min，55 ℃持续 12 min，61 ℃持续 2 min 可被灭活。强烈振荡、酸、碱、醇、醚、氯仿、胆盐、紫外线或 α 粒子照射等因素均可使补体失活。体外实验时常用动物血清作为补体的来源，豚鼠血清中补体各成分含量最为丰富，溶血能力最强，又易获得，因此，最常用于溶血性实验。

补体系统主要通过三类功能成分表达生物学活性和自我调控反应，即参与补体级联反应的各种固有成分、补体调控分子及补体受体等。生理情况下，循环中的补体成分均以非活化的酶前体形式存在，在遇相应激活物质刺激后，补体系统可通过传统途径、旁路途径和凝集素途径活化，在活化的级联反应中发挥各种生物学效应。补体的主要作用方式：①溶解靶细胞，包括血细胞、肿瘤细胞、细菌和包膜病毒等；②介导调理吞噬，补体裂解片段被覆于细胞或外来颗粒性抗原上，与吞噬细胞表面的相应受体结合,促进吞噬作用;③调节炎症和免疫反应,如趋化炎性细胞、免疫黏附等作用;④有利于调节细胞的生物学活性,补体结合至细胞可引起细胞活化乃至分化,结合抗原则有利于其与细胞上的相应抗原受体结合,呈递抗原。补体的这些作用在体内具有两面性,既参与免疫防御、免疫调控等正常免疫反应,也参与对组织的免疫病理损伤。补体成分如 C2、C4、C3、C6、Bf 等存在着高度的遗传多态性,且几乎所有的补体蛋白都可能发生遗传缺陷。因此检测体内补体成分的活性及含量,了解补体系统的变化状况,有助于对临床多种疾病的诊断、鉴别、治疗及发病机制的研究。

二、检测方法

检测补体的方法主要包括对补体活性的测定和补体成分的测定。活性测定可反映补体功能,通常用 50％溶血法测定血清中补体通过经典途径活化和旁路激活途径活化的程度。补体各成分的定量测定多用免疫化学法,如比浊法、琼脂单向扩散试验、火箭电泳法或交叉免疫电泳法等。亦可用化学发光法或间接免疫荧光法和流式细胞仪检测 C1 酯酶抑制物活性(C1-INH)或细胞膜补体受体等。

(一)补体经典活化途径

1.总补体溶血活性(CH_{50})测定

(1)原理:特异性抗体致敏绵羊红细胞(SRBC)形成的复合物,能激活血清中的补体 C1,引起补体成分的级联反应,使 SRBC 发生溶血,根据溶血程度可判定补体总活性。当红细胞和溶血素量一定时,在限定的反应时间内,溶血程度与补体量及活性呈正相关,但非直线关系而是 S 形曲线关系,在接近 50％溶血(CH_{50})时,二者之间近似直线关系,故以 50％溶血作为最敏感的判定终点,称为 50％溶血试验,即 CH_{50}(50% complement hemolysis)。以引起 50％溶血所需的最小补体量为一个 CH_{50}U,可计算出待测血清中总的补体溶血活性。该法检测的溶血率与补体多个成分的含量和功能有关,C1～C8(此试验中,溶解绵羊红细胞不需要 C9 参与)任何一个成分缺陷均可使 CH_{50} 降低。但单个补体成分的含量波动可能对试验结果影响不明显。

(2)方法:将新鲜待测血清作系列不同浓度稀释后,各管定量加最适浓度溶血素致敏的绵羊红细胞悬液,温育后,用光电比色计测定各管的吸光度(A)值,以代表溶血时所释放的血红蛋白量($A_{541 nm}$),取与 50％溶血的标准管相近的二管读 A 值,以最接近 50％溶血标准管的一管,计算 50％溶血的总补体活性值。

补体的 CH_{50} 正常参考值应根据各实验室应用的方法检测一定数量健康人后确定。一般正常人为(170 ± 70)U/mL。

2.微量 CH_{50} 测定

(1)原理:与上述试管法同,操作较简便快速。

(2)方法:在微量血凝反应板上操作,将待测血清连续双倍稀释后加入致敏 SRBC,与对照孔红细胞沉积圆点比较,以引起致敏 SRBC 发生 50％溶血孔(此时检测孔红细胞沉积圆点与对照孔大小相同)作为终点,依此判定待测血清中补体效价。

正常参考值:1∶4～1∶32。

3.临床意义

CH_{50} 异常可见于临床多种疾病。通常以活性下降临床意义较大。CH_{50} 降低且伴补体 C4 含量下降、C3 水平正常或下降时,多反映补体以传统途径活化异常为主的疾病,如 SLE、血清病、遗传性血管神经性水肿、弥散性血管内凝血、获得性 C1-INH 缺陷、急性病毒性肝炎早期、冷球蛋白血症、皮肤血管炎、疟疾、登革热、自身免疫性溶血性贫血等。若 CH_{50} 降低，C3 亦降低，C4 正常，则该疾病的补体活化以旁路途径为主，如膜增殖性肾小球肾炎、急性肾小球肾炎、内毒素性休克等。CH_{50} 增高常见于风湿热、Reiter 综合征、银屑病关节炎、皮肌炎、结节性动脉周围炎、全身性硬化症(PSS)、白塞病、结节病、盘状红斑狼疮及急、慢性感染等。

（二）补体旁路途径溶血活性的测定（AP-H_{50}）

1.原理

利用未致敏的家兔红细胞(RE)具有激活 B 因子，引起补体旁路途径(AP)活化的特点。试验先用乙二醇双(α-氨基乙基)醚四乙酸(ethylene glycol bis-amino tetracetate，EGTA)螯合待检样本中的 Ca^{2+}，封闭 C1 的作用，避免补体经传统途径活化。RE 激活 B 因子引起 AP 活化，导致兔红细胞损伤而发生溶血。该试验是反映参与补体旁路途径活化的成分，即补体 C3、D 因子、B 因子、P 因子及 C5～C9 活性的一项较简便的方法。

2.方法

与 CH_{50} 方法类似。结果以引起 50％溶血所需的最小补体量为一个 AP-H_{50} U，可计算出待测血清中补体旁路途径溶血活性。

正常参考值：(22 ± 3.0)U/mL。

3.临床意义

AP-H_{50} 测定对非特异性感染的免疫功能及自身免疫性病理损伤的观察与分析具有重要意义。某些类型的慢性肾炎、肾病综合征、肿瘤、感染、某些自身免疫性疾病等时 AP-H_{50} 活性可显著增高，而肝硬化、慢性活动性肝炎、急性肾炎则明显降低。

（三）单个补体成分测定

人类补体系统中补体蛋白的遗传缺陷或获得性缺陷，与临床多种疾病密切相关。根据检测方法和临床应用，世界卫生组织(WHO)和国际免疫学会报告，30 多种补体成分中通常需检测的主要是 C3、C4、C1q、B 因子和 C1 酯酶抑制物等成分。

1.补体 C3 测定

(1)概述：C3 是一种 β_1 球蛋白，沉降系数 9.5S，相对分子质量为 180 000，含糖量约占 2.2％，是补体系统中血清含量最丰富的成分，在补体活化的传统途径、旁路途径和凝集素途径中均起关键作用。C3 主要由肝实质细胞合成并分泌，少量由巨噬细胞和单核细胞合成。完整的 C3 分子不具有生物学活性，由 α 和 β 两条多肽链构成。α 链含 998 个氨基酸残基，分子量 110 000；β 链含 669 个氨基酸残基，分子量 70 000。两条链由多个二硫键连接，呈平行排列。

C3 可被不同的补体活化途径形成的 C3 转化酶作用而活化。传统途径(CP)的 C3 转化酶是由抗原抗体复合物激活的，作用于 C4、C2 形成。旁路途径(AP)的 C3 转化酶有两种，起初由激活物结合 C3b(C3 生理性少量自发裂解或在传统途径中裂解产生的 C3b)开始，当 C3b 与 B 因子(Bf)结合并被活化的 D 因子(Df)分解 Bf 成 Bb、Ba 时，由此形成初期的 C3 转化酶C3bBb。这种转化酶不稳定，当与 P 因子结合后，可形成较稳定的具有正反馈环扩大作用的 C3 转化酶，这种转化酶能裂解 C3 产生更多的 C3b。凝集素途径中(LP，参见甘露糖结合凝集素)，甘露糖结合凝集素(MBL)活化 C3 与 MBL 相关丝氨酸蛋白酶(MASPs)1、2 和 3 组成的功能性复合物作用有关。MASP2 具有补体经典途径的 C1 酯酶活性，对裂解 C4 起作用。甘露糖配体-MBLMASP-2 构成的复合物(无须 MASP-1)能活化 C4、C2，形成 C3 转化酶；而有 MASP-1 连接的复合物，则可直接裂解 C3,产生 C3b 片段激活补体替代途径。C3 经活化后,多种功能即由各种裂解的片段表现出来。

(2)方法:测定 C3 含量的常用方法主要有单向免疫扩散法和免疫比浊法,亦可用 ELISA 法。免疫比浊法又分散射比浊法和透射比浊法两类,两类中又都分终点法和速率法 2 种。人血清中 C3 正常参考值为(1.14±0.54)g/L。

2.补体 C4 测定

(1)概述:C4 是参与补体传统途径活化的成分,相对分子质量为 200 000。C4 分子由三条肽链以二硫键相连,分子质量分别为 93 000(α 链),78 000(β 链)和 33 000(γ 链)。C4 合成于肝细胞和巨噬细胞中,先呈单链结构合成,后经两次细胞内蛋白酶解形成含三个亚基的分泌型 C4($C4^s$),分泌于细胞外,经再一次酶解后成为血浆型 C4($C4^P$)。$C4^s$ 和 $C4^P$ 溶血活性相等,易被调节酶 C4 结合蛋白(C4bp)和因子 I,即 C3b 灭活剂 C_3b(INA)降解。传统途径活化时,C4 被 C1s 在 α 链处裂解出一小片段 C4a 和较大片段 C4b(含 β 链、γ 链和大部分 α 链)。C4a 为一弱过敏毒素,对 pH、热、高浓度盐有较大耐受性。C4b 的大部分以无活性形式游离于液相中,小部分亚稳肽 C4b 则以共价键与靶细胞膜受体结合,并与活化的 C2a 结合形成 C3 转化酶,继续补体的级联反应。C4 在激活补体,促进吞噬,防止免疫复合物沉淀和中和病毒等方面发挥作用。

(2)方法:测定 C4 含量的方法同 C3 含量的测定。人血清中 C4 正常参考值为(0.4±0.2)g/L。

3.C1q 测定

(1)概述:C1q 是补体 C1 的组成成分,电泳位置在 γ 区带。循环中的 C1 为大分子蛋白复合体,由 5 个亚单位组成,即 1 个 C1q,2 个 C1r 和 2 个 C1s。其中 C1q 起识别作用,C1r 和 C1s 具备催化功能。

C1q 相对分子质量为 410 000,有 18 条多肽链通过二硫键相连接。每 3 条多肽链为一个亚单位,构成螺旋状,形成似 6 个球形体组成的花冠样结构。C1q 的头部能够直接结合 Ig 的 Fc 段,与 IgG 和 IgM 的结合分别在 CH2 和 CH3 区。C1q 启动补体系统活化时必须结合两个以上的 Fc,因此,不同类 Ig 抗体导致的补体活化程度有所差别。IgM 类抗体同时有 5 个 Fc 段可供 C1q 结合,一个与抗原结合的 IgM 分子即可启动补体的传统活化途径。而 IgG 类抗体浓度需达到 $10^2\sim10^3$,才能引起 C1q 作用。

(2)方法:测定 C1q 含量,可用单向免疫扩散法、免疫比浊法和 ELISA 法等。人血清中 C1q 含量 5 岁前随年龄递增,5 岁后达成人水平,约为 0.15 g/L。

4.B 因子测定

(1)概述:B 因子是参与补体旁路途径活化的主要成分,是一种不耐热的 β 球蛋白,50 ℃持续 30 min 即可失活。在旁路活化途径中,B 因子被 D 因子裂解成 2 个相对分子质量为 60 000 和 33 000 的 Bb 和 Ba 片段,Bb 与 C3b 结合构成旁路途径的 C3 转化酶和 C5 转化酶。Ba 可抑制 B 细胞增殖。

(2)方法:检测 B 因子的含量可采用单向免疫扩散法、免疫比浊法、火箭免疫电泳法等方法。正常人血清中 B 因子含量参考值为 0.20 g/L。

5.补体成分测定的临床意义

补体成分异常分先天性和获得性两类。

(1)补体遗传缺陷:大多数补体成分均可能发生遗传缺陷。C1-INH 缺陷可导致遗传性血管神经性水肿。C1~C9 及其他成分的缺陷与自身免疫性疾病及反复感染等疾病有关。

(2)获得性补体异常。①高补体血症:多数补体成分尤其是 C3、C4、B 因子和 C1-INH 等在机体急性期反应时可增高,急性炎症、组织损伤如风湿热急性期、结节性动脉周围炎、皮肌炎、心肌梗死、伤寒、痛风、赖特综合征和各种类型的多关节炎,非感染性慢性炎症状态如类风湿关节炎、妊娠时,补体成分含量可高于正常时的 2～3 倍。②低补体血症:免疫复合物导致的补体消耗增多,系统性红斑狼疮(SLE)、药物性红斑狼疮(LE)、肾脏疾病如Ⅰ型、Ⅱ型膜增殖性肾小球肾炎(MPGN)、感染后肾小球肾炎(GN)、慢性活动性肾小球肾炎、荨麻疹性脉管炎综合征(HUVS)、类风湿关节炎、冷球蛋白血症、遗传性免疫球蛋白缺乏、突眼性甲状腺肿、甲状腺炎、肝脏疾病、回-空肠吻合、恶性肿瘤化疗、AIDS、多发性骨髓瘤等;应注意有些免疫复合物引起的肾病很少甚至没有补体下降,如过敏性紫癜中的肾小球病、IgA 肾小球病、C1q 肾小球病、膜性肾病(原发性、药物性或恶性肿瘤引起)及脑出血-肾炎综合征;合成不足,急、慢性肝炎,肝硬化或肝癌,严重营养不良等;大量丧失:大出血、大面积烧伤及肾病综合征等。

(王明亮)

第二节 免疫球蛋白检验

一、IgG、IgA、IgM

(一)概述

免疫球蛋白(immunoglobulin,Ig)是指具有抗体活性或化学结构与抗体相似的一类球蛋白,是参与体液免疫反应的主要物质。抗体是能与相应抗原发生特异性结合并具有多种免疫功能的球蛋白。抗体都是免疫球蛋白,但 Ig 并非都具有抗体活性。Ig 由浆细胞产生,广泛存在于血液、组织液和外分泌液中,约占血浆蛋白总量的 20%,也可以膜免疫球蛋白(SmIg)的形式存在于 B 细胞表面。

Ig 分子由 4 条肽链组成,两条相同的长链称为重链(heavy chain,H),由 450 个氨基酸残基组成,分子量约 51 000～72 500;两条相同的短链称为轻链(light chain,L)由约 214 个氨基酸组成,分子量约 22 500。四条肽链通过链内和链间二硫键连接在一起。Ig 分子肽链的氨基端(N 端),在 L 链 1/2 和 H 链 1/4(α、γ、δ)或 1/5(μ、ϵ)处,氨基酸的种类和顺序随抗体特异性不同而变化,称为可变区(variable region,V 区);肽链其余部分的氨基酸种类和排列顺序比较稳定,称为恒定区(constant region,C 区)。V 区与 C 区的分界线在第 114 位氨基酸,其前的 N 端为 V 区,第 115 位以后的羧基端(C 端)为 C 区。H 链和 L 链的 V 区和 C 区分别简写为 VH、CH 和 VL、CL。VH 和 VL 中某些部位的氨基酸变化更大,称为高变区(hypervariable region,HR)。H 链和 L 链的 V 区是 Ig 分子同抗原的结合区,并决定抗体同抗原结合的特异性。H 链有 4 个功能区,即 VH、CH1、CH2 和 CH3,IgM 及 IgE 的重链恒定区则多一个 CH4 功能区。CH1 区为 Ig 同种异型遗传标记部位。在 CH1 与 CH2 之间的区域称为铰链区,含较多的脯氨酸,短而柔软。当 Ig 与相应抗原结合后,铰链区构型改变,暴露出 CH2 区的补体结合位点,血清中补体 C_1q 结合至此进而激活补体系统。L 链有 2 个功能区,即 VL 和 CL。VL 中的高变区是与抗原结合的部位,CL 具有 Ig 同种异型遗传标记。

完整的 Ig 分子被蛋白酶水解时可裂解为不同的片段。以 IgG 分子为例,当用木瓜蛋白酶消化时,IgG 分子从铰链区的氨基端断裂,形成 3 个片段,即两个 Fab 段和一个 Fc 段。Fab 段分子量为 45 000,具有与抗原结合的活性,但只有一个抗原结合位点(单价),故不能与抗原反应形成可见的沉淀和凝集现象。Fc 是指可结晶的片段,分子量为 50 000,不具有抗体活性,但 Ig 分子的很多生物学活性如激活补体、结合细胞及通过胎盘等与之有关。当用胃蛋白酶消化时,IgG 分子从铰链区的羧基端断裂,形成 2 个片段,即大的 F(ab')$_2$ 段和小的 pFc' 段。F(ab')$_2$ 是两个 Fab 加上重链的铰链区,由二硫键相连,分子量为 100 000,具有两个抗原结合位点(双价),因而能与抗原反应形成可见的沉淀和凝集现象。pFc' 段为无活性的小分子肽。

目前已发现人体内有 5 类免疫球蛋白,即 IgG、IgA、IgM、IgD 和 IgE,其重链分别为 γ、α、μ、δ 和 ε,各类 Ig 的轻链有 κ(kappa)和 λ(lambda)两型。每个 Ig 分子的两条轻链都同型。

IgG 由浆细胞合成,分子量 150 000,有 IgG$_1$～IgG$_4$ 4 个亚类,以单体形式存在于血清和其他体液中,是唯一能通过胎盘的抗体,婴儿出生后 3 个月开始合成。IgG 在正常人血清中含量最多,占血清 Ig 总量的 3/4,达 10～16 g/L,半衰期 7～21 d,是体液中最重要的抗病原微生物的抗体(再次免疫应答抗体),也是自身免疫性疾病时自身抗体的主要类别。

IgA 分子量 160 000,有 IgA$_1$、IgA$_2$ 两个亚类,分血清型和分泌型两种,半衰期为 6 d。血清型 IgA 由肠系膜淋巴组织中的浆细胞产生,多数以单体形式存在,含量 2～5 g/L,占血清总 Ig 的 10%～15%,具有中和毒素、调理吞噬的作用。分泌型 IgA 由两个单体、一个 J 链(是一种连接单体 Ig 的小分子酸性糖肽,分子量 15 000)和一个分泌片(是一种分子量 70 000 的糖蛋白,由上皮细胞合成。二聚体 IgA 通过黏膜与之结合后排出细胞)组成,主要分布于各种黏膜表面和唾液、初乳、泪液、汗液、鼻腔分泌液、支气管分泌液及消化道分泌液中,参与机体的黏膜局部抗感染免疫反应。IgA 不能通过胎盘屏障,初生婴儿只能从母乳中获得 IgA,出生后 4～6 个月开始自身合成,1 岁后合成水平可达成人的 25%,16 岁达成人水平。

IgM 分子量最大,为 971 000,由 5 个单体借一个 J 链和若干二硫键连接形成 5 聚体,又称巨球蛋白,有 IgM$_1$、IgM$_2$ 两个亚类,主要分布于血液中,血清含量为 1～1.25 g/L,占血清 Ig 总量的 1/10,半衰期 5 d。IgM 是个体发育中最早合成的抗体,孕 20 周起,胎儿自身即能合成,出生后,IgM 合成增加,8 岁后达成人水平。机体遭受感染后,IgM 型抗体最早产生(初次免疫应答反应的抗体),因此,IgM 型抗体的出现和增高与近期感染有关。新生儿脐带血中 IgM 含量增高时,提示胎儿有宫内感染。IgM 是高效能的抗微生物抗体,主要功能是凝集病原体和激活补体经典途径。

(二)检测方法

测定血清中 IgG、IgA、IgM 含量,可采用免疫比浊法(透射比浊法、速率散射比浊法)或单向环状免疫扩散法。体液中 IgG、IgA、IgM 含量测定可采用速率散射比浊法或 ELISA 法。

(三)临床意义

1.年龄

年龄与血中 Ig 含量有一定关系,新生儿可获得由母体通过胎盘转移来的 IgG,故血清含量较高,近于成人水平。婴幼儿由于体液免疫功能尚不成熟,免疫球蛋白含量较成人低。

2.低 γ 球蛋白血症

血清免疫球蛋白(IgG、IgA、IgM)降低有先天性和获得性二类。先天性低 Ig 血症主要见于体液免疫缺损和联合免疫缺陷病。一种情况是 Ig 全缺,如先天性性联低丙球血症(XLA),血中

IgG<1 g/L,IgA 与 IgM 含量也明显降低。另一种情况是三种 Ig 中缺一或两种。最多见的是缺乏 IgA,患者易患呼吸道反复感染;缺乏 IgG 易患化脓性感染;缺乏 IgM 易患革兰染色阴性细菌引起的败血症。获得性低 Ig 血症,血清中 IgG<5 g/L,引起的原因较多,如有大量蛋白丢失的疾病(剥脱性皮炎、肠淋巴管扩张症、肾病综合征等),淋巴网状系统肿瘤(如淋巴肉瘤、霍奇金淋巴瘤),中毒性骨髓疾病等。许多药物如青霉胺、苯妥英钠、金制剂等药物也可诱发 Ig 降低。

3.多克隆 γ 球蛋白血症

血清免疫球蛋白(IgG、IgA、IgM)增高常见于各种慢性细菌感染,如慢性骨髓炎、慢性肺脓肿、感染性心内膜炎时,IgG、IgA、IgM 均可增高。子宫内感染时,脐血或生后 2 d 的新生儿血清中 IgM 含量可>0.2 g/L 或>0.3 g/L。在多种自身免疫性疾病、肝脏疾病(慢性活动性肝炎、原发性胆汁性肝硬化、隐匿性肝硬化)患者可有一种或三种 Ig 升高。结缔组织病尤其在活动期常有 IgG 升高。80%活动性 SLE 以 IgG、IgA 升高较多见。类风湿关节炎以 IgM 升高为主。

4.单克隆 γ 球蛋白(M 蛋白)血症

主要见于浆细胞恶性病变,包括多发性骨髓瘤、巨球蛋白血症等。

二、IgD

(一)概述

IgD 以单体形式存在于血清中,分子量 175 000,血清中含量为 0.04～0.4 g/L,仅占血清总 Ig 的 1%,易被酶解,半衰期为 2.8 d,是成熟 B 细胞的重要表面标志。当 B 细胞表达膜表面 IgD(SmIgD)时,受抗原刺激可被激活,故认为 SmIgD 为 B 细胞激活受体。IgD 分子结构类似于 IgG,但不能通过胎盘,也不能激活补体。循环中 IgD 无抗感染作用,功能尚不清楚,但可能与防止免疫耐受及某些超敏反应有关。

(二)检测方法

血清中 IgD 含量很低,有 10%～50%的正常人血清中的 IgD 用免疫比浊法不能测出,可用 ELISA 双抗体夹心法测定。方法原理:用抗人 IgD 多克隆或单克隆抗体包被聚苯乙烯反应板微孔,再加入待检血清和酶标记抗人 IgD 抗体,在固相上形成抗体-抗原(IgD)-酶标记抗体复合物,洗去未反应物质,加入酶底物/色原溶液,出现呈色反应,呈色强度反映待测血清中 IgD 水平。

(三)临床意义

正常人血清 IgD 含量波动范围很广,个体差异大,从 0.003～0.4 g/L 不等。

IgD 增高见于 IgD 型多发性骨髓瘤。流行性出血热、过敏性哮喘、特应性皮炎患者可见 IgD 升高。怀孕末期,吸烟者中 IgD 也可出现生理性升高。

三、IgE(总 IgE、特异 IgE)

(一)概述

IgE 又称反应素或亲细胞抗体,分子量为 190 000,单体,是种系进化过程中最晚出现的 Ig,正常人血清中含量很低且个体差异较大,为 0.03～2.0 mg/L,仅占血清总 Ig 的 0.002%。半衰期 2.5 d。对热敏感,56 ℃条件下 30 min 可丧失活性。IgE 主要由呼吸道、消化道黏膜固有层中的浆细胞合成,故血清 IgE 浓度并不能完全反映体内 IgE 水平。IgE 对肥大细胞及嗜碱性粒细胞具有高度亲和性,可与细胞表面的高亲和性受体 FcεRI 结合,当变应原再次进入机体时,与致敏的肥大细胞、嗜碱性粒细胞上的 IgE 结合,引发细胞脱颗粒,释放生物活性物质,导致发生 I 型变态反应（哮喘、花粉症、变性性皮炎等）。此外，IgE还有抗寄生虫感染的作用。

（二）检测方法

IgE测定包括血清中总IgE及特异性IgE测定。可采用ELISA法、速率散射比浊法、放射免疫分析（RIA）、化学发光或电化学发光等方法。特异性IgE测定时，检测系统中需引入特异性变应原，可采用酶、荧光免疫法、免疫印迹等方法。

（三）临床意义

正常人血清IgE参考值＜150 IU/mL（ELISA法或速率散射比浊法）。

IgE升高常见于变态反应性疾病（如过敏性鼻炎、外源性哮喘、花粉症、变应性皮炎、慢性荨麻疹）、寄生虫感染、IgE型多发性骨髓瘤及AIDS、非霍奇金淋巴瘤、高IgE综合征（Job综合征）患者。特异性IgE升高表明个体对该特异性IgE针对的变应原过敏。

四、游离轻链

（一）概述

免疫球蛋白（Ig）轻链分为 κ（Kappa）、λ（lambda）2个型别。κ 只有1型，λ 则有 λ_1、λ_2、λ_3、λ_4 4个亚型。每个Ig分子上只有一个型别的轻链，而不可能是 $\kappa\lambda$ 或 $\lambda_x\lambda_y$。人类 κ 与 λ 的比例为6∶4。轻链是能自由通过肾小球基底膜的小分子蛋白，在肾小管被重吸收，回到血液循环中。因此正常人尿中只有少量轻链存在。当代谢失调和多发性骨髓瘤时，血中出现大量游离轻链（free light chains，FLC），并由尿中排出，即本周蛋白。

（二）检测方法

测定血清游离轻链采用免疫比浊法，最常用速率散射比浊法。

（三）临床意义

血清轻链参考值 κ 型游离轻链3～19 mg/L；λ 型游离轻链6～26 mg/L。κ/λ 比值为0.26～1.65。

测定轻链有助于单克隆轻链病、AL-淀粉样变的早期诊断，也可用于化疗或自身外周血干细胞移植后是否复发的监测。

五、M蛋白

（一）概述

M蛋白是单克隆B淋巴细胞或浆细胞恶性增殖而大量产生的，在类别、亚类、型、亚型、基因型和独特型方面相同的均一免疫球蛋白。这种均一的蛋白质的氨基酸顺序、空间构象、电泳特性均相同。由于这种蛋白产生于单一的细胞克隆，多出现于多发性骨髓瘤、巨球蛋白血症或恶性淋巴瘤患者的血或尿中，故称为"M蛋白"。

M蛋白血症大致可分为恶性的与意义不明的两类。恶性M蛋白血症见于：多发性骨髓瘤（包括轻链病）、重链病、半分子病和不完全骨髓瘤蛋白病（C端缺陷）。意义不明的M蛋白血症（monoclonal gammopathy of undetermined significance，MGUS）有两种，一种是与其他恶性肿瘤（如恶性淋巴瘤）伴发者，另一种即所谓良性M蛋白血症。

（二）检测方法

免疫学检查和鉴定方法对M蛋白血症的诊断起重要作用，通常需先定量检测血清总蛋白，约有90%的患者血清总蛋白含量升高（70%的患者＞100 g/L），约有10%的患者正常甚至偏低

（如轻链病）。对异常免疫球蛋白的常用检测方法如下。

1.区带电泳

原理是利用多孔载体将血清蛋白质各种成分分离于不同区带。常用载体有聚丙烯酰胺凝胶电泳（PAGE）、琼脂糖凝胶电泳等。免疫球蛋白（Ig）增殖可见单克隆和多克隆增殖带，后者是宽而浓的区带，扫描后峰形呈钝圆，高/宽<1.0，而 M 蛋白带（单克隆带）是窄而浓的区带，高而尖的峰形，高/宽>1.0。M 蛋白带通常出现在 γ 区，也可出现在 β 区或 β 与 γ 区之间，少数患者也可在 $α_2$ 区出现（μ 链、α 链、IgA 半分子等）。

2.Ig 定量

检测方法参见免疫球蛋白定量测定。一般 M 蛋白所属 Ig 含量均显著增高，其他类 Ig 降低或显著降低。

3.免疫电泳

免疫电泳是一种用于诊断 Ig 异常的常规方法。原理是电泳时血清中各种蛋白质组分由于静电荷的不同，移动速度不同，被分离于不同的区带。停止电泳后，在电泳平行位置挖槽，加入抗血清扩散，抗原抗体反应后即可在相应位置上形成肉眼可见的沉淀弧。M 蛋白的特点是与相应的抗重链血清、抗轻链血清形成迁移范围十分局限的浓密的沉淀弧。

4.免疫固定电泳

待测血清或尿在载体上电泳后，使不同的蛋白质形成电泳位置不同的区带，将特异性抗重链或抗轻链血清加于载体上，抗血清即可与相应的蛋白区带结合（如抗 Kappa 链抗血清与 Kappa 轻链区带结合），形成抗原抗体复合物，使抗原在电泳位置上被免疫固定，洗涤时不被洗脱，而无关蛋白区带则被洗脱。再用酶标记抗人 Ig 与之反应并随后浸入酶底物/色原溶液中时，被测蛋白区带可呈色。

此法的主要用途为：鉴定迁移率近似的蛋白质组分，如各种 M 蛋白；鉴定 Ig 的轻链；鉴定血液和体液中的微量蛋白。

5.本周蛋白（Bence Jones protein，BJP）检测

本周蛋白是首次由 Henry Bence Jones 于 1846 年发现的一种异常尿蛋白，特点是在酸性条件下，将尿加热到 60 ℃即见蛋白沉淀，在加热到 100 ℃时沉淀溶解，尿又呈现透明。研究证实其本质即 Ig 的轻链（主要以轻链的二聚体形式存在）。检测本周蛋白的定性方法有热沉淀反应法、对甲苯磺酸法（Cohen 法）和免疫固定电泳。定量方法可用速率散射比浊法和 ELISA 法。

（三）临床意义

1.恶性 M 蛋白血症

（1）多发性骨髓瘤（MM）：占 M 蛋白血症的 35%～65%，其中 IgG 类占 50%左右，IgA 类占 25%左右，轻链病占 10%～20%，IgD 类占 0.7%～5.7%（平均为 1.6%），IgE 类罕见。

（2）Waldenstrom 巨球蛋白血症：占 M 蛋白血症的 9%～14%，以分泌 IgM 蛋白的淋巴样浆细胞恶性增生为特征。

（3）重链病：是一类淋巴细胞和浆细胞的恶性肿瘤或为淋巴样浆细胞的恶性肿瘤，不同于多发性骨髓瘤，也有异于淋巴细胞瘤，而是一种原因不明、合成免疫球蛋白障碍或重链的部分缺失，也可能组装障碍，细胞内只合成不完整片段的一种特种类型。M 蛋白为免疫球蛋白的 Fc 段，已发现 α、γ、μ 和 δ 重链病。

（4）轻链病：相对少见，与多数 M 蛋白血症发病年龄不同的是此病多见于青壮年。血中各免

疫球蛋白含量均见减低或正常。血清和尿液均可在 β 区(多在 $β_2$ 区)出现 M 成分。半数以上患者有严重蛋白尿,每天＞2.0 g,BJP 阳性,多数为 0.2 g/d 且属于 $κ$ 或 $λ$ 某一型。

(5)半分子病:M 蛋白由 Ig 的一条重链和一条轻链构成。现已发现 IgA 类与 IgG 类半分子病。此病临床表现和多发性骨髓瘤相同,唯一不同的是尿中出现的 M 蛋白皆为小分子。

(6)7SIgM 病(Solomen-Kunke1 病):M 蛋白为 IgM 单体。

(7)双 M 蛋白血症:①约占 M 蛋白血症的 1%,其特征为电泳时,在 $γ～α_2$ 范围内出现 2 条浓密区带。当用光密度计扫描时可呈现 2 个典型的基底窄、峰形尖锐的蛋白峰;以多发性骨髓瘤和巨球蛋白血症最为多见,也见于粒细胞性白血病、肝病和其他恶性肿瘤。②良性 M 蛋白血症,是指有些患者或正常人,在血清中出现一个或几个高浓度的 M 蛋白,但无临床上的相应表现,长期随访也无多发性骨髓瘤或巨球蛋白血症的证据;发生率与年龄有明显关系,多见于老年人,有人指出,20 岁以上的健康供血员检出 M 蛋白者占 0.1%～0.3%,70 岁以上健康人升至 3%,95 岁以上健康人则接近 20%;良性 M 蛋白血症与多发性骨髓瘤的早期很难区别,但骨 X 线检查一般无溶骨性改变;骨髓穿刺检查,浆细胞或淋巴样细胞一般＜5%(多发性骨髓瘤常＞20%)。良性 M 蛋白血症中一部分人在若干年后可表现出典型的恶性 M 蛋白血症的特征,因此,对于有良性 M 蛋白血症的人来说,最重要的是长期随访。

(王明亮)

第三节　免疫复合物测定

免疫复合物(immune complex,IC)是抗原与其对应抗体相结合的产物。在正常情况下,机体内的游离抗原与相应抗体结合形成 IC,可被机体的防御系统清除,作为清除异物抗原的一种方式,对机体维持内稳态很有利。由于 IC 的抗原成分复杂,IC 形成后可表现新的生物学功能,激活补体成分,和细胞上的 Fc 受体,补体受体进一步发生结合反应,参与机体的病理性损伤。在某些情况下,体内形成的 IC 不能被及时清除,则可在局部沉积,通过激活补体,吸引单核吞噬细胞,并在血小板、中性粒细胞等参与下,引起一系列连锁反应导致组织损伤,出现临床症状,成为免疫复合物病(immunocomplex disease,ICD)。

IC 在体内存在有两种方式,一种是长时间游离于血液和其他体液中,又称为循环免疫复合物(circulating immunocomplex,CIC),另一种是组织中固定的 IC。影响 IC 沉积的因素很多,如 IC 的体积、组织带电荷状态、血管的通透性及机体吞噬系统的功能等。其中,IC 的大小和量起决定作用,而 IC 的大小是由抗原抗体的比例决定的。由于抗原与抗体比例不同,体内所形成的 IC 分子大小各异,通常有三种形式:一是二者比例适当时,形成大分子的可溶性 IC(大于 19 s),易被吞噬细胞捕获、吞噬和清除;二是抗原量过剩时,形成小分子的可溶性 IC(小于 6.6 s),易透过肾小球滤孔随尿排出体外;三是抗原量稍过剩时,形成中等大小的可溶性 IC(8.8～19 s),它既不被吞噬细胞清除,又不能透过肾小球滤孔排出,可较长时间游离于血液和其他体液中,即 CIC。当血管壁通透性增加时,该类 CIC 可随血流沉积在某些部位的毛细血管壁或嵌合在小球基底膜上,引起组织损伤及相关的免疫复合物病。

IC 主要在生理免疫反应过程中产生的,有时会在无明显疾病时一过性产生,因此对于检测结果需结合临床症状综合判定其意义。持续 IC 增高提示有慢性原发性疾病存在,其中对风湿病、肿瘤、慢性感染最为重要。血清中抗原抗体复合物的浓度与感染的病程密切相关,如血管炎、多发性关节炎、感染后及副感染免疫复合物病、艾滋病、Ⅲ型变态反应、系统性红斑狼疮、类风湿关节炎等并且可以作为预后的一个重要参数。

虽然 CIC 的测定无特异性诊断意义,其存在和含量变化对免疫复合物病的诊断、病程动态观察、疗效及某些疾病机制的探索等都很有意义,因此检查组织内或循环中的 IC 存在有助于某些疾病的诊断,病情活动观察和疗效判断等,以及对于发病机制的探讨、疗效观察和预后判断等具有重要意义。目前认为,CIC 检测对以下各种疾病的诊断和治疗有一定意义:①自身免疫疾病,如类风湿关节炎、系统性红斑狼疮、干燥综合征、结节性多动脉炎等;②膜增殖性肾炎、链球菌感染后肾炎:肾炎患者的血清中大多存在 CIC,并常伴有补体降低;③传染病,如慢性乙型肝炎、麻风、登革热、疟疾等;④恶性肿瘤:黑色素肉瘤、结肠癌、乳腺癌、食管癌等 CIC 增高。

鉴于 CIC 在多种疾病中表现重要作用,几十年来,IC 的实验与临床研究一直是一个非常活跃的领域。因此,涌现出几十种针对 IC 的测定方法,其中 CIC 检测主要可分为抗原特异性和非抗原特异性检测技术两类,前者应用较局限,后者应用广泛。IC 沉积可引起一系列病理生理反应,形成免疫复合物病。局部 IC 的检测可利用免疫组化法检测 IC 在组织中的沉着,或用光学显微镜检测 IC 所致的典型病理改变。

迄今为止,尽管非抗原特异性 CIC 的测定方法众多,但各有欠缺。由于方法的复杂性、敏感性,和所测类型的局限性,各种方法只能检测某一类或某个范围的 IC,不能检出所有的 CIC。目前世界卫生组织 WHO 国际免疫学会推荐的四种方法:C1q 法、胶固素法、固相 mRF 抑制试验、淋巴瘤细胞试验,建议联合应用 2~3 种。IC 的理想检测方法应具备以下特点:①敏感性高;②特异性强;③可重复性好;④操作简便;⑤适用面广。目前常用的试剂均受到复合物内免疫球蛋白种类及亚类、复合物大小、抗原与抗体比例、固定补体的能力等因素的影响,还没有一种方法具备上述所有的特点。因此,如何选择方法和判定结果都很复杂,样品的正确处理和保存对结果正确性至关重要。如果方法得当、试剂合格、标本新鲜、操作小心、分析谨慎,CIC 测定就会有较大的参考价值。

一、聚乙二醇(PEG)沉淀比浊法

(一)原理

聚乙二醇(polyethylene glycol,PEG)是乙二醇聚合而成的无电荷线性多糖分子,有较强的脱水性,可非特异地引起蛋白质沉淀。不同浓度的 PEG 可沉淀分子量不同的蛋白质,在 pH、离子浓度等条件固定时,蛋白质分子量越大,用以沉淀的 PEG 浓度越小。由于 PEG 6 000 对蛋白质沉淀具有良好的选择性,因此在 IC 测定中常用 PEG 6 000。用 3%~4% 浓度的 PEG 可以选择性地将大分子 IC 沉淀下来,PEG 使 IC 沉淀的机制可能在于相互结合的抗原抗体的构象发生改变,使其自液相中空间排斥而析出或 PEG 抑制 IC 解离,促进 CIC 进一步聚合成更大的凝聚物而被沉淀。同时选用一系列标准品,作标准曲线。

(二)材料

1.0.1 mol/L、pH 8.4 的硼酸盐缓冲液(BBS)

硼酸 3.40 g,硼砂 4.29 g,蒸馏水溶解后加至 1 000 mL,滤器过滤备用。

2.PEG-NaF 稀释液

PEG 6 000 40.9 g,NaF 10.0 g,用 BBS 溶解后加至 1 000 mL,滤器过滤备用。

3.热聚合人 IgG(AHG)

将人 IgG(10 g/mL)置于 63 ℃水浴加热 15 min,立即置冰浴内,冷却后过 Sepharose 4B 柱或 sephacryl S-300 柱,收集第一蛋白峰。所获热聚合人 IgG 可用考马斯亮蓝法测定蛋白,试验中可用做阳性对照和制备标准曲线。

4.其他

0.1 mol/L NaOH 溶液。

(三)步骤

1.方法一

(1)取待检血清 0.15 mL,加入 0.3 mL BBS(1∶3 稀释)。

(2)加入各液体(待检血清最终稀释倍数为 1∶33,PEG 最终浓度为 3.64％)。

(3)测试管及对照管置 37 ℃水浴 60 min。

(4)分光光度计在波长 495 nm 测吸光度,对照管调零。

结果:待测血清浊度值＝(测定管吸光度－对照管吸光度)×100％,大于正常人浊度值的均值加 2 个标准差($\overline{X}+2SD$)为 CIC 阳性。

参考值:4.3±2.0,以大于或等于 8.3 为 CIC 阳性,或以不同浓度热聚合人 IgG 按以上方法操作制备标准曲线,根据待测血清吸光度值查标准曲线,即可得 IC 含量。

2.方法二

(1)取 0.3 mL 待检血清,加入等量 7％PEG 溶液,充分混合,置 4 ℃作用 2 h,3 000 r/min 离心 20 分钟,弃去上清。

(2)用 3.5％PEG 溶液以同样转速和时间离心洗涤两次,得到 IC。

(3)将沉淀物溶于 3 mL 的 0.1 mol/L NaOH 溶液中。

(4)用分光光度计测 $A_{280\ nm}$ 值。

(5)同法检测 100 例以上健康人的血清 $A_{280\ nm}$,确定正常值范围($\overline{X}+2SD$),以大于正常值时判为阳性。也可利用散射比浊法直接测定 PEG 沉淀的免疫复合物;以不同浓度的热聚合 IgG 作为参考标准来计算 CIC 的含量。

(四)注意事项

(1)低密度脂蛋白可引起浊度增加,宜空腹采血。

(2)血清标本必须于血液凝固后立即处理或冰冻并避免反复冻融。

(3)本法简单易行,但特异性稍差,易受多种大分子蛋白和温度的干扰,血清中 γ 球蛋白增高或脂肪含量过高可导致检测的假阳性,适合血清标本筛查。

(4)待检血清一定要保持新鲜,放置在 4 ℃的冰箱不得超过 3 d。

(5)本法特别适用于沉淀获得 CIC,再进行解离分析其中的抗原与抗体。本试验采用 3.5％PEG 溶液。若用 4％的 PEG 溶液,可沉淀较小的 CIC;若为 2％的 PEG 溶液,则只能沉淀分子量较大的 CIC。如果 PEG 的浓度超过 5％,可使 IgM 等其他血清蛋白同时沉淀,导致假阳性结果。

二、抗补体试验

(一)原理

血清中有 IC 存在时,可与其本身的 C1(内源性 C1)结合。将被检血清 56 ℃加热 1 h,能破坏结合的 C1,空出补体结合位点。加入豚鼠血清(外源性 C1)及指示系统(致敏绵羊红细胞,SRBC)时,CIC 又可与外源性 C1 结合,使致敏 SRBC 溶血被抑制。如出现溶血表示血清中没有CIC 存在;不溶血说明标本中有 CIC 存在。将血清标本做不同稀释,并与已知的热聚合 IgG 作对照,可以计算出 CIC 的含量。

(二)材料

(1)缓冲盐水:NaCl 17.00 g,Na_2HPO_4 1.13 g,KH_2PO_4 0.27 g,蒸馏水溶解至 100 mL。用时取5 mL,加蒸馏水 95 mL,10%硫酸镁 0.1 mL,当日使用。

(2)溶血素:按效价以缓冲盐水稀释至 2 单位。

(3)2%SRBC 新鲜脱纤维羊血或 Alsever 液保存的羊血(4 ℃可保存 3 周),用生理盐水洗2 次,第三次用缓冲盐水,2 500 r/min 离心 10 min。取压积红细胞用缓冲盐水配成 2%悬液,为使 SRBC 浓度标准化,可将 2%悬液用缓冲盐水稀释 25 倍,于分光光度计(542 nm)测定其透光率(缓冲盐水校正透光率至 100%),每次实验所用 SRBC 浓度(透光率)必须一致,否则应予调整。

(4)致敏 SRBC:2%SRBC 悬液加等量 1∶1 000 溶血素,混匀,37 ℃水浴 10 min。

(5)豚鼠血清:取 3 支成年健康豚鼠血清混合分装,−30 ℃保存。用时取一管,以缓冲盐水作 1∶100 稀释。

(6)热聚合人 IgG:配制方法同 PEG 沉淀试验。

(7)50%溶血标准管:致敏 SRBC 0.4 mL 加 0.6 mL 蒸馏水使完全溶血后,取 0.5 mL 加缓冲盐水0.5 mL。

(三)步骤

(1)将被检血清置 56 ℃水浴 1 h。

(2)设两排管径、色泽相同的试管(实验/对照),每排 5 支。

(3)加豚鼠血清和缓冲盐水至各管。

(4)实验管加被检血清 0.1 mL,对照管各管不加血清,以缓冲盐水代之,37 ℃水浴 10 min。

(5)各管加致敏 SRBC 0.4 mL,混匀,置 37 ℃水浴 30 min。

(6)将各管 1 000 r/min 离心 3 min,或置 4 ℃的 SRBC 待自然下沉后观察结果,以上清液与50%溶血管比色。

(7)结果判定:以 50%溶血管作为判定终点,凡试验排比对照排溶血活性低 1 管或 1 管以上者为抗补体实验阳性,提示有免疫复合物存在。每次试验以热聚合人 IgG 作阳性对照。

(四)注意事项

(1)此方法敏感性高,不足之处是特异性较差,只能检出与补体结合的 CIC,抗补体的任何因素(如天然多糖、细菌内毒素等)均能干扰本试验,易出现假阳性。

(2)混合豚鼠血清一般 1∶100 稀释后应用。豚鼠血清忌反复冻融,补体活性会有所下降,用前可先滴定,选取 0.1 mL 引起 50%溶血的补体稀释度。

(3)试剂应新鲜配制;缓冲盐水、2%SRBC 悬液、致敏 SRBC 均应新鲜配制。

（4）被检血清应新鲜,无细菌污染及溶血。

三、抗 C3-CIC-ELISA

（一）原理

IC 在激活固定补体的过程中与 C3 结合,而结合于 IC 上的 C3 可以与抗 C3 抗体结合,从而利用酶标记的抗 Ig 抗体可以检测 IC 物的含量。抗原/C3 是所有激活补体的抗原类 CIC 的总和,如以抗 C3 抗体为包被抗体,CIC 在体内已结合了 C3,通过 C3 介导 CIC 与固相抗 C3 连接,加酶标记抗人 IgG 检测复合物中 IgG,加底物显色,根据颜色深浅判断免疫复合物含量,则对探讨某类抗原特异性的 IC 的病理作用具有重要意义。

（二）材料

（1）羊抗人 C3 IgG。

（2）PBST:0.01 mol/L PBS(pH 为 7.4)含 0.05％吐温 20。

（3）HRP-抗人 IgG。

（4）OPD-H_2O_2 新鲜配制。

（三）步骤

（1）抗体包被:在聚苯乙烯微量反应板孔内加入羊抗人 C3 IgG,10 $\mu g/mL$,4 ℃作用 24 h,PBST 洗涤三次(可以使用直接包被好的商品)。

（2）加入 0.1 mL 用生理盐水或 PBS 按 1:10 稀释的待检血清,每份标本 2～3 复孔,同时设阴阳性对照。

（3）用胶带覆盖酶标板,置 4 ℃温度下 24 h,PBST 洗涤。

（4）加 0.1 mL HRP-抗人 IgG(含 10％羊血清的 PBST 稀释),25 ℃温度下 4 h(或 37 ℃温育 30 min 后,4 ℃温度下放置 30 min)。

（5）PBST 洗涤。

（6）加 0.1 mL 新鲜配制的 OPD-H_2O_2 底物液,放置暗处 25 ℃持续 15 min。

（7）加 50 μL 1 mol/L 的 H_2SO_4 终止反应,酶标仪测定 $A_{490\,nm}$ 值。

（8）根据复孔的 $A_{490\,nm}$ 平均值,以 P/N 值≥2.1 者判定为阳性。

（四）注意事项

（1）本试验应设正常人血清为阴性对照。

（2）本方法敏感,可在 5～10 mg/L。

（3）本试验方法可以检测能够固定补体的 IC(主要是 IgM 与抗原组成的 IC 或 IgG1-3 与抗原组成的 IC)。

（4）不适当的操作可造成 IgG 的非特异性凝集以致假阳性(血清反复冻融,加热灭活等)。

四、SPA 夹心 ELISA 试验

（一）原理

利用 PEG 沉淀血清中 IC,并使其吸附于富含 A 蛋白的金黄色葡萄球菌上。金黄色葡萄球菌 A 蛋白(SPA)可与 IC 中 IgG 的 Fc 段结合,将待测血清用低浓度 PEG 沉淀后加至 SPA 包被的固相载体上,再以酶标记的 SPA 与之反应,即可检测样本中有无 IC。

(二)材料

(1)2.5％,5％PEG:用 PBS(0.02 mol/L,pH 为 7.4)配制。

(2)BSA 缓冲液:用 PBS(0.05 mol/L,pH 为 7.4)配制,含 0.01 mol/L EDTA,0.05％吐温 20,4％BSA,0.1％硫酸汞。

(3)HRP-SPA:用改良过的碘酸钠法将 SPA 与 HRP 制成结合物,方阵法滴定最适工作浓度或按产品说明书使用。

(4)热聚合人 IgG:人 IgG 10 mg/mL,63 ℃加热 20 min 制成。

(三)步骤

(1)SPA(5 μg/mL,PBS 稀释)包被反应板微孔,每孔 0.1 mL(对照孔不包被),4 ℃过夜后洗涤 3 次备用。

(2)待测血清 0.05 mL 加 PBS 0.15 mL 和 5％PEG 0.2 mL 混匀,4 ℃过夜后 1 600 r/min 离心 20 min,弃上清,沉淀用 2.5％PEG 洗 2 次,加入 PBS 0.2 mL 和 BSA 缓冲液 0.2 mL,混匀,37 ℃水浴 30 min,摇动,使完全溶解。

(3)将已溶解的待测血清沉淀物加至上述包被孔和对照孔中,置 37 ℃ 60 min,洗 3 次,各孔加入底物溶液(OPDH$_2$O$_2$)0.1 mL,37 ℃温度下 20 min 显色。

(4)加 50 μL 1 mol/L 的 H$_2$SO$_4$终止反应,酶标仪测定 490 nm OD 值。

(5)标准曲线制备:取正常人血清 0.2 mL,热聚合人 IgG(120 μg/mL)0.2 mL,加 PBS 0.4 mL 和 5％PEG 0.8 mL,置 4 ℃过夜。同时做不加热聚合人 IgG 的正常血清对照,以排除干扰。沉淀清洗同上面操作,用稀释的 BSA 缓冲液(加等量的 0.01 mol/L,pH 为 7.4 PBS)1.6 mL 溶解并稀释成 120 μg/mL、60 μg/mL、30 μg/mL、15 μg/mL、7.5 μg/mL,与待测血清同法操作,制成标准曲线。

(6)结果判定:从待测血清吸光度值查标准曲线,可换算成相当于热聚合人 IgG 的 CIC 含量(μg/mL),高于正常对照 $\overline{X}$＋2SD 为阳性。

参考值:以＞28.4 μg/mL 为阳性。

(四)注意事项

(1)热聚合人 IgG 应分装贮存于－20 ℃,不易反复冻融,否则易解聚。

(2)加入 SPA 至最终浓度 5.0 g/L,可使热聚合人 IgG 稳定;PEG 浓度影响 CIC 沉淀的量,须严格配制。

(3)本法只能检测 IgG1、IgG2 和 IgG4 形成的 IC,因葡萄球菌 A 蛋白分子上无 IgG3 的 Fc 受体。

五、C1q 结合试验

(一)原理

根据 IC 结合补体的性能,抗原和抗体结合后,抗体的 Fc 片段暴露 C1q 结合点。补体成分中的 C1q 能与免疫球蛋白 IgG、IgM 的 Fc 段特异结合,对 19～29S 大小的 CIC 亲和力尤强,故可根据被结合的 C1q 量测定 CIC。将待检血清先行加热 56 ℃30 min,以灭活其中的补体和破坏已与 CIC 结合的 C1q,空出补体结合点。将待检血清加入包被有 C1q 的微量反应板中,待检血清中免疫复合物和 C1q 结合,再与酶标记抗人 IgG 反应,通过底物颜色的深浅判断免疫复合物的存在及含量。该法优点是敏感性高、重复性好,缺点是纯化的 C1q 难以得到。

CIC 与 C1q 的结合可用多种方法进行检测,常用的有以下 3 种。

1.液相法

先将放射性核素标记的 C1q 与灭活过的血清标本混合作用,再加入 0.5%(终浓度)的 PEG 将结合了 C1q 的 CIC 沉淀下来,通过检测沉淀物中的放射活性来计算 CIC 的含量。

2.固相法

先将 C1q 吸附于固相载体表面,加入待检血清使 CIC 与 C1q 结合,再加入酶标记的抗人 IgG 或 SPA,最后通过底物颜色的深浅判断免疫复合物的存在及含量,下面介绍固相法。

3.C1q 偏离试验

先将放射性核素标记的 C1q 与灭活的血清标本混合,再加抗体致敏的绵羊红细胞,温育后离心,检测红细胞上的放射活性。红细胞的放射活性与免疫复合物的量呈负相关。

(二)材料

成套商品化试剂盒

(三)操作步骤

(1)将待检血清和参考血清(HAHG)分别加入 0.2 mol/L EDTA 溶液中,37 ℃ 30 min,使体内已知与免疫复合物结合的 C1q 被灭活除去。

(2)在包被有 C1q 的微量反应板里加入 0.1 mL 上述灭活的待检血清和参考血清,37 ℃ 温度下放置 2 h,TBS 液洗 3 遍。

(3)每孔加入 1:2 000 的 HRP-抗人 IgG 0.1 mL,室温作用 1 h,TBS 液洗 3 遍。

(4)每孔加入底物溶液(OPD-H_2O_2)0.1 mL,置暗处 20 min 显色。

(5)加 50 μL 1 mol/L 的 H_2SO_4 终止反应,酶标仪测定 490 nm OD 值。

(6)以参考血清作校正曲线,计算出待检血清中免疫复合物的含量。

(四)注意事项

(1)尽可能采用新鲜血清标本,避免反复冻融。

(2)由于包被用的 C1q 不稳定,所以测定的结果稳定性较差。

(3)C1q 对 DNA 及其他多聚阴离子物质非常敏感,试验中干扰因素较多。

(4)C1q 法不能检测 IgG4 及旁路激活补体的免疫复合物。

(5)SLE 患者血清中抗 C1q 抗体能产生假阳性。但补体水平差别较大,且凝聚免疫球蛋白、DNA、C 反应蛋白等均能与 C1q 结合,因而均影响这些方法的检测结果。

六、胶固素结合试验

(一)原理

胶固素是牛血清中的一种正常蛋白成分,能与 CIC 上的补体 C3 活化片段 C3bi 有较强的亲和力,因此固相的胶固素可以在 Ca^{2+} 等作用下捕获结合了 C3 或其片段 C3bi 的 CIC。将胶固素包被于固相载体上,待测血清中 CIC 与之结合,再加酶标记的抗人 IgG,加底物显色,即可测知 CIC 含量。本实验重复性好,但敏感性略低于 C1q 法。

(二)材料

(1)胶固素:商品化试剂。

(2)辣根过氧化物酶标记的羊抗人 IgG:商品化试剂。

(3)包被液:pH 为 9.5 的巴比妥缓冲盐水,巴比妥钠 5.15 g,NaCl 41.5 g,1 mol/L HCl 加蒸

馏水至 1 000 mL 即为原液。用时以蒸馏水将原液作 1∶5 稀释。

（4）洗涤液：上述原液 400 mL,CaCl$_2$ 2 mL,1 mol/L MgCl$_2$ 2 mL,吐温 20 1 mL 蒸馏水加至 2 000 mL。

（5）其余试剂同 ELISA 方法。

（三）操作步骤

（1）用包被液将牛胶固素稀释成 0.2 μg/mL,在聚苯乙烯反应板每孔中加 200 μL,4 ℃维持 24 h(37 ℃维持 3 h),包被后可用 1 个月以上。

（2）洗涤 3 次,3 min/次。

（3）加入 1∶100 稀释的待检血清,每孔 200 μL,37 ℃温育 2 h,洗涤(同时加健康者血清,热凝 IgG 为对照)。

（4）加入按效价稀释的酶标抗人 IgG,每孔 200 μL,37 ℃温育 3 h,洗涤。

（5）加底物,每孔 200 μL,37 ℃30 min,后加 1 滴 2 mol/L H$_2$SO$_4$终止反应。

（6）测吸光度值 A$_{492 nm}$值。

结果判定：每次实验应设阴性和阳性对照,并校正待检血清的吸光度。

以高于正常人均值＋2 个标准差($\overline{X}$＋2SD)为阳性；或参考值为 AHG 6～12 mg,大于上限值为阳性。

（四）注意事项

（1）胶固素性质稳定、容易保存、来源方便、价格便宜,检测方法也不复杂,便于推广。

（2）不能及时检测的标本应冻存,避免反复冻融。

（3）本法是 WHO 推荐的方法,灵敏度高；经典或旁路途径激活的都可检出,并可用做 CIC 分离；不足是本法仅能够检测结合补体的大分子 IgG 免疫复合物,仅对 C3b 的短寿命中间片段 C3bi 敏感,所测的循环免疫复合物就更局限,且 EDTA 和含乙胺酰基的糖类会抑制胶固素的反应。

七、特异性 CIC 测定

所谓抗原特异性 IC 测定是人们已知或高度怀疑某病的致病原,通过区别游离的抗原和与抗体结合的抗原,选择性测定含有某种特定抗原的 IC,如 HBsAg-HBsAb、甲状腺球蛋白 Ag-抗甲状腺球蛋白 Ab、DNA-抗 DNA 等。通过此法测定 IC,就可测出这种抗原是否存在及其滴度。在已知由某种抗原引起的免疫病理反应的疾病中,抗原特异性 IC 测定很有诊断意义,但只能作为 IC 阳性结果以后的确定实验,一般不用于常规诊断。抗原特异性 IC 的测定常采用 ELISA 方法。

八、IC 检测的意义及应用

IC 的形成是正常免疫功能之一,发挥免疫防御功能,一般对机体有保护作用,但有时 IC 沉积可激发病理性免疫反应,导致各种疾病,包括形成免疫复合物病。某些自身免疫性疾病(如全身性红斑狼疮、类风湿关节炎、结节性多动脉炎等)、膜增殖性肾炎、急性链球菌感染后肾炎、传染病(如慢性乙型肝炎、麻风、登革热、疟疾等)及肿瘤患者,血清中都可能检出循环免疫复合物。虽然循环免疫复合物与病理关系的机制尚不能完全评述,但测定体液或组织中的 IC 具有一定的临床价值。对于判定疾病的活动性、治疗效果、预后及探讨发病原因有重要意义。

低浓度的 CIC 可出现于健康人群中,CIC 的出现不一定意味着致病,只有符合 ICD 的确诊指征,才可考虑患此类疾病。长期持续的 CIC 存在为免疫复合物病的发生所必需,但并不是足够的条件。判定 IC 为发病机制的证据有三:①病变组织局部有 IC 沉积;②CIC 水平显著升高,并与疾病须有某种程度的相关性;③明确 IC 中的抗原性质。第三条证据有时很难查到,但至少要具备前两条,单独 CIC 的测定不足为凭。人体在健康状态下也存在少量的 CIC(为 10~20 $\mu g/mL$),其生理与病理的界限不易区分。

血中存在 IC 不一定就有沉淀,更不表明就是 ICD,IC 测定阳性不能肯定诊断,而测定阴性也不能否定诊断。目前已经明确系统性红斑狼疮、类风湿关节炎、部分肾小球肾炎和血管炎等疾病为 ICD,CIC 检测对这些疾病仍是一种辅助诊断指标,对判断疾病活动和治疗效果也有一定意义。在发现紫癜、关节痛、蛋白尿、血管炎和浆膜炎等情况时,可考虑 ICD 的可能性,应进行 CIC 和组织沉积 IC 的检测。另外,患有恶性肿瘤时 CIC 检出率也增高,但不出现Ⅲ型变态反应的损伤症状,称之为临床隐匿的 IC 病,然而这种状态常与肿瘤的病情和预后相关。

IC 中抗原和抗体的性质及各类的检测对临床诊治疾病及深入研究疾病的免疫病理机制有一定价值。但是由于所涉及的抗原种类很多,如病原微生物、自身物质、各类同种抗原等,检测方法可分别参见各种抗原的检测技术。IC 中的抗体主要涉及 IgG 及其亚类、IgM 和 IgA,分析方法是将血清中 IC 分离出来,再用双抗体 ELISA 夹心法等方法分析抗体的类别。CIC 检测的方法太多,其原理各不相同,用一种方法测定为阳性,另一种方法检测可能为阴性。由于缺乏统一的标准品作为对照,各实验室结果常难以比较,故在检测时最好用几种方法同时测定,按照WHO 推荐,至少需同时采用两种检测系统结合的方法,而且是不同原理(免疫复合物的生物学功能或物理化学特性)的方法相结合来判定其与疾病的病理关系,但与免疫组化法一起检测,其意义就大得多。

由于 IC 生理和病理状态的界限难以确切衡量,CIC 的测定结果尚不能作为诊断疾病的敏感可靠的指标,因此建立和提高检测方法的稳定性和敏感性,特别是提高抗原抗体特异性免疫复合物的检测,才能提高 IC 对疾病诊断的意义。以聚乙二醇沉淀法为例,虽然 IC 形成后溶解度降低,最易发生沉淀,但不同大小的 IC 之间差距很大且与血清中的其他蛋白成分有重叠,沉淀过程又受反应体系蛋白浓度、离子强度、pH 和温度的影响,所以是较粗糙的定量方法。近十几年来,方法学的进展主要表现在利用 IC 的生物特性上,如补体受体、Fc 受体等。因而,IC 测定方法的改进、完善,质量控制统一化仍是非常需要的。随着免疫学的发展,人们将对 IC 的形成、致病有更深刻的认识,会在 ICD 的诊断、治疗方面有更大的进展。

(王明亮)

第四节 免疫细胞功能测定

免疫细胞是免疫系统的功能单位,免疫系统受到外源抗原或自身抗原刺激后,通过细胞免疫和体液免疫及相关系统相互协同,对抗原产生免疫应答反应。参与免疫反应的细胞主要包括淋巴细胞、单核-巨噬细胞、中性粒细胞、嗜酸性粒细胞、嗜碱性粒细胞等,淋巴细胞又可借表面特征和功能的不同再分为 T 细胞、B 细胞、K 细胞(杀伤细胞)和 NK 细胞(自然杀伤细胞)等。这些免疫细胞的功能状态一定程度上反映了机体的免疫状态,对免疫细胞的功能进行检测和研究可为疾病诊断和评估疾病的发生、发展及转归提供一定的指导和帮助,是临床免疫学研究的一个重要内容。本节将介绍上述免疫细胞功能研究的主要检测方法。

一、单核-巨噬细胞功能测定

吞噬细胞包括大吞噬细胞(即单核-巨噬细胞)和小吞噬细胞(即中性粒细胞)。单核-巨噬细胞包括游离于血液中的单核细胞及存在于体腔和各种组织中的巨噬细胞(macrophage,MP),均来源于骨髓干细胞,具有很强的吞噬能力,细胞核不分叶,故命名为单核吞噬细胞系统(mononuclear phagocyte system,MPS)。单核-巨噬细胞是一类重要的抗原提呈细胞,在特异性免疫应答的诱导与调节中起重要作用。单核-巨噬细胞具有多种免疫功能,包括吞噬和胞内杀菌;清除损伤、衰老、死亡和突变细胞及代谢废物;加工、提呈抗原给淋巴细胞。单核-巨噬细胞功能测定方法主要包括以下几种。

(一)单核-巨噬细胞表面标记测定

1.原理

单核-巨噬细胞表面有多种受体分子和抗原分子,对细胞的鉴定与功能有重要意义,它们与相应的配体结合后发挥功能,包括捕获病原体,促进调理、趋化、免疫粘连、吞噬,介导细胞毒作用等。成熟的单核细胞可表达高密度的 CD14,这是一种相对特异的单核细胞表面标志;单核-巨噬细胞表面 IgFc 受体(FcγR Ⅰ 即 CD64、FcγR Ⅱ 即 CD32、FcγR Ⅲ 即 CD16)和补体受体(CR1 即 CD35、CR3 即 CD11b/18 或 Mac-1)可以分别与 IgG 的 Fc 段及补体 C3b 片段结合,从而促进单核-巨噬细胞的活化和调理吞噬功能。此外,单核-巨噬细胞还表达各种细胞因子、激素、神经肽、多糖、糖蛋白、脂蛋白及脂多糖的受体,可接受多种细胞外刺激信号,从而调控细胞功能。

单核-吞噬细胞表面具有多种抗原分子,如 MHC-Ⅰ、MHC-Ⅱ和黏附分子等。MHC-Ⅱ类抗原是巨噬细胞发挥抗原提呈作用的关键性效应分子;单核-巨噬细胞还表达多种黏附分子,如选择素 L(L-selectin)、细胞间黏附分子(intercellu-laradhesion molecule,ICAM)和血管细胞黏附分子(vascular cell adhesion molecule,VCAM)等,它们介导 MPS 细胞与其他细胞或外基质间的黏附作用,从而参与炎症与免疫应答过程。表 14-1 列举出主要的单核-吞噬细胞表面标志分子,检测和鉴定这些抗原分子可采用相应的抗表面分子的特异性单克隆抗体(MAb),将各种 MAb 直接标记上不同的荧光素(直接法),或将第二抗体标记荧光素(间接法),用流式细胞术进行检测。

表 14-1　膜表面标志的细胞分布情况

表面标志	细胞类型
CD11b	粒细胞,巨噬细胞
CD16	NK 细胞,粒细胞,巨噬细胞
CD32	粒细胞,B 细胞,单核细胞,血小板
CD64	单核细胞,巨噬细胞
CD13	单核细胞,巨噬细胞,粒细胞
HLA-DR	B 细胞,单核细胞,巨噬细胞,激活的 T 细胞,造血干细胞前体
CD14	单核细胞,巨噬细胞,粒细胞
CD45	白细胞共同抗原

2.材料

（1）PBMC：从肝素抗凝外周血或骨髓中提取。

（2）PBS/肝素：含 0.1％(v/v)肝素的 PBS。

（3）封闭剂 3 g/L 正常小鼠 IgG。

（4）荧光素标记的 MAb。

（5）一叠氮化乙锭（Ethidium monoazide，EMA）溶液 5 μg/mL：EMA 溶于 PBS，每管 100 μL 分装，于 20 ℃ 避光保存，使用前立即溶解并置于冰上，注意避光。

（6）8.3 g/L 氯化铵溶解缓冲液（ACK）现用现配，置室温于 12 h 内使用。

（7）2％甲醛：用 PBS 将 10％超纯甲醛稀释至 2％，于 4 ℃ 避光可保存 1 月。

（8）12 mm×75 mm 试管。

（9）15 mL conical 管。

（10）流式细胞术所用试剂和 FACScan analysis 软件。

3.操作步骤

（1）按表 14-2 所示在 12 mm×75 mm 试管上标记号码 1～7。

表 14-2　三色流式细胞术分组

试管号					
1	2	3	4	5	6
αCD45F	αCD16F	αCD33F	αCD11BF	IgG1F	—
αCD14PE	αCD32PE	αCD13PE	αCD13PF	IgG2bPE	—
αHL$_A$－DRTCC	αCD64TC	αHL$_A$－DRTC	αCD33TC	IgG2aTC	—

（2）若标本为肝素抗凝全血或骨髓，将约 10 mL 全血或 1～3 mL 骨髓置于 15 mL conical 管中，4 ℃，3 200 r/min 离心 3 min，每管加 10 mL PBS/肝素，颠倒混匀 2 次，离心 3 min，15 mL PBS 洗涤细胞，用适量 PBS 悬浮细胞，调整细胞浓度至 2×10^7/mL。若标本为 PBMC 或单核-巨噬细胞，用 PBS 调整细胞浓度至 2×10^7/mL。

（3）取 50 μL 细胞悬液加入步骤 1 中各管。

（4）每管加 3 g/L 正常小鼠 IgG 4 μL，冰浴 10 min。

（5）在 1～5 号试管内加入适当浓度的 MAbs，将 1 管至 6 管置冰浴 15 min。5 号管为 Ig 对照管；6 号管为仅含细胞悬液无抗体的细胞自身荧光素对照；7 号 EMA 管仅含 EMA 和细胞，以判断细胞存活率。

（6）将 5 μL 的 EMA 溶液加入 7 号管，混匀，置于距离低强度白光灯源（40 W 台灯）18 cm 处，室温10分钟。EMA 仅能进入死细胞，白光导致 EMA 非可逆性吸附于核酸，通过 650 nm 波长可以检测 EMA 发射光强度。

（7）若细胞悬液中含红细胞（RBC），每管中加 3 mL 的 ACK 溶解液，封口膜封闭试管口，颠倒混匀 1～2 次，室温静置 3 min。若细胞悬液中不含 RBC，每管中加 3 mL PBS。

（8）3 200 r/min，4 ℃，离心 3 min。

（9）快速弃上清液，轻弹管底以分散细胞。

（10）3 mL 的 PBS 洗细胞一次。

（11）分析活细胞时，用 200 μL 的 PBS 重悬细胞，于 4 ℃ 避光保存，在 4 h 内检测。分析固定样本时,加 100 μL 的 2%甲醛,混匀,于 4 ℃避光保存,在 1 h 内检测。

(12)样本上流式细胞仪检测。

(二)吞噬功能

1.原理

巨噬细胞具有较强的吞噬功能,常用细菌或细胞性抗原如鸡红细胞作为被吞噬颗粒。将单核-巨噬细胞与细菌混匀使两者充分接触。通过洗涤或洗涤加蔗糖密度梯度离心除去胞外细菌。巨噬细菌的细胞数可通过染色在显微镜下观察。

2.材料

(1)平衡盐溶液(BSS)。贮存液Ⅰ(10×):葡萄糖 10 g 或 11 g 葡萄糖·H_2O,0.6 g 的 KH_2PO_4,3.58 g的 $Na_2HPO_4 \cdot 7H_2O$ 或 1.85 g 的 Na_2HPO_4,50 g/L 酚红 20 mL,补 H_2O 至1 L;分装每瓶500 mL,4 ℃储存(约 6 个月保持稳定)。贮存液Ⅱ(10×):1.86 g 的 $CaCl_2 \cdot 2H_2O$,4 g 的 KCl,80 g 的 NaCl,2 g 的 $MgCl_2 \cdot 6H_2O$ 或 1.04 g 的无水 $MgCl_2$,2 g 的 $MgSO_4 \cdot 7H_2O$,补 H_2O 至 1 L,分装每瓶500 mL,4 ℃储存(约 6 个月保持稳定)。

应用液(1×BSS):1 份贮存液Ⅰ+8 份双蒸水+1 份贮存液Ⅱ(必须注意,先稀释 1 份贮存液后再加另 1 份贮存液,这样可以避免出现沉淀)。滤膜过滤除菌,只要溶液 pH(颜色)不发生改变和不发生污染,于 4 ℃可保存 1 个月。室温下溶液 pH 约为 7.0,电导率约为 16.0。

(2)单核-巨噬细胞:体外培养的巨噬细胞系,小鼠腹腔巨噬细胞或人 PBMC。

(3)培养过夜的产单核细胞李斯特菌菌液,活菌或热灭活菌。

(4)新鲜的或新鲜冻融的正常血清,置于冰上。正常血清获自富含补体 C3 的同种个体血液,血液采集后立即置于冰上,1 h 后血液凝固,1 500 r/min,4 ℃离心 25 min,收集血清,分装成每支 0.5 mL,于 80 ℃保存。每批次血清必须检测其辅助细胞吞噬和杀伤的能力。一旦血清解冻,就不能复冻和反复使用。

(5)300 g/L 蔗糖-PBS 溶液无菌过滤,于 4 ℃可保存数月。

(6)含 5%FCS 的 PBS。

(7)细胞染液。

(8)显微镜载玻片和盖玻片。

(9)10 mm×75 mm 试管。

(10)摇床。

(11)细胞甩片机。

3.操作步骤

(1)用 PBS 洗涤单核-巨噬细胞样本,4 ℃,1 000 r/min,离心 2 min,弃上清液,重复洗涤,细胞重悬于 BSS 至终浓度为 $2.5×10^7$/mL。

(2)取 0.1 mL 巨噬细胞悬液($2.5×10^6$细胞)至 10 mm×75 mm 试管中。

(3)用 BSS 将产单核细胞李斯特菌培养物进行 1:10 稀释。

(4)取 0.1 mL 菌液($2.5×10^7$细菌)至 10 mm ×75 mm 试管中。

(5)加 50 μL 新鲜的正常血清,补 BSS 至 1 mL。

(6)将试管置于 37 ℃摇床以约 8 r/min 的速度颠倒振摇 20~30 min。振摇时间不要超过 30 min,以免过多细菌被吞噬杀灭,死菌被降解后吞噬细胞吞噬现象不易被检出。

(7)将试管于 1 000 r/min,4 ℃,离心 8 min,弃上清液,加 2 倍体积冰冷 BSS,轻轻悬浮细胞,洗细胞2次以彻底除去残留的胞外细菌。用冰冷 PBS/5％FCS 悬浮细胞至所需浓度。如需更严格地祛除胞外细菌,可采取以下步骤:用 BSS 洗细胞3次,将细胞重悬于1 mL 冰冷 BSS 中,叠加于 300 g/L 蔗糖溶液1 mL 之上,1 000 r/min,4 ℃,离心 8 min,细胞沉于管底,小心弃去 BSS 和蔗糖溶液(含胞外细菌),用冰冷 PBS/5％FCS 重悬细胞至所需浓度(通常用 2 mL 溶液将细胞配成 10^6/mL 的浓度)。

(8)用细胞甩片机以 650 r/min 室温旋转 5 min 将 0.1 mL 细胞($1×10^5$/mL)离心至载玻片上。

(9)用染液染片。

(10)在油镜下检测吞噬功能,计数≥200 个细胞,求出每个巨噬细胞吞噬细菌的细胞个数。用下列公式计算吞噬数量。

吞噬指数＝(吞噬1个以上细菌的巨噬细胞百分数)×(每个阳性细胞吞噬的细菌平均数)

(三)杀菌功能

1.原理

吞噬细胞在趋化因子作用下定向移至病原体周围后,借助调理素通过胞饮作用将病原体吞噬,形成噬粒体,噬粒体与吞噬细胞内溶酶体融合,溶酶体释放多种蛋白水解酶,通过胞内氧化作用将病原体杀灭。实验时将吞噬细胞和细菌混合,计算吞噬作用发生后在杀菌作用出现前巨噬细胞内的活细菌数,以及吞噬细菌一段时间(90～120 min)后,细胞内残留的活菌数。如果后者在 TSA 平板上生长的菌落数明显少于前者菌落数,则提示巨噬细胞有杀菌活性。

2.材料

(1)处于对数生长期的活的细菌培养物(Listeriamonocy-togenes,Ecoli 或 Staphylococcussp):将冷冻保存的菌株接种至适宜的液体培养基,培养过夜。

(2)平衡盐溶液(BSS)。

(3)单核-巨噬细胞:体外培养的巨噬细胞系,小鼠腹腔巨噬细胞或人 PBMC。

(4)新鲜的或新鲜冻融的正常血清,置于冰上。

(5)含 5％正常血清的 BSS。

(6)胰蛋白酶大豆琼脂(tryptic soy agar,TSA)平板:于 4 ℃保存,使用前预温至 37 ℃。

(7)带螺旋盖的 2.0 mL 聚苯乙烯管。

(8)带闭合盖(snap-top)的 10 mm×75 mm 聚苯乙烯管。

(9)摇床。

(10)带螺旋盖的 13 mm×100 mm 派瑞克斯玻璃管,灭菌。

3.操作步骤

(1)将过夜培养的 Listeria 菌震荡粉碎,用 BSS 做 1∶300 稀释,在 10 mm×75 mm 聚苯乙烯管或2.0 mL 聚苯乙烯管中混合下列成分:$2.5×10^6$/mL 巨噬细胞,0.3 mL 震荡粉碎的过夜培养菌($2.5×10^6$ 个细菌),50 μL 冷正常血清,用 BSS 调至 1 mL。

(2)上述试管置于 37 ℃摇床中以 8 r/min 的速度颠倒振摇 15～20 min,用常规洗法或蔗糖离心法洗去胞外细菌,细胞重悬于 1 mL 含 5％血清的 BSS 中。

(3)准备 4 根派瑞克斯玻璃管,每管加 0.9 mL 灭菌水,第 1 管内加 0.1 mL 去胞外细菌的细胞悬液,依次做 1∶10 稀释至第 4 管,每管稀释时充分混匀。

(4)短暂震荡后取 0.1 mL 铺在预温至 37 ℃的 TSA 平板上,每管做复板。该组板为 0 点对照板,提示吞噬作用发生后在杀菌前巨噬细胞内的活细菌数。

(5)将未稀释的步骤 2 制备的细胞管盖紧盖子并封膜,置 37 ℃孵育(振摇或静置)90～120 分钟。

(6)将试管置于冰上以阻止细菌生长,按步骤 4 制备稀释管和平板。

(7)当平板上的样品被吸收入琼脂,将平板倒扣于 37 ℃培养 24～48 h。计数平板上生长的菌落数目,并与 0 点对照板上菌落数目比较,如果 90～120 min 孵育后的平板菌落数明显少于 0 点对照板上菌落数,则提示巨噬细胞有杀菌活性。

(四)MTT 比色法

1.原理

将巨噬细胞和细菌在微孔板中混合,洗涤除去细胞外细菌,用 MTT 比色法检测巨噬细胞和细菌作用前后的活菌数量。细菌脱氢酶可催化黄色的 3-(4,5-二甲基-2-噻唑)-2,5-二苯基溴化四唑[3-(4,5-dimethylthiazol-2-yl)-2,5-dipheny-ltetrazolium bromide,MTT]生成紫色的不溶性产物甲臜,溶于有机溶剂(二甲基亚砜,异丙醇等)后可通过检测 570 nm 吸光度值并参照标准曲线求得生成产物的含量。

2.材料

(1)RPMI-5 含 5% 自体正常血清,不含酚红的 RPMI 1640。

(2)50 g/L 皂苷(saponin)滤膜过滤除菌,室温可保存 3～6 个月。

(3)29.5 g/L 胰蛋白胨磷酸盐肉汤高压灭菌,每支 5 mL 分装在带螺旋盖试管中,4 ℃可保存 1 年。

(4)5 mg/mL 的 MTT/PBS 溶液:滤膜过滤除菌,于 4 ℃避光可保存 3～6 个月。

(5)1 mol/L 的 HCl。

(6)产单核细胞李斯特菌悬液。

毒力李斯特菌菌株来自 ATCC(菌株 15313),也可用来自患者的分离毒力株。将细菌接种于胰蛋白胨磷酸盐肉汤(tryptose phosphate broth),将菌液在 37 ℃水浴中振摇至对数生长期(4～6 h),取 0.5 mL 菌液加至 10 mm×75 mm 聚苯乙烯管,密封后保存于80 ℃。用前将冻存菌溶解,取 30 μL 接种于 5 mL 液体培养基,培养过夜至对数生长晚期(细菌量达每 1 mL 有 $2×10^9$ 活菌)。若希望细菌达对数生长早期,则取 1 mL 培养物加至新鲜培养基,在 37 ℃水浴中振摇 4～6 h 至对数生长期。

热灭活菌的制备:将对数生长期中的细菌于 70 ℃水浴中加热 60 min,2 000 r/min,4 ℃离心 20 min,弃上清液,沉淀重悬于 10 mL PBS,洗涤后重悬于 PBS 至每毫升终浓度为10^{10}细菌。

(7)96 孔平底微孔反应板。

(8)CO_2培养箱。

(9)酶联检测仪。

3.操作步骤

(1)1 000 r/min,4 ℃,离心 10 min 收集巨噬细胞,RPMI-5 重悬细胞至 10^6/mL。

(2)取 100 μL 细胞悬液(10^5个巨噬细胞)加至反应板微孔,每份标本做 4 孔,准备 2 块反应板做平行实验,一块为 T-0 板,每份标本做 2 孔;另一块为 T-90 板,每份标本做 2 孔。每孔加 10 μL 菌液(用 BSS 配成 10^7/mL),将反应板置 37 ℃,10% 的 CO_2 培养箱 20 min,促进吞噬。细菌:细胞之比大约为 1:1。

（3）反应板于 1 000 r/min,4 ℃离心 5 min,小心弃去上清液（除去细胞外细菌）,保留细胞成分。

（4）标本孔及 4 个空白孔中加入 RPMI-5,100 μL/孔,反应板于 1 000 r/min,4 ℃离心10 min。

（5）T-0 板孔中加 20 μL 皂苷,室温反应 1 min,溶解细胞释放细菌,每孔加 100 μL 胰蛋白胨磷酸盐肉汤,于 4 ℃保存反应板。

（6）T-90 板置 37 ℃、10％的 CO_2 培养箱 90 min,进行杀菌反应或促进细菌生长,90 min 后移出反应板,重复步骤5。

（7）将 T-0 和 T-90 板置 37 ℃、10％的 CO_2 培养箱孵育 4 h,促使存活的细菌生长。

（8）加 5 mg/mL 的 MTT/PBS 溶液 15 μL,37 ℃、10％的 CO_2 培养箱孵育 20 min,每孔加 1 mol/L的 HCl 10 μL 终止反应,在酶联仪上测定 570 nm 吸光度值。

（9）建立标准曲线　用已知含量的细菌与 MTT 反应,在微孔板中测定相应孔的吸光度值。通过标准曲线将 T-0 板和 T-90 板孔中的吸光度值换算成细菌数量（cfu）。90 min 板细菌数量比 0 点板有明显降低者（≥0.2logs）,说明产生了杀菌效果。

二、T 淋巴细胞功能测定

（一）接触性超敏反应

1.原理

接触性超敏反应试验是一种简单可靠的检测体内细胞免疫功能的方法。将小鼠腹部皮肤接触有机或无机半抗原分子,皮肤表面抗原提呈细胞:朗格汉斯细胞受半抗原化学修饰后迁移至外周局部淋巴结。若小鼠第二次接触该半抗原,半抗原与朗格汉斯细胞的 MHC Ⅱ类分子结合,刺激组织中 T 淋巴细胞活化并分泌多种细胞因子,导致局部组织的炎症反应。

2.材料

（1）6～12 周无病原雌性小鼠。

（2）70 g/L 2,4,6-三硝基氯苯（TNCB）:溶于 4：1（V/V）丙酮/橄榄油。

（3）10 g/L 的 TNCB:溶于 9：1（V/V）丙酮/橄榄油。

（4）厚度刻度测量仪:可测范围 0.01～12.5 mm。

（三）操作步骤

（1）小鼠腹部皮肤除毛。

（2）于小鼠腹部皮肤滴加 70 g/L 的 TNCB 溶液 100 μL 致敏。

（3）固定小鼠 3～5 s,使表面溶剂挥发。

（4）6 d 后测量小鼠右耳耳郭厚度基数。

（5）测量后,立即在右耳两侧表面滴加 10 g/L 的 TNCB 10 μL（共 20 μL）进行攻击。未致敏小鼠右耳在测定耳郭厚度基数后两侧表面也滴加 TNCB 作为对照,以排除化学刺激造成的耳郭非特异性水肿。

（6）24 h 后测量实验组和对照组小鼠右耳耳郭厚度。

（7）计算耳郭厚度变化（ΔT）:ΔT＝攻击后 24 h 耳郭厚度×耳郭厚度基数。

(二)移植物抗宿主反应

1.原理

移植物抗宿主反应(GVHD)是将具有免疫功能的供体细胞移植给不成熟、免疫抑制或免疫耐受的个体,因此,供体细胞识别宿主(受体)并对宿主(受体)抗原发生反应,而宿主不对供体细胞发生反应。在 GVHD 中,供体的淋巴细胞通过 T 细胞受体(TCR)与宿主的"异体"抗原相互作用而活化,释放淋巴因子,引起 T 细胞活化,脾大,甚至机体死亡等多种效应。

2.材料

(1)供体动物:遗传背景明确的纯系小鼠或大鼠。

(2)受体动物:同种异体新生鼠,同种异体照射鼠,或 F1 杂交鼠。

3.操作步骤

(1)在供体细胞移植前 2～6 h 照射受体动物。有必要做预实验确定合适的放射剂量。

(2)处死供体鼠,分离鼠脾脏、淋巴结和/或股骨及胫骨骨髓细胞。

(3)制备脾脏、淋巴结和骨髓细胞单个细胞悬液。调整细胞浓度至每毫升 $5 \times 10^5 \sim 1 \times 10^8$ 细胞。选择合适的细胞浓度。

(4)往成年受体鼠尾静脉中注射 0.5～1.0 mL 供体细胞,新生鼠腹腔注射 0.05～0.1 mL 供体细胞。当细胞浓度较高时,为防止形成栓塞,在注射细胞前 10～20 min,在鼠腹腔注射 0.05 mL 50 USP 单位肝素。

(5)GVHD 检测:受体动物为非照射同种异体新生鼠时,以脾增大指标来判断新生鼠腹腔注射供体淋巴细胞后的 GVHD 反应。注射后 10～12 d 处死小鼠,称体质量,取出脾并称重。按下式计算脾指数。

$$脾指数＝(实验组脾重/体质量的均值)/(对照组脾重/体质量的均值)$$

脾指数≥1.3 说明存在 GVHD。

若受体动物为照射同种异体鼠或 F1 鼠,每天记录注射细胞后的动物死亡情况。以动物存活数对实验天数作图,比较实验组和对照组的平均存活时间。

(三)T 细胞增殖功能

1.有丝分裂原诱导的 PBMC 增殖

(1)原理:此法用于测定 PBMC 受到不同浓度的有丝分裂原植物血凝素(PHA)刺激后发生的增殖反应。PHA 主要刺激 T 细胞的增殖。也可使用其他可以和 T 细胞抗原受体和其他表面结构相结合的多克隆刺激物(表 14-3)。

表 14-3　淋巴细胞增殖的活化信号

细胞类型	活化靶物质	激活剂
T 细胞	TCR	特异性抗原
	TCR-α,TCR-β	Anti-TCR MAb
		Anti-CD3
		PHA
	CD2	Anti-CD2 化合物
		PHA
	CD28	Anti-CD28 MAb

细胞类型	活化靶物质	激活剂
B 细胞	SmIg	Anti-IgM
		SAC
	CD20	CD20 MAb
	CR2 病毒受体	EBV
	BCGF 受体	BCGF
B 和 T 细胞	离子通道	A23187 离子载体
		离子霉素 ionomycin
	蛋白激酶 C	佛波醇酯
	CD25(IL-2Rβ 链)	IL-2
	IL-4 受体	IL-4

注:BCGF:B 细胞生长因子;EBV:EB 病毒;Ig:免疫球蛋白;IL:白细胞介素;MAb:单克隆抗体;PHA:植物血凝素;SAC:金黄色葡萄球菌 Cowan I ;TCR:T 细胞抗原受体。

(2)材料 PBMC 悬液:完全 RPMI-1 640 培养液。含 100 μg/mL 的 PHA 的完全RPMI-1 640 培养液(分装保存于 20 ℃)。带盖的 96 孔圆底细胞培养板。

(3)操作步骤:①用完全 RPMI-1 640 培养液调 PBMC 数至 1×10^6/mL。②将细胞悬液混匀后加入 96 孔板中,每孔 100 μL(1×10^5/孔);每实验组设 3 复孔,另设不加有丝分裂原的对照孔作为本底对照。③将 100 μg/mL 的 PHA 溶液作 1:10、1:20、1:40 稀释,1~3 列加 100 μL 完全RPMI-1 640培养液(本底对照);4~6 列加 1:40 的 PHA 100 μL(最终浓度2.5 μg/mL);7~9 列加 1:20 的 PHA 100 μL(最终浓度 5 μg/mL),10~12 列加 1:10 的 PHA 100 μL(最终浓度 10 μg/mL)。④37 ℃,5%CO$_2$温箱中孵育 3 d;结束培养前 6~18 h 每孔加入 0.5~1.0 μCi[^{3}H]胸腺嘧啶。⑤用自动细胞收集器收集细胞,溶解细胞,将 DNA 转移至滤纸上,冲洗除去未掺入的[^{3}H]胸腺嘧啶;用无水乙醇洗涤滤纸使其干燥,将滤纸移入闪烁管内。⑥在闪烁仪上计算每孔 cpm 值。

2.一步法混合淋巴细胞反应

(1)原理:反应性 T 细胞受到刺激细胞(同种异体淋巴细胞)表面主要组织相容性复合体(MHC)抗原的刺激发生增殖反应。刺激细胞本身的增殖反应可通过放射线照射或经丝裂霉素C 处理而被抑制。本法常用于鉴定组织相容性。

(2)材料:含 10% 人 AB 型血清的完全 RPMI 培养液(RPMI-10AB),56 ℃加热灭活 1 h。反应细胞:脾、淋巴结、胸腺的淋巴细胞或纯化的 T 细胞、T 细胞亚群。同种异体刺激细胞悬液(PMBC)。自体刺激细胞悬液(PMBC)。0.5 mg/mL 丝裂霉素 C,溶于完全 RPMI-10AB(避光保存)。

(3)操作步骤具体如下:①用完全 RPMI-10AB 调整 PBMC 浓度至 1×10^6/mL。②用丝裂霉素 C 或照射处理同种异体刺激细胞和自体刺激细胞(用于对照)以抑制其增殖反应;加入0.5 mg/mL丝裂霉素 C 使终浓度为 25 μg/mL,在 37 ℃,5%CO$_2$温箱中避光孵育 30 min,用完全RPMI-10AB洗细胞 3 次以上,用于除去剩余的丝裂霉素 C;或者将细胞置于照射仪中用2 000 拉德(rad)照射;调整细胞浓度至 1×10^6/mL。③每孔加入反应细胞 100 μL,设 3 复孔。

④在相应孔内加入 100 μL 经照射或丝裂霉素 C 处理的同种异体或自体刺激细胞。空白对照孔加 100 μL 完全 RPMI-10AB。⑤在 37 ℃,5% CO_2 温箱中孵育 5～7 d。⑥加入[^{3}H]胸腺嘧啶,继续培养 18 h,收获细胞并计算每孔 cpm 值。

3.自体混合淋巴细胞反应

(1)原理:自体混合淋巴细胞反应的原理和操作步骤基本同上。但需将刺激细胞换成自体非 T 细胞,含 10% 的人 AB 血清的完全 RPMI 培养液(RPMI-10AB)换成含 10% 同源血清的完全 RPMI 培养液。

(2)材料:反应细胞悬液(自体 T 细胞)。含 10% 自体血清的完全 RPMI 1640 培养液,56 ℃ 加热灭活 1 h。刺激细胞悬液(自体非 T 细胞)。自体 PBMC 悬液。

(3)操作步骤:①用含 10% 自体血清的完全 RPMI 培养液将反应细胞调整浓度为 $1×10^6$/mL。②用 2 000 拉德照射非 T 刺激细胞和自体 PBMC(用于对照)或用丝裂霉素 C 处理(方法同一步法)。用含 10% 自体血清的完全 RPMI 1640 培养液清洗细胞。重新调整浓度为 $1×10^6$/mL。③每孔加入反应细胞 100 μL,设 3 复孔。④在相应孔内加入经照射或经丝裂霉素 C 处理的刺激细胞 100 μL。空白对照孔加 100 μL 含 10% 自体血清的完全 RPMI 1640 培养液。⑤在 37 ℃,5% CO_2 温箱中孵育 7 d。⑥加入[^{3}H]胸腺嘧啶,继续培养 18 h,收获细胞并计算每孔 cpm 值。

4.抗原诱导的 T 细胞增殖

(1)原理:本法用于测定 T 细胞对特异性抗原(如破伤风类毒素)刺激的增殖反应,也可用于测定 T 细胞对任何蛋白质或多糖抗原的增殖反应。

(2)材料:T 细胞悬液、自体抗原提呈细胞悬液(非 T 细胞)、破伤风类毒素溶液。

(3)操作步骤:①用完全 RPMI-10AB 调整 T 细胞浓度至 $1×10^6$/mL;②丝裂霉素 C 处理抗原提呈细胞(或用 2 500 拉德照射)(同一步法),调整抗原提呈细胞浓度至 $2×10^5$/mL;③每孔加 T 细胞悬液 100 μL 和抗原提呈细胞悬液 50 μL,混匀;④加破伤风类毒素溶液 50 μL 使其终浓度分别为 0、1、5、10 和 20 μg/mL,每种浓度准备 3 复孔;⑤在 37 ℃,5% CO_2 温箱中孵育 6 d;⑥加入[^{3}H]胸腺嘧啶,继续培养 18 h,收获细胞并计算每孔 cpm 值。

(四)人 T 淋巴细胞细胞毒功能的检测

细胞毒性 T 细胞(CTL)通过识别细胞表面抗原杀伤靶细胞,主要由 CD8$^+$ 细胞组成,也包括少数具有 CTL 作用的 CD4$^+$ CTL。CTL 具有杀伤细胞内微生物(病毒、胞内寄生菌等)感染靶细胞、肿瘤细胞等的效应,在抗肿瘤、抗病毒及抗移植物等免疫反应中发挥重要作用。淋巴细胞介导的细胞毒性(lymphocyte mediated cytotoxicity,LMC)是细胞毒性 T 细胞(CTL)的特性,它是评价机体细胞免疫功能的一种常用指标,特别是测定肿瘤患者 CTL 杀伤肿瘤细胞的能力,常作为判断预后和观察疗效的指标之一。T 细胞前体在辅佐细胞和 Th 细胞产物(IL-2)的存在下,经特异性抗原刺激产生 CTL。选用适当的靶细胞,常用可传代的已建株的人肿瘤细胞如人肝癌、食管癌、胃癌等细胞株,经培养后制成单个细胞悬液,按一定比例与受检的淋巴细胞混合,共育一定时间,观察肿瘤细胞被杀伤情况,一般采用 ^{51}Cr 释放法。肿瘤细胞首先被 ^{51}Cr 短暂标记,洗后与效应 CTL 混合后共同培养,数分钟至数小时后,靶细胞开始裂解,胞浆内 ^{51}Cr 标记的蛋白释放出来,计算被杀伤靶细胞释放入培养上清液的 ^{51}Cr,通过与对照组 ^{51}Cr 的释放比较,来判断 T 细胞的细胞毒活性。

1.抗 CD3 介导的细胞毒性实验(^{51}Cr 释放试验)

(1)原理:人类 T 淋巴细胞细胞毒功能的体外检测可以通过使用抗 CD3 抗体或特异性抗原刺激前 CTL 向效应 CTL 分化来完成。以下以抗 CD3 介导的细胞毒性实验为主,介绍人 T 淋巴细胞细胞毒功能的体外检测方法。前 CTL 在抗 CD3 抗体或分泌抗 CD3 抗体的杂交瘤细胞刺激诱导下产生 CTL 活性。抗 CD3 抗体与 T 效应细胞群和带有 Fc 受体的 ^{51}Cr 标记的靶细胞共育;或者 T 效应细胞群直接与 ^{51}Cr 标记的膜表面表达抗 CD3 抗体的杂交瘤细胞(OKT3)共育,抗 CD3 抗体与 T 效应细胞上 TCR 复合体结合,并通过 Fc 受体与靶细胞结合,从而导致 ^{51}Cr 标记的靶细胞溶解;^{51}Cr 标记的 OKT3 则直接通过膜表面表达抗 CD3 抗体与 TCR 复合体结合,充当靶细胞和刺激原的双重作用。CTL 的溶细胞活性可通过检测由靶细胞释放入培养上清液中的 ^{51}Cr 来获得。

(2)材料。①靶细胞:EB 病毒转化的 B 淋巴母细胞样细胞。②T 效应细胞群:T 效应细胞通常来自 PBMC、T 细胞或 T 细胞亚群;由于 PBMC 中含有 NK 细胞,可能引起非抗 CD3 介导(非 T 细胞)的靶细胞溶解,所以通常采用 T 细胞或 T 细胞亚群作为 T 效应细胞;如果用 PBMC,则必须设立无抗 CD3 抗体刺激的对照组。③1 mCi/mL 的 $Na_2[^{51}Cr]O_4$(^{51}Cr ≥300 mCi/mg)。④完全 RPMI-5 培养基。⑤抗 CD3 抗体或分泌抗 CD3 抗体的杂交瘤细胞(OKT3)。⑥2%(v/v)TritonX-100。⑦24 孔平底细胞培养板。⑧含有 H-1 000 B 型转子的 Sorvall 离心机。⑨台盼蓝拒染法所需的试剂和仪器。

(3)操作步骤具体如下。①用 100 μCi^{51}Cr 对 EB 病毒转化的 B 淋巴母细胞或 OKT3 杂交瘤细胞(当 OKT3 杂交瘤细胞同时作为刺激原时)进行放射标记;方法如下:吸取 5×10^5 个 B 细胞到含 1.9 mL 完全 RPMI-5 培养基的 24 孔板孔中,每孔加入 0.1 mL^{51}Cr,37 ℃,5% CO_2 温箱中孵育 18~24 h。②收集放射标记的 B 细胞,用 10 mL 完全 PRMI-5 于室温下洗涤。③用台盼蓝拒染法计数活细胞;用完全 RPMI-5 调节细胞浓度至每 50 μL 含 5×10^3 个细胞(1×10^5/mL)。④用完全 RPMI-5 将效应 T 细胞作倍比稀释,初始浓度为 1×10^5/100 μL,至少稀释 4 个浓度。达到 20∶1 的效/靶比。⑤用完全 RPMI-5 稀释抗 CD3 抗体,从 4 μg/mL 开始,至少准备 5 个 4 倍稀释的浓度。⑥将效应细胞、靶细胞和抗 CD3 抗体加入 96 孔反应板微孔,做 3 个复孔,具体操作如下:每孔依次加入放射标记的靶细胞 50 μL、不同稀释度的抗 CD3 抗体 50 μL、不同浓度的效应细胞 100 μL;当用 OKT3 杂交瘤细胞时,每孔加 OKT3 细胞 100 μL(5×10^3/孔)和效应 T 细胞 100 μL;同时设立仅有靶细胞(无抗体和效应细胞)的对照孔(自发释放量);在另一块 96 微孔板中,设立仅含 5×10^3 放射性靶细胞和 150 μL 的 2% TritonX-100 的对照孔(最大释放量);除此之外,还应设立靶细胞和效应细胞(无抗体)的孔测量 NK 细胞的活性。⑦将反应板于 100 r/min 离心 2 min,置 37 ℃,5% CO_2 孵育 4 h。⑧将反应板于 800 r/min 离心 5 min,从每孔吸出 100 μL 上清液,用 γ 计数器计算每个上清液样本的 cpm 值。⑨依下列公式计算结果:特异性溶解率=100×(实验组 ^{51}Cr 释放量−^{51}Cr 自发释放量)/(^{51}Cr 最大释放量−^{51}Cr 自发释放量),其中自发释放量=对照孔 cpm,实验组释放量=实验孔 cpm,最大释放量=含 Triton 孔 cpm,其中自发释放量应该是≤最大释放量的 25%。

2.钙荧光素释放试验

(1)原理:钙荧光素(Calcein)为钙螯合剂,与钙结合后可发出强烈荧光。钙荧光素释放试验是一种替代 ^{51}Cr 释放试验的非放射性试验。该法用荧光标记物(钙荧光素)代替 ^{51}Cr 标记靶细胞,将钙荧光素标记靶细胞与效应 T 细胞(CTL)按一定的效/靶比(E/T)混合,孵育一定时间后,CTL 发挥溶解靶细胞活性,通过计算细胞上清液中被释放的钙荧光素量来计算 CTL 活性。计算方法类似于 ^{51}Cr 释放实验。钙荧光素释放试验除用于 CTL,也可用于 NK 细胞和淋巴因子活化的杀伤细胞(LAK)活性的检测。

(2)材料。①HBSSF:含 5％FCS 的无酚红、Ca^{2+} 或 Mg^{2+} 的 Hanks 平衡盐溶液(HBSS)。②1 mg/mL 抗原储存液或传染性病原体(如流感病毒):用于致敏靶细胞。③Calcein-AM(作为分子探针):用 DMSO 配成 2.5 mmol/L。④效应 CTL:特异性靶抗原致敏的 CTL,无关抗原致敏的 CTL 作为对照组。⑤溶解缓冲液:50 mmol/L 硼酸钠/0.1％(v/v)TritonX-100,pH 为 9.0。⑥15 mL 锥形离心管。⑦带 H-1 000 B 转子的 Sorvall 离心机。⑧96 孔圆底微孔反应板。⑨自动荧光检测系统。

(3)操作步骤:①用 HBSSF 配制 EB 病毒转化的 B 淋巴母细胞样细胞的单细胞悬液或培养的肿瘤细胞单细胞悬液,必须安排好实验步骤以保证效应细胞与靶细胞在同一时间准备好,因此,抗原特异性效应 CTL 必须和靶细胞同时制备;另外,在洗涤和标记靶细胞的同时,应进行效应细胞的洗涤和稀释。②用台盼蓝拒染法确定细胞活率,靶细胞活率应＞80％。③将细胞转移至 15 mL 尖底离心管,于室温 1 000 r/min 离心 10 min,弃上清液;用 HBSSF 重悬细胞,再离心一次;弃上清液。④用 HBSSF 重悬细胞,配成浓度为 $1×10^6$/mL;加入 1 mg/mL 抗原储存液时抗原最终浓度为0.000 1～100 μg/mL;置 37 ℃,室内空气(不含 CO_2)中孵育 90 min。⑤洗细胞 2 次,用 HBSSF 重悬细胞使其浓度为 $1×10^6$/mL。⑥加入 10 mL 的 2.5 mmol/L 的 Calcein-AM(使其终浓度为 25 μmol/L),置 37 ℃,室内空气(不含 CO_2)中孵育 30 min。⑦洗细胞 2 次,重悬细胞至 $1.5×10^5$/mL,然后立即进入步骤⑪。⑧准备特异性靶抗原致敏效应 CTL 的单细胞悬液,计算细胞活率,洗涤细胞后用 HBSSF 重悬细胞至浓度为 $1.5×10^6$/mL;用相同方式同时准备好对照组(无关抗原致敏的 CTL)。⑨用 HBSSF 作 3 倍连续稀释待测的和对照的效应细胞(初始浓度为 $1.5×10^6$/mL)。⑩在第⑨步中准备好的每个效应细胞稀释液中吸取100 μL,加入 96 孔反应板孔中,每份做 3 个复孔;同时设立含 100 μL 的 HBSSF 和 100 μL 溶解缓冲液的对照孔,也做 3 个复孔;立即进入步骤⑪。⑪取步骤⑦中的 Calcein-AM 标记靶细胞悬液 100 μL 至步骤⑩中各孔(最终为每孔200 μL),含靶细胞和效应细胞的孔用于测定 CTL 活性,含标记靶细胞和 HBSSF 的孔测定自发性钙释放量,含标记靶细胞和溶解液的孔测定最大钙释放量。⑫反应板于室温 1 000 r/min 离心 30 s,以促进效应细胞和靶细胞的接触,置 37 ℃,室内空气(不含 CO_2)中孵育 2～3 h。此后的所有步骤均可在有菌的条件下进行。⑬反应板于室温 2 000 r/min 离心 5 min,取出各孔全部上清液。⑭加 200 μL 溶解缓冲液至每孔细胞沉淀中,室温下反应 15 min,溶解细胞。⑮用含有 485/20 激发波长和 530/25 发射波长的自动荧光检测系统测定每孔产生的钙荧光强度。⑯计算三孔的平均荧光值,以求出各个浓度效应细胞的溶细胞百分比。

三、B 淋巴细胞功能测定

(一)ELISA 法检测 B 细胞合成多克隆免疫球蛋白

1.原理

B 细胞经多克隆刺激物(表14-4)包括有丝分裂原、抗体、EB 病毒(EBV)或淋巴因子等的诱导,可合成并分泌抗体。

表 14-4　多克隆抗体产生的刺激物

细胞类型	刺激物	应用
PBMC 或 T 细胞＋B 细胞	PWM	T 细胞依赖的 B 细胞激活
由 PWM 刺激后的 PBMC 中分离的 B 细胞	PWM	需要加 IL-2 到 B 细胞;用于确定外源细胞或细胞因子的调节作用
纯 B 细胞或扁桃体 B 细胞	SAC＋IL-2	用于研究细胞的调节作用和无 T 细胞存在时的影响因素
	抗 IgM 抗体＋T 细胞上清液	用于研究无 T 细胞直接接触时加入的外源细胞的作用,或 T 细胞上清液的调节激活作用
PBMC 或 B 细胞	EBV	用于研究 B 细胞产生 Ig 和 EBV 诱导的增殖和分化功能

注:EBV,EB 病毒;PBMC,外周血单个核细胞;PWM,美洲商陆分裂原;SAC,葡萄球菌 CowanI。

　　用 ELISA 法可对细胞培养上清液中 B 细胞合成的免疫球蛋白进行定量检测。由于循环和组织中的 B 细胞存在多种亚型,因此,应根据特定的实验目的来选择培养的淋巴细胞亚类及使用的刺激分子。

　　2.材料

　　(1)PBMC 悬液。

　　(2)完全 RPMI-5 和 RPMI-10 培养液。

　　(3)PWM 溶液:用 RPMI-10 作 1:10 稀释,储存于 20 ℃。

　　(4)第一(捕获)抗体:10 μg/mL 羊抗人 IgM、IgG 或 IgA,溶于包被液中。

　　(5)洗涤液:0.05％(v/v)吐温 20,溶于 PBS。

　　(6)封闭液:50 g/L 的 BSA 溶于洗液中,过滤除菌后贮存于 4 ℃。

　　(7)免疫球蛋白标准液。

　　(8)稀释液:10 g/L 的 BSA 溶于洗液中,过滤除菌后贮存于 4 ℃。

　　(9)第二抗体:亲和纯化的、Fc 特异的、碱性磷酸酶标记羊抗人 IgM,IgG 或 IgA 抗体。

　　(10)1 mg/mL 磷酸硝基苯基二乙酯,溶于底物缓冲液。

　　(11)3 mol/L 的 NaOH。

　　(12)96 孔平底微孔培养板。

　　(13)96 孔 ELISA 板。

　　(14)多孔扫描分光光度计。

　　3.操作步骤

　　(1)有丝分裂原刺激诱导:①用完全 RPMI-5 洗 PBMC,以除去外源性免疫球蛋白。②用完全 RPMI-10 调整细胞数至 5×10^5/mL;每孔加入 0.2 mL 细胞悬液(1×10^5 个细胞);实验均设复孔;设立只加细胞而不加刺激物的对照孔。③加 PWM 溶液刺激细胞。④置 37 ℃,5％的 CO_2 温箱中培养。⑤收集用于分析或 ELIspot 检测的细胞,或悬浮培养的细胞用于 ELISA 分析。

　　(2)ELISA 分析:①加 10 μg/mL 一抗 100 μL 于 96 孔 ELISA 板孔内,37 ℃孵育 2 h(或 4 ℃过夜)。②洗板 5 次。③每孔加封闭液 200 μL,封闭非结合位点;室温孵育 1 h,洗板 5 次。④每孔加 100 μL 免疫球蛋白标准液或细胞培养上清液(用稀释液稀释至合适的浓度),室温下孵育

2 h(或 4 ℃过夜),测定未受刺激的单个核细胞培养液上清液中的免疫球蛋白时,上清液不必稀释;经有丝分裂原刺激培养的上清液,需要 1∶10 或更多倍稀释。⑤洗板 5 次。⑥每孔加入 100 μL 碱性磷酸酶标记的羊抗人 IgM、IgG 或 IgA 抗体(二抗),室温孵育 2 h 或 4 ℃过夜。⑦洗板 5 次,每孔加含 1 mg/mL 磷酸硝基苯基二乙酯的底物缓冲液 100 μL。⑧用多孔扫描分光光度计于 405~410 nm 读吸光度值;根据标准曲线计算免疫球蛋白的含量。

(二)反相溶血空斑试验

1.原理

空斑形成试验是检测抗体形成细胞功能的经典方法。最初是采用溶血空斑形成试验,其原理是用绵羊红细胞(SRBC)免疫小鼠,4 d 后取出脾细胞,加入 SRBC 及补体,混合在融化温热的琼脂凝胶中,浇在平皿内或玻片上,使成一薄层,置 37 ℃温育。由于脾细胞内的抗体生成细胞可释放抗 SRBC 抗体,使其周围的 SRBC 致敏,在补体参与下导致 SRBC 溶血,形成一个肉眼可见的圆形透明溶血区而成为溶血空斑。每一个空斑表示一个抗体形成细胞,空斑大小表示抗体生成细胞产生抗体量的多少。这种直接法所测细胞为 IgM 生成细胞。IgG 生成细胞的检测可用间接检测法,即在小鼠脾细胞和 SRBC 混合时,再加抗鼠 Ig 抗体(如兔抗鼠 Ig),使抗体生成细胞所产生的 IgG 或 IgA 与抗 Ig 抗体结合成复合物,此时能活化补体导致溶血,称间接空斑试验。上述直接和间接溶血空斑形成试验都只能检测抗红细胞抗体的产生细胞,而且需要事先免疫,若要检测由其他抗原诱导的抗体,则需将 SRBC 用该特异性抗原包被,方可检查对该抗原特异的抗体产生细胞。它的应用范围较广,也分直接法和间接法,分别检测 IgM 生成细胞和 IgG 生成细胞。

目前常用 SPA 包被 SRBC 溶血空斑试验检测抗体生成细胞。SPA 能与人及多种哺乳动物 IgG 的 Fc 段结合,利用这一特性,首先将 SPA 包被 SRBC,然后进行溶血空斑测定,可提高敏感度和应用范围。测试系统中加入抗人 Ig 抗体,可与受检 B 细胞产生的 Ig 结合形成复合物,复合物上的 Fc 段可与连接在 SRBC 上的 SPA 结合,同时激活补体,使 SRBC 溶解形成空斑。此法可用于检测人类外周血中的 IgG 产生细胞,与抗体的特异性无关。用抗 IgA、IgG 或 IgM 抗体包被 SRBC,可测定相应免疫球蛋白的产生细胞,这种试验称为反相溶血空斑形成试验,可用于测定药物和手术等因素对体液免疫功能的影响,或评价免疫治疗或免疫重建后机体产生抗体的功能。以下主要介绍 SPA-SRBC 反相溶血空斑试验的操作过程。基本方案分为三个阶段。首先,用 SPA 致敏 SR-BC,制备豚鼠补体和抗 Ig 抗体;其次,待测标本与致敏 SRBC、补体和抗体共同孵育;最后,计数形成的溶血空斑数。

2.材料

(1)1∶2 SRBC/Alsevers 液体。

(2)普通盐溶液。

(3)金黄色葡萄球菌 A 蛋白(SPA)。

(4)氯化铬(CrCl₃)。

(5)平衡盐溶液。

(6)冷磷酸盐缓冲液(PBS)。

(7)补体:溶于稀释液中。

(8)兔抗 Ig 抗体,56 ℃热灭活 30 min。

(9)清洗液:含以下成分的平衡盐溶液。5% FCS(56 ℃热灭活 30 min),25 mmol/L 的

HEPES 缓冲液,5 μg/mL 庆大霉素,使用前 1 h 除去气泡。

(10)固体石蜡。

(11)纯凡士林油。

(12)50 mL 和 15 mL 锥形管。

(13)离心机。

(14)30 ℃水温箱。

(15)4 ℃冰浴箱。

(16)96 孔圆底微孔板。

(17)溶斑容器。

(18)套色拼隔版显微镜或半自动空斑计数器。

3.操作步骤

(1)SPA 致敏 SRBC:①加 1∶2 的 SRBC/Alsevers 液体 200 μL 至 50 mL 离心管中,加入普通盐溶液洗涤 SRBC,室温下于 1 200 r/min 离心 10 min,吸去上清液,用普通盐溶液反复洗涤 3 遍。②将细胞团转移到 15 mL 的离心管中,室温下于 1 800 r/min 离心 10 min;吸去 SRBC 细胞团顶部的棕黄层,保留压紧的 SRBC 细胞团。③将 5 mg 的 SPA 溶于 5 mL 盐溶液中,将 33 mg 的 CrCl$_3$ 置于离心管中,在细胞致敏前加 5 mL 盐溶液溶解,配制后 10 min 以内使用。④将以下物质加至 50 mL 离心管中:普通盐溶液 10.4 mL,CrCl$_3$ 溶液 0.1 mL,SPA 溶液 0.5 mL,洗涤沉淀的 SRBC 1.0 mL,盖好试管盖,轻轻旋转混匀,在 30 ℃水浴箱(严格 30 ℃)中孵育 1 h,在孵育过程中轻旋试管 3 次。⑤试管中加入室温普通盐溶液,1 200 r/min 室温离心 10 min,弃上清液。⑥如上法用普通盐溶液再洗涤一遍,用平衡盐溶液清洗第三遍;收集 SPA 致敏的 SRBC 于 50 mL 的锥形管中,加满平衡盐溶液,4 ℃保存不能超过 1 周。⑦致敏 SRBC 使用前于室温下 1 200 r/min 离心 15 min,弃去上清液;加 1 mL 平衡盐溶液到 2 mL SPA 致敏的 SRBC 中。

(2)准备补体和抗血清:①用冷 PBS 洗 15 mL 羊血 3 次,每次于 4 ℃,1 200 r/min 离心 10 min,弃上清液;第 4 次向管中加入冷 PBS,1 800 r/min,4 ℃离心沉积 SRBC,弃去上清液。②用稀释液稀释补体,置于冰浴。③用 SRBC 吸收补体:将 1 体积的洗涤沉积 SRBC 和 4 体积的豚鼠补体混合以吸附补体,在 4 ℃冰水浴中孵育 2 h。④4 ℃,1 800 r/min 离心 10 min,弃上清液;因补体对热不稳定,操作过程均需在 4 ℃进行;分装 2 mL 储存于 20 ℃。⑤用 SRBC 吸收抗体,将 1 体积的洗涤沉积 SRBC 和 2 体积的热灭活兔抗人 Ig 抗体混合以吸附抗体,在 4 ℃冰水浴中孵育 2 h。⑥离心并分装。⑦确定试验中每批补体和抗血清最佳稀释度,选择产生溶斑数量最多最明显的最大稀释度。⑧准备溶斑试验的细胞悬液:用于溶斑试验的细胞包括培养的单个核细胞/淋巴细胞或来自血液、扁桃体或脾的新鲜细胞。清洗细胞,室温 1 800 r/min 离心 5 min 或 1 200 r/min 离心 10 min,弃上清液,混匀标本,重复清洗 3 次;最后一次清洗后,用适当体积的清洗液重悬细胞,最终体积取决于细胞悬液中分泌 Ig 的细胞数量。

(3)溶斑过程及空斑计数:①将 2 体积固体石蜡和 1 体积凡士林油置于大烧杯中,低温加热使其逐渐融化,混匀。②准备溶斑混合液,将等体积的 SPA 致敏 SRBC、抗血清和补体混合于离心管中,盖紧试管盖轻轻混匀。③吸溶斑混合液到微孔板孔内,每孔 75 μL。④取 125 μL 待测细胞悬液至含有 75 μL 溶斑混合液的微孔内,避免气泡产生,用吸管混合 5~6 次,将混合物吸入吸样管尖端,将尖端靠近打开的溶斑容器,将混合液加入容器中直到加满为止;每孔大约可盛 50 μL;每个标本做复孔。⑤用装有温热的蜡-凡士林油混合物的巴斯德玻璃管密封溶斑容器。

⑥叠放溶斑容器;将 96 孔板盖上盖板以防止水蒸气落入,37 ℃孵育 3～5 h。⑦使用套色拼隔版显微镜(10×放大倍数)或半自动空斑计数器计数全部溶斑数。⑧计算溶斑总数,求得初始检测标本和加入溶斑容器中标本的体积比,用这一系数乘以容器中的溶斑数量。例如,要确定在 1 mL 初始标本中分泌 Ig 细胞的总数,假设每一个溶斑容器约盛有 30 μL 来自初始的 1 mL 的培养物,即 3%,因此,在 1 mL 培养物中分泌 Ig 细胞的总数相当于将每个容器中溶斑的数量乘以系数 33.3。

(三)ELIspot 实验

1.原理

酶联免疫斑点法(ELIspot)试验可用于检测生成特异性抗体的 B 细胞和生成特异性细胞因子的 T 细胞。检测生成特异性抗体的 B 细胞时,首先将特异性抗原包被固相微孔反应板,然后加入待测的抗体生成细胞,若该细胞分泌针对固相抗原的抗体,即可与固相抗原结合,再用酶标二抗和显色剂对相应抗体进行检测。在低倍镜下计数每孔中显色的酶点数,即抗体生成细胞数。该法也可用于检测特异性细胞因子生成 T 细胞。此外,ELIspot 双色分析可同时测定两种不同抗原刺激分泌的抗体并且为单个细胞分泌的抗体分子的定量提供可能性。本法可以用于测定组织中的单个抗体分泌细胞。

ELIspot 分析包括三个阶段:抗原包被固相支持物;孵育抗体分泌细胞;在抗体分泌细胞处测定抗原抗体复合物的形成。

2.材料

(1)包被抗原,溶于包被缓冲液。

(2)PBS。

(3)含 5%FCS(56 ℃,热灭活 30 min)的 PBS 或含 10 g/L BSA 的 PBS,即配即用。

(4)待测细胞,如 PBMC 或脾细胞。

(5)完全 IMDM-5 培养基。

(6)吐温/PBS:含 0.05%吐温 20 的 PBS。

(7)含 10 g/L BSA 的 PBS(BSA/PBS)。

(8)酶标记抗体。

(9)琼脂糖凝胶。琼脂糖/蒸馏水:12 mg 琼脂糖溶于 1 mL 水,于 46 ℃水浴融化并保存。琼脂糖/PBS:在微波炉中完全融化琼脂糖,加 PBS 至终浓度为 10 g/L。在水浴箱中将凝胶冷却至 46 ℃,并保存于 46 ℃。

(10)HRPO 缓冲液(50 mmol/L 醋酸盐缓冲液,pH 为 5.0),0.2 mol/L 乙酸(11.55 mL/L 冰醋酸)74 mL,0.2 mol/L 醋酸钠(27.2 g/L 三水乙酸钠)176 mL,加水至 1L,4 ℃保存 1 个月。终浓度为 15 mmol/L 乙酸和 35 mmol/L 醋酸钠。

(11)凝胶底物。①HRPO 底物:1,4-p-苯二胺自由基(PPD)50 mg 溶解于 2 mL 甲醇中,使用前加入 30%H_2O_2,50 μL 和取自 46 ℃水浴箱的琼脂糖/PBS 100 mL,充分混合后立即使用,PPD 与 HRPO 反应呈棕黑色斑点,最终浓度为 5 mmol/L PPD,2%甲醇和 0.000 15%H_2O_2。②碱性磷酸酶底物:将 5-溴-4-氯-3-氮磷酸盐(BCIP)底物和等体积的琼脂糖/蒸馏水混合,BCIP 和碱性磷酸酶的反应产生蓝色斑点。

(12)可溶性的底物(使用硝酸纤维素膜)。①HRPO 底物:3-氨基-9-乙烷基咔唑(AEC)20 mg 溶于 2.5 mL 二甲基甲酰胺(DMF),加 AEC/DMF 溶液 2.5 mL 至可溶性 HRPO 缓冲液

47.5 mL中,边加边搅拌混匀,必要时用0.45 μm滤纸过滤祛除聚合体;使用前加入 30% 的H_2O_2, 25 μL;终浓度为 38 mmol/L AEC,0.51 mol/LDMF,和0.015% 的 H_2O_2。②碱性磷酸酶底物: 分别溶解 5-溴-4-氯-3-氮磷酸盐(BCIP)15 mg 于 1 mL 的 DMF 和 p-四唑氮蓝(NBT)30 mg于 1 mL DMF,用 100 mL 0.1 mol/L $NaHCO_3$/1.0 mmol/L $MgCl_2$,pH 为 9.8 混合 BCIP 和 NBT 溶液;终浓度为 0.4 mmol/L BCIP,2%(v/v)DMF 和 0.36 mmol/L NBT;BCIP 或 BCIP/NBT的 反应结果出现蓝色斑点。

(13)直径为 40~60 mm 的聚苯乙烯平皿或 6、24、48 或 96 孔聚苯乙烯微孔板或置于 96 孔 微量稀释 HA 板的硝酸纤维素膜。

3.操作步骤

(1)抗原包被固相载体:①用溶于包被缓冲液中的抗原包被固相载体(有盖培养皿或多孔 板),4 ℃过夜或 37 ℃2 h,包被板在 4 ℃可保存数周;②用 PBS 清洗平皿或多孔板 3 次,用 5% FCS/PBS 或 10 g/L BSA/PBS 封闭平皿上或孔中空余的结合位点,37 ℃ 30 min。

(2)抗体产生细胞培养:① 轻轻倒出 FCS(或 BSA)/PBS 液体,将细胞混悬于完全 IMDM-5 培养基,稀释到适当的浓度(通常 10^4~10^6 个细胞/mL),如使用培养皿,细胞容积为 300~500 μL;如使用 96 孔板,细胞容积为每孔 100~200 μL。②细胞于 37 ℃,5%~10%的 CO_2孵箱中孵育 3~4 h。

(3)测定形成斑点的细胞:①加 2 mL 酶标记抗体至培养皿或每孔 50~100 μL 到 96 板孔, 培养过程在抗原特异性的细胞处形成抗原抗体复合物。②室温孵育 2~3 h 或 4 ℃过夜。③从 培养皿或每孔中轻轻移出上清液;如果使用凝胶底物,进行步骤④(聚苯乙烯器皿使用单色分 析),如果使用可溶性底物时进行步骤⑤(硝酸纤维素膜使用单或双色分析)。④使用聚苯乙烯平 皿:加 2 mL 凝胶底物到平皿中或 5 μL/孔到 96 孔板孔中;在凝胶凝固前,用手指快速轻弹培养 皿或 96 孔板除去过量的 HRPO 底物,将培养皿置于室温下直到凝胶凝固(2~5 min);根据使用 的底物类别不同,在经 5~10 min 可看到蓝色或棕黑色的斑点。⑤使用硝酸纤维素膜反应板:如 果是单一呈色反应,加 50 μL/孔可溶性底物至 96 孔硝酸纤维素膜板;对于双色反应,按顺序加入 HRPO 底物和碱性磷酸酶底物(均为可溶性的),首先加碱性磷酸酶底物,放置 5~30 min 使其显色 (蓝色斑点),用 PBS 洗板后再加 HRPO 底物,静置5 min显色(红色斑点),流水冲洗硝酸纤维素 膜数秒。⑥在计数斑点形成细胞(SFC)之前,可保持酶促反应 2~24 h,碱性磷酸酶反应则需要 更长的时间,一般在计数前最好等 24 h。计数斑点时使用(10~30)×的放大倍数。

(王明亮)

第十五章

排泄物检验

第一节 尿液检验

一、尿量测定

(一)适应证
(1)用于肾脏疾病的诊断、鉴别诊断和监测。
(2)用于其他系统疾病的辅助诊断。

(二)参考区间
成年人:1 000~2 000 mL/24 h。

(三)临床意义

1.增多

24 h 尿量超过 2 500 mL,称为多尿。尿量增多见于:①暂时性多尿,如水摄入过多、应用利尿剂和某些药物等。②内分泌疾病,如糖尿病,尿糖增多引起的溶质性利尿。③尿崩症,由于垂体分泌的抗利尿激素(ADH)不足或肾小管对 ADH 反应性降低,影响尿液浓缩导致多尿。还可见于肾脏疾病,如慢性肾盂肾炎、慢性肾间质肾炎、慢性肾衰早期,急性肾衰多尿期等,均可出现多尿。

2.减少

成年人尿量低于 400 mL/24 h 或 17 mL/h,称为少尿;低于 100 mL/24 h,则称为无尿。常见于休克、心力衰竭、脱水及其他引起有效血容量减少、各种肾脏实质性改变而导致的少尿,结石、尿路狭窄、肿瘤压迫引起尿路梗阻或排尿功能障碍所致。

二、外观检查

(一)适应证
(1)用于肾脏疾病的诊断、鉴别诊断和监测。
(2)用于其他系统疾病的辅助诊断。

(二)参考区间
新鲜尿液清澈透明。

(三)临床意义

尿液颜色受食物、尿色素、药物等影响,一般呈淡黄色至深黄色。病理性尿液外观可见下列情况。

1.血尿

每升尿液中含血量超过 1 mL,即可出现淡红色,称肉眼血尿。如尿液外观变化不明显,离心沉淀后,镜检时每高倍镜视野红细胞平均>3 个,称为镜下血尿。血尿多见于泌尿系统炎症、结石、肿瘤、结核、外伤等,也可见于血液系统疾病,如血友病、血小板减少性紫癜等。

2.血红蛋白尿

正常尿液不含血红蛋白,隐血试验为阴性。当血红蛋白和肌红蛋白出现于尿中,可使尿液呈浓茶色、红葡萄酒色或酱油色。血红蛋白尿主要见于严重的血管内溶血,如溶血性贫血、血型不合的输血反应、阵发性睡眠性血红蛋白尿等。

3.胆红素尿

尿内含有大量的结合胆红素,尿液呈豆油样改变,振荡后出现黄色泡沫且不易消失,常见于阻塞性黄疸和肝细胞性黄疸。

4.脓尿和菌尿

当尿内含有大量的脓细胞、炎性渗出物或细菌时,新鲜尿液呈白色浑浊(脓尿)或云雾状(菌尿)。加热或加酸均不能使浑浊消失。脓尿和菌尿见于泌尿系统感染,如肾盂肾炎、膀胱炎等。

5.乳糜尿

尿中混有淋巴液而呈稀牛奶状称为乳糜尿,若同时混有血液,称为乳糜血尿。见于丝虫病及肾周围淋巴管梗阻。脂肪尿见于脂肪挤压损伤、骨折和肾病综合征等。

三、尿比重测定

(一)适应证

(1)用于肾脏疾病的诊断、鉴别诊断和监测。

(2)用于其他系统疾病的辅助诊断。

(二)参考区间

晨尿:1.015～1.025;随机尿:1.003～1.030。

(三)临床意义

尿比重受尿中可溶性物质的量及尿量的影响。尿比重测定可粗略地判断肾小管的浓缩和稀释功能。

1.增高

见于血容量不足导致的肾前性少尿、糖尿病、急性肾小球肾炎、肾病综合征等。

2.降低

见于大量饮水、慢性肾小球肾炎、慢性肾衰竭、肾小管间质疾病、尿崩症等。

四、尿酸碱度测定

(一)适应证

(1)用于肾脏疾病的诊断、鉴别诊断和监测。

(2)用于其他系统疾病的辅助诊断。

(二)参考区间

pH 约为 6.5,波动在 4.5~8.0。

(三)临床意义

尿液的酸碱度改变受疾病、用药及饮食的影响,尿液放置过久细菌分解尿素,可使酸性尿变成碱性尿。

1.尿 pH 增高

见于碱中毒、尿潴留、膀胱炎、应用利尿剂、肾小管性酸中毒等。药物干预:尿 pH 可作为用药的一个指标,用氯化铵酸化尿液,可促使碱性药物中毒时从尿中排出;而用碳酸氢钠碱化尿液,可促使酸性药物中毒时从尿中排出。

2.尿 pH 降低

见于酸中毒、高热、痛风、糖尿病及口服氯化铵、维生素 C 等酸性药物。低钾性代谢性碱中毒排酸性尿为其特征之一。

五、尿葡萄糖测定

(一)适应证

(1)用于糖尿病的辅助诊断和监测。

(2)用于其他系统疾病的辅助诊断。

(二)参考区间

定性试验:阴性;定量:0.56~5.00 mmol/24 h。

(三)临床意义

正常人尿中可有微量的葡萄糖,当血糖浓度超过肾糖阈值(一般为 8.88 mmol/L)时或血糖虽未升高但肾糖阈值降低,即导致尿中出现大量的葡萄糖。

1.血糖增高性糖尿

血糖超过肾糖阈值为主要原因。如糖尿病、库欣综合征、甲状腺功能亢进、嗜铬细胞瘤、肢端肥大症等。

2.血糖正常性糖尿

又称肾性糖尿,常见于慢性肾炎、肾病综合征、间质性肾炎和家族性糖尿等。

3.暂时性糖尿

如生理性糖尿、应激性糖尿等。

4.其他糖尿

如乳糖、半乳糖、果糖、甘露糖及戊糖等,进食过多或体内代谢失调使血中浓度升高时,可出现相应的糖尿。

六、尿蛋白测定

(一)适应证

(1)用于肾脏疾病的诊断、鉴别诊断和监测。

(2)用于其他系统疾病的辅助诊断。

(二)参考区间

定性试验:阴性;定量试验:0~80 mg/24 h。

（三）临床意义

尿蛋白定性试验阳性或定量试验超过 150 mg/24 h 尿时,称为蛋白尿。

1.生理性蛋白尿

机体在剧烈运动、发热、寒冷、精神紧张、交感神经兴奋及血管活性剂等刺激下所致血流动力学改变,肾血管痉挛、充血,导致肾小球毛细血管壁通透性增加而出现的蛋白尿。

2.病理性蛋白尿

因各种肾脏及肾外疾病所致的蛋白尿,多为持续性蛋白尿。

（1）肾小球性蛋白尿:见于肾小球肾炎、肾病综合征等原发性肾小球损害性疾病;糖尿病、高血压、系统性红斑狼疮、妊娠高血压综合征等继发性肾小球损害性疾病。

（2）肾小管性蛋白尿:见于肾盂肾炎、间质性肾炎、肾小管性酸中毒、重金属中毒、药物及肾移植术后。

（3）混合性蛋白尿:见于肾小球肾炎或肾盂肾炎后期,以及可同时累及肾小球和肾小管的全身性疾病,如糖尿病、系统性红斑狼疮等。

（4）溢出性蛋白尿:血红蛋白尿、肌红蛋白尿等,见于溶血性贫血和挤压综合征等;本-周蛋白尿见于多发性骨髓瘤、浆细胞病、轻链病等。

（5）组织性蛋白尿:由于肾组织被破坏或肾小管分泌蛋白增多所致的蛋白尿,多为低分子量蛋白尿,以 T-H 糖蛋白为主要成分。

此外,由于尿中混有大量血、脓、黏液等成分而导致蛋白定性试验阳性,一般不伴有肾本身的损害,经治疗后很快恢复正常。肾以下泌尿道疾病如膀胱炎、尿道炎、尿道出血及尿内掺入阴道分泌物时,尿蛋白定性试验亦可呈阳性。

七、尿隐血试验

（一）适应证

用于泌尿系统出血性疾病的诊断、鉴别诊断和监测。

（二）参考区间

尿隐血试验参考区间为阴性。

（三）临床意义

尿隐血试验阳性:见于泌尿系统出血、溶血性贫血、血型不合的输血反应、疟疾等。当尿液中含有强氧化剂、肌红蛋白会造成假阳性,含有高浓度维生素 C 时会造成假阴性。

八、尿白细胞酯酶定性试验

（一）适应证

用于泌尿系统感染性疾病的诊断、鉴别诊断和监测。

（二）参考区间

尿白细胞酯酶定性试验参考区间为阴性。

（三）临床意义

阳性:提示尿路炎症,如肾盂肾炎、膀胱炎、尿道炎、前列腺炎等。

九、尿酮体测定

（一）适应证

用于糖尿病酮症酸中毒、胃肠功能紊乱等疾病的诊断、鉴别诊断和监测。

（二）参考区间

尿酮体测定参考区间为阴性。

（三）临床意义

酮体是 β-羟丁酸、乙酰乙酸和丙酮的总称。三者是体内脂肪代谢的中间产物。当体内糖分解代谢不足时，脂肪分解活跃但氧化不完全可产生大量酮体，从尿中排出形成酮尿。

1.糖尿病性酮尿

常伴有酮症酸中毒，酮尿是糖尿病性昏迷的前期指标，此时多伴有高糖血症和糖尿，而对接受苯乙双胍（降糖灵）等双胍类药物治疗者，虽然出现酮尿，但血糖、尿糖正常。

2.非糖尿病性糖尿

见于高热、严重呕吐、腹泻、长期饥饿、禁食、过分节食、妊娠剧吐、乙醇性肝炎、肝硬化等，因糖代谢障碍而出现酮尿。

十、尿胆原定性测定

（一）适应证

用于黄疸、肝脏等疾病的诊断、鉴别诊断和监测。

（二）参考区间

尿胆原定性测定参考区间为阴性或弱阳性。

（三）临床意义

（1）增高：见于肝细胞性黄疸和溶血性黄疸。

（2）减少：见于胆汁淤积性黄疸。

十一、尿胆红素定性测定

（一）适应证

用于黄疸、肝脏等疾病的诊断、鉴别诊断和监测。

（二）参考区间

尿胆红素定性测定参考区间为阴性。

（三）临床意义

（1）增高：见于急性黄疸型肝炎、胆汁淤积性黄疸、门静脉周围炎、纤维化及药物所致的胆汁淤积、先天性高胆红素血症、Dubin-Johnson 综合征和 Rotor 综合征。

（2）减少：见于溶血性黄疸。

十二、尿亚硝酸盐定性测定

（一）适应证

用于尿路感染性疾病的诊断、鉴别诊断和监测。

（二）参考区间

尿亚硝酸盐定性测定参考区间为阴性。

（三）临床意义

亚硝酸盐试验是诊断尿路感染的过筛试验，与病原微生物种类、体内适量硝酸盐的存在和尿液标本留取的时间有关。因此，尿亚硝酸盐试验阴性的患者不能排除尿路感染的可能；尿亚硝酸盐试验阳性的患者也不能完全肯定泌尿系统感染。标本放置过久或污染可呈假阳性，应结合临床表现和其他尿液分析结果，综合分析得出正确的判断。此外，某些药物也影响试验结果，如硝基呋喃可能降低亚硝酸盐反应的灵敏性导致尿亚硝酸盐试验出现假阴性；若患者尿液中含有大量维生素C可竞争性抑制作用使亚硝酸盐试验可出现假阴性结果。

阳性：见于尿路细菌感染，如大肠埃希菌属、克雷伯菌属、变形杆菌属、假单胞菌属感染等。

十三、尿维生素C定性测定

（一）适应证

用于监测尿隐血、胆红素、亚硝酸盐、葡萄糖等项目检测结果的准确性。

（二）参考区间

尿维生素C定性测定参考区间为阴性或阳性。

（三）临床意义

（1）增高：见于服用大剂量维生素C后。

（2）降低：见于维生素C缺乏症、Moller-Barlow病（骨病变加小儿维生素C缺乏病）、潜在维生素C缺乏症。

此外，维生素C测定还可用于监控其对其他条带区检测反应的干扰。

十四、尿红细胞检查

（一）适应证

用于泌尿系统出血、感染性疾病的诊断、鉴别诊断和监测。

（二）参考区间

尿红细胞检查参考区间为 $0\sim3/HP$。

（三）临床意义

尿沉渣镜检红细胞＞3/HP，具有临床意义。常见于急性肾小球肾炎、急进性肾炎、慢性肾炎、紫癜性肾炎、狼疮性肾炎、肾结石、泌尿系统肿瘤、肾盂肾炎、多囊肾、急性膀胱炎、肾结核等。若出现不均一性红细胞，则提示为非肾小球性血尿。

十五、尿白细胞检查

（一）适应证

用于泌尿系统感染性疾病的诊断、鉴别诊断和监测。

（二）参考区间

尿白细胞检查参考区间为 $0\sim5/HP$。

（三）临床意义

增高见于泌尿系统感染，如肾盂肾炎、肾结核、膀胱炎或尿道炎等。成年女性生殖系统有炎症时,常有阴道分泌物混入尿内,除有成团脓细胞外,并伴有多量扁平上皮细胞。有时尿液中也可见到脓细胞,脓细胞是在炎症过程中破坏或死亡的中性粒细胞。

十六、尿上皮细胞检查

(一)适应证
用于泌尿系统感染性疾病的诊断、鉴别诊断和监测。

(二)参考区间
可少量存在复层扁平上皮细胞,不见或偶见移行上皮细胞,无肾小管上皮细胞。

(三)临床意义
尿液中上皮细胞来自肾至尿道的整个泌尿系统,包括肾小管上皮细胞、移行上皮细胞和复层扁平上皮细胞。

1.复层扁平上皮细胞增多

大量出现或片状脱落且伴有白细胞、脓细胞,见于尿道炎。

2.移行上皮细胞增多

见于输尿管炎、膀胱炎、尿道炎等。

3.肾小管上皮细胞出现

见于肾小管坏死等肾小管疾病。

十七、尿吞噬细胞检查

(一)适应证
用于泌尿系统感染性疾病的诊断、鉴别诊断和监测。

(二)参考区间
尿吞噬细胞检查参考区间为阴性。

(三)临床意义
尿液中吞噬细胞来源主要分为两类:来自中性粒细胞的小吞噬细胞,为白细胞的 $2\sim3$ 倍,主要吞噬细菌等微小物体;来自组织细胞的大吞噬细胞,为白细胞的 $3\sim6$ 倍。

尿吞噬细胞可见于泌尿系统急性炎症,如急性肾盂肾炎、膀胱炎、尿道炎等且常伴白细胞增多,并伴有脓细胞和细菌。尿吞噬细胞的多少常与炎症程度有密切关系。

十八、尿肿瘤细胞检查

(一)适应证
用于泌尿系统肿瘤性疾病的诊断、鉴别诊断和监测。

(二)参考区间
尿肿瘤细胞检查参考区间为阴性。

(三)临床意义
肾脏、输尿管及膀胱肿瘤时,尿液中可找到肿瘤细胞。尿液脱落细胞检查癌细胞阳性率约为 70%。

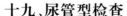

十九、尿管型检查

(一)适应证

用于肾脏疾病的诊断、鉴别诊断和监测。

(二)参考区间

无管型或偶见透明管型。

(三)临床意义

管型是蛋白质、细胞或碎片在肾小管、集合管中凝固而成的圆柱形蛋白聚体。

1.透明管型

在运动、重体力劳动、麻醉、用利尿剂、发热时可出现一过性增多。在肾病综合征、慢性肾炎、恶性高血压和心力衰竭时可见增多。

2.颗粒管型

分为粗颗粒管型和细颗粒管型,开始时多为粗大颗粒,在肾脏停滞时间较长后,粗颗粒碎化为细颗粒。粗颗粒管型,在蛋白基质内含有较多粗大而致密的颗粒,外形较宽易断裂,可吸收色素而呈黄褐色,见于慢性肾炎、肾盂肾炎或某些(药物中毒等)原因引起的肾小管损伤。细颗粒管型,在蛋白基质内含有较多细小而稀疏颗粒,见于慢性肾炎或急性肾小球肾炎后期。

3.细胞管型

肾小管上皮细胞管型,在各种原因所致的肾小管损伤时出现;红细胞管型:常与肾小球性血尿同时存在,临床意义与血尿相似;白细胞管型:常见于肾盂肾炎、间质性肾炎等;混合管型:同时含有各种细胞和颗粒物质的管型,可见于各种肾小球疾病。

4.蜡样管型

见于慢性肾小球肾炎晚期、重症肾小球肾炎。提示有严重的肾小管变性坏死,预后不良。

5.脂肪管型

见于肾病综合征、慢性肾小球肾炎急性发作及其他肾小管损伤性疾病。

6.宽大管型

见于慢性肾衰竭少尿期,提示预后不良,又称肾功能不全管型。

7.细菌性管型

见于感染性肾疾病。

二十、尿结晶检查

(一)适应证

(1)用于肾脏疾病的诊断、鉴别诊断和监测。

(2)用于临床用药的监测。

(二)参考区间

可含有少量代谢性结晶。

(三)临床意义

尿液经离心沉淀后,在显微镜下观察到形态各异的盐类结晶。结晶体经常出现于新鲜尿中并伴有较多红细胞应怀疑患有肾结石的可能。易在碱性尿中出现的结晶体有磷酸钙、碳酸钙和尿酸钙晶体等。易在酸性尿中出现的结晶体有尿酸晶体、草酸钙、胆红素、酪氨酸、亮氨酸、胱氨酸、胆固醇、磺胺结晶等。

(1)磷酸盐结晶:大量出现见于慢性膀胱炎、前列腺肥大。

(2)碳酸钙结晶:常与磷酸盐结晶同时出现。

(3)胆红素结晶:见于阻塞性黄疸、肝硬化、肝癌等。

(4)亮氨酸、酪氨酸结晶:见于急性有机磷、氯仿中毒和急性重型肝炎、肝硬化等。

(5)胱氨酸结晶:见于先天性胱氨酸尿症。

(6)胆固醇结晶:见于肾淀粉样改变、尿路感染、乳糜尿患者。

(7)磺胺类药物结晶:见于服用较多磺胺类药物。大量出现并伴有红细胞应考虑结石的可能。

(8)草酸钙结晶:大量出现并伴有红细胞应考虑结石的可能。

二十一、1 h 尿沉渣计数

(一)适应证

用于肾炎、肾盂肾炎等疾病的诊断、鉴别诊断和监测。

(二)参考区间

(1)红细胞:男性＜30 000/h,女性＜40 000/h。

(2)白细胞:男性＜70 000/h,女性＜140 000/h。

(3)管型:＜3 400/h。

(三)临床意义

(1)红细胞增高:见于肾炎,并可查到管型。

(2)白细胞增高:见于肾盂肾炎。

二十二、乳糜尿试验

(一)适应证

(1)用于丝虫病等的辅助诊断和监测。

(2)用于其他系统疾病的辅助诊断。

(二)参考区间

乳糜尿试验参考区间为阴性。

(三)临床意义

乳糜尿是因从肠道吸收的乳糜液未经正常的淋巴道引流入血而逆流进入尿中所致。尿液中的乳糜是一种脂肪微滴,可使尿外观呈不同程度的乳白色。

阳性:见于丝虫病,也可由于结核、肿瘤、胸腹部创伤或某些原因引起的肾周淋巴循环受阻,淋巴管阻塞而致乳糜液进入尿液所致。

二十三、尿含铁血黄素试验

(一)适应证

用于慢性血管内溶血、阵发性睡眠性血红蛋白尿(PNH)等疾病的辅助诊断和监测。

(二)参考区间

尿含铁血黄素试验参考区间为阴性。

（三）临床意义

尿含铁血黄素试验又称尿 Rous 试验。阳性提示慢性血管内溶血，尿中有铁排出。无论有无血红蛋白尿，只要存在慢性血管内溶血如 PNH、慢性血管内溶血、恶性疟疾、血型不合的输血等，本试验结果即呈阳性，并可持续数周。但在溶血初期，虽然有血红蛋白尿，上皮细胞内尚未形成可检出的含铁血黄素，此时本试验可呈阴性反应。

二十四、尿妊娠试验

（一）适应证

用于早孕、不完全流产、异位妊娠等的诊断、鉴别诊断和监测。

（二）参考区间

尿妊娠试验参考区间为阴性。

（三）临床意义

尿妊娠试验俗称早早孕试验，是通过检测尿中是否含有一定的人绒毛膜促性腺激素（human chorionic gonadotropin，HCG），从而判定是否怀孕。正常非妊娠女性呈现阴性，妊娠女性则为阳性。一般在停经 35 d 尿妊娠试验就会呈阳性反应。

阳性：见于早孕、葡萄胎、恶性葡萄胎、绒毛膜上皮细胞癌、异位妊娠、不完全流产、畸胎瘤等。

二十五、尿本-周蛋白测定

（一）适应证

用于多发性骨髓瘤、良性单克隆免疫球蛋白血症、巨球蛋白血症、肾淀粉样变、淋巴瘤、慢性肾炎、慢性肾盂肾炎、转移癌等疾病的诊断和鉴别诊断。

（二）参考区间

尿本-周蛋白测定参考区间为阴性。

（三）临床意义

本-周蛋白（Bence-Jones protein，B-J）又称凝溶蛋白，是一种免疫球蛋白的轻链或其聚合体。此种蛋白在 pH 4.9 条件下加热至 40 ℃～60 ℃时有沉淀发生，温度升高至 100 ℃时，沉淀消失，再冷却时又可重现沉淀。当血浆中浓度异常升高时可从尿液中排出。

尿本-周蛋白增高可见于以下几种情况。

（1）浆细胞恶性增殖：此时可能有较多的轻链产生或重链的合成被抑制，致使过多的轻链通过尿液排出。

（2）多发性骨髓瘤：约有 50％的患者其尿液可出现本-周蛋白。

（3）巨球蛋白血症：约有 15％的患者其尿液可出现本-周蛋白。

（4）肾淀粉样变、慢性肾盂肾炎、淋巴瘤等。

二十六、24 h 尿蛋白测定

（一）适应证

（1）用于肾脏、肝脏疾病的辅助诊断和监测。

（2）用于多发性骨髓瘤、巨球蛋白血症等其他疾病的辅助诊断。

(二)参考区间

24 h 尿蛋白测定参考区间为 0～1.5 g/24 h。

(三)临床意义

(1)增高:见于脱水和血液浓缩、多发性骨髓瘤(主要是球蛋白合成增多)、巨球蛋白血症等。

(2)降低:见于肝脏疾病、消耗性疾病、营养不良、严重烧伤、肾病综合征、腹水形成、溃疡性结肠炎等。

二十七、24 h 尿钾测定

(一)适应证

(1)用于肾上腺皮质功能、肾功能不全性疾病的诊断、鉴别诊断和监测。

(2)用于碱中毒等其他系统疾病的辅助诊断。

(二)参考区间

(1)酶法:25～100 mmol/24 h。

(2)离子选择电极法:25～125 mmol/24 h。

(三)临床意义

尿钾测定可反映肾脏病变情况。

1.增高

见于饥饿初期、库欣综合征、原发性或继发性醛固酮增多症、肾性高血压、糖尿病酮症、原发性肾脏疾病,以及摄入促肾上腺皮质激素、两性霉素 B、庆大霉素、青霉素、利尿剂等药物。尿钾高于 20 mmol/L 与肾性病因有关。

2.降低

见于艾迪生病、严重肾小球肾炎、肾盂肾炎、肾硬化、急性或慢性肾衰竭,以及摄入麻醉剂、肾上腺素、丙氨酸、阿米洛利等药物。尿钾低于 20 mmol/L 与非肾性状态有关。

二十八、24 h 尿钠测定

(一)适应证

(1)用于肾上腺皮质功能、肾脏等疾病的诊断、鉴别诊断和监测。

(2)用于电解质紊乱等其他疾病的辅助诊断。

(二)参考区间

酶法:130～260 mmol/24 h。

离子选择电极法:127～387 mmol/24 h。

(三)临床意义

当血钠超过 130 mmol/L 时,可从尿中排出多余的钠。

1.增高

见于进食含钠过多的食物、严重的肾盂肾炎、急性肾小管坏死、肾病综合征、急性肾衰竭或慢性肾衰竭、碱中毒,以及摄入咖啡因、利尿剂、肝素、锂盐、大剂量黄体酮等药物。

2.降低

见于进食含钠过少的食物、月经前、库欣综合征、原发性醛固酮增多症、慢性肾衰竭晚期、腹泻、吸收不良等,以及摄入皮质类固醇、肾上腺素、普萘洛尔等药物。

二十九、24 h 尿钙测定

(一)适应证

(1)用于甲状旁腺功能性疾病、维生素 D 状态的辅助诊断和监测。

(2)用于脂肪泻、尿毒症等其他疾病的辅助诊断。

(二)参考区间

邻甲酚酞络合铜比色法、离子选择电极法:2.7～7.5 mmol/24 h。

(三)临床意义

尿钙的变化可反映血钙的变化,但尿钙值变化很大,钙、蛋白质的摄入和磷的排出可影响钙的排出,尿磷高则尿钙低。

1.增高

见于高钙血症、甲状旁腺功能亢进、维生素 D 中毒、多发性骨髓瘤、白血病、恶性肿瘤骨转移、肾小管酸中毒,以及摄入大量氯化钠、皮质类固醇、生长激素、甲状旁腺激素等药物。

2.降低

见于妊娠晚期、低钙血症、甲状旁腺功能低下、维生素 D 缺乏、肾病综合征、尿毒症、脂肪泻、急性胰腺炎,以及摄入利尿剂、雌激素、新霉素、口服避孕药等药物。

三十、24 h 尿磷测定

(一)适应证

(1)用于甲状旁腺功能性疾病的辅助诊断和监测。

(2)用于脂肪泻、维生素 D 状态等其他疾病的辅助诊断。

(二)参考区间

硫酸亚铁磷钼蓝比色法:16.14～41.98 mmol/24 h。

(三)临床意义

(1)增高:见于甲状旁腺功能亢进、范可尼综合征、骨质软化症、代谢性酸中毒、糖尿病等。

(2)降低:见于甲状旁腺功能减退、肾功能不全并发酸中毒、维生素 D 缺乏症、佝偻病、肢端肥大症、脂肪泻等。

三十一、24 h 尿氯测定

(一)适应证

用于电解质代谢紊乱、代谢性酸中毒等疾病的辅助诊断和监测。

(二)参考区间

离子选择电极法:100～250 mmol/24 h。

(三)临床意义

(1)增高:见于高钠血症、高氯血症、失水大于失盐、代谢性酸中毒、过量注射生理盐水等。

(2)降低:见于低氯血症,严重呕吐、腹泻,胃液、胰液或胆汁大量丢失,长期限制氯化钠的摄入(如艾迪生病、抗利尿素分泌增多的稀释性低钠)、脑脊液低氯症等。

三十二、尿苯丙酮酸测定

(一)适应证

用于苯丙酮尿症的诊断和监测。

(二)参考区间

阴性。

(三)临床意义

阳性:见于苯丙酮尿症患者。

三十三、尿卟啉试验

(一)适应证

(1)用于卟啉病、重金属中毒的辅助诊断和监测。

(2)用于肝病、心肌梗死等疾病的辅助诊断。

(二)参考区间

Haining 法:阴性。

(三)临床意义

阳性:见于先天性卟啉病、迟发性皮肤型卟啉病、急性卟啉病、铅及重金属中毒、肝病、某些溶血性贫血、心肌梗死等。

三十四、尿淀粉酶测定

(一)适应证

用于胰腺疾病的诊断和监测。

(二)参考区间

(1)亚乙基-4-NP-麦芽庚糖苷(EPS)法:$\leqslant$1 200 U/L(37 ℃)。

(2)碘-淀粉比色法:100～1 200 U/L。

(三)临床意义

淀粉酶为胰腺所分泌的消化酶,经胰导管随胰液排入十二指肠。测定尿淀粉酶主要用于胰腺炎的诊断。

1.增高

见于急性胰腺炎,一般在发病后 12 h 开始增高,持续 3～10 d 恢复正常。尿中淀粉酶持续时间比血中略长 5～7 d。慢性胰腺炎急性发作时呈中度升高。还可见于失水、休克、继发性肾功能障碍、胰腺癌、胰腺外伤、胆总管阻塞、胆石症、胃溃疡穿孔、流行性腮腺炎、乙醇中毒等。

2.减少

见于重症肝炎、肝硬化、胆囊炎、糖尿病等。

三十五、尿胰蛋白酶 II 测定

(一)适应证

用于急性胰腺炎的辅助诊断和监测。

（二）参考区间

免疫层析法：阴性。

（三）临床意义

阳性：见于急性胰腺炎。胰腺癌患者血清胰蛋白酶Ⅱ含量增高，但尿胰蛋白酶Ⅱ定性阴性。有时可见胆管炎患者尿胰蛋白酶Ⅱ呈阳性。

三十六、尿碘测定

（一）适应证

用于碘缺乏及甲状腺疾病的辅助诊断。

（二）参考区间

$100\sim300\ \mu g/L$。建议各实验室应根据年龄、性别、饮食等因素建立自己的参考区间。

（三）临床意义

碘是合成甲状腺激素不可缺少的重要原料。正常人体内含有 $15\sim20\ mg$ 碘，大部分存在于甲状腺内，人体通过饮食、空气、水等方式摄入的碘，$80\%\sim90\%$ 由肾脏排出，10% 经粪便，约 5% 通过汗液、毛发及肺排出。尿碘是一种反映人体碘营养水平的重要指标。

（1）降低：见于地方性甲状腺肿、地方性克汀病（地方性呆小症）、甲状腺功能减退等。

（2）增高：见于高碘性地方性甲状腺肿、甲状腺功能亢进、甲状腺炎及服用碘剂（如长期服用胺碘酮等）过量者。

（3）孕妇：若孕妇体内缺碘则可导致胎儿和婴幼儿的脑损伤，造成不可逆转的智力低下和精神运动功能障碍，表现为呆、傻、聋哑、瘫和抽象思维能力差的缺陷。因此，为保护儿童智力发育不受缺碘的危害，应分别于孕早期（$0\sim3$ 个月）、孕中期（$4\sim6$ 个月）和孕晚期（$7\sim9$ 个月）进行尿碘水平检测。如果发现尿碘含量偏低，说明孕妇体内碘营养不足，应及时补碘。

（李　华）

第二节　粪　便　检　验

一、量测定

（一）适应证

用于消化系统疾病的辅助诊断和监测。

（二）参考区间

正常人每天排便 1 次，为 $100\sim300\ g$。

（三）临床意义

正常人粪便随食物种类、进食量及消化器官功能状态而异，如进食粗粮及含纤维素较多的食物，粪便量相对较多，进食细粮或以肉食为主时，粪便量相对较少。在病理情况下，如胃肠、肝胆、胰腺有病变或肠道功能紊乱时，粪便的量及次数均可发生变化。

二、外观检查

(一)适应证
用于消化系统疾病的辅助诊断和监测。

(二)参考区间
成年人:黄褐色圆柱形软便;婴儿:黄色或金黄色糊状便。

(三)临床意义
病理情况可见如下改变。

1.鲜血便

见于直肠息肉、直肠癌、肛裂及痔疮等。痔疮时常在排便之后有鲜血滴落,而其他疾病则鲜血附着于粪便表面。

2.柏油样便

稀薄、黏稠、漆黑、发亮的黑色粪便,形似柏油称柏油样便,见于消化道出血。服用活性炭、铋剂等之后也可排出黑便,但无光泽且隐血试验阴性;若食用较多动物血、肝或口服铁剂等也可使粪便呈黑色,隐血试验亦可阳性,应注意鉴别。

3.白陶土样便

见于各种原因引起的胆管阻塞患者,也可见于钡餐检查后。

4.脓性及脓血便

当肠道下段有病变,如痢疾、溃疡性结肠炎、局限性肠炎、结肠或直肠癌常表现为脓性及脓血便,脓或血的多少取决于炎症类型及其程度。阿米巴痢疾以血为主,血中带脓,呈暗红色稀果酱样;细菌性痢疾则以黏液及脓为主,脓中带血。

5.黏液便

正常粪便中的少量黏液与粪便均匀混合不易察觉。小肠炎症时增多的黏液均匀的混于粪便中;大肠病变时因粪便已逐渐形成,黏液不易与粪便混合;来自直肠的黏液则附着于粪便的表面。单纯黏液便的黏液无色透明,稍黏稠,脓性黏液便则呈黄白色不透明,见于各类肠炎、细菌性痢疾、阿米巴痢疾等。

6.米泔样便

粪便呈白色淘米水样,内含有黏液片块,量大、稀水样,见于霍乱、副霍乱患者。

7.稀糊状或水样便

见于各种感染性和非感染性腹泻。小儿肠炎时粪便呈绿色稀糊状;大量黄绿色稀汁样便(3 000 mL或更多),并含有膜状物时见于假膜性肠炎;艾滋病患者伴发肠道隐孢子虫感染时,可排出大量稀水样粪便;副溶血性弧菌食物中毒,排出洗肉水样便;出血坏死性肠炎排出红豆汤样便。

8.细条样便

排出细条样或扁片状粪便,提示直肠狭窄,多见于直肠癌。

9.乳凝块

乳儿粪便中见有黄白色乳凝块,亦可见蛋花汤样便,常见于婴儿消化不良、婴儿腹泻。

三、气味检查

(一)适应证
用于消化系统疾病的辅助诊断和监测。

(二)参考区间
有一定臭味。

(三)临床意义
粪便的臭味因粪便含蛋白质分解产物,如吲哚、粪臭素、硫醇、硫化氢等所致,肉食者味重,素食者味轻。

(1)恶臭:见于慢性肠炎、胰腺疾病、结肠或直肠癌溃烂时。

(2)特殊血腥臭味:见于阿米巴肠炎。

(3)酸臭味:见于脂肪、糖类消化或吸收不良时。

四、酸碱度测定

(一)适应证
用于消化系统感染性疾病的辅助诊断和监测。

(二)参考区间
中性、弱酸或弱碱性(pH 6.9~7.2)。

(三)临床意义
(1)酸性:见于多食糖类及脂肪时。体内糖类和脂类异常发酵时呈强酸性;阿米巴痢疾及病毒性肠炎时粪便常呈弱酸性。

(2)碱性:见于多食肉类者。蛋白质高度腐败时呈强碱性;细菌性痢疾、血吸虫病时呈弱碱性。

五、寄生虫检查

(一)适应证
用于消化系统寄生虫病的诊断。

(二)参考区间
寄生虫检查参考区间为阴性。

(三)临床意义
蛔虫、蛲虫及绦虫等较大虫体或其片段肉眼即可分辨,钩虫虫体需将粪便冲洗过筛方可见到。服驱虫剂后应查粪便中有无虫体,怀疑绦虫感染时应仔细寻找其头节。

六、结石检查

(一)适应证
结石检查用于消化系统结石症的诊断。

(二)参考区间
结石检查参考区间为阴性。

(三)临床意义

粪便中可见到胆石、胰石、胃石、肠石等,最重要且最常见的是胆石,常见于应用排石药物或碎石术后。

七、白细胞检查

(一)适应证

用于消化系统感染性疾病的辅助诊断、鉴别诊断和监测。

(二)参考区间

不见或偶见。

(三)临床意义

肠道炎症时增多,其数量多少与炎症轻重及部位有关。小肠炎症时白细胞数量一般<15/HP;细菌性痢疾,可见大量白细胞、脓细胞和小吞噬细胞;过敏性肠炎、肠道寄生虫病时可见较多嗜酸性粒细胞。

八、红细胞检查

(1)适应证:用于消化系统感染、出血性疾病的辅助诊断和监测。

(2)参考区间:无。

(3)临床意义:当下消化道出血、痢疾、溃疡性结肠炎、结肠和直肠癌时,粪便中可见到红细胞。细菌性痢疾时红细胞少于白细胞,散在分布,形态正常;阿米巴痢疾时红细胞多于白细胞,多成堆出现并有残碎现象。

九、巨噬细胞检查

(1)适应证:用于消化系统感染性疾病的辅助诊断、鉴别诊断和监测。

(2)参考区间:无。

(3)临床意义:粪便巨噬细胞检查是诊断急性细菌性痢疾的依据。也可见于急性出血性肠炎,偶见于溃疡性结肠炎。

十、上皮细胞检查

(1)适应证:用于消化系统感染性疾病的辅助诊断、鉴别诊断和监测。

(2)参考区间:不易发现。

(3)临床意义:结肠炎、假膜性肠炎时可见上皮细胞增多。

十一、肿瘤细胞检查

(1)适应证:用于消化系统肿瘤的诊断、鉴别诊断和监测。

(2)参考区间:无。

(3)临床意义:出现肿瘤细胞,主要见于乙状结肠癌、直肠癌患者。

十二、寄生虫卵检查

(1)适应证:用于消化系统寄生虫病的诊断和监测。

（2）参考区间：无。

（3）临床意义：肠道寄生虫感染时，从粪便中能见到的相应病原体，如阿米巴、鞭毛虫卵、孢子虫等单细胞寄生虫；蠕虫包括吸虫卵、绦虫卵、线虫卵等成虫虫体或虫卵。

十三、细菌检查

（一）适应证

用于消化系统感染性疾病的辅助诊断和监测。

（二）参考区间

（1）粪便中细菌极多，占干重 1/3，多属正常菌群。

（2）成年人粪便中以大肠埃希菌、厌氧菌和肠球菌为主要菌群，约占 80%；婴幼儿主要是双歧杆菌、拟杆菌、肠杆菌、肠球菌、葡萄球菌等。

（3）粪便中球菌（G^+）和杆菌（G^-）比例为 1:10。

（三）临床意义

（1）疑为假膜性肠炎时，粪便涂片革兰染色镜检可见到革兰阴性杆菌减少或消失，而革兰阳性葡萄球菌、念珠菌或厌氧性难辨芽孢杆菌增多。

（2）疑为霍乱、副霍乱，取粪便于生理盐水中做悬滴试验，可见鱼群穿梭样运动活泼的弧菌。某些腹泻患者稀汁样粪便涂片可见人体酵母样菌。

（3）疑为肠结核或小儿肺结核不能自行咳痰者，可行粪便抗酸染色涂片查找抗酸阳性杆菌。

若能进行粪便培养（普通培养、厌氧培养或结核分枝杆菌培养）则更有助于确诊及菌种鉴定。

十四、结晶检查

（一）适应证

用于消化系统疾病的辅助诊断、鉴别诊断和监测。

（二）参考区间

可见到磷酸钙、草酸钙、碳酸钙、胆固醇等结晶。

（三）临床意义

（1）夏科-雷登结晶：见于阿米巴痢疾及过敏性肠炎患者。

（2）血晶：见于胃肠道出血患者。

（3）脂肪酸结晶：见于阻塞性黄疸患者。

十五、食物残渣检查

（一）适应证

用于消化系统疾病的辅助诊断和监测。

（二）参考区间

偶见淀粉颗粒和脂肪小滴等。

（三）临床意义

腹泻者的粪便中易见到淀粉颗粒，慢性胰腺炎、胰腺功能不全时增多。在急、慢性胰腺炎及胰头癌或因肠蠕动亢进、腹泻、消化不良综合征等，脂肪小滴增多。在胃蛋白酶缺乏时粪便中较多出现结缔组织。肠蠕动亢进、腹泻时，肌肉纤维、植物细胞及植物纤维增多。

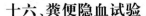

十六、粪便隐血试验

(一)适应证
用于上消化道出血、胃肠道溃疡、肿瘤性疾病的辅助诊断、鉴别诊断和监测。

(二)参考区间
阴性。

(三)临床意义
隐血试验是消化道恶性肿瘤普查的一个重要筛选指标,对消化道出血的鉴别诊断有重要价值。

(1)阳性:见于急性胃黏膜病变、肠结核、克罗恩病、溃疡性结肠炎、钩虫病及流行性出血热等。

(2)间歇性阳性:见于胃肠道溃疡。

(3)持续性阳性:见于消化道恶性肿瘤,如胃癌、结肠癌。

十七、粪便胆色素定性试验

(一)适应证
用于肠道炎症、腹泻等疾病的辅助诊断和监测。

(二)参考区间
粪胆红素定性试验阴性。

粪胆原及粪胆素定性试验阳性。

(三)临床意义
肠蠕动加速或婴幼儿,因排入十二指肠的胆红素不能及时转化为粪胆原、粪胆素即排出体外,粪便呈深黄色,胆红素试验常为强阳性。胆道梗阻时,胆红素不能排入肠道,粪胆原、粪胆素缺如,两者的定性试验皆可呈阴性,粪便外观呈白陶土色,部分梗阻则可能呈弱阳性。溶血性黄疸时,粪胆原、粪胆素的含量会增加,粪色加深,定性试验呈强阳性。

(李　华)

第十六章

体液与分泌物检验

第一节　脑脊液检验

一、颜色检查

(一)适应证

用于中枢神经系统疾病的辅助诊断、鉴别诊断和监测。

(二)参考区间

无色、透明的液体。

(三)临床意义

病理状态下脑脊液颜色可能发生变化,不同颜色常反映一定的疾病。但是脑脊液颜色正常不能排除神经系统疾病。脑脊液可有如下颜色改变。

1.红色

因出血引起,主要见于穿刺损伤、蛛网膜下腔或脑室出血。前者在留取 3 管标本时,第 1 管为血性,以后 2 管颜色逐渐变浅,离心后红细胞全部沉至管底,上清液则无色透明。如为蛛网膜下腔或脑室出血,3 管均呈血性,离心后上清液为淡红色或黄色。

2.黄色

常因脑脊液中含有变性血红蛋白、胆红素或蛋白量异常增高引起,见于蛛网膜下腔出血,进入脑脊液中的红细胞溶解、血红蛋白破坏,释放氧合血红蛋白而呈现黄变;血清中胆红素超过 256 μmol/L 或脑脊液中胆红素超过 8.6 μmol/L 时,可使脑脊液黄染;椎管阻塞(如髓外肿瘤)、多神经炎和脑膜炎时,由于脑脊液中蛋白质含量升高($>$1.5 g/L)而呈黄变症。

3.乳白色

因白细胞增多所致,常见于各种化脓性菌引起的化脓性脑膜炎。

4.微绿色

见于铜绿假单胞菌、肺炎链球菌、甲型链球菌引起的脑膜炎等。

5.褐色或黑色

见于脑膜黑色素瘤等。

二、透明度检查

(一)适应证
用于中枢神经系统疾病的辅助诊断、鉴别诊断和监测。

(二)参考区间
正常脑脊液清晰透明。

(三)临床意义
病毒性脑膜炎、流行性乙型脑膜炎、中枢神经系统梅毒等由于脑脊液中细胞数仅轻度增加，脑脊液仍清晰透明或微浊；结核性脑膜炎时细胞数中度增加，呈毛玻璃样浑浊；化脓性脑膜炎时，脑脊液中细胞数极度增加，呈乳白色浑浊。

三、凝块或薄膜检查

(一)适应证
用于中枢神经系统疾病的辅助诊断、鉴别诊断和监测。

(二)参考区间
放置 24 h 后不形成薄膜及凝块。

(三)临床意义
当有炎症渗出时，因纤维蛋白原及细胞数增加，可使脑脊液形成薄膜及凝块。急性化脓性脑膜炎时，脑脊液静置 1～2 h 即可出现凝块或沉淀物；结核性脑膜炎的脑脊液静置经 12～24 h，可见液面有纤细的薄膜形成，取此膜涂片检查结核分枝杆菌阳性率极高。蛛网膜下腔阻塞时，由于阻塞远端脑脊液蛋白质含量常高达 15 g/L，使脑脊液呈黄色胶冻状。

四、蛋白质测定

(一)适应证
用于中枢神经系统疾病的辅助诊断、鉴别诊断和监测。

(二)参考区间
(1)Pandy 试验：阴性或弱阳性。
(2)定量测定腰椎穿刺：0.20～0.45 g/L；小脑延髓池穿刺：0.10～0.25 g/L；脑室穿刺：0.05～0.15 g/L。

(三)临床意义
在生理状态下，由于血-脑屏障的作用，脑脊液中蛋白含量甚微，不到血浆蛋白含量的 1%，主要为清蛋白。病理情况下脑脊液中蛋白质含量增加，通过对脑脊液中蛋白质的测定，有助于对神经系统疾病的诊断。

蛋白含量增高：见于脑膜炎(化脓性脑膜炎时显著增加，结核性脑膜炎时中度增加，病毒性脑膜炎时轻度增加)、出血(蛛网膜下腔出血和脑出血等)、内分泌或代谢性疾病(糖尿病性神经病变，甲状腺及甲状旁腺功能减退，尿毒症及脱水等)、药物中毒(乙醇、吩噻嗪、苯妥英中毒等)、脑部肿瘤或椎管内梗阻(脊髓肿瘤、蛛网膜下腔粘连等)、鞘内免疫球蛋白合成增加伴血-脑屏障通透性增加(如吉兰-巴雷综合征、胶原血管疾病、慢性炎症性脱髓鞘性多发性神经根病等)。

五、葡萄糖测定

（一）适应证

用于中枢神经系统疾病的辅助诊断、鉴别诊断和监测。

（二）参考区间

成年人：2.8～4.5 mmol/L；儿童：3.1～4.4 mmol/1；婴儿：3.9～5.0 mmol/L。

（三）临床意义

脑脊液中葡萄糖主要来自血糖，其含量约为血糖的60％，它受血糖浓度、血-脑屏障通透性及脑脊液中糖酵解速度的影响。较理想的脑脊液中糖检测应在禁食4 h后作腰穿检查。

1.降低

见于化脓性脑膜炎、结核性脑膜炎、脑膜的肿瘤（如脑膜白血病）、结节病、梅毒性脑膜炎、风湿性脑膜炎、症状性低血糖等。

2.增高

见于病毒性神经系统感染、脑出血、下丘脑损害、糖尿病等。

六、氯化物测定

（一）适应证

用于中枢神经系统疾病的辅助诊断、鉴别诊断和监测。

（二）参考区间

成人：120～130 mmol/L；儿童：111～123 mmol/L；婴儿：110～122 mmol/L。

（三）临床意义

由于正常脑脊液中的蛋白质含量较少，为了维持脑脊液和血液渗透的平衡，脑脊液中氯化物的含量较血浆高20％左右。病理情况下脑脊液中氯化物含量可发生变化。

1.降低

见于结核性脑膜炎（脑脊液中氯化物明显减少，可降至102 mmol/L以下）、化脓性脑膜炎（减少不如结核性脑膜炎明显，多为102～116 mmol/L）、非中枢系统疾病（如大量呕吐、腹泻、脱水等造成血氯降低时，脑脊液中氯化物亦可减少）。

2.增高

见于慢性肾功能不全、肾炎、尿毒症、呼吸性碱中毒等。

七、蛋白电泳

（一）适应证

用于中枢神经系统疾病的辅助诊断、鉴别诊断和监测。

（二）参考区间

前清蛋白：0.02～0.07（2％～7％）；清蛋白：0.56～0.76（56％～76％）；α_1-球蛋白：0.02～0.07（2％～7％）；α_2-球蛋白：0.04～0.12（4％～12％）；β-球蛋白：0.08～0.18（8％～18％）；γ-球蛋白：0.03～0.12（3％～12％）。

(三)临床意义

1.前清蛋白增加

见于脑积水、脑萎缩及中枢神经系统变性疾病。

2.清蛋白增加

见于脑血管病变、椎管阻塞及脑肿瘤等。

3.α_1-球蛋白和 α_2-球蛋白增加

见于急性化脓性脑膜炎、结核性脑膜炎急性期、脊髓灰质炎等。

4.β-球蛋白增加

见于动脉硬化、脑血栓等脂肪代谢障碍性疾病,若同时伴有 α_1-球蛋白明显减少或消失,多见于中枢神经系统退行性病变,如小脑萎缩或脊髓变性等。

5.γ-球蛋白增加

见于脱髓鞘病,尤其是多发性硬化症。寡克隆蛋白带大多见于多发性硬化症、亚急性硬化性全脑炎、病毒性脑炎等。

八、谷氨酰胺定量测定

(一)适应证

用于中枢神经系统疾病的辅助诊断、鉴别诊断和监测。

(二)参考区间

谷氨酰胺定量测定参考区间为 0.4～0.96 mmol/L。

(三)临床意义

增高见于肝硬化晚期,进入肝昏迷期时可高达 3.4 mmol/L,出血性脑膜炎患者呈轻度增高。

九、乳酸脱氢酶测定

(一)适应证

用于中枢神经系统疾病的辅助诊断、鉴别诊断和监测。

(二)参考区间

成年人乳酸脱氢酶(LDH)参考区间为 3～40 U/L。

(三)临床意义

LDH 活性增高见于细菌性脑膜炎、脑血管病、脑瘤及脱髓鞘病等有脑组织坏死时。

十、细胞总数检查

(一)适应证

用于中枢神经系统疾病的辅助诊断、鉴别诊断和监测。

(二)参考区间

成年人:$(0～8)\times10^6/L$;儿童:$(0～15)\times10^6/L$;新生儿:$(0～30)\times10^6/L$。

(三)临床意义

正常脑脊液中无红细胞,仅有少量白细胞,当穿刺损伤引起血性脑脊液时,白细胞计数须经校正后才有价值。

1.细胞数明显增高(＞200×10⁶/L)

见于化脓性脑膜炎、流行性脑脊髓膜炎。

2.中度增高(＜200×10⁶/L)

见于结核性脑膜炎。

3.正常或轻度增高

见于浆液性脑膜炎、流行性脑炎(病毒性脑炎)、脑水肿等。

十一、白细胞计数

(一)适应证

用于中枢神经系统疾病的辅助诊断、鉴别诊断和监测。

(二)参考区间

成年人:(0～8)×10⁶/L;儿童:(0～15)×10⁶/L;新生儿:(0～30)×10⁶/L。

(三)临床意义

1.各种脑膜炎、脑炎

化脓性脑膜炎细胞数显著增加,白细胞总数常在(1 000～20 000)×10⁶/L,以中性粒细胞为主;结核性和真菌性脑膜炎时亦增高,但多不超过 500×10⁶/L,早期以中性粒细胞为主,后期以淋巴细胞为主;病毒性脑膜炎细胞数仅轻度增加,一般不超过 100×10⁶/L,以淋巴细胞为主,其中流行性乙型脑炎的早期以中性粒细胞为主。

2.脑出血或蛛网膜下腔出血

亦见白细胞增多,但其来源于血液。对于血性脑脊液,白细胞计数须经校正后才有价值。

3.中枢神经系统肿瘤性疾病

细胞数可正常或稍高,以淋巴细胞为主,脑脊液中找到白血病细胞,可诊断为脑膜白血病。

4.脑寄生虫病或过敏性疾病

脑脊液中细胞数可升高,以嗜酸性粒细胞增高为主。脑脊液离心沉淀镜检可发现血吸虫卵、阿米巴原虫、弓形虫、旋毛虫的幼虫等。

十二、细胞分类计数

(一)适应证

用于中枢神经系统疾病的辅助诊断、鉴别诊断和监测。

(二)参考区间

红细胞:无或少量;淋巴及单核细胞:少量;间皮细胞:偶见;其他细胞:无。

(三)临床意义

(1)红细胞增多:见于脑出血、蛛网膜下腔出血、脑血栓、硬膜下血肿等。

(2)淋巴细胞增多:见于结核性脑膜炎、真菌性脑膜炎、病毒性脑膜炎、乙型脑炎后期、脊髓灰质炎、脑肿瘤、脑出血、多发性神经炎等。

(3)中性粒细胞增多:见于化脓性脑膜炎、流行性脑脊髓膜炎、流行性脑炎、脑出血、脑脓肿、结核性脑膜炎早期。

(4)嗜酸性粒细胞增多:见于寄生虫性脑病等。

(5)单核细胞增多:见于浆液性脑膜炎。

（6）吞噬细胞：见于麻痹性痴呆、脑膜炎。

（7）肿瘤细胞：见于脑、脊髓肿瘤。

（8）白血病细胞：见于中枢神经系统白血病。

十三、肿瘤细胞检查

（一）适应证

用于中枢神经系统肿瘤性疾病的辅助诊断、鉴别诊断和监测。

（二）参考区间

肿瘤细胞检查参考区间为阴性。

（三）临床意义

脑脊液中发现肿瘤细胞，对诊断中枢神经系统肿瘤或转移性肿瘤有重要临床价值。

十四、细菌及真菌检查

（一）适应证

用于中枢神经系统疾病的辅助诊断、鉴别诊断和监测。

（二）参考区间

细菌及真菌检查参考区间为阴性。

（三）临床意义

脑脊液中有细菌，可引起细菌性脑膜炎。如急性化脓性脑膜炎常由脑膜炎奈瑟菌、肺炎链球菌、溶血性链球菌、葡萄球菌等引起；病程较慢的脑膜炎常由结核分枝杆菌、新型隐球菌等引起。

十五、寄生虫检查

（一）适应证

用于中枢神经系统寄生虫疾病的辅助诊断、鉴别诊断和监测。

（二）参考区间

寄生虫检查参考区间为阴性。

（三）临床意义

脑脊液中若发现血吸虫卵或肺吸虫卵等，可诊断为脑型血吸虫病或脑型肺吸虫病等。

（郝　瑜）

第二节　痰液检验

一、量测定

（一）适应证

用于呼吸系统疾病的辅助诊断和监测。

(二)参考区间

无痰或仅有少量泡沫痰。

(三)临床意义

当呼吸道有病变时痰量增多,见于慢性支气管炎、支气管扩张、肺脓肿、肺结核等。在疾病过程中如痰量逐渐减少,表示病情好转;反之,则表示病情有所发展。痰量突然增加并呈脓性,见于肺脓肿或脓胸破入支气管腔。

二、颜色检查

(一)适应证

用于呼吸系统疾病的辅助诊断和监测。

(二)参考区间

无色或灰白色。

(三)临床意义

病理情况下痰色改变如下。

1.红色或棕红色

系痰液中含有血液或血红蛋白。血性痰见于肺癌、肺结核、支气管扩张等;粉红色泡沫样痰见于急性肺水肿;铁锈色痰是由于血红蛋白变性所致,见于大叶性肺炎、肺梗死等。

2.黄色或黄绿色

黄痰见于呼吸道化脓性感染,如化脓性支气管炎、金黄色葡萄球菌肺炎、支气管扩张、肺脓肿及肺结核等。黄绿色见于铜绿假单胞菌感染或干酪性肺炎时。

3.棕褐色

见于阿米巴肺脓肿及慢性充血性心力衰竭肺淤血时。

4.灰色、黑色

见于矿工及长期吸烟者。

三、黏稠度检查

(一)适应证

用于呼吸系统疾病的辅助诊断和监测。

(二)参考区间

无色或灰白色黏液痰。

(三)临床意义

1.黏液性痰

黏稠外观呈灰白色,见于支气管炎、支气管哮喘和早期肺炎等。

2.浆液性痰

稀薄而有泡沫,是肺水肿的特征,或因血浆由毛细血管渗入肺泡内致痰液略带淡红色,见于肺淤血。

3.脓性痰

将痰液静置,分为三层,上层为泡沫和黏液,中层为浆液,下层为脓细胞及坏死组织。见于呼吸系统化脓性感染,如支气管扩张、肺脓肿及脓胸向肺组织溃破等。

4.血性痰

痰中混有血丝或血块。如咳出纯粹的血液或血块称为咯血,外观多为鲜红色泡沫状,陈旧性痰呈暗红色凝块。血性痰常提示肺组织有破坏或肺内血管高度充血,见于肺结核、支气管扩张、肺癌、肺吸虫病等。

四、气味检查

(一)适应证

用于呼吸系统疾病的辅助诊断和监测。

(二)参考区间

无特殊气味。

(三)临床意义

血性痰可带有血腥气味,见于各种原因所致的呼吸道出血。肺脓肿、支气管扩张合并厌氧菌感染时痰液有恶臭,晚期肺癌的痰液有特殊臭味。

五、异物检查

(一)适应证

用于呼吸系统疾病的辅助诊断和监测。

(二)参考区间

异物检查无参考区间。

(三)临床意义

痰中可见的异物主要如下所示。

(1)支气管管型:见于支气管炎、纤维蛋白性支气管炎、大叶性肺炎等。

(2)干酪样小块:见于肺结核、肺坏疽等。

(3)硫磺样颗粒:见于放线菌感染。

(4)虫卵或滋养体:可见相应的寄生虫感染。

六、结石检查

(一)适应证

用于呼吸系统疾病的辅助诊断和监测。

(二)参考区间

结石检查正常人为阴性。

(三)临床意义

阳性:见于肺石。肺石为淡黄色或白色的碳酸钙或磷酸钙结石小块,表面不规则,呈丘状突起。可能为肺结核干酪样物质的钙化产生,亦可由侵入肺内的异物钙化而成。

七、白细胞检查

(一)适应证

用于呼吸系统疾病的辅助诊断和监测。

（二）参考区间

白细胞检查正常值为 0～5/HP。

（三）临床意义

(1)中性粒细胞增多：见于呼吸系统有细菌感染时，常成堆存在。

(2)淋巴细胞增多：见于肺结核时。

(3)嗜酸性粒细胞增多：见于支气管哮喘、过敏性支气管炎、肺吸虫病时。

八、红细胞检查

（一）适应证

用于呼吸系统疾病的辅助诊断和监测。

（二）参考区间

红细胞检查无参考区间。

（三）临床意义

红细胞增多：见于支气管扩张、肺癌及肺结核时。

九、上皮细胞检查

（一）适应证

用于呼吸系统疾病的辅助诊断和监测。

（二）参考区间

偶见。

（三）临床意义

急性喉炎、咽炎和支气管黏膜发炎时可有大量上皮细胞混入痰液；当肺组织遭到严重破坏时还可出现肺泡上皮细胞。

十、肿瘤细胞检查

（一）适应证

用于呼吸系统恶性肿瘤的诊断、鉴别诊断和监测。

（二）参考区间

肿瘤细胞检查无参考区间。

（三）临床意义

肺癌及其他肺部转移性肿瘤时可检出肿瘤细胞。

十一、吞噬细胞检查

（一）适应证

用于呼吸系统疾病的辅助诊断和监测。

（二）参考区间

吞噬细胞检查无参考区间。

（三）临床意义

吞噬细胞增多可见于肺炎、肺梗死及肺出血等。

十二、结晶检查

(一)适应证

用于呼吸系统疾病的辅助诊断和监测。

(二)参考区间

结晶检查无参考区间。

(三)临床意义

1.夏科-雷登结晶

见于支气管哮喘、肺吸虫病时。

2.胆固醇结晶

见于肺结核、肺脓肿、肺部肿瘤时。

十三、病原体检查

(一)适应证

用于呼吸系统感染性疾病的辅助诊断和监测。

(二)参考区间

病原体检查无参考区间。

(三)临床意义

相应病原体感染时,可在显微镜下观察到相应病原体,如金黄色葡萄球菌、链球菌、放线菌、结核分枝杆菌、寄生虫等。

(郝 瑜)

第三节 胃液检验

一、量测定

(一)适应证

用于胃、十二指肠等疾病的辅助诊断、鉴别诊断和监测。

(二)参考区间

正常空腹 12 h 后胃液残余量约为 50 mL。

(三)临床意义

1.增多

胃液大于 100 mL,多见于十二指肠溃疡、卓-艾综合征、胃蠕动功能减退及幽门梗阻。

2.减少

胃液量少于 10 mL,主要见于胃蠕动功能亢进、萎缩性胃炎等。

二、颜色检查

(一)适应证

用于胃、十二指肠等疾病的辅助诊断、鉴别诊断和监测。

(二)参考区间

无色透明液体。

(三)临床意义

胃液如有大量黏液,则呈浑浊灰白色;如有鲜红血丝,多是抽胃液时伤及胃黏液所致。病理性出血时,血液与胃液均匀混合且多因胃酸作用及出血量多少而呈深浅不同的棕褐色,可见于胃炎、溃疡、胃癌等。咖啡残渣样外观提示胃内有大量陈旧性出血,常见于胃癌,可用隐血试验证实。插管时引起恶心、呕吐、幽门闭锁不全、十二指肠狭窄等均可引起胆汁逆流。胃液混有新鲜胆汁呈现黄色,放置后则变为绿色。

三、黏液检查

(一)适应证

用于胃、十二指肠等疾病的辅助诊断、鉴别诊断和监测。

(二)参考区间

正常胃液含有少量分布均匀的黏液。

(三)临床意义

黏液增多提示胃可能有炎症。

四、食物残渣检查

(一)适应证

用于胃、十二指肠等疾病的辅助诊断、鉴别诊断和监测。

(二)参考区间

无食物残渣及微粒。

(三)临床意义

空腹胃液中出现食物残渣及微粒,提示胃蠕动功能不足,如胃下垂、幽门梗阻、胃扩张等。

五、酸碱度测定

(一)适应证

用于胃、十二指肠等疾病的辅助诊断、鉴别诊断和监测。

(二)参考区间

pH 为 0.9~1.8。

(三)临床意义

胃液 pH 在 3.5~7.0 时,见于萎缩性胃炎、胃癌、继发性缺铁性贫血、胃扩张、甲状腺功能亢进等。pH>7 时,见于十二指肠壶腹部溃疡、胃泌素瘤、幽门梗阻、慢性胆囊炎、十二指肠液反流等。

六、组织碎片检查

（一）适应证

用于胃、十二指肠等疾病的辅助诊断、鉴别诊断和监测。

（二）参考区间

组织碎片检查正常人为阴性。

（三）临床意义

胃癌、胃溃疡患者胃液中可见多少不等的组织碎片。

七、胃酸分泌量测定

（一）适应证

用于胃、十二指肠等疾病的辅助诊断、鉴别诊断和监测。

（二）参考区间

（1）基础胃酸排泌量（BAO）：(3.9 ± 2.0)mmol/h，很少超过 5 mmol/h。

（2）最大胃酸分泌量（MAO）：$3\sim23$ mmol/L，女性略低。

（3）高峰胃酸分泌量（PAO）：(20.6 ± 8.4)mmol/h。

（4）BAO/MAO 比值：0.2。

（三）临床意义

1.胃酸分泌增加

见于十二指肠溃疡。高酸是十二指肠溃疡的临床特征，其 BAO 与 MAO 多明显增高。BAO 超过40 mmol/h时对十二指肠溃疡有诊断意义。胃泌素瘤或称卓-艾综合征以 BAO 升高为特征，可以高达$10\sim100$ mmol/h 或更高，MAO 一般比 BAO 高出 $40\%\sim60\%$。胃已经接近于最大的被刺激状态。BAO/MAO 比值大于 0.6 是胃泌素瘤病理表现之一。此外，在诊断胃泌素瘤时还应测定血中胃泌素浓度。

2.胃酸分泌减少

与胃黏膜受损害的程度及范围有关。胃炎时 MAO 轻度降低，萎缩性胃炎时可明显下降，严重者可无酸，部分胃溃疡患者胃酸分泌也可降低。胃癌时胃酸分泌减少或缺如，但胃酸测定对鉴别良性溃疡或胃癌意义不大。胃酸减少还可见于恶性贫血。

八、乳酸测定

（一）适应证

用于胃、十二指肠等疾病的辅助诊断、鉴别诊断和监测。

（二）参考区间

乳酸测定参考区间为<5 g/L。

（三）临床意义

增高见于胃癌、幽门梗阻、萎缩性胃炎、慢性胃炎、慢性胃扩张等。

九、隐血试验

(一)适应证

用于胃、十二指肠等疾病的辅助诊断、鉴别诊断和监测。

(二)参考区间

隐血试验参考区间为阴性。

(三)临床意义

胃炎、胃溃疡、胃癌时可因不同程度的出血而使隐血试验呈阳性。

十、胆汁检查

(一)适应证

用于胃、十二指肠等疾病的辅助诊断、鉴别诊断和监测。

(二)参考区间

胆汁检查参考区间为阴性。

(三)临床意义

阳性:见于幽门闭锁不全、十二指肠乳头以下梗阻等。

十一、尿素检查

(一)适应证

用于胃幽门螺杆菌感染的辅助诊断、鉴别诊断和监测。

(二)参考区间

尿素检查参考区间为 >1 mmol/L。

(三)临床意义

幽门螺杆菌是人胃内唯一产生大量尿素酶的细菌。利用尿素酶可以分解尿素的原理,测定胃液中尿素浓度可以判断是否感染幽门螺杆菌。感染幽门螺杆菌的患者胃液中尿素浓度明显降低。如胃液中尿素浓度低于 1 mmol/L 提示有感染,尿素浓度为"0"时可以确诊。

十二、红细胞检查

(一)适应证

用于胃、十二指肠等疾病的辅助诊断、鉴别诊断和监测。

(二)参考区间

红细胞检查参考区间为阴性。

(三)临床意义

出现大量红细胞时,提示胃部可能有溃疡、恶性肿瘤等。

十三、白细胞检查

(一)适应证

用于胃、十二指肠等疾病的辅助诊断、鉴别诊断和监测。

（二）参考区间

少量（每微升 100～1 000 个），多属中性粒细胞。

（三）临床意义

每微升胃液白细胞增加＞1 000 个时多属病理现象，见于胃黏膜各种炎症时。鼻咽部分泌物和痰液混入时可见成堆白细胞，同时还可见柱状上皮细胞，无临床意义。胃酸高时细胞质被消化只剩裸核，低酸或无酸时其白细胞形态完整。

十四、上皮细胞检查

（一）适应证

用于胃、十二指肠等疾病的辅助诊断、鉴别诊断和监测。

（二）参考区间

可见少量鳞状上皮细胞，不见或偶见柱状上皮细胞。

（三）临床意义

胃中鳞状上皮细胞来自口腔、咽喉、食管黏膜，无临床意义。柱状上皮细胞来自胃黏膜，胃炎时增多。胃酸高时上皮细胞仅见裸核。

十五、肿瘤细胞检查

（一）适应证

用于胃恶性肿瘤的诊断、鉴别诊断和监测。

（二）参考区间

肿瘤细胞检查参考区间为阴性。

（三）临床意义

镜检时如发现有成堆的大小不均、形态不规则、核大、多核的细胞时，应该高度怀疑是癌细胞，需做染色等进一步检查。

十六、细菌检查

（一）适应证

用于胃、十二指肠等疾病的辅助诊断、鉴别诊断和监测。

（二）参考区间

细菌检查参考区间为阴性。

（三）临床意义

胃液有高酸性不利于细菌生长，正常胃液中检不出确定的菌群。胃液中能培养出的细菌，通常反映是吞咽的唾液或鼻咽分泌物中的细菌，无临床意义。在低酸、有食物滞留时可出现一些有意义的细菌，如八叠球菌可见于消化性溃疡及幽门梗阻时；博-奥杆菌可见于胃酸缺乏合并幽门梗阻时，对胃癌的诊断有一定的参考价值；抗酸杆菌多见于肺结核患者；化脓性球菌培养阳性，若同时伴有胃黏膜柱状上皮细胞增多时，提示胃黏膜有化脓性感染；若伴有胆道上皮细胞则可能有胆道炎症。

（郝　瑜）

第四节 精液检验

一、量测定

(一)适应证
用于男性不育症、生殖系统疾病的诊断、鉴别诊断和监测。

(二)参考区间
一次射精量为 2～5 mL。

(三)临床意义
1.减少

(1)精液减少:数天未射精而精液量少于 1.5 mL 者。可致不孕,但不能肯定为男性不育症的原因。

(2)无精液症:精液量减少至 1～2 滴,甚至排不出。精液量减少常见于睾丸功能不全、睾丸炎、精囊炎、淋病、前列腺切除等。

2.增多

一次射精的精液量超过 8 mL,称为精液过多。精液过多可导致精子数量相对减少,影响生育。常由于垂体促性腺激素分泌功能亢进,雄激素水平增高所致,也可见于长时间禁欲者。

二、外观检查

(一)适应证
用于男性不育症、生殖系统疾病的诊断、鉴别诊断和监测。

(二)参考区间
灰白色或乳白色黏稠状,久未射精者可呈淡黄色。

(三)临床意义
(1)血性:见于前列腺和精囊的非特异性炎症、生殖系统结核、肿瘤、结石,也可见于生殖系统损伤等。

(2)脓性:呈黄色或棕色,常见于精囊炎、前列腺炎等。

三、液化时间检查

(一)适应证
(1)用于男性不育症、生殖系统疾病的诊断、鉴别诊断和监测。

(2)用于计划生育、科研、精子库筛选优质精子。

(二)参考区间
室温下<60 min。

(三)临床意义
精液不液化见于前列腺炎。

四、黏稠度检查

(一)适应证

(1)用于男性不育症、生殖系统疾病的诊断、鉴别诊断和监测。

(2)用于计划生育、科研、精子库筛选优质精子。

(二)参考区间

精液拉丝长度不超过 2 cm 或在移液管口形成连续的小滴。

(三)临床意义

(1)增高:与附属性腺功能异常有关。见于前列腺炎、附睾炎。

(2)降低:刚射出的精液黏稠度低,似米汤,可能为先天性精囊缺如、精囊液流出受阻所致,也可见于生殖系统炎症所致的精子数量减少或无精子症。

五、酸碱度检查

(1)适应证:①用于男性不育症、生殖系统疾病的诊断、鉴别诊断和监测;②用于计划生育、科研、精子库筛选优质精子。

(2)参考区间:7.2~8.0。

(3)临床意义:弱碱性的精液射入阴道后可中和阴道分泌物中的有机酸,利于精子游动。当 pH<7 并伴少精子症,可能是由于输精管、精囊或附睾发育不全所致。当 pH>8 时,可能为急性附属性腺炎或附睾炎所致。

六、精子活动率检查

(一)适应证

(1)用于男性不育症、生殖系统疾病的诊断、鉴别诊断和监测。

(2)用于计划生育、科研、精子库筛选优质精子。

(二)参考区间

射精 30~60 min 间应大于 60%。

(三)临床意义

精子活动率和精子活动力与受精关系密切。当精子活动率<40%,可致不育。

下降:常见于精索静脉曲张、生殖系统感染(如淋病、梅毒等)、物理因素(如高温环境、放射线因素等)、化学因素(如应用某些抗代谢药物、抗疟药、雌激素、氧化氮芥、乙醇等)、免疫因素(如存在抗精子抗体)等。

七、精子存活率检查

(一)适应证

(1)用于男性不育症、生殖系统疾病的诊断、鉴别诊断和监测。

(2)用于计划生育、科研、精子库筛选优质精子。

(二)参考区间

射精 30~60 min 应大于 50%。

（三）临床意义

下降：见于精索静脉曲张，生殖道非特异性感染及使用某些抗代谢药、抗疟药、雌激素、氧化氮芥时。

八、精子活动力检查

（一）适应证

（1）用于男性不育症、生殖系统疾病的诊断、鉴别诊断和监测。

（2）用于计划生育、科研、精子库筛选优质精子。

（二）参考区间

射精后 60 min 内，精子总活动力（前向运动和非前向运动）≥40％，前向运动≥32％。

（三）临床意义

精子活动力减弱或死精子过多是导致不育的主要原因。精子活动力下降，主要见于以下几种情况。

（1）睾丸生精上皮不完全成熟或受损，产生的精子质量差，活动能力弱。

（2）精液量少。

（3）精浆变异，如附睾、精囊、前列腺等有炎症时，酸碱度、供氧、营养、代谢等均不利于精子的活动和存活；若存在抗精子抗体，可以使精子凝集，从而失去了活动能力。

九、精子数量检查

（一）适应证

（1）用于男性不育症、生殖系统疾病的诊断、鉴别诊断和监测。

（2）用于计划生育、科研、精子库筛选优质精子。

（二）参考区间

精子浓度：≥15×10^9/L；精子总数：≥39×10^6/次。

（三）临床意义

正常人的精子数量存在着明显的个体差异。精子浓度持续＜15×10^9/L 时为少精子症，连续 3 次检查（离心沉淀物）无精子时为无精子症。少精子症、无精子症常见于精索静脉曲张，先天性或后天性睾丸疾病（如睾丸畸形、萎缩、结核、炎症、肿瘤等），理化因素损伤（如抗癌药、重金属、乙醇、放射线等损伤），输精管、精囊缺陷，长期食用棉酚等，内分泌疾病（如垂体、甲状腺、性腺功能亢进或减退、肾上腺病变等）。

十、精子形态检查

（一）适应证

（1）用于男性不育症、生殖系统疾病的诊断、鉴别诊断和监测。

（2）用于计划生育、科研、精子库筛选优质精子。

（二）参考区间

精子形态检查参考区间为＞4％。

（三）临床意义

正常精子由头部、体部和尾部组成。凡是精子头部、体部和尾部任何部位出现变化，均为异常精子。正常形态精子低于 15％时,体外受精率降低。

异常形态精子增多:常见于精索静脉曲张,睾丸、附睾功能异常,生殖系统感染,应用某些化学药物(如卤素、乙二醇、重金属、雌激素等),放射线损伤等。

十一、非精子成分检查

(一)适应证
用于男性不育症、生殖系统疾病的诊断、鉴别诊断和监测。

(二)参考区间
未成熟生殖细胞:<1％;红细胞:偶见;白细胞:少量(<5/HP);上皮细胞:少量。

(三)临床意义
1.未成熟生殖细胞

即生精细胞。增多见于睾丸曲细精管受到某些药物或其他因素影响或损害时。

2.红细胞增多

常见于睾丸肿瘤、前列腺癌等,此时精液中还可出现肿瘤细胞。

3.白细胞

当白细胞计数大于 5/HP 时为异常,常见于前列腺炎、精囊炎和附睾炎等。当精液中白细胞数大于 $1×10^9/L$,称为脓精症或白细胞精液症。白细胞通过直接吞噬作用或释放和分泌细胞因子、蛋白酶及自由基等破坏精子,引起精子的活动率和活动力降低,导致男性不育。

十二、精子凝集检查

(一)适应证
用于男性不育症、生殖系统疾病的诊断、鉴别诊断和监测。

(二)参考区间
阴性。

(三)临床意义
凝集的精子数超过 10 个为阳性。阳性提示可能存在免疫性不育。

十三、精子低渗肿胀试验

(一)适应证
用于男性不育症、生殖系统疾病的诊断、鉴别诊断和监测。

(二)参考区间
精子低渗肿胀率>60％。

(三)临床意义
精子低渗肿胀试验(HOS)可作为体外精子膜功能及完整性的评估指标,预测精子潜在的受精能力。精子尾部肿胀现象是精子膜功能的正常表现,不育症男性的精子肿胀试验肿胀率明显降低。

十四、病原微生物检查

(1)适应证:用于男性生殖系统感染性疾病的诊断、鉴别诊断和监测。

(2)参考区间:阴性。

(3)临床意义:阳性,提示存在生殖系统感染。

十五、精浆果糖测定

(1)适应证:用于精囊腺炎、无精子症的辅助诊断、鉴别诊断和监测。

(2)参考区间:9.11~17.67 mmol/L。

(3)临床意义:精液中的果糖由精囊产生,为精子的代谢提供营养,供给精子能量,维持精子的活动力。同时,它与雄性激素相平行,可间接反映睾酮水平。果糖阴性可见于先天性双输精管完全阻塞及精囊缺如时;精浆果糖含量降低,见于精囊腺炎时。

在无精子症和射精量少于 1 mL 者,若精浆中无果糖为精囊阻塞;有果糖,则为射精管阻塞。

十六、精浆 α-葡糖苷酶测定

(1)适应证:用于无精子症、远端输精管阻塞的辅助诊断、鉴别诊断和监测。

(2)参考区间:35.1~87.7 U/mL。

(3)临床意义:α-葡糖苷酶主要由附睾上皮细胞分泌,该酶对鉴别输精管阻塞和睾丸生精障碍所致的无精子症有一定意义。当输精管结扎后,该酶活力显著降低;阻塞性无精子症时,该酶活性下降。

十七、精浆游离左旋肉毒碱测定

(1)适应证:用于附睾功能评价和监测。

(2)参考区间:(461.56±191.63)nmol/L。

(3)临床意义:精浆肉毒碱是评价附睾功能的指标,精浆肉毒碱含量正常,表明附睾功能正常。精浆中肉毒碱含量下降,表示附睾功能发生障碍。若将精浆肉毒碱与果糖联合检测,对附睾和精囊腺功能判断更有价值。

十八、精浆乳酸脱氢酶同工酶 X 测定

(一)适应证
用于男性不育症、生殖系统疾病的诊断、鉴别诊断和监测。

(二)参考区间
LDH-X1:248~1 376 U/L;LDH-X2:10.96~32.36 mU/10^6精子。精浆/全精子 LDH-X 比值:0.21~0.56。

(三)临床意义
LDH-X 活性与精子浓度特别是活精子浓度呈良好的正相关,活性降低可致生育力下降,是评价睾丸生精功能的良好指标。

LDH-X 活性下降:见于睾丸萎缩、精子生成缺陷及少精或无精子症患者。精子发生障碍时,则无 LDH-X 形成。

十九、精浆酸性磷酸酶测定

(1)适应证:用于前列腺疾病的辅助诊断和监测。

(2)参考区间:48.8～208.6 U/mL。

(3)临床意义:①酸性磷酸酶(ACP)活性降低见于前列腺炎,另外,ACP 有促进精子活动的作用,精浆中 ACP 降低,精子活动力减弱,可使受孕率下降;②ACP 活性增高见于前列腺癌和前列腺肥大。

二十、精子顶体酶活性测定

(1)适应证:用于男性不育症的辅助诊断和监测。

(2)参考区间:48.2～218.7 μU/10^6精子。

(3)临床意义:顶体酶对于精子的运动和受精过程都是不可缺少的,顶体酶活力不足可导致男性不育。因此精子顶体酶活性测定可作为精子受精能力和诊断男性不育症的参考指标。

二十一、精浆锌测定

(一)适应证

用于男性不育症、睾丸萎缩等疾病的辅助诊断和监测。

(二)参考区间

一次射精≥2.4 μmol。

(三)临床意义

1.缺乏

可影响性腺的发育,使性功能减退,睾丸萎缩,精子数目减少、弱精、死精等。

2.严重缺乏

可使精子发生处于停顿状态,造成不育。

3.青春期缺锌

影响男性生殖器官和第二性征的发育。

此外,锌含量与前列腺液杀菌能力和抗菌机制有关,前列腺能合成具有抗菌作用的含锌多肽。

二十二、精浆抗精子抗体检查

(1)适应证:用于男性免疫性不育的辅助诊断和监测。

(2)参考区间:阴性。

(3)临床意义:抗精子抗体的出现及滴度升高无论在男性或女性,均可导致不育。因此,抗精子抗体的检测可以作为不育症患者临床治疗及预后判断的重要指标。阳性:提示存在免疫性不育。

二十三、精浆免疫抑制物测定

(1)适应证:用于男性免疫性不育的辅助诊断和监测。

(2)参考区间:(430±62)U/mL。

(3)临床意义:精浆免疫抑制物活性降低与不育、习惯性流产、女性对配偶精液过敏的发生有密切关系。

二十四、精浆免疫球蛋白测定

(1)适应证:用于男性免疫性不育的辅助诊断和监测。

(2)参考区间:IgA,(90.3±57.7)mg/L;IgG,(28.6±16.7)mg/L;IgM,(90.3±57.7)mg/L;IgA,(2.3±1.9)mg/L;补体 C3、C4,无。

(3)临床意义:抗精子抗体浓度增高者,其精浆免疫球蛋白也升高,生殖系统感染者精浆免疫球蛋白升高。

(郝　瑜)

第五节　前列腺液检验

一、量测定

(1)适应证:用于前列腺疾病的辅助诊断。

(2)参考区间:数滴至 1 mL。

(3)临床意义:减少见于前列腺炎。多次按摩无前列腺液排出,提示前列腺分泌功能严重不足,见于前列腺的炎性纤维化和某些功能低下。

二、外观检查

(1)适应证:用于前列腺疾病的辅助诊断。

(2)参考区间:稀薄、不透明、乳白色液体。

(3)临床意义。①黄色浑浊:呈脓性或脓血性,见于严重的化脓性前列腺炎;②血性:见于精囊炎、前列腺炎、前列腺结核、结石和肿瘤等,也可为按摩前列腺用力过重所致。

三、酸碱度测定

(1)适应证:用于前列腺疾病的辅助诊断。

(2)参考区间:弱酸性,pH 为 6.3～6.5。

(3)临床意义:增高见于 50 岁以上者或混入较多精囊液时。

四、红细胞检查

(1)适应证:用于前列腺疾病的辅助诊断。

(2)参考区间:偶见(<5/HP)。

(3)临床意义:增多见于前列腺结核、结石和恶性肿瘤等,也可为按摩前列腺用力过重所致。

五、白细胞检查

(1)适应证:用于前列腺疾病的辅助诊断。

(2)参考区间:<10/HP,散在。

(3)临床意义:增多见于前列腺炎。若 WBC>10/HP,成簇分布,即可诊断为前列腺炎。

六、磷脂酰胆碱小体检查

(1)适应证:用于前列腺疾病的辅助诊断。

(2)参考区间:数量较多,分布均匀。

(3)临床意义:前列腺炎时磷脂酰胆碱小体减少,分布不均,有成簇分布现象;严重者磷脂酰胆碱小体可消失。

七、前列腺颗粒细胞检查

(1)适应证:用于前列腺疾病的辅助诊断。

(2)参考区间:<1/HP。

(3)临床意义:增多见于老年人或前列腺炎。

八、淀粉样小体检查

(1)适应证:用于前列腺疾病的辅助诊断。

(2)参考区间:少量。

(3)临床意义:前列腺液中的淀粉样小体随年龄增长递增,一般无临床意义。

(郝　瑜)

第六节　阴道分泌物检验

一、外观检查

(一)适应证

用于女性生殖系统疾病的辅助诊断、鉴别诊断。

(二)参考区间

白色、糊状,无气味;近排卵期:清澈透明,稀薄似蛋清,量多;排卵期 3 d 后:浑浊黏稠,量减少;经前:量增加;妊娠期:量较多。

(三)临床意义

阴道分泌物是女性生殖系统分泌的液体,又称为白带。

1.黄色脓性

见于滴虫性阴道炎、化脓性细菌感染、慢性子宫颈炎、老年性阴道炎、子宫内膜炎和阴道内有异物等。

2.红色血性

见于肿瘤、息肉、子宫黏膜下肌瘤、老年性阴道炎、严重的慢性子宫颈炎和子宫内节育器产生的不良反应等。

3.豆腐渣样

见于真菌性阴道炎。

4.黄色水样

见于子宫黏膜下肌瘤、子宫颈癌、子宫癌和输卵管癌等。

5.大量、无色透明

见于卵巢颗粒细胞瘤或女性激素分泌功能异常。

6.脓血样白带

脓血样白带为阿米巴性阴道炎的特征。

二、pH 测定

(1)适应证:用于女性生殖系统疾病的辅助诊断、鉴别诊断。

(2)参考区间:3.8～4.5。

(3)临床意义:增高见于以下情况。①阴道炎:由于病原微生物消耗糖原,阴道杆菌酵解糖原减少所致;②幼女和绝经期女性:由于缺乏雌激素,阴道上皮变薄且上皮细胞不含糖原,以及阴道内无阴道杆菌所致。

三、清洁度检查

(一)适应证

(1)用于女性生殖系统疾病的辅助诊断、鉴别诊断。

(2)用于雌激素水平的判断。

(二)参考区间

Ⅰ～Ⅱ度。

(三)临床意义

阴道清洁度是阴道炎症和生育期女性卵巢性激素分泌功能的判断指标。

当卵巢功能低下,雌激素水平降低时,阴道上皮细胞增生较差,阴道分泌物中的阴道杆菌减少,易感染杂菌,使阴道清洁度分度增高。当阴道分泌物清洁度为Ⅳ、Ⅲ度,且有大量病原生物,如细菌、真菌或寄生虫时,见于各种原因的阴道炎。

四、阴道毛滴虫检查

(1)适应证:①用于女性生殖系统疾病的辅助诊断、鉴别诊断;②用于性传播疾病的诊断和监测。

(2)参考区间:阴性。

(3)临床意义:阳性见于滴虫性阴道炎。

五、真菌检查

(1)适应证:①用于女性生殖系统疾病的辅助诊断、鉴别诊断;②用于性传播疾病的诊断和监测。

(2)参考区间:阴性。

(3)临床意义:阳性见于真菌性阴道炎。真菌性阴道炎的阴道分泌物呈凝乳状或"豆腐

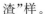

渣"样。

六、加德纳氏菌检查

(1)适应证:①用于女性生殖系统疾病的辅助诊断、鉴别诊断;②用于性传播疾病的诊断和监测。

(2)参考区间:阴性。

(3)临床意义:阳性见于由阴道加德纳氏菌(GV)和某些厌氧菌共同引起的细菌性阴道病。除引起阴道病外,尚可引起早产、产褥热、新生儿败血症、绒毛膜羊膜炎、产后败血症和脓毒血症等。寻找阴道分泌物中的线索细胞,是诊断加德纳氏菌性阴道病的重要指标。

七、淋病奈瑟菌检查

(1)适应证:①用于女性生殖系统疾病的辅助诊断、鉴别诊断;②用于性传播疾病的诊断和监测。

(2)参考区间:阴性。

(3)临床意义:阳性见于淋病患者。

八、衣原体检查

(1)适应证:①用于女性生殖系统疾病的辅助诊断、鉴别诊断;②用于性传播疾病的诊断和监测。

(2)参考区间:阴性。

(3)临床意义:阳性见于沙眼衣原体感染引起的急性阴道炎和子宫颈炎。

九、病毒检查

(1)适应证:①用于女性生殖系统疾病的辅助诊断、鉴别诊断;②用于性传播疾病的诊断和监测。

(2)参考区间:阴性。

(3)临床意义:阳性见于由单纯疱疹病毒(HSV)、人巨细胞病毒(HCMV)、人乳头状病毒(HPV)引起的生殖道感染。

十、梅毒螺旋体检查

(1)适应证:①用于女性生殖系统疾病的辅助诊断、鉴别诊断;②用于性传播疾病的诊断和监测。

(2)参考区间:阴性。

(3)临床意义:阳性见于梅毒螺旋体感染所致的梅毒。可引起胎儿死亡或流产。

十一、阴道分泌物五联试验

(一)适应证

用于阴道炎性疾病的辅助诊断、鉴别诊断。

(二)参考区间

干化学酶法 pH 为 3.8～4.5;过氧化氢:阴性;白细胞酯酶:阴性;唾液酸苷酶:阴性;脯氨酸氨基肽酶:阴性;乙酰氨基葡糖糖苷酶:阴性。

(三)临床意义

1.pH

pH>4.5,提示细菌性阴道炎;pH>5,提示滴虫性阴道炎;pH 为 4.0～4.6,提示真菌性阴道炎。

2.过氧化氢

阴性:表示乳酸杆菌多;阳性:提示阴道环境处于病理或亚健康状态。

3.白细胞酯酶

阳性:表示白细胞多于 15/HP,提示有阴道炎。

4.唾液酸苷酶

阳性:提示为细菌性阴道炎。

5.脯氨酸氨基肽酶

阳性:提示为细菌性阴道炎。

6.乙酰氨基葡糖糖苷酶

阳性:若同时 pH≥4.8,提示滴虫感染;若同时 pH≤4.6,提示真菌感染。

(郝　瑜)

第七节　关节腔积液检验

一、理学检查

关节腔积液理学检查主要包括肉眼观察颜色、透明度、黏稠度及做凝块形成试验。

(一)颜色

正常关节液呈淡黄色或无色,且清澈。关节液呈红色和棕色是因有新鲜或陈旧性关节出血,或与关节穿刺术引起损伤有关,或与损伤滑膜疾病相关,如关节骨折、肿瘤、创伤性关节炎。采样时发现关节液内血量少,或观察到关节液里有少量血,提示操作过程引起创伤。有些关节病(如关节炎)时,关节液会呈绿色或脓状。有些疾病,如结核性关节炎、系统性红斑狼疮,关节液可呈乳白色。

(二)透明度

多种物质会影响关节液透明度,如白细胞、红细胞、滑膜细胞、结晶、脂肪颗粒、纤维蛋白、细胞碎片、米粒样小体和尿黑酸。关节腔积液浑浊多表明可能存在微生物、白细胞或结晶等。通过镜检可鉴别这些引起关节液浑浊的物质。有些甚至肉眼也可见。米粒样小体是白色、悬浮的、由胶原纤维组织构成,形似发光的米粒、体积差异较大。多种关节炎都可见米粒样小体,但在类风湿性关节炎中最多见。尿黑酸是黑色粉末状颗粒,见于褐黄病性关节病,是尿黑酸尿症的特征,这些黑色粉末状颗粒侵蚀软骨并进入关节液。

(三)黏稠度

关节液含高浓度透明质酸,因此其黏稠度比水高。滑膜细胞分泌这种高分子聚合物是由两个双糖单位组成的大型多糖类,可起到润滑关节作用。炎症时,中性粒细胞透明质酸酶和一些细菌(如金黄色葡萄球菌、化脓性链球菌、产气荚膜梭菌)都可水解透明质酸。此外,部分疾病会抑制滑膜细胞分泌透明质酸。

可通过观察关节液从采集针筒中推出时的拉丝长度来评估其黏稠度。正常关节液一滴就可拉出4 cm长黏丝,如不到4 cm,或性状呈不连续水滴样,则认为黏稠度异常偏低。对黏稠度更精确检测的临床意义不大。低黏度可见于炎症性关节炎。

过去认为黏蛋白凝块形成试验可显示透明质酸含量,是一种间接评估黏稠度的方法,但该试验已被更精确方法取代。

(四)凝块形成试验

关节液发生自凝说明存在异常纤维蛋白原。纤维蛋白原分子量大(340 000),不能通过正常滑膜。穿刺创伤或病理情况下,血液中纤维蛋白原进入关节液,引起凝块形成。为防止凝块影响镜检,采集后关节液标本应使用肝素或液体 EDTA 抗凝。

二、显微镜检查

关节腔积液显微镜检查,对细胞计数、分类,以及结晶识别尤为重要。区分炎症性和非炎症性关节病和确定特定性疾病均有极大价值。关节腔积液细胞学检查可早期诊断炎症性疾病、快速诊断急性关节病,尤其临床鉴别诊断急性化脓性关节炎和急性结晶性关节病。

使用血细胞计数板可对充分混匀的、未经稀释处理的关节液进行手工显微镜检查。如关节液非常浑浊,须用0.85%的生理盐水或透明质酸缓冲液对其进行稀释。不可使用乙酸,会引起透明质酸形成黏蛋白凝块,使血细胞聚集,影响镜检。因关节液黏稠度高,计数前要让标本在血细胞计数板上静置一段时间,使细胞稳定。可使用透明质酸缓冲液来稀释标本,以降低黏稠度,使细胞均匀分布在计数池内。

为鉴别关节液细胞应进行染色。可使用细胞离心机浓缩关节腔积液细胞,涂片经特殊染色可评估不同类别细胞。细胞涂片制备推荐方法:将关节腔积液用无菌生理盐水稀释成细胞400 个/微升,100 mL 悬浮液置入滤纸和玻片离心室,80 rpm,离心 30 min,玻片上形成干/湿单层细胞。空气干燥后甲醇固定至少5 分钟。稀释液可用于显微镜细胞计数,同时,还可除去透明质酸钠,以免染色时遮掩细胞,使背景减少、染色更清晰。单层细胞固定后用吉姆萨或其他方法染色。若诊断为化脓性关节炎,则有必要用革兰染色。

湿片制备检查单层染色细胞:随计算机成像技术发展,细胞计数更为准确。如有核细胞用吖啶橙溶液染色,取 20 μL 细胞悬液充入一次性塑料计数板,后者置于仪器上,使用紫外光照射,获取成像并自动计数,较手工法计数快速、准确。

(一)细胞计数

正常情况下,关节液中红细胞计数<2 000 个/微升。血性积液含大量红细胞,外观红棕色,有些是采样过程引起的。红细胞数量过多时,可用低渗盐水(0.3%)稀释标本,因其可选择性地溶解红细胞,保留白细胞,而不影响白细胞计数和分类计数。

正常关节液中 WBC 计数<200 个/微升。计数 WBC 可评估炎症程度。关节腔积液有核细胞增高是炎症的主要指标。WBC<500 个/微升,认为非炎症性关节病,而 WBC>1 500 个/微升,表明为炎症性关节病。细胞数在两者之间,如中性粒细胞计数＞50％为炎症性,如中性粒细胞计数＜50％则为非炎症性。WBC＞2 000 个/微升常与细菌性关节炎有关,WBC 增多也与急性痛风性关节炎、类风湿性关节炎有关。所以,WBC 计数对特定疾病诊断价值很有限。

(二)分类计数

关节腔积液与其他体液的细胞学分析有 3 点不同:①滑膜关节极少受原发肿瘤影响;②关节腔积液显微镜检查,许多诊断特征非细胞性,而是颗粒性如软骨、结晶和关节置换后磨损;③诊断信息主要来自各细胞类型识别及其数量变化。

滑膜上有两种滑膜细胞。关节细胞在滑膜上排列松散,不同于其他内衬膜,没有基底膜,相邻细胞没有桥粒连接。关节细胞下是薄薄的结缔组织层,含大量血管、淋巴管、神经和许多单个核细胞。

浓缩关节液通常采用细胞离心机制片,比常规离心技术能更好保留细胞形态。正常关节液中约有 60％的白细胞是单核细胞或巨噬细胞,约 30％是淋巴细胞,约 10％是中性粒细胞。分类计数的临床价值有限,因细胞比例在病程中及疾病各阶段中会发生变化。

1.中性粒细胞

炎症性关节病和关节内出血;化脓性关节炎中性粒细胞的比例＞95％,细胞计数＞30 000 个/微升时,即使未见微生物,也有诊断性。无论细胞总数多少,中性粒细胞＞80％与细菌性关节炎和痛风相关。类风湿关节炎早期可见淋巴细胞比例增加,后期以中性粒细胞为主。

2.淋巴细胞

可为典型小淋巴型,在炎症性关节炎约占 10％,在风湿病表明长期预后较好。如同时见到狼疮细胞,强烈提示系统性红斑狼疮。转化中的淋巴细胞体积可达 30 μm,核质比例约为 1:1。

3.单核(巨噬)细胞

可见于所有类型关节炎,在非炎症性关节炎最常见,出现结晶时,特别是一些骨关节炎,或置换关节的分解,有核细胞计数很高,以巨噬细胞为主;其次,应疑为病毒性关节炎。巨噬细胞伴嗜酸性粒细胞,表明关节出血缓解。吞噬细胞的单个核细胞(cytophagocytic mononuclear cells,CPM)吞噬凋亡的中性粒细胞,是关节去除中性粒细胞的主要途径。然而,在血清阴性脊柱关节病时,可见有核细胞计数,中性粒细胞＜50％。该组疾病包括周围关节炎相关疾病,如银屑病、炎症性肠病、白塞病和强直性脊柱炎;如中性粒细胞＞50％,出现 CPM,为反应性关节炎,与关节外特别是胃肠道和泌尿生殖道感染相关的单关节病。该型也见于儿童全身性病毒性疾病后,如CPM＞5％则可诊断血清阴性脊柱关节病,CPM 未见于类风湿疾病。

4.嗜酸性粒细胞

增加(＞2％)与多种疾病相关,最常见于关节内出血、关节病及药物注射变态反应如人工关节腔积液;及风湿热、寄生虫感染、转移癌、莱姆病、关节摄片后和放疗后。

5.狼疮细胞(lupus erythematosus cell,LE)

此细胞吞噬胞质含核物质的包涵体,并不少见,但与血液中所见并无相同意义。然而,如关节腔积液淋巴细胞增多,强烈提示系统性红斑狼疮。

6.滑膜细胞

滑膜组织的组成,内层为滑膜细胞,为 1～3 个细胞的厚度,内层下为结缔组织、血管、淋巴管和神经,并混合有外部关节囊的纤维组织。滑膜液衬里细胞呈不连续分布,其间充满独特理化性质的底物。滑膜组织没有基底膜。滑膜上有两种滑膜细胞。最常见细胞有吞噬功能和合成降解酶功能(如胶原酶),另一种细胞合成透明质酸(含 2% 蛋白质的黏多糖)。电镜下,A 型细胞具有丰富高尔基体、大量空泡、胞饮泡和丝状伪足,可产生具润滑作用的透明质酸;B 型细胞具有丰富内质网,不常见。

A 型滑膜细胞功能为巨噬细胞,胞体 $>20\ \mu m$,胞质常有空泡,核小,约为细胞的 20%。B 型滑膜细胞为成纤维细胞,参与专门的基质物质如透明质酸的生成,约 $20\ \mu m$,胞质嗜碱性点彩样,周边淡嗜酸性,胞核占 20%~50%。最常见于血清阴性的关节病。

7.肥大细胞

可见于大多数关节病,最常见于血清阴性脊柱关节病和创伤相关的非炎症性关节病。

8.肿瘤细胞

原发性关节肿瘤特别罕见,但有关节腔积液细胞形态改变。关节腔积液偶见白血病细胞。肿瘤浸润关节甚少见,有时可见细胞有丝分裂,但无论有丝分裂形态如何怪异,通常无诊断或预后意义。

9.类风湿细胞

可用薄湿片检查类风湿细胞。此细胞为胞质内含折射球形物,可随显微镜聚焦不同呈黑色到绿色变化。原认为是类风湿疾病的一个标志物,随着治疗改善,现不常见到此类细胞。类风湿细胞计数,按湿片法有核细胞计数百分率报告;如 $>90\%$,则强烈疑似化脓性关节炎。

关节腔积液检查还可见溶血引起的细胞内含铁血黄素颗粒、骨关节炎时的多核软骨细胞等。

(三)结晶检查

关节液镜检的一项重要工作是查找结晶。识别关节病出现特征性结晶有助于快速诊断。关节液标本应放置于室温,采集后应尽快送检,因温度和 pH 改变会影响结晶形成和溶解。镜检前延误时间太长会导致白细胞数减少(细胞溶解),并降低白细胞对结晶吞噬作用。偏振光显微镜可区分结晶类型,针状尿酸钠结晶见于痛风,焦磷酸钙结晶与假痛风有关。

1.涂片制备

关节液可通过细胞离心机制片或湿片进行镜检。细胞离心机制片有许多优点。首先,细胞离心可使体液成分聚集在玻片上很小一块区域,可提高含结晶量少的标本检出率,并增加仪器回收细胞灵敏性。其次,制片可长久保存,用于镜检、示教及能力评估。最后,对经染色或未染色的细胞离心涂片采用偏光镜镜检,其结晶外观和双折射比湿片中观察到的更典型。唯一缺点是成本较高。

手工制作涂片时将 1 滴关节液滴在无酒精玻片上,加 1 块盖玻片,标本应充满盖玻片覆盖区域,标本量过多会引起盖玻片浮动。盖玻片边缘可用指甲油或石蜡封住,防止液体蒸发,为充分镜检做好时间上的准备,并增强生物安全性,因关节腔积液有潜在感染性。

有观察背景的对照对识别形态帮助很大。如在黑色下,易发现软骨碎片。很重要的是,见到纤维蛋白凝块多次出现,而非游离关节腔积液中。第二次制片应更薄一些,避免颗粒干扰,并仅数微升关节腔积液。若使用盖玻片,则可见类风湿细胞胞质内的包涵体。筛检结晶时,玻片中应包括纤维蛋白和其他颗粒,因这些微小凝块常含有结晶,即使周围可能无液体和细胞。

对关节液涂片镜检依赖于检验人员专业技术,以保证关节液结晶正确鉴别。这项检查很有必要,理由:①不同疾病结晶数量差距很大(如有的疾病只有少量结晶);②不同结晶形态可能很相似,区分有难度;③游离结晶可能被纤维蛋白或细胞碎片包裹,易被忽视;④许多人为污染物也有双折光性,须正确识别。此外,感染性关节炎和晶体性关节炎检查结果很相似,所以镜检结晶是鉴别疾病的重要方法。

可直接用偏光镜和补偿偏光镜对涂片镜检。偏光镜下有双折光物质在黑色背景下呈现光亮。不同物质双折光强度也不同。如单钠尿酸盐结晶和胆固醇结晶的双折光很亮,比焦磷酸钙结晶更易识别。使用偏光镜可根据结晶与偏光方向平行还是垂直,以及所呈颜色不同,来鉴别和区分负性双折射和正性双折射。

2.特征性结晶

(1)单钠尿酸盐结晶:关节液中单钠尿酸盐结晶(monosodium urate,MSU)提示痛风性关节炎。急性期位于白细胞内,可使胞质肿胀,呈细针样、细杆状结晶,或丛集的结晶呈中心放射状,沙滩球样。也有游离的结晶被纤维蛋白包裹。偏光镜下,发出强烈的双折射,在黑色背景下呈现光亮。加红光补偿或全波后,尿酸盐结晶方向与偏光方向平行时呈黄色,与偏光方向垂直时呈蓝色。据此特性与其他形状相似的结晶(如 EDTA 结晶、醋酸倍他米松结晶)相鉴别。结晶常常被细胞吞噬,成为细胞内含物。如 WBC＞1 500 个/微升,诊断为急性痛风,如 WBC＜1 000 个/微升,则诊断为间歇性痛风。

(2)焦磷酸钙结晶:许多关节病与焦磷酸钙结晶(calcium pyrophosphate dehydrate,CPPD)相关。此病(常称假痛风或软骨钙化症)与关节软骨钙化相关,包括退行性关节炎、关节炎联合代谢性疾病(如甲状腺功能减退、甲状旁腺功能亢进、糖尿病)。CPPD 结晶与 MSU 结晶有许多不同,焦磷酸钙结晶体积更小,棒状不尖细,常呈斜长方形或立方形。用补偿偏光镜观察,CPPD 结晶呈弱正性双折射,颜色与 MSU 结晶相反。CPPD 结晶方向与偏光方向平行时呈蓝色,与偏光方向垂直时呈黄色。如 WBC＞1 500 个/微升时,可见于假痛风,而 WBC＜1 000 个/微升时,则见于骨关节炎。如在＜50 岁患者中确定为假痛风,则应排除系统性代谢性疾病如甲状腺功能减低症、血色素病或低镁血症。MSU 和 CPPD 两种结晶如同时存在见于混合型关节病。

(3)胆固醇结晶:胆固醇结晶最好鉴别方式是对湿片或未经染色涂片镜检,因瑞氏染色会使胆固醇结晶溶解。胆固醇结晶扁平状、形状为有缺角矩形。但关节液中也曾观察到类似于 MSU 和 CPPD 结晶类似的针状和偏菱形胆固醇结晶。偏光镜下其双折射会随晶体厚度而变。胆固醇结晶与慢性感染(如类风湿性关节炎)相关,没有特异性诊断价值,慢性病时也存在于其他体腔体液中。

(4)羟基磷灰石结晶:罕见于关节腔积液。羟基磷灰石结晶位于白细胞内,体积非常小、细针状、无双折射性,须使用电镜观察。羟基磷灰石结晶与钙沉积类疾病相关统称为磷灰石关节病。磷灰石是骨的主要成分,软骨中也有。羟基磷灰石结晶可诱导急性炎症反应,与 MSU 结晶和 CPPD 结晶相似。

(5)类固醇结晶:关节内注射类固醇后,可连续数月在关节液内找到类固醇结晶。类固醇结晶形态上与 MSU 或 CPPD 结晶类似,但双折射相反。可使用醋酸倍他米松结晶作为镜检质控品,与 MSU 结晶形态上最相近,呈负性双折射。类固醇结晶没有临床意义,只是显示过去关节处注射过药物。

(6)人为污染物:关节液中许多人为污染物在偏光镜下有双折光性,须区分人为污染物和结晶。双折光性污染物包括抗凝剂形成结晶、手套中淀粉颗粒、软骨和假肢碎片、胶原纤维、纤维蛋白和灰尘。有经验检验人员可凭借不规则或模糊的形态来辨别人为污染物。注意抗凝剂(如草酸钙、粉末状 EDTA)形成结晶在采样和储存后会被白细胞吞噬。只有肝素或液体 EDTA 不会形成结晶,可作为关节液抗凝剂。

抽吸关节腔积液时,滑膜绒毛可进入关节。在骨关节炎,滑膜绒毛形成蕨状或叶状。镜检分析可识别个体假体失效。假体磨损典型特征是出现塑料成分碎片或缠结,通常是由超高分子量聚乙烯塑料成分组成。粒子可见折射、有时双折射,通常在纤维蛋白凝块内。

三、病原体检查

关节腔积液病原体检查主要包括微生物革兰染色和培养。

(一)微生物检验

1.革兰染色

为帮助诊断关节病,常规检测方法包括革兰染色和微生物培养。革兰染色显微镜下可直接观察细菌或真菌。革兰染色结果阳性,可快速为临床诊断提供信息。大多数关节液感染微生物是细菌,且源于血液。其他微生物还包括真菌、病毒和分枝杆菌。革兰染色结果敏感性取决于感染微生物。感染率为葡萄球菌约 75% ,革兰阴性菌约 50% ,淋球菌约 40% ,是通过革兰染色鉴别。其他与感染性关节炎相关细菌,包括化脓性链球菌、肺炎链球菌和流感嗜血杆菌。

2.微生物培养和药敏试验

无论革兰染色结果如何,关节液标本应行微生物培养。大多数细菌性关节炎培养结果是阳性的。采样须谨慎并使用新鲜采集关节液标本,使微生物复苏繁殖。如疑为真菌、分枝杆菌和厌氧菌感染,应使用特殊培养基。临床医师与检验人员的沟通很关键。微生物培养可指导抗菌治疗。如未见微生物,也不排除感染;可能之前因使用抗生素治疗而抑制细菌之故。现不常使用抗酸杆菌涂片及培养诊断结核病,而用分子生物学方法检测结核分枝杆菌,比传统培养更灵敏、更特异。

关节化脓可危及生命,细菌可从术后感染关节播散进入血液循环,或可导致潜在致命性败血症。关节腔积液经细胞离心机离心后,用显微镜仔细检查,可识别 87% 临床感染性关节炎的微生物。研究表明,只有 2% 的炎性关节病为化脓性,故只有败血症临床指证较强,实验室关节腔积液检查才可能有所发现。应注意,炎性关节腔积液合并类胆红素结晶表明关节内长期化脓。

(二)分子生物学方法

使用聚合酶链式反应(polymerase chain reaction,PCR)分子生物学方法,目前用于鉴别难以用常规方法检测的微生物,如引起莱姆关节炎的伯氏疏螺旋体,引起结核性关节炎的结核分枝杆菌。

四、化学与免疫学检查

关节液中可检测的化学成分很多,但对临床诊断有价值的并不多。无论关节是何种病变,有些物质(如尿酸)在血浆和关节液中浓度相同,常对血浆进行检测。而有些关节病部分分析物(如葡萄糖)血浆和关节液中浓度不同。对此类疾病,检测血液和关节液浓度差值对诊断和鉴别诊断有帮助。目前,对关节液中脂类(胆固醇、甘油三酯)和酶类检测临床意义不大,因此很少开展。

在关节液检验中,葡萄糖、尿酸、乳酸、脂类(胆固醇和甘油三酯)、蛋白质和各种酶成分的化学分析可能有助于对特定病例的诊治。除非炎症性关节积液外,总蛋白质水平均超过 $30\ g/L$,所以总蛋白质诊断和预后临床价值不大。因此,不推荐对关节积液中总蛋白质水平进行检测。

(一)葡萄糖

与脑脊液一样,对关节积液葡萄糖水平与同期血清/血浆水平作对比相当有效。餐后血浆与关节液间重新恢复动态平衡需几小时。在动态平衡状态下,关节液葡萄糖水平在5.5 mmol/L(100 mg/dL)或略低于血浆水平。正常关节腔液葡萄糖略低于血葡萄糖,而炎症和感染明显降低。通常,非炎症性和出血性关节病变(如骨关节炎、色素沉着绒毛结节性滑膜炎、外伤、血管瘤等)关节液葡萄糖水平为5.5～11.1 mmol/L(100～200 mg/dL),或相应略低于同时检测血浆水平。炎症性关节病中关节液葡萄糖水平为0～22.2 mmol/L(0～400 mg/dL),低于血浆水平,感染或由结晶引发的关节病的关节液葡萄糖水平为11.1～55.5 mmol/L(200～1 000 mg/dL)和0～44.4 mmol/L(0～800 mg/dL),相应低于同期血浆水平。

关节液和血浆葡萄糖检测并非常规检测,当怀疑感染性或结晶引发关节病时,革兰染色检测呈阴性或未检出结晶,检测其葡萄糖水平可能有助于鉴别诊断。需引起重视的是,因白细胞分解反应会引起检测值略低现象,关节液葡萄糖水平检测应在1 h内完成。如血清和关节液中葡萄糖水平差距为11.1～13.9 mmol/L(200～250 mg/dL)甚至更大,表明可能出现了上述病变中某种情况。在细菌培养结果出来前,应考虑针对细菌性感染的治疗手段。

要评估关节液葡萄糖浓度,必须在采样时,同时采集血液。正常情况下,空腹血糖和关节液葡萄糖浓度应相同。也就是说,血糖和关节液葡萄糖差值应<5.5 mmol/L(<100 mg/dL)。因体内达到动态平衡需时间,所以不空腹情况下,血糖和关节液葡萄糖差值可>5.5 mmol/L(>100 mg/dL)。

发生关节病时,关节液葡萄糖浓度降低,血糖和关节液葡萄糖差值加大。非炎性和出血性关节病,血糖和关节液葡萄糖差值<11.1 mmol/L(<200 mg/dL)。当差值>11.1 mmol/L(>200 mg/dL)时,提示炎性关节炎或化脓性关节炎。非空腹时检测,如关节液葡萄糖浓度低于血糖浓度一半时,认为关节液葡萄糖浓度过低。

关节液葡萄糖浓度检测须在采样后1 h内完成,如在规定时间内不能完成检测,应将标本放置在氟化钠抗凝管。以免白细胞对糖分解引起检测值假性减低。

(二)尿酸

通过镜下对针状尿酸盐结晶进行确认,对痛风诊断相当可靠。对关节炎检验不仅在小型实验室不常见,在没有合适显微镜设备(有红光补偿偏振光显微镜)的实验室也同样少见。此外,检验人员缺少结晶识别技术和经验。即使是由结晶引发关节炎,镜检也可能为阴性。关节液结晶检测需在室温中操作。某些报道建议,冷藏能提高检测率,但也有些研究反对,认为此手段针对痛风确诊并不可靠。有关节液结晶检测质量调查发现,约有21%的标本未检出尿酸盐,定量尿酸分析可能有助于某些痛风诊断验证。

血清中尿酸水平常会反映关节液尿酸水平,早期研究发现,在伴有痛风关节积液中尿酸盐浓度基本与血清尿酸盐浓度一致。但也有其他研究发现,痛风患者关节液中尿酸水平通常会超过血清尿酸水平,因此,尿酸水平是一个更佳标志物。Beutle等认为,关节液中尿酸盐水平相比血清高,很大程度上反映晶体在关节中溶解情况。

关节液和血浆尿酸浓度基本相同,因此血浆尿酸水平增高,结合患者症状,医师就能确诊痛风。痛风时关节液常含单钠尿酸盐结晶,镜下未检出结晶,血浆或关节液尿酸检测很重要。须注意许多痛风患者血浆尿酸不增高。

(三)乳酸

早期研究发现,单关节化脓性关节炎相比非化脓性关节炎,关节液中乳酸水平常会增高。Brook等在一项27例非淋球菌性化脓性关节炎研究中发现,平均乳酸浓度为112 mmol/L(约为参考区间 40 倍),在 45 例炎症性关节炎和关节退变病中平均乳酸浓度仅为 3.4 mmol/L。在 12 例淋球菌性化脓性关节炎中均值(2.7 mmol/L)是正常的,这一结果也被其他研究证实。同样,Borenstein 等研究发现,除淋病奈瑟菌病变外,其他所有化脓性关节炎的关节液乳酸水平超过 25 mmol/L(参考区间 9~10 倍)。当关节液乳酸水平超过 11.2 mmol/L(参考区间 4 倍)时,大部分病变都能被确诊。

近期研究证实了早期研究,关节液乳酸水平检测是一种针对细菌性关节炎快速、可靠的诊断检测。如 65 例关节液细菌培养阳性病例进行乳酸分析,发现其均值为 13.5 mmol/L,而细菌培养阴性病例中均值为 5.5 mmol/L。因此,一旦均值超过 9 mmol/L,细菌性关节炎概率非常高,并建议尽快予以治疗。

关节液乳酸浓度增高认为是滑膜糖无氧酵解引起。炎症时对能量需求增加,会发生组织缺氧。关节液乳酸浓度检测操作简单,临床用途不明。目前认为,有些关节病,特别是化脓性关节炎的关节液乳酸水平明显增高。淋球菌性关节炎乳酸水平正常或偏低。虽研究很多,但关节液中乳酸定量检测的临床价值不明。

(四)总蛋白

正常关节液总蛋白浓度约为血浆总蛋白浓度 1/3。关节液蛋白量增高是因滑膜渗透性改变或关节内蛋白合成增加。许多关节病(如类风湿性关节炎、结晶性关节炎、化脓性关节炎)蛋白浓度常会增高。关节液蛋白检测对关节病鉴别或对其预后意义不大。关节液总蛋白浓度增加仅提示关节有炎症。所以,关节液蛋白测定不必作为常规检测。

(五)脂类(胆固醇和甘油三酯)

关节液中普遍存在各种脂类物质,其浓度明显低于血浆中脂类物质。实际上,脂蛋白测定均值约为血浆中 40%。在出现炎症和晶体性关节炎(如类风湿性关节炎、系统性红斑狼疮、痛风)时,脂类水平明显高于非炎症性关节炎(如骨关节炎)。脂类溢出大致分为 3 种情况:①高胆固醇;②高脂类微粒;③乳糜型。

Viilari 等对 30 例类风湿性关节炎患者胆固醇和甘油三酯水平进行检测,发现胆固醇均值为(1.063±0.313)g/L(为血清均值的 51%),甘油三酯均值为(0.283±0.115)g/L(为血清均值的 35%)。实际上,关节液中胆固醇水平从血清胆固醇水平增高到 26 g/L 水平(血清 10~15 倍)。

乳糜型关节积液很少伴类风湿性关节炎、系统性红斑狼疮、外伤、丝虫病和胰腺炎(胰腺炎关节炎综合征)。但这些积液渗出可能会出现化脓,白细胞计数仅轻微增高。此时,甘油三酯定量可确定积液渗出类型,因水平可达血清 2~3 倍。在类风湿性关节炎患者中,化脓性关节积液同样可能伴高胆固醇积液溢出。

(六)酶

在不同关节炎中对乳酸脱氢酶(lactate dehydrogenase,LDH)、天冬氨酸氨基转移酶、酸性磷酸酶(acid phosphatase,ACP)、碱性磷酸酶、γ-谷氨酰基转移酶、腺苷脱氨酶(adenosine deaminase,ADA)、溶菌酶和胞核嘧啶核苷脱氨酶已有长期研究。目前,对关节液中酶的检测常认为不具临床价值,部分研究发现,部分酶的检测有助于预测关节炎程度和判断预后。

Pejovic 等对类风湿性关节炎患者血清和关节液中 LDH 及同工酶进行检测,发现 LDH 在 400~700 U/L 水平相当于中度病变,超过 750 U/L 表明出现重度炎症。因中性粒细胞富含 LDH4 和 LDH5 两种同工酶,重度炎症与轻度炎症相比,这些同工酶含量显著增高。

Messieh 曾对关节液中 LDH 活性有助于无菌性关节置换术聚乙烯磨损术前评估的可能性进行研究,发现关节液 LDH 水平可用于关节炎标志。在使用 LDH 作为关节炎标志物研究发现,在膝关节造型术失败病例中,相比于封闭膝盖骨关节炎,其 LDH 水平有明显增高,LDH 可作为正在进行关节造型术患者有用的预后指标。

研究发现,类风湿性关节炎患者 ACP 水平增高。Luukkainen 等人研究了 30 例膝关节水肿类风湿性关节炎患者,对 15 例关节液检测,发现总蛋白和 ACP 水平增高预示预后较差。对 29 例腐蚀性类风湿性关节炎患者长达 7 年半跟踪研究发现,ACP 水平增高在受类风湿影响的关节中预后较差。在一项独立研究,对 82 例关节炎患者关节液中 ACP 进行检测,其中 39 位腐蚀性类风湿性关节炎呈血清阳性,其他 43 位呈阴性。阳性患者组平均关节液水平为 11.6 U/L,而阴性患者组平均关节液水平为 6.5 U/L。研究证明,ACP 是类风湿性关节炎严重程度和预后判断非常有效标志物。

ADA 也常在不同关节病变中测出,如关节液 ADA 活性在类风湿性关节炎、反应性关节炎和骨关节炎患者中进行检测,其中 ADA 活性最高值出现在类风湿性关节炎,在反应性关节炎患者 ADA 活性也会增加,比类风湿性关节炎患者偏低。与正常对照相比,骨关节炎患者 ADA 活性未明显增高。研究者对 98 位不同原因关节渗出患者进行 ADA 活性检测,同骨关节炎相比,在类风湿性关节炎、慢性血清阴性多关节炎、幼年型关节炎和反应性关节炎患者中,ADA 活性显著增高。研究者认为,关节液 ADA 活性结合一般病症,可提供判断关节病中炎症程度的一个补充手段。但 ADA 在临床实验室内很少检测,因为 LDH 和 ACP 两者普遍存在,所以某些病例作为关节炎程度和预后评价标志更为有用。

(七)pH

通常,关节液 pH 和动脉血相同。炎症性关节积液中,由于葡萄糖利用增加,乳酸浓度增高,氢离子浓度增加。pH 下降与白细胞计数呈负相关。临床上,pH 检测不能为患者诊断和治疗增加更多信息,近期研究不推荐检测 pH。

五、关节腔积液检验与疾病诊断

关节腔积液首选检验为理学检查、显微镜检查和微生物学检查。其中,理学检查包括观察积液量、外观和黏稠度,病理情况下通常液体量会增多、黏稠度会减低、外观呈黄色、白色、红色浑浊;显微镜检查可发现与疾病相关特征性细胞,如类风湿细胞、Reiter 细胞和 LE 细胞等,最重要的检查是偏光镜下观察各类病理性结晶,若出现尿酸单钠、二水合焦磷酸钙结晶等常用于痛风和假痛风诊断;微生物涂片和培养常见致病菌包括链球菌、葡萄球菌、大肠埃希菌和厌氧菌等。

次选检验为化学检查和免疫学检查等。其中,化学检查血浆与关节液葡萄糖差值增大常提示炎症性病变,乳酸增高可用于细菌性关节炎诊断,尿酸增高常有助于痛风诊断,LDH 增高是关节炎标志物,是评价关节成形术预后指标,ACP 增高能反映类风湿性关节炎严重程度和预后差,ADA 增高与关节病活动性和严重程度相关。免疫学检查包括流式细胞术对调节性 T 细胞免疫表型分析和抗原特异性细胞特征分析,比浊法或化学法测定 C3、C4 和 CH50,补体活性减低与类风湿性关节炎和系统性红斑狼疮等疾病有关。

关节腔积液(滑膜积液)检验主要用于诊断关节因疼痛和/或肿胀等症状所致的各种炎症性、非炎症性关节炎等。关节腔积液分析包括一组基本试验,根据其结果可进一步选择有关试验。

基本试验主要是理学检查,主要用于评价关节腔积液外观;化学检查,检测关节腔积液部分化学成分的变化;显微镜检查,对可能存在的细胞和结晶进行计数或识别;微生物检查,主要是检测感染性疾病可能存在的微生物。关节腔积液性疾病可主要分为以下 4 大类。①感染性疾病:由细菌、真菌或病毒引起,可能源于关节或由人体其他部位播散至关节,包括急、慢性化脓性关节炎;②出血性疾病:出血性疾病和/或关节损伤可导致关节腔积液出血,如血友病或血管性血友病;③炎症性疾病:如导致结晶形成和积聚的痛风结晶(有针状尿酸结晶和假痛风),引起关节炎症如滑膜炎,其他免疫应答性关节炎,如对自身免疫性疾病的反应,包括类风湿性关节炎、系统性红斑狼疮;④退行性疾病:如骨关节炎。

(一)常见关节炎和关节病分类

关节炎和其他关节病很常见,实验室对关节液检测有助于临床对这类疾病的诊断与分类。常见关节炎和关节病分为四大类:非炎性、炎症性、化脓性和出血性,分类有助于鉴别诊断。须注意几点:①不同类型部分内容有重叠;②可同时患几种关节病;③检测结果会随疾病不同阶段而变。此分类原则只是为临床评估和诊断关节病提供大致方向。关节液中发现微生物(化脓性关节炎)或结晶(结晶性关节炎)时,则可明确诊断。

在各种病因引起急性关节炎的鉴别诊断中,关节腔积液检查结果的变化情况见表 16-1。

表 16-1　急性关节炎关节腔积液检查结果

疾病	WBC	补体活性	类风湿因子	结晶和其他
急性痛风	增高	增高	阴性	单钠尿酸盐结晶
急性软骨钙质沉着症	增高	增高	阴性	焦磷酸钙结晶
Reiter 综合征	明显增高	明显增高	阴性	出现巨噬细胞
类风湿性关节炎	增高	减低	阳性	—
青年型类风湿性关节炎	增高	减低	阴性	出现大量淋巴细胞、反应性淋巴细胞
系统性红斑狼疮	明显减低	明显减低	不定	出现 LE 细胞
银屑病、强直性关节炎、溃疡性关节炎	增高	增高	—	—

(二)非炎症性和炎症性关节腔积液诊断

非炎症性关节腔积液诊断流程见图 16-1。

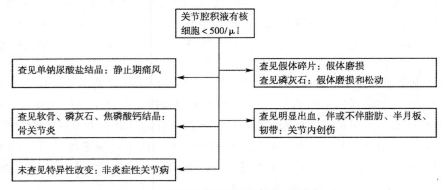

图 16-1　非炎症性关节腔积液诊断流程

非炎症性关节腔积液诊断流程见图 16-2。

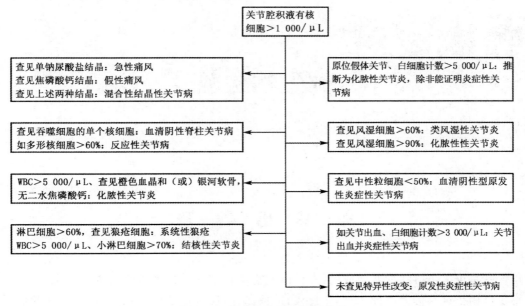

图 16-2　炎症性关节腔积液诊断

（郝　瑜）

第十七章

微生物检验

第一节 培 养 基

　　培养基是由人工方法配制而成的,专供微生物生长繁殖使用的混合营养物制品。适宜的培养基不仅可用于细菌的分离纯化培养、传代、菌种保存,还可用于研究细菌的生理、生化特性,是对病原菌分离鉴定的重要环节和必不可少的手段。

一、培养基的组成成分

(一)营养物质

　　尽管不同的细菌对营养的要求不同,但细菌需要的营养物质应含有氮源、碳源、无机盐类和生长因子等。常用的营养物质如下。

　　1.蛋白胨

　　蛋白胨是制备培养基时最常用的成分之一,提供细菌生长繁殖所需要的氮源,是动物或植物蛋白质经酶或酸碱分解而成。不管是蛋白质经胃蛋白酶消化而制成的蛋白胨,还是蛋白质经胰蛋白酶在碱性条件下消化而制成的胰蛋白胨,均含胨、多肽和多种氨基酸,为大多数细菌生长所利用,尤其是含大量色氨酸的胰蛋白胨,更适于测靛基质用的蛋白胨。蛋白胨易溶于水,遇酸不沉淀,不因受高温而凝固,并为两性电解质有缓冲作用。但吸水性强,应注意干燥密封保存。

　　2.肉浸液

　　肉浸液是用新鲜牛肉浸泡、煮沸而制成的肉汁。其中含有可溶性含氮浸出物(肌酸、黄嘌呤、腺嘌呤、次黄嘌呤核苷酸、谷氨酸、甘氨酸等)和非含氮浸出物(肝糖、乳酸、琥珀酸、磷酸己糖、脂肪、无机盐类等),还有一些生长因子。肉浸液可为细菌提供氮源和碳源,但肉浸液中所含氮物质过少而不能满足细菌的需要,因此在制备培养基时应再加入 1%～2% 的蛋白胨和0.5%氯化钠。

　　3.牛肉膏

　　由肉浸液经长时间加热浓缩而制成。糖类在加热过程中被破坏,所以其营养价值低于肉浸液,但因无糖可用作肠道埃希菌鉴别培养基的基础成分。由于使用方便,常用于制备培养基。

　　4.糖类、醇类

　　糖类、醇类为细菌生长提供碳源和能源。制备培养基所用的糖类、醇类有多种,常用的糖类有单糖(葡萄糖、阿拉伯糖等)、双糖(乳糖、蔗糖等)和多糖(淀粉、菊糖等);常用的醇类有甘露醇、卫矛醇等。除葡萄糖、蔗糖主要作为碳源和能源的基本成分外,其他糖类和醇类主要用于鉴定细菌所做的发酵反应。

5.血液

血液中既含有蛋白质、多种氨基酸、糖类、无机盐类等营养物质,又能提供辅酶(如 V 因子)、血红素(X 因子)等特殊生长因子,所以培养基中加入血液用于培养营养要求较高的细菌。另外,还可根据细菌在血液培养基中的溶血现象而进行鉴定。

6.无机盐类

提供细菌生长的各种元素,如钾、钠、铁、镁、钙、磷、硫等。用于制备培养基的无机盐类有多种,其中最常用的有氯化钠和磷酸盐,前者对维持酶的活性、调节菌体内外的渗透压非常重要,后者是细菌良好的磷源,并在培养基中具有缓冲作用。

7.鸡蛋和动物血清

虽然不是构成培养基的基本成分,但却是某些细菌生长所必需的营养物质,所以仅用于制备一些特殊的培养基,这些细菌直接从鸡蛋和动物血清中获取营养。如培养结核分枝杆菌的鸡蛋培养基和培养白喉杆菌的吕氏血清培养基等。

8.生长因子

生长因子是细菌生长所必需的,但需要量很小。在制备培养基时,常在肝浸液、肉浸液、酵母浸液和含血液培养基中加入维生素、氨基酸、嘌呤、嘧啶等生长因子。

(二)凝固物质

制备固体培养基时,需要在液体中加入凝固物质。最常用的凝固物质为琼脂,特殊情况下也可用明胶、卵清蛋白、血清等。

琼脂是从石花菜中提取出来的一种半乳糖胶,当温度达 98 ℃以上时可溶于水,在 45 ℃以下则凝固成凝胶状态,是一种理想的固体培养基赋形剂。因其不被细菌分解利用,故无营养作用。

(三)抑制剂和指示剂

在制备培养基时常加入抑制剂和指示剂,这些并不是细菌生长繁殖所必需的物质,而是由于选择、鉴定及判断结果的需要。

1.抑制剂

抑制剂必须具有选择抑制作用,在制备培养基时加入一定种类的抑制剂,目的在于抑制非检出菌(非病原菌)的生长,以利于检出菌(病原菌)的生长。抑制剂的种类很多,可根据不同的目的选用不同的抑制剂。常用的有胆盐、煌绿、亚硫酸钠、亚硒酸钠及一些染料和某些抗生素等。

2.指示剂

在培养基中加入一定种类的指示剂,是为了便于观察细菌是否利用和分解培养基中的糖、醇类。常用的有酚红、中性红、甲基红、溴甲酚紫、溴麝香草酚蓝、中国蓝等酸碱指示剂。亚甲蓝常用作氧化还原指示剂。

二、培养基种类

(一)基础培养基

含有基础生长所需的基本营养成分,最常用的是肉浸液,俗称肉汤,主要成分含牛肉浸液和蛋白胨。基础培养基广泛用于细菌的增菌、检验,也是制备其他培养基的基础成分。

(二)营养培养基

在基础培养基中可加入葡萄糖、血液、生长因子等特殊成分,供营养要求较高的细菌和需要特殊生长因子的细菌生长。最常用的是血琼脂平板、巧克力血平板等。

(三)鉴别培养基

利用细菌分解糖类和蛋白质的能力及其代谢产物的不同,在培养基中加入特定的作用底物和指示剂,观察细菌生长过程中分解底物所释放的不同产物,通过指示剂的反应不同来鉴别细菌。例如,糖发酵管、克氏双糖铁琼脂(KIA)、伊红-亚甲蓝琼脂和动力-吲哚-尿素(MIU)培养基等。

(四)选择培养基

在培养基中加入抑制剂,去抑制标本中的杂菌生长,有助于对所选择的细菌种类的生长。例如,培养肠道致病菌的 SS 琼脂,其中的胆盐能抑制革兰阳性菌,枸橼酸钠和煌绿能抑制大肠埃希菌,因而使致病的沙门菌、志贺菌容易分离到。

(五)特殊培养基

包括厌氧培养基和细菌 L 型培养基等。前者是培养专性厌氧菌的培养基,除含营养成分外,还加入还原剂以降低培养基的氧化还原电势,如疱肉培养基、硫基乙醇酸钠培养基等。后者是针对细胞壁缺损的细菌 L 型,由于胞内渗透压较高,故培养基必须采用高渗($3\% \sim 5\%$ NaCl、$10\% \sim 20\%$ 蔗糖或 7% 聚乙烯吡咯烷酮等)低琼脂培养基。

三、分离培养基的选择

临床标本送往细菌实验室后,应立即接种到适当的分离培养基上。依据卫生部(现卫健委)临床检验中心推荐,细菌实验室应备有如下分离培养基。

(一)血平板

适于各类细菌的生长,一般细菌检验标本的分离,都应接种此平板。

(二)巧克力血平板

其中含有 V 和 X 因子,适于接种疑有嗜血杆菌、奈瑟菌等的标本。

(三)中国蓝平板或伊红亚甲蓝平板

可抑制革兰阳性细菌,有选择地促进革兰阴性细菌生长,是较好的弱选择性培养基。发酵型革兰阴性杆菌因分解乳糖能力不同,在此平板上菌落颜色不同,便于鉴别菌种。

(四)麦康凯平板

具中等强度选择性,抑菌力略强,有少数革兰阴性菌不生长。在麦康凯平板上能否生长,是非发酵菌鉴定的一个依据。

(五)SS 琼脂

有较强的抑菌力,用于志贺菌和沙门菌的分离。因选择性过强,可影响检出率,所以,使用时最好加一种弱选择平板以配对互补。

(六)碱性琼脂或 TCBS 琼脂

用于从粪便中分离霍乱弧菌及其他弧菌。

(七)血液增菌培养基

用于从血液、骨髓中分离常见病原菌。

（八）营养肉汤

用于标本及各类细菌的增菌。

根据标本来源和可能存在的病原菌,确定选用各种分离培养基。如痰标本一般选用血平板、中国蓝/麦康凯、巧克力平板做分离。其中:血平板用于肺炎链球菌、白喉棒状杆菌等的分离;中国蓝/麦康凯用于筛选革兰阴性杆菌;而含杆菌肽的巧克力平板用于筛选嗜血杆菌等,以期提高细菌检验的准确性。

（韩惠萍）

第二节　化脓性球菌检验

球菌是细菌中的一大类。对人类有致病性的病原性球菌主要引起化脓性炎症,故又称化脓性球菌。革兰阳性球菌有葡萄球菌属、链球菌属、肠球菌属、肺炎链球菌等;革兰阴性球菌有脑膜炎奈瑟菌、淋病奈瑟菌和卡他莫拉菌等。

一、葡萄球菌属

葡萄球菌属细菌是一群革兰阳性球菌,通常排列成不规则的葡萄串状,故名。其广泛分布于自然界、人的体表及与外界相通的腔道中,多为非致病菌,正常人体皮肤和鼻咽部也可携带致病菌株,其中医务人员带菌率可高达 70% 以上,是医院内交叉感染的重要来源。葡萄球菌属分为32 个种、15 个亚种。

（一）生物学特性

本菌呈球形或略椭圆形,直径为 0.5～1.5 μm,革兰阳性,葡萄串状排列。无鞭毛、无芽孢,除少数菌株外,一般不形成荚膜。

需氧或兼性厌氧,营养要求不高,最适生长温度 35 ℃,最适 pH 为 7.4,多数菌株耐盐性强。在普通平板上培养 18～24 h,形成直径为 2 mm 左右,呈金黄色、白色或柠檬色等不同色素,凸起、表面光滑、湿润、边缘整齐的菌落。血平板上,金黄色葡萄球菌菌落周围有明显的透明溶血环（β 溶血）,在肉汤培养基中呈均匀浑浊生长。

葡萄球菌属的表面抗原主要有葡萄球菌 A 蛋白（staphylococcal protein A,SPA）和多糖抗原两种。SPA 是细胞壁上的表面蛋白,具有种、属特异性。SPA 具有抗吞噬作用,可与人类 IgG的 Fc 段非特异性结合而不影响 Fab 段,故常用含 SPA 的葡萄球菌作为载体,结合特异性抗体后,开展简易、快速的协同凝集试验,用于多种微生物抗原的检测。多糖抗原存在于细胞壁上,是具有型特异性的半抗原。金黄色葡萄球菌所含的多糖抗原为核糖醇磷壁酸,检测机体磷壁酸抗体有助于对金黄色葡萄球菌感染的诊断。

葡萄球菌是抵抗力最强的无芽孢菌,耐干燥、耐盐,在 100～150 g/L 的 NaCl 培养基中能生长,对碱性染料敏感,1:（10 万～20 万）龙胆紫能抑制其生长。近年来,由于抗生素的广泛应用,耐药菌株迅速增多,尤其是耐甲氧西林金黄色葡萄球菌已成为医院感染最常见的致病菌。

（二）致病物质与所致疾病

本菌属以金黄色葡萄球菌毒力最强,可产生多种侵袭性酶及毒素,如血浆凝固酶、耐热核酸酶、溶血毒素、杀白细胞素、表皮剥脱毒素、毒性休克综合征毒素-1等,有30％～50％的金黄色葡萄球菌可产生肠毒素,耐热,100 ℃、30 min 不被破坏。可引起疖、痈、骨髓炎等侵袭性疾病和食物中毒、烫伤样皮肤综合征(staphylococcal scalded skin syndrome,SSSS)、毒性休克综合征等毒素性疾病。

凝固酶阴性葡萄球菌(coagulase-negative staphylococci,CNS)近年来已成为医院感染的主要病原菌,以表皮葡萄球菌为代表,可引起人工瓣膜性心内膜炎、尿道、中枢神经系统感染和菌血症等。

(三)微生物学检验

1.标本采集

根据感染部位不同,可采集脓液、创伤分泌物、穿刺液、血液、尿液、痰液、脑脊液、粪便等,采集时应避免病灶周围正常菌群污染。

2.直接显微镜检查

无菌取脓液、痰、渗出物及脑脊液(离心后取沉渣)涂片,革兰染色镜检,本菌属为革兰阳性球菌,葡萄状排列,无芽孢,无荚膜,应及时向临床初步报告"查见革兰阳性葡萄状排列球菌,疑为葡萄球菌",并进一步分离培养和证实。

3.分离培养

血标本应先增菌培养,脓液、尿道分泌物、脑脊液沉淀物直接接种血平板,金黄色葡萄球菌在菌落周围有透明(β)溶血环。尿标本必要时做细菌菌落计数,粪便、呕吐物应接种高盐甘露醇平板,可形成淡黄色菌落。

4.鉴定

葡萄球菌的主要特征:革兰阳性球菌,不规则葡萄串状排列;菌落圆形、凸起、不透明,产生金黄色、白色或柠檬色等脂溶性色素,在含10％～15％的NaCl平板中生长;触酶阳性,金黄色葡萄球菌凝固酶阳性,耐热核酸酶阳性,发酵甘露醇。

(1)血浆凝固酶试验:是鉴定致病性葡萄球菌的重要指标,有玻片法和试管法,前者检测结合型凝固酶,后者检测游离型凝固酶,以EDTA抗凝兔血浆为最好。玻片法即刻血浆凝固为阳性;试管法以37 ℃水浴3～4 h凝固为阳性,24 h不凝固为阴性。

(2)耐热核酸酶试验:用于检测金黄色葡萄球菌产生的耐热核酸酶,是测定葡萄球菌有无致病性的重要指标之一。

(3)磷酸酶试验:将被检菌点种在含有对硝基酚磷酸盐的pH为5.6～6.8 M-H琼脂上,35 ℃过夜培养,菌落周围出现黄色为阳性。

(4)吡咯烷酮芳基酰胺酶试验:将被检菌24 h斜面培养物接种于含吡咯烷酮β-萘基酰胺(PYR)肉汤中,35 ℃孵育2 h,加入N,N-二甲氧基肉桂醛试剂后2 min内产生桃红色为阳性。

临床上常用商品化鉴定系统如Vitek2、Vitek AMS-3、API staph等进行鉴定。

5.肠毒素测定

经典方法是幼猫腹腔注射食物中毒患者的高盐肉汤培养物,4 h内动物发生呕吐、腹泻、体温升高或死亡者,提示有肠毒素存在的可能。现常用ELISA法或分子生物学方法检测肠毒素。

(四)药物敏感性试验

葡萄球菌属细菌药敏试验常规首选抗生素为苯唑西林和青霉素;临床常用药物是阿奇霉素、克林霉素、甲氧苄啶、万古霉素等。通过药敏试验可筛选出耐甲氧西林葡萄球菌(methicillin resistant Staphylococcus，MRS)，该菌携带 mecA 基因，编码低亲和力青霉素结合蛋白，导致对甲氧西林、所有头孢菌素、碳青霉烯类、青霉素类＋青霉素酶抑制剂等抗生素耐药，是医院感染的重要病原菌，多发生于免疫缺陷患者、老弱患者及手术、烧伤后的患者，极易导致感染暴发流行，治疗困难，病死率高。

葡萄球菌是临床上常见的细菌，经涂片染色镜检观察到革兰阳性球菌，菌落形态典型，若触酶试验阳性，应先用凝固酶试验检查，将其分成凝固酶阳性和凝固酶阴性细菌。前者大多为金黄色葡萄球菌，应及时快速鉴定和进行药敏试验，尽快报告临床。后者如果是从输液导管、人工植入组织中分离出的细菌，应视为病原菌，须鉴定到种。若药物敏感性试验为甲氧西林耐药的菌株，则报告该菌株对所有青霉素、头孢菌素、碳青霉烯类、β-内酰胺类和 β-内酰胺酶抑制剂类抗生素均耐药，同时对氨基糖苷类、大环内酯类和四环素类抗生素也耐药。

二、链球菌属

链球菌属细菌是化脓性球菌中的常见菌，种类繁多，广泛分布于自然界、人及动物肠道和健康人鼻咽部，大多数不致病。

(一)生物学特性

链球菌革兰染色阳性，球形或椭圆形，直径为 0.5～1.0 μm，链状排列，链的长短与细菌的种类和生长环境有关，在液体培养基中形成的链较固体培养基上的链长。无芽孢，无鞭毛。多数菌株在培养早期(2～4 h)形成透明质酸的荚膜。肺炎链球菌为革兰阳性球菌，直径为 0.5～1.25 μm，菌体呈矛头状、成双排列，宽端相对，尖端向外，在脓液、痰液及肺组织病变中亦可呈单个或短链状。无鞭毛、无芽孢，在机体内或含血清的培养基中可形成荚膜。

链球菌营养要求较高，培养基中需加入血液或血清、葡萄糖、氨基酸、维生素等物质。多数菌株兼性厌氧，少数为专性厌氧。最适生长温度为 35 ℃，最适 pH 为 7.4～7.6。在液体培养基中为絮状或颗粒状沉淀生长，易形成长链。在血平板上，经培养 18～24 h 可形成圆形、凸起、灰白色、表面光滑、边缘整齐的细小菌落，菌落周围可出现 3 种不同类型的溶血环。①甲型(α 或草绿色)溶血：菌落周围有 1～2 mm 宽的草绿色溶血环，该类菌又称草绿色链球菌；②乙型(β 或透明)溶血：菌落周围有 2～4 mm 宽的透明溶血环，该类菌又称溶血性链球菌；③丙型(γ)溶血：菌落周围无溶血环，该类菌又称不溶血性链球菌。

肺炎链球菌在血平板上形成灰白色、圆形、扁平的细小菌落，若培养时间过长，可因产生自溶酶而形成脐状凹陷，菌落周围有草绿色溶血环。在液体培养基中呈浑浊生长。但培养时间过长，因产生自溶酶而使培养液变澄清，管底沉淀。

链球菌主要有多糖抗原、蛋白质抗原和核蛋白抗原 3 种。多糖抗原又称 C 抗原，有群特异性，位于细胞壁上。根据 C 抗原的不同，将链球菌分为 A、B、C、D…20 个群，对人致病的 90% 属 A 群。蛋白质抗原又称表面抗原，位于 C 抗原外层，具有型特异性，有 M、T、R、S 4 种。如 A 群链球菌根据 M 抗原不同，可分成约 100 个型；B 群分 4 个型；C 群分 13 个型。M 抗原与致病性有关。核蛋白抗原又称 P 抗原，无特异性，为各种链球菌所共有，并与葡萄球菌有交叉抗原性。

肺炎链球菌根据荚膜多糖抗原的不同，分为 85 个血清型。引起疾病的有 20 多个型。其中菌体多糖抗原可被血清中的 C 反应蛋白(C reactive protein，CRP)沉淀。正常人血清中只含微量 CRP，急性炎症者含量增高，故常以测定 CRP 作为急性炎症诊断的依据。

有荚膜的肺炎链球菌经人工培养后可发生菌落由光滑型向粗糙型(S-R)的变异，同时随着荚膜的消失,毒力亦随之减弱。将 R 型菌落的菌株接种动物或在血清肉汤中培养,则又可恢复 S 型。

(二)致病物质与所致疾病

链球菌可产生多种外毒素和胞外酶,如透明质酸酶、链激酶、链道酶、链球菌溶血素 O 和溶血素 S,M 蛋白、脂磷壁酸等。而荚膜、溶血素、神经氨酸酶是肺炎链球菌重要的致病物质。

A 群链球菌也称化脓性链球菌,致病力强,引起急性呼吸道感染、丹毒、软组织感染、猩红热等,还可致急性肾小球肾炎、风湿热等变态反应性疾病。B 群链球菌又称无乳链球菌,主要引起新生儿败血症和脑膜炎。肺炎链球菌又称肺炎球菌,主要引起大叶性肺炎、支气管炎、中耳炎、菌血症等。草绿色链球菌亦称甲型溶血性链球菌,是人体口腔、消化道、女性生殖道的正常菌群,常不致病,偶可引起亚急性细菌性心内膜炎。

(三)微生物学检验

1.标本采集

采集脓液、鼻咽拭子、痰、脑脊液、血液等标本。风湿热患者取血清做抗链球菌溶血素 O 抗体测定。

2.直接显微镜检查

(1)革兰染色镜检:痰、脓液、脑脊液等直接涂片,染色镜检。见链状排列革兰阳性球菌的形态特征可初报。如发现革兰阳性矛头状双球菌,周围有较宽的透明区,经荚膜染色确认后可初报"找到肺炎链球菌"。

(2)荚膜肿胀试验:用于检查肺炎链球菌。将接种待检菌的小鼠腹腔液,置于玻片上,混入不稀释抗荚膜抗原免疫血清,加少量碱性亚甲蓝染液,覆盖玻片,油镜检查。肺炎链球菌如遇同型免疫血清,则荚膜出现肿胀,为阳性。

3.分离培养

血液、脑脊液标本需肉汤培养基增菌培养,痰液、脓液、咽拭标本可接种于血平板。怀疑肺炎链球菌者,需置于 $5\%\sim10\%CO_2$ 环境培养。阴道分泌物应置于含多黏菌素($10\ \mu g/mL$)和萘啶酸($15\ \mu/mL$)选择性培养肉汤中孵育 $18\sim24\ h$,再作分离培养,观察菌落性状和溶血特性。β 溶血的 A、C、G 群菌落较大,直径大于 $0.5\ mm$,而米勒链球菌则小于 $0.5\ mm$。B 群链球菌溶血环较 A、C、G 群模糊,某些 B 群链球菌无溶血环。

4.鉴定

链球菌的主要特征是:革兰阳性球菌,链状排列,肺炎链球菌呈矛头状,常成双排列,有荚膜;血平板上形成灰白色、圆形凸起的细小菌落,菌株不同可呈现不同的溶血现象;触酶阴性,能分解多种糖类、蛋白质和氨基酸。肺炎链球菌培养 48 h 后菌落呈"脐状"凹陷,有草绿色溶血环,多数菌株分解菊糖,胆盐溶解试验和奥普托欣敏感试验阳性,可区别肺炎链球菌与草绿色链球菌。

(1)β 溶血性链球菌。①兰斯菲尔德群特异性抗原鉴定:B 群为无乳链球菌,F 群为米勒链球菌,A、C、G 群抗原不是种特异性抗原,还需根据菌落大小和生化反应进一步鉴定(表 17-1)。②PYR试验:化脓性链球菌产生吡咯烷酮芳基酰胺酶,可水解吡咯烷酮 β-萘基酰胺,加入试剂后产生桃红色。③杆菌肽敏感试验:将 0.04 U 杆菌肽药敏纸片贴在涂布有待测菌的血平板上,35 ℃孵育过夜后,观察抑菌环以判断是否为敏感;化脓性链球菌为阳性,有别于其他 PYR 阳性的 β 溶血性细菌(猪链球菌、海豚链球菌)和 A 群小菌落 β 溶血性链球菌(米勒链球菌),此法可作为筛选试验。④V-P 试验:可鉴别 A、C、G 群 β 溶血的大、小两种不同菌落。⑤CAMP 试验:

无乳链球菌能产生 CAMP 因子,它可促进金黄色葡萄球菌溶血能力,使其产生显著的协同溶血作用,试验时先将金黄色葡萄球菌(ATCC 25923),沿直径划线接种,再沿该线垂直方向接种无乳链球菌,两线不得相接,间隔为 3～4 mm,35 ℃孵育过夜,两种划线交界处出现箭头状溶血,即为阳性反应。本法可作为无乳链球菌的初步鉴定试验。

表 17-1　β 溶血链球菌鉴别

Lancefield 抗原群	菌落大小	菌种	PYR	V-P	CAMP	BGUR
A	大	化脓性链球菌	+	−	−	
A	小	米勒链球菌	−	+	−	
B		无乳链球菌	−	−	+	
C	大	马链球菌	−	−	−	+
C	小	米勒链球菌	−	+	−	
F	小	米勒链球菌	−	+	−	
G	大	似马链球菌	−	−	−	+
G	小	米勒链球菌	−	+	−	
未分群	小	米勒链球菌	−	+	−	

(2)非 β 溶血链球菌:包括不溶血和 α 溶血 C、G 群链球菌,其生化特征见表 17-2。

表 17-2　非 β 溶血链球菌鉴别

菌种	Optochin 敏感试验	胆汁溶菌试验	胆汁七叶苷试验
肺炎链球菌	S	+	−
草绿色链球菌	R	−	−
牛链球菌	R	−	+

(3)草绿色链球菌:目前借助常规方法鉴定到种有一定困难,通常将其鉴定到群。根据 16 SrRNA可分为温和链球菌群、米勒链球菌群、变异链球菌群和唾液链球菌群,各群鉴别特征见表 17-3。

表 17-3　草绿色链球菌鉴别

菌群	V-P	脲酶	精氨酸	七叶苷	甘露醇	山梨醇
温和链球菌群	−	−	−	−	−	−
变异链球菌群	+	−	−	+	+	+
唾液链球菌群	+/−	+/−	−	+	−	−
米勒链球菌群	+	−	+	+/−	+/−	−

5.血清学诊断

抗链球菌溶血素 O 试验常用于风湿热的辅助诊断,活动性风湿热患者的抗体效价一般超过 400 U。

(四)药物敏感性试验

链球菌属细菌药敏试验选择抗生素:A 组为红霉素、青霉素或氨苄西林等;B 组为头孢吡肟、头孢噻肟或头孢曲松等;C组为氧氟沙星、左氧氟沙星等。

青霉素是抗链球菌的首选药物,值得注意的是耐青霉素的肺炎链球菌(penicillin resistant Streptococous pneomonia,PRSP)和草绿色链球菌,若来源于血和脑脊液,则应检测该菌株对头孢曲松、头孢噻肟和美洛培南的MIC,以判断敏感、中介或耐药。

无论从何种临床标本中分离出β溶血性链球菌及肺炎链球菌,均应及时报告临床。咽部标本中分离出化脓性链球菌应迅速报告临床并及时使用抗生素以减少并发症的发生。C、G群大菌落的β溶血性链球菌是咽喉炎病原体,而米勒链球菌群尽管是正常菌群之一,但只要是在脓肿或伤口中分离出的都应视为致病菌而非污染菌。

三、肠球菌属

肠球菌属是1984年新命名的菌属,属于链球菌科,有19个种,分成5群。临床分离的肠球菌多属于群2,如粪肠球菌、屎肠球菌。

(一)生物学特性

本菌为革兰阳性球菌,大小为$(0.6\sim2.0)\mu m\times(0.6\sim2.5)\mu m$,单个、成对或短链状排列,琼脂平板上生长的细菌呈球杆状,液体培养基中呈卵圆形、链状排列。无芽孢,无荚膜,个别菌种有稀疏鞭毛。兼性厌氧,最适生长温度为35℃,大多数菌株在10℃和45℃均能生长。所有菌株在含6.5%NaCl肉汤中能生长,在40%胆汁培养基中能分解七叶苷。当粪肠球菌培养于含血的培养基中,可合成细胞色素或触酶或两者皆有。含D群链球菌D抗原。

(二)致病物质与所致疾病

肠球菌属是人类肠道中的正常菌群,多见于尿路感染,与尿路器械操作、留置导尿管、尿路生理结构异常有关,是重要的医院感染病原菌。也可见于腹腔和盆腔的创伤感染。近年来不断上升的肠球菌感染率和广泛使用抗生素出现的耐药性有关。肠球菌引起的菌血症常发生于有严重基础疾病的老年人、长期住院接受抗生素治疗的免疫功能低下患者。

(三)微生物学检验

1.标本采集

采集尿液、血液及脓性分泌物等。

2.直接显微镜检查

尿液及脓液等直接涂片革兰染色镜检,血液标本经增菌培养后涂片革兰染色镜检,本菌为单个、成双或短链状排列的卵圆形革兰阳性球菌。

3.分离培养

血液标本先增菌培养,脓汁、尿标本直接接种于血平板。肠球菌在血平板上形成圆形、表面光滑的菌落,α溶血或不溶血,粪肠球菌的某些株在马血、兔血平板上出现β溶血。含杂菌标本接种选择性培养基如叠氮胆汁七叶苷琼脂,肠球菌形成黑色菌落。

4.鉴定

肠球菌的主要特征是:革兰阳性球菌,成对或短链状排列;菌落灰白色、圆形凸起,表面光滑,菌株不同可呈现不同的溶血现象;触酶阴性,多数菌种能水解吡咯烷酮-β-萘基酰胺(PYR),胆汁七叶苷阳性,在含6.5%NaCl培养基中生长。临床常见肠球菌的主要鉴定特征见表17-4。

表 17-4　临床常见肠球菌的主要鉴定特征

菌种	甘露醇	山梨醇	山梨糖	精氨酸	阿拉伯糖	棉子糖	蔗糖	核糖	动力	色素	丙酮酸盐
鸟肠球菌	+	+	+	−		−	+	+	−	−	+
假鸟肠球菌	+	+	+	+	+	+	+	+	+	+	+
棉子糖肠球菌	+	+	+	−		+	+		−	−	+
恶臭肠球菌	+	+	+	−		−	+		−	−	+
屎肠球菌	+	−	−	+	+	+	+	+	−	−	+
卡氏黄色肠球菌	+	−	−	+	+	+	+	+	−	+	+
孟氏肠球菌	+	−	−	+	+	−	+	+	−	−	+
微黄肠球菌	+	−	−	+	+	−	+	+	−	+	−
鸡肠球菌	+	−	−	+	+	−	+	+	+	−	−
坚韧肠球菌	−	−	−	+	−	−	+	−	/	−	−
海瑞肠球菌	+	+	+	−	+	+	+	/	+	+	+
不称肠球菌	−	−	−	+	−	−	+		/	−	+
粪肠球菌(变异味)	−	−	−	+	−	−	+		/	−	+
硫黄色肠球菌	−	−	−	−	+	+	+		−	+	−

注：+＞90％阳性；−＞90％阴性。

（1）PYR 试验：是一种快速筛选鉴定试验，用于鉴定能产生吡咯烷酮芳基酰胺酶的细菌，如肠球菌、化脓性链球菌、草绿色气球菌和某些凝固酶阴性葡萄球菌等。

（2）胆汁-七叶苷试验：肠球菌能在含有胆盐的培养基中水解七叶苷，生成 6,7-二羟基香豆素，并与培养基中的铁离子反应生成黑色的化合物，但本试验不能区别肠球菌与非肠球菌，需做盐耐受试验进一步鉴定。

（3）盐耐受试验：肠球菌能在含 6.5％NaCl 的心浸液肉汤中生长，本法结合胆汁-七叶苷试验可对肠球菌作出鉴定。

（四）药物敏感性试验

肠球菌药物敏感试验选择药物 A 组为青霉素或氨苄西林，B 组为万古霉素，U 组为环丙沙星、诺氟沙星等。

肠球菌的耐药分为天然耐药和获得性耐药，对一般剂量或中剂量氨基糖苷类耐药和对万古霉素低度耐药常是先天性耐药，耐药基因存在于染色体上。近年来获得性耐药菌株不断增多，表现为对氨基糖苷类高水平耐药和对万古霉素、替考拉宁高度耐药，临床实验室应对肠球菌进行耐药监测试验。临床应特别重视耐万古霉素的肠球菌，联合使用青霉素 G、氨苄西林与氨基糖苷类抗生素是治疗的首选方法。

目前医院内感染肠球菌呈上升趋势，从重症患者分离出的肠球菌应鉴定到种。

四、奈瑟菌属和卡他莫拉菌

《伯杰鉴定细菌学手册》第 9 版中，奈瑟菌属和莫拉菌属均归于奈瑟菌科。奈瑟菌属中的淋病奈瑟菌、脑膜炎奈瑟菌及莫拉菌属中的卡他莫拉菌是主要的致病菌。干燥奈瑟菌、浅黄奈瑟菌、金黄奈瑟菌、黏膜奈瑟菌等为腐生菌。

（一）生物学特性

奈瑟菌为革兰阴性双球菌，直径 $0.6\sim0.8\ \mu m$，呈肾形或咖啡豆形，凹面相对。人工培养后可呈卵圆形或球形，排列不规则，单个、成双或四个相连等。在患者脑脊液、脓液标本中常位于中性粒细胞内。但在慢性淋病患者多分布于细胞外。无芽孢，无鞭毛，新分离株多有荚膜和菌毛。卡他莫拉菌为革兰阴性双球菌，直径 $0.5\sim1.5\ \mu m$，形态似奈瑟菌，有时革兰染色不易脱色。

奈瑟菌为需氧菌，营养要求高，需在含有血液、血清等培养基中才能生长。最适生长温度为 $35\ ℃$，最适 pH 为 $7.4\sim7.6$，$5\%CO_2$ 可促进生长。脑膜炎奈瑟菌在巧克力平板上 $35\ ℃$ 培养 $18\sim24\ h$，形成直径 $1\sim2\ mm$、圆形凸起、光滑湿润、半透明、边缘整齐的菌落，血平板上不溶血，卵黄双抗培养基上为光滑、湿润、扁平、边缘整齐的较大菌落。淋病奈瑟菌对营养的要求比脑膜炎奈瑟菌更高，只能在巧克力平板和专用选择培养基中生长。初次分离须供给 $5\%CO_2$，$35\ ℃$ 培养 $24\sim48\ h$，形成圆形、凸起、灰白色、直径为 $0.5\sim1.0\ mm$ 的光滑型菌落。根据菌落大小、色泽等可将淋病奈瑟菌的菌落分为 T1~T5 五种类型，新分离菌株属 T1、T2 型，菌落小，有菌毛。人工传代培养后，菌落可增大或呈扁平菌落，即 T3、T4 和 T5 型。菌落具有自溶性，不易保存。卡他莫拉菌能在普通培养基上生长，在血平板或巧克力平板上生长良好，$35\ ℃$ 培养 $24\ h$，形成直径为 $1\sim3\ mm$、灰白色、光滑、较干燥、不透明的菌落，菌落可特征性地被接种环像曲棍球盘推球似的在培养基表面整体推移。

根据荚膜多糖抗原的不同，可将脑膜炎奈瑟菌分为 A、B、C、D、X、Y、Z、29 E、W135、H、I、K 和 L 等13个血清群，我国流行的菌株以 A 群为主。根据外膜蛋白抗原的不同，将淋病奈瑟菌分成 A、B、C、D、E、F、G、H、N、R、S、T、U、V、W 和 X 等 16 个血清型。

奈瑟菌属细菌抵抗力低，对冷、热、干燥及消毒剂敏感，淋病奈瑟菌在患者分泌物污染的衣裤、被褥、毛巾及厕所坐垫上，能存活 $18\sim24\ h$。

（二）致病物质与所致疾病

脑膜炎奈瑟菌寄居于鼻咽部，人群携带率为 $5\%\sim10\%$，流行期间可高达 $20\%\sim90\%$。感染者以 5 岁以下儿童为主，6 个月至 2 岁的婴儿发病率最高。主要致病物质是荚膜、菌毛和内毒素。引起化脓性脑脊髓膜炎。

淋病奈瑟菌的致病物质有外膜蛋白、菌毛、IgA1、蛋白酶、内毒素等。成人通过性交或污染的毛巾、衣裤、被褥等传染，引起性传播疾病淋病，男性可发展为前列腺炎、附睾炎等；女性可致前庭大腺炎、盆腔炎或不育。新生儿通过产道感染可引起淋菌性结膜炎。

卡他莫拉菌是最常见的与人类感染有关的莫拉菌，作为内源性的条件致病菌主要引起与呼吸道有关的感染，如中耳炎、鼻窦炎、肺炎和患有慢性阻塞性肺病的老年患者的下呼吸道感染。

（三）微生物学检验

1.标本采集

（1）脑膜炎奈瑟菌：菌血症期取血液，有出血点或瘀斑者取瘀斑渗出液，出现脑膜刺激症状时取脑脊液。上呼吸道感染、带菌者取鼻咽分泌物等。标本采集后应立即送检，或用预温平板进行床边接种后立即置 $35\ ℃$ 培养。

（2）淋病奈瑟菌：男性尿道炎急性期患者用无菌棉拭取脓性分泌物，非急性期患者用无菌细小棉拭深入尿道 $2\sim4\ cm$，转动拭子后取出。女性患者先用无菌棉拭擦去宫颈口分泌物，再用另一棉拭深入宫颈内 $1\ cm$ 处旋转取出分泌物。患结膜炎的新生儿取结膜分泌物。因本菌对体外环境抵抗力极低且易自溶，故采集标本后应立即送至检验室。

(3)卡他莫拉菌:呼吸道感染患者采集合格痰标本或支气管灌洗液。

2.直接显微镜检查

(1)脑膜炎奈瑟菌:脑脊液离心,取沉淀物涂片,或取瘀斑渗出液涂片做革兰染色或亚甲蓝染色镜检。如在中性粒细胞内、外有革兰阴性双球菌,可作出初步诊断。阳性率达80%左右。

(2)淋病奈瑟菌:脓性分泌物涂片,革兰染色镜检。如在中性粒细胞内发现有革兰阴性双球菌时,结合临床症状可初步诊断。男性尿道分泌物阳性检出率可达98%,女性较低,仅占50%～70%。

(3)卡他莫拉菌:痰标本涂片革兰染色镜检,见多个中性粒细胞、柱状上皮细胞及大量的革兰阴性双球菌,平端相对,可怀疑本菌感染。

3.分离培养

(1)脑膜炎奈瑟菌:血液或脑脊液标本先经血清肉汤培养基增菌后,再接种巧克力平板,5%CO_2培养。

(2)淋病奈瑟菌:细菌培养仍是目前世界卫生组织推荐的筛选淋病患者唯一可靠的方法。标本应接种于预温的巧克力平板,5%～10%CO_2培养。为提高阳性率,常采用含有万古霉素、多黏菌素、制霉菌素等多种抗菌药物的选择性培养基(MTM、ML)。

(3)卡他莫拉菌:痰标本接种普通培养基或巧克力平板,35 ℃培养。

4.鉴定

奈瑟菌的主要特征:革兰阴性球菌,肾形或咖啡豆状,成双排列,凹面相对,常位于中性粒细胞内外;初次分离需要5%～10%CO_2。脑膜炎奈瑟菌在巧克力平板上形成圆形凸起的露珠状菌落;淋病奈瑟菌在巧克力平板上形成圆形凸起、灰白色的菌落。氧化酶和触酶阳性,脑膜炎奈瑟菌分解葡萄糖、麦芽糖,产酸不产气;淋病奈瑟菌只分解葡萄糖,产酸不产气。

卡他莫拉菌为革兰阴性双球菌,在巧克力平板上形成不透明、干燥的菌落。氧化酶和触酶阳性,不分解糖类,还原硝酸盐,DNA酶阳性。临床常见奈瑟菌及卡他莫拉菌的主要鉴别特征见表17-5。

表 17-5 临床常见奈瑟菌及卡他莫拉菌的主要鉴别特征

菌种	在巧克力平板上的菌落形态	生长试验			氧化分解产物					酸盐还原试验	多糖合成	DNA酶
		MTM ML NYC 培养基	血平板或巧克力平板	营养琼脂(22℃)	葡萄糖	麦芽糖	乳糖	蔗糖	果糖			
卡他布兰汉菌	浅红棕色,不透明,干燥,1～3 mm	V	+	+	-	-	-	-	-	+	-	+
脑膜炎奈瑟菌	灰褐色,半透明,光滑,1～2 mm	+	-	V	+	+	-	-	-	-	-	-
淋病奈瑟菌	同上,0.5～1.0 mm	+	-	-	+	-	-	-	-	-	-	-

续表

菌种	在巧克力平板上的菌落形态	生长试验			氧化分解产物					酸盐还原试验	多糖合成	DNA酶
		MTM ML NYC 培养基	血平板或巧克力平板	营养琼脂（22℃）	葡萄糖	麦芽糖	乳糖	蔗糖	果糖			
解乳糖奈瑟菌	灰褐→黄,半透明,光滑,1～2 mm	+	V	+	+	+	+	-	-	-	-	-
灰色奈瑟菌	同上	V	-	+	-	-	-	-	-	-	-	-
多糖奈瑟菌	同上	V	-	+	-	-	-	-	-	-	+	-
微黄奈瑟菌	绿黄色→不透明,光滑或粗糙,1～3 mm	V	+	+	+	+	-	V	V	-	V	-
干燥奈瑟菌	白色,不透明,干燥,1～3 mm	-	+	+	+	+	-	+	+	-	+	-
黏液奈瑟菌	绿黄色,光滑,1～3 mm	-	+	+	-	-	-	-	+	+	+	-
浅黄奈瑟菌	黄色,不透明,光滑,1～2 mm	-	+	+	-	-	-	-	-	-	-	-
延长奈瑟菌	灰褐色,半透明,光滑反光,1～2 mm			+								

革兰阴性双球菌和氧化酶阳性是奈瑟菌属的两个推测性鉴定指标。区分革兰阴性双球菌和革兰阴性球杆菌的方法是将待检菌接种于巧克力平板上,贴 10 U 的青霉素纸片,35 ℃孵育 18～24 h,挑取纸片边缘生长的菌落,涂片、染色观察,若菌体延长为长索状则为革兰阴性球杆菌,而革兰阴性双球菌则仍保持双球菌形态,某些菌体出现肿胀。

临床上常用商品化鉴定系统如 Vitek2、Vitek AMS-3、Rapid NH 等进行鉴定。检测淋病奈瑟菌目前常采用核酸杂交技术或核酸扩增技术,作为快速诊断和流行病学调查,也可做协同凝集试验、直接免疫荧光试验。

（四）药物敏感性试验

奈瑟菌药敏试验选择药物为青霉素、头孢菌素及环丙沙星等。治疗首选药物为青霉素。近年来,由于淋病奈瑟菌耐药质粒转移,由其介导的耐青霉素酶的淋病奈瑟菌临床上多见,应根据药敏试验结果指导临床合理用药。引起下呼吸道感染的卡他莫拉菌,既往对青霉素敏感,近年来报告耐药菌株日渐增多,尽管卡他莫拉菌常产生 β-内酰胺酶,但临床使用的 β-内酰胺类抗生素如含 β-内酰胺酶抑制剂的 β-内酰胺类抗生素、头孢菌素、大环内酯类抗生素、喹诺酮类抗生素和甲氧苄啶-磺胺甲噁唑治疗其感染仍然是有效的。

淋病的早期正确诊断具有重要的医学和社会学意义,诊断报告必须慎重,对各种实验室诊断试验需掌握其敏感性和特异性的程度,必须综合分析各种试验的结果,最后确证还依赖于分离培养和鉴定。脑膜炎奈瑟菌的快速诊断能为治疗提供时机,故瘀点及脑脊液的涂片染色镜检是快速简便方法。

(李　华)

第三节　肠杆菌科检验

一、概述和通性

肠杆菌科是由多个菌属组成,其生物学性状相似,均为革兰阴性杆菌。这些细菌常寄居在人和动物的消化道并随粪便等排泄物排出体外,广泛分布于水和土壤中。大多数肠道杆菌属于正常菌群。当机体免疫力降低或侵入肠道外组织时成为条件致病菌而引起疾病。其中包括常引起腹泻和肠道感染的细菌(埃希菌属、志贺菌属、沙门菌属、耶尔森菌属)和常导致院内感染的细菌(枸橼酸杆菌属、克雷伯菌属、肠杆菌属、多源菌属、沙雷菌属、变形杆菌属、普罗威登菌属和摩根菌属),以及一些在一定条件下偶可引起临床感染的细菌。

(一)分类

肠杆菌科细菌的种类繁多。主要根据细菌的形态、生化反应、抗原性质及核酸相关性进行分类。根据《伯杰系统细菌学手册》将肠杆菌科的细菌分为 20 个属即埃希菌属、志贺菌属、沙门菌属、枸橼酸杆菌属、克雷伯菌属、肠杆菌属、沙雷菌属、哈夫尼亚菌属、爱德华菌属、普罗威登斯菌属、变形杆菌属、摩根菌属、耶尔森菌属等。

(二)生物学特性

1.形态与染色

肠杆菌科的细菌均为革兰阴性杆菌,其菌体大小为$(1.0\sim6.0)\mu m\times(0.3\sim1.0)\mu m$。多数有周鞭毛,能运动,少数菌属如志贺菌属和克雷伯菌属无鞭毛,无运动能力。均不形成芽孢,少数菌属细菌可形成荚膜。

2.培养和生化反应

需氧或兼性厌氧,营养要求不高,在普通琼脂培养基和麦康凯培养基上均能生长并形成中等大小的菌落,表面光滑,液体培养基中呈浑浊生长。发酵葡萄糖产酸、产气,触酶阳性,除少数菌外,氧化酶阴性。硝酸盐还原为亚硝酸盐,但欧文菌属和耶尔森菌属的某些菌株例外。

3.抗原构造

肠杆菌科细菌的抗原构造复杂。包括菌体(O)抗原,鞭毛(H)抗原和表面抗原(如 Vi 抗原、K 抗原)3 种。O 抗原和 H 抗原是肠杆菌科血清学分群和分型的依据。表面抗原为包绕在 O 抗原外的不耐热的多糖抗原,可阻断 O 抗原与相应抗体之间的反应,加热处理能破坏其阻断作用。

4.变异

包括菌落 S～R 变异和鞭毛 H～O 变异。肠道杆菌易出现变异菌株。表现为耐药性或生化反应性质的改变。肠道杆菌易变异在细菌学诊断、治疗方面具有重要意义。

5.抵抗力不强

加热 60 ℃,30 min 即被杀死。不耐干燥,对一般化学消毒剂敏感。对低温有耐受力,能耐胆盐。

6.肠杆菌科的初步分类

可根据苯丙氨酸脱氨酶试验和葡萄糖酸盐试验(也可用 V-P 试验)将肠肝菌科初步分为三大类(表 17-6)。

表 17-6　肠杆菌的初步分类

菌属名	苯丙氨酸	葡萄糖酸盐
变形杆菌属	+	-
普罗维登斯菌属	+	-
摩根菌属	+	-
克雷伯菌属	-	+
肠杆菌属	-	+
沙雷菌属	-	+
哈夫尼亚菌属	-	+
埃希菌属	-	-
志贺菌属	-	-
沙门菌属	-	-
枸橼酸菌属	-	-
爱德华菌属	-	-
耶尔森菌属	-	-

(三)致病性

肠杆菌科细菌种类多,可引起多种疾病。

1.伤寒和副伤寒

由伤寒沙门菌和副伤寒沙门菌引起。

2.食物中毒

由部分沙门菌(如丙型副伤寒沙门菌、鼠伤寒沙门菌)或变形杆菌引起。

3.细菌性痢疾

由志贺菌引起。

4.其他感染

由大肠埃希菌、变形杆菌及克雷伯菌等条件致病菌可引起泌尿生殖道、伤口等部位的感染。

(四)微生物学检验

1.分离培养

将粪便或肛拭标本立即接种在肠道菌选择培养基上或先增菌后再分离;血、尿或脓汁等其他标本原则上不使用选择培养基。分离纯菌后,根据菌落特点,结合革兰染色及氧化酶反应结果做进一步鉴定。

2.鉴定

(1)初步鉴定。原则:①确定肠杆菌科的细菌,应采用葡萄糖氧化-发酵试验及氧化酶试验与弧菌科和非发酵菌加以鉴别；②肠杆菌科细菌的分群，多采用苯丙氨酸脱氨酶和葡萄糖酸盐试验，将肠杆菌科的细菌分为苯丙氨酸脱氨酶阳性、葡萄糖酸盐利用试验阳性和两者均为阴性反应三个类群；③选择生化反应进行属种鉴别。

有很多临床实验室习惯将选择培养基或鉴别培养基上的可疑菌落分别接种克氏双糖铁琼脂(KIA)和尿素-靛基质-动力(MIU)复合培养基管中，并根据其六项反应结果，将细菌初步定属。

(2)最后鉴定。肠杆菌科各属细菌的最后鉴定是根据生化反应的结果定属、种，或再用诊断血清做凝集反应才能做出最后判断。

二、埃希菌属

埃希菌属包括 5 个种，即大肠埃希菌、蟑螂埃希菌、弗格森埃希菌、赫尔曼埃希菌和伤口埃希菌。临床最常见的是大肠埃希菌。

大肠埃希菌俗称大肠杆菌，是人类和动物肠道正常菌群。

(一)所致疾病

1.肠道外感染

以泌尿系统感染常见，高位严重尿路感染与特殊血清型大肠埃希菌有关。还有菌血症、胆囊炎、腹腔脓肿。

2.肠道感染

引起肠道感染的大肠埃希菌有下列五个病原群。

(1)肠产毒性大肠埃希菌(ETEC)：引起霍乱样肠毒素腹泻(水泻)。

(2)肠致病性大肠埃希菌(EPEC)：主要引起婴儿腹泻。

(3)肠侵袭性大肠埃希菌(EIEC)：可侵入结肠黏膜上皮，引起志贺样腹泻(黏液脓血便)。

(4)肠出血性大肠埃希菌(EHEC)：又称产志贺样毒素(VT)大肠埃希氏菌(SLTEC 或 UTEC)，其中 O157：H7 可引起出血性大肠炎和溶血性尿毒综合征(HUS)。临床特征为严重的腹痛、痉挛，反复出血性腹泻，伴发热、呕吐等。严重者可发展为急性肾衰竭。

(5)肠黏附性大肠埃希菌(EAggEC)：也是新近报道的一种能引起腹泻的大肠埃希菌。

3.CDC 将大肠埃希氏菌 O157：H7 列为常规检测项目

EHEC 的血清型＞50 种，最具代表性的是 O157：H7。在北美许多地区，O157：H7 占肠道分离病原菌的第二或第三位，是从血便中分离到的最常见的病原菌，分离率占血便的 40%，6 月、7 月、8 月三个月 O157：H7感染的发生率最高。且 O157 是 4 岁以下儿童急性肾衰竭的主要病原菌，所以 CDC 提出应将大肠埃希氏菌 O157：H7 列为常规检测项目。

(二)微生物学检验

1.标本采集

肠道感染可采集粪便；肠道外感染可根据临床感染情况采集中段尿液、血液、脓汁、胆汁、脑脊液、痰、分泌液等。

2.检验方法及鉴定

(1)涂片与镜检：脓汁及增菌培养物发现单一革兰阴性杆菌，可初步报告染色、形态、性状供临床用药参考。

(2)分离培养：粪便标本可用弱选择鉴别培养基进行分离，脓汁等可用血平板分离，取可疑菌落进行形态观察及生化反应。

（3）鉴定。①初步鉴定：根据菌落特征，涂片染色的菌形及染色反应，取纯培养物进行生化反应，凡符合 KIA：A/A 或 K/A、产气或不产气、H_2S-，MIU：动力＋或－、吲哚＋、脲酶－，甲基红＋、硝酸盐还原＋、VP－、氧化酶－、枸橼酸盐－，可鉴定为大肠埃希菌。②最后鉴定：一般常规检验做到上述初步鉴定即可，必要时可做系列生化反应最后鉴定，其中主要的鉴定试验为：氧化酶阴性、发酵葡萄糖产酸产气或只产酸、发酵乳糖产酸产气或迟缓发酵产酸、不发酵肌醇、IMViC 反应为＋＋－－（占 94.6％）、脲酶阴性、H_2S 阴性、苯丙氨酸脱氨酶阴性、硝酸盐还原阳性、动力多数阳性。③某些大肠埃希菌，尤其是无动力的不发酵乳糖株，应与志贺菌相鉴别，两者的主要鉴别试验可用醋酸钠和葡萄糖铵利用试验及黏质酸盐产酸三种试验，大肠埃希菌均为阳性，而志贺菌均为阴性；肠道内感染还需做血清分型、毒素测定或毒力试验；食物、饮料、水等卫生细菌学检查，主要进行大肠菌群指数检测。④血清学鉴定。

三、志贺菌属

志贺菌属是人类细菌性痢疾最常见的病原菌，通称痢疾杆菌。根据生化反应与血清学试验该属细菌分为痢疾、福氏、鲍氏和宋内志贺菌四群，CDC 分类系统（1989）将生化性状相近的 A、B、C 群归为一群，统称为 A、B、C 血清群，将鸟氨酸脱羧酶和 β-半乳糖苷酶均阳性的宋内志贺菌单列出来。我国以福氏和宋内志贺菌引起的菌痢最为常见。

（一）所致疾病

急性菌痢；中毒性菌痢；慢性菌痢。

（二）微生物学检验

1.标本采集

尽可能在发病早期及治疗前采集新鲜粪便，选择脓血便或黏液便，必要时可用肛拭子采集。

2.检验方法及鉴定

（1）分离培养：取粪便（黏液或脓血部分）或肛拭标本接种 GN 肉汤增菌及再进行分离培养。一般同时接种强弱选择性不同的两个平板。强选择鉴别培养基可用沙门菌、志贺菌选择培养基（SS）；弱选择培养基可用麦康凯或中国蓝培养基。培养 18～24 h 后选取可疑菌落进行下列鉴定。

（2）鉴定。①初步鉴定：挑选可疑菌落 3～4 个先用志贺菌属多价诊断血清做试探性玻片凝集试验。将试探性凝集试验阳性的菌落至少接种 2～3 支 KIA 和 MIU，经 35 ℃培养 18～24 h，凡符合 KIA：K/A、产气/＋、H_2S-，MIU：动力－、吲哚＋/－、脲酶－、氧化酶－，并结合试探性玻片凝集试验阳性结果可鉴定为志贺菌属；②最后鉴定：增加甘露醇（＋/－）、蔗糖（－/＋）（宋内志贺菌迟缓阳性）、柠檬酸盐（－）、苯丙氨酸脱氨酶（－）、ONPG 及鸟氨酸脱羧酶（－）（宋内志贺菌为阳性）；用志贺菌属的诊断血清做群型鉴定。A 群痢疾志贺菌，甘露醇阴性，10 个血清型。B 群福氏志贺菌，有 6 个血清型和 X、Y2 各变型。C 群鲍特志贺菌，15 个血清型。D 群宋内志贺菌，仅有一个血清型，有光滑型（S）和粗糙型（R）两种菌落。

3.与大肠埃希菌的鉴别

（1）无动力，不发酵乳糖，靛基质阴性，赖氨酸阴性。

（2）发酵糖产酸不产气（福氏志贺菌 6 型、鲍氏志贺菌 13 和 14 型、痢疾志贺菌 3 型除外）。

（3）分解黏液酸，在醋酸盐和枸橼酸盐琼脂上产碱。

4.与类志贺邻单胞菌和伤寒沙门菌的鉴别

可用动力和氧化酶试验加以鉴别,志贺菌均为阴性,而类志贺邻单胞菌为阳性。伤寒沙门菌硫化氢和动力阳性,能与沙门菌属因子血清(O 多价 A-F 群或 Vi)凝集而不与志贺菌属因子血清凝集。

(三)临床意义

致病因素为侵袭力、内毒素及外毒素(志贺菌 A 群/Ⅰ型和Ⅱ型产生志贺毒素,其有细胞毒、肠毒素、神经毒)。可引起人类细菌性痢疾,其中可分急性、慢性两种,小儿易引起急性中毒性痢疾。慢性菌痢可人与人传播,污染水和食物可引起暴发流行。

(四)防治原则

预防的主要措施是防止进食被污染的食品、饮料及水,及早发现及早积极治疗携带者。临床治疗要根据体外药敏试验结果选用抗生素及其他抗痢疾药物,保持水和电解质平衡。对于中毒性菌痢患者应采取综合性治疗措施,如升压、抗休克、抗呼吸衰竭等。

四、沙门菌属

(一)致病性

致病因素有侵袭力、内毒素和肠毒素 3 种。临床上可引起胃肠炎、肠热症、菌血症或败血症等。其中肠热症属法定传染病。

(二)微生物学检查

1.标本采集

根据不同疾病采取不同的标本进行分离与培养。肠热症的第一、二周采血液,第二、三周采粪便与尿液。整个病程中骨髓分离细菌阳性率较高。食物中毒采集食物与粪便。

2.检查方法及鉴定

(1)分离培养。①粪便:一般将粪便或肛拭直接接种于 SS 和麦康凯平板上,用两种培养基的目的是为提高标本的阳性检出率;②血液和骨髓:抽取患者血液 5 mL 或骨髓 0.5 mL,立即接种于含 0.5%胆盐肉汤或葡萄糖肉汤5 mL试管中进行增菌,48 h 将培养物移种到血平板和肠道鉴别培养基上,若有细菌生长取菌涂片革兰染色并报告结果,对增菌培养物连续培养 7 d,仍无细菌生长时,则报告阴性;③尿液:取尿液 2~3 mL 经四硫黄酸盐肉汤增菌后,再接种于肠道菌选择培养基或血平板上进行分离培养,亦可将尿液离心沉淀物分离培养。

(2)鉴定:沙门菌属的鉴定与志贺菌属相同,须根据生化反应和血清学鉴定两方面进行。①初步鉴定:如为革兰阴性杆菌时作氧化酶试验,阴性时,挑取可疑菌落分别移种于 KIA 和 MIU 上,并做生化反应。以沙门菌多价诊断血清做玻片凝集试验。凡符合 KIA:K/A、产气＋/－、H_2S＋/－,MIU:动力＋、吲哚－、脲酶＋、氧化酶－,触酶＋,硝酸盐还原＋,以沙门菌多价血清作玻片凝集试验阳性,鉴定为沙门菌属;②最后鉴定:沙门菌血清学鉴定主要借助于沙门菌 O 抗原多价血清与 O、H、Vi 抗原的单价因子血清。

(3)血清学诊断。肥达试验:用已知的伤寒沙门菌 O、H 抗原,副伤寒甲、乙 H 抗原稀释后与被检血清作定量凝集试验,以检测患者血清中抗体的含量,来判断机体是否受沙门菌感染而导致肠热症并判别沙门菌的种类。

(三)防治原则

加强饮食卫生,防止污染食品及水源经口感染,携带者的积极治疗,皮下注射死菌苗或口服减毒活菌苗是预防沙门菌属细菌传染的几个主要措施。

五、变形杆菌属、普罗威登斯菌属及摩根菌属

变形杆菌属包括四个种,即普通变形杆菌、奇异变形杆菌和产黏变形杆菌和潘氏变形杆菌。普罗威登斯菌属有四个种:产碱普罗威登斯菌、斯氏普罗威登斯菌、雷极普罗威登斯菌和潘氏普罗威登斯菌。摩根菌属只有一个种,即摩根菌。

这三个属的细菌为肠道寄居的正常菌群,在一定条件下能引起各种感染,也是医源性感染的重要条件致病菌。

(一)致病性

1.变形杆菌属

普通变形杆菌和奇异变形杆菌引起尿道、创伤、烧伤的感染。普通变形杆菌还可引起多种感染及食物中毒;奇异变形杆菌还可引起婴幼儿肠炎。产黏变形杆菌尚无引起人类感染的报道。本菌属细菌具 O 抗原及 H 抗原,普通变形杆菌 OX19、OX2、OXk 的菌体抗原与某些立克次体有共同抗原,这就是外-斐(Weil-Felix)反应,是用以诊断某些立克次体病的依据。

2.普罗威登斯菌属

本属菌可引起烧伤、创伤与尿路感染。

3.摩根菌属

本属细菌为医源性感染的重要病原菌之一。

(二)微生物学检验

1.标本采集

根据病情采集尿液、脓汁、伤口分泌物及婴儿粪便等。

2.检验方法及鉴定

(1)直接涂片:尿液、脑脊液、胸腹水等离心沉淀后,取沉淀物涂片;脓液和分泌液可直接涂片,行革兰染色后,观察形态及染色性。

(2)分离培养:将各类标本分别接种于血琼脂平板和麦康凯或伊红亚甲蓝(EMB)琼脂平板,孵育 35 ℃经 18～24 h 挑选菌落。为了抑制变形杆菌属菌的迁徙生长,可于血琼脂中加入苯酚或苯乙醇,使其最终浓度为 1 g/L 和 0.25%,这并不影响其他细菌的分离。变形杆菌属在血琼脂上呈迁徙生长,在肠道菌选择培养基上形成不发酵乳糖菌落,在 SS 琼脂上常为有黑色中心的菌落。

(3)鉴定:接种前述生化培养基,并做氧化酶试验,进行此三个属和属、种鉴定。

六、耶尔森菌属

耶尔森菌属包括 7 个种,其中鼠疫耶尔森菌、假结核耶尔森菌和小肠结肠炎耶尔森菌与人类致病有关。

(一)鼠疫耶尔森菌

1.致病性

鼠疫耶尔森菌俗称鼠疫杆菌,是烈性传染病鼠疫的病原菌。鼠疫是自然疫源性传染病,通过直接接触染疫动物或节肢动物叮咬而感染。临床常见腺鼠疫、败血型鼠疫和肺鼠疫。

2.微生物学检验

(1)标本采集:主要采集血液、痰和淋巴结穿刺液。

(2)检验方法及鉴定:鼠疫耶尔森菌为甲类病原菌,传染性极强,故应严格遵守检验操作规程,要求实验室有隔离设施,防鼠、防蚤和严密的个人防护措施;用过的实验器材及物品随时消毒处理。

直接涂片检查:疑似患者、检材或病死鼠的组织材料必须做显微镜检查。①制片:淋巴结、渗出液、骨髓和痰等可直接涂片,血液做成厚滴片,干燥后用蒸馏水裂解红细胞,脏器组织可行切面切片;②固定及染色:待标本干燥后,用甲醇与95%乙醇或95%乙醇与乙醚各半之混合固定液固定10 min,待干后染色,一般制片两张,分别用于革兰染色和亚甲蓝染色。

分离培养:鼠疫耶尔森菌学检验中分离培养步骤十分重要,分离培养时未污染标本可直接接种血平板,污染标本则需接种选择性培养基,如龙胆紫亚硫酸钠琼脂。经28 ℃～30 ℃培养24～48 h后,挑选菌落进行鉴定。

鉴定:根据菌落特征,细菌形态,尤其是3%氯化钠琼脂上生长呈多形性形态和肉汤中呈"钟乳石"状发育,KIA结果利用葡萄糖,不利用乳糖,不产H_2S,MIU均为阴性反应,丙氨酸脱氨酶试验呈阴性反应即可初步鉴定。

为做最后鉴定应补充以下试验方法:①噬菌体裂解试验;②动物试验;③免疫学方法。

(二)小肠结肠炎耶尔森菌

1.致病性

本菌为人畜共患菌,动物感染后多无症状,通过消化道传播引起人类肠道感染性疾病。根据感染后定居部位不同,可分为小肠结肠炎、末端回肠炎、胃肠炎、阑尾炎和肠系膜淋巴结炎。除肠道感染外尚可发生败血症、结节性红斑及关节炎等。

2.微生物学检验

(1)标本采集:标本来自被检者粪便、血液、尿液、食物或脏器组织等。

(2)检验方法及鉴定。①分离培养:粪便标本可直接接种于麦康凯、NyE(耶尔森选择性琼脂)或SS琼脂,亦可将标本接种于5 mL、pH为7.4,15 mmol/L磷酸缓冲液(PBS)中,如为食物标本在研碎后加10倍量的上述PBS,置4 ℃冰箱,分别于7、14、21 d取上述含菌PBS 0.1 mL接种于肠道菌选择琼脂平板,置25 ℃培养经24～48 h,挑选可疑小肠结肠炎耶尔森菌菌落进一步鉴定;②鉴定:根据菌落形态,革兰染色的典型形态特点,氧化酶试验阴性,30 ℃以下培养液暗视野观察,其动力呈翻滚状态,KIA只利用葡萄糖,MIU试验22 ℃动力阳性,37 ℃无动力,脲酶试验阳性,即可做出初步鉴定;③血清学鉴定:用小肠结肠炎耶尔森菌O因子血清与待检菌作玻片凝集试验。

七、肠杆菌科的其他菌属

除上述主要对人致病的菌属外,肠杆菌科还包括枸橼酸杆菌属、克雷伯菌属、肠杆菌属、沙雷菌属、哈夫尼亚菌属、爱德华菌属和欧文菌属。前四属在临床感染标本中具有较高的分离率。大多属于条件致病菌。

(一)枸橼酸杆菌属

枸橼酸杆菌属包括弗劳地枸橼酸杆菌、异型枸橼酸杆菌和无丙二酸盐枸橼酸杆菌三个种,这些细菌广泛分布在自然界,属正常菌群成员,凡粪便污染的物品,均可检出枸橼酸杆菌。

1.致病性

本菌为条件致病菌,常在一些慢性疾病如白血病、自身免疫性疾病或医疗插管术后的泌尿道、呼吸道中检出,可引起败血症、脑膜炎、骨髓炎、中耳炎和心内膜炎等。

2.微生物学检验

(1)标本采集:根据病情可取尿液、痰、血液或脓汁等。

(2)检验方法及鉴定:各类标本在血平板分离培养后根据菌落特征,结合涂片染色结果及氧化酶、发酵型证实为肠杆菌科的细菌,再相继做属、种鉴定。

属的鉴定:由于在 KIA 的反应结果与沙门菌属、爱德华菌属相似,故应予以进一步鉴别。β-半乳糖苷酶、赖氨酸脱羧酶和枸橼酸盐利用三个试验枸橼酸杆菌属为＋－＋,沙门菌属为－/＋＋＋,爱德华菌属为－＋－。

种的鉴别:根据产生靛基质、硫化氢、丙二酸盐利用。

(二)克雷伯菌属

本属细菌引起的感染日见增多,其中以肺炎克雷伯菌最为多见。肺炎克雷伯菌分为肺炎克雷伯肺炎亚种、肺炎克雷伯菌臭鼻亚种和肺炎克雷伯菌鼻硬节亚种。

1.致病性

肺炎克雷伯菌肺炎亚种引起婴儿肠炎、肺炎、脑膜炎、腹膜炎、外伤感染、败血症和成人医源性尿路感染。

臭鼻亚种引起臭鼻症,鼻硬节亚种引起鼻腔、咽喉和其他呼吸道的硬节病,催娩克雷伯菌可引起呼吸道和尿路感染、创伤感染与败血症等。

2.微生物学检验

(1)标本的采集:肠炎患者采集粪便,败血症者采集血液,其他根据病症分别采集尿液、脓汁、痰、脑脊液、胸腔积液及腹水等。

(2)检验方法及鉴定。①涂片染色:有些标本可直接涂片染色镜检,镜下出现带有荚膜的革兰阴性杆菌。②分离培养:将粪便标本接种于肠道选择鉴别培养基,血液标本先经增菌后接种血平板,经37 ℃培养 16～24 h,取肠道选择鉴别培养基上乳糖发酵的黏性菌落或血琼脂上灰白色大而黏的菌落进行涂片,染色镜检;如有荚膜的革兰阴性菌,氧化酶阴性反应,则移种 KIA、MIU、葡萄糖蛋白胨水和枸橼酸盐培养基初步鉴定。③鉴定:初步鉴定,根据 KIA、MIU,结合甲基红试验、V-P 试验、枸橼酸盐利用及氧化酶结果进行初步鉴定;最后鉴定,属的鉴定:关键是克雷伯菌属动力和鸟氨酸脱羧酶均为阴性反应,种的鉴定:肺炎克雷伯菌吲哚阴性和不能在 10 ℃生长,而催娩克雷伯菌吲哚阳性,能在10 ℃生长,不能在 25 ℃生长。④亚种鉴别:肺炎克雷伯菌三个亚种的鉴别关键是 IMViC 试验;肺炎亚种的结果为－－＋＋;臭鼻亚种为－＋－;鼻硬节亚种为－＋－－;臭鼻和鼻硬节克雷伯菌亚种也可用丙二酸盐利用加以区分,前者阴性,后者阳性。

(三)肠杆菌属

肠杆菌属包括阴沟肠杆菌、产气肠杆菌、聚团肠杆菌、日勾维肠杆菌、坂崎肠杆菌、中间型肠杆菌及河生肠杆菌七个种。

1.致病性

本菌属广泛分布于自然界,在土壤、水和日常食品中常见。阴沟、产气、聚团、日勾维等肠杆菌常导致条件致病,引起呼吸系统、泌尿生殖系统感染,亦可引起菌血症,引起新生儿脑膜炎。

2.微生物学检验

(1)标本采集:根据临床病症可采集血液、尿液、脓汁、脑脊液及其他材料。

(2)检验方法及鉴定。①与大肠埃希菌的鉴别和肠杆菌的属、种鉴定:主要根据 IMViC 反应结果,肠杆菌属多为－－＋＋,而大肠埃希菌是＋＋－－;肠杆菌属的属、种鉴定参照前述生化反应。②与肺炎克雷伯菌的鉴别:产气肠杆菌、阴沟肠杆菌和肺炎克雷伯菌的 IMViC 结果均为－－＋＋,区别是前两者动力阳性,后者动力阴性。

(四)沙雷菌属

沙雷菌属包括黏质沙雷菌、液化沙雷菌、深红沙雷菌、普城沙雷菌、臭味沙雷菌及无花果沙雷菌。本属菌广泛分布于自然界,是水和土壤中常居菌群,也是重要的条件致病菌。

1.致病性

黏质沙雷菌可导致呼吸道与尿路感染。液化沙雷菌存在于植物和啮齿类动物的消化道中,是人的条件致病菌,主要引起呼吸道感染。

2.微生物学检验

血液、尿液、痰、脓液等标本的检验程序和方法可参照克雷伯菌。沙雷菌与其他菌属细菌的根本区别是沙雷菌具 DNA 酶和葡萄糖酸盐阳性。

(五)哈夫尼亚菌属、爱德华菌属及少见的肠杆菌科菌属

1.哈夫尼亚菌属

(1)致病性:蜂房哈夫尼亚菌存在于人和动物粪便中,河水和土壤亦有分布,是人类的条件致病菌,偶可致泌尿道、呼吸道感染、小儿化脓性脑膜炎与败血症。

(2)微生物检验:应注意与肠杆菌属及沙雷菌属的区别。啥夫尼亚菌不利用枸橼酸盐,不水解明胶,无 DNA 酶,并能够被哈夫尼亚噬菌体裂解,赖氨酸脱羧酶阳性。

2.爱德华菌属

致病性:多数菌种存在于自然环境中,淡水亦有分布,是鱼类的致病菌,也是人类的一种罕见的条件致病菌。迟缓爱德华菌可导致肠道外感染,作为腹泻病原菌尚未确定。

(李　华)

第四节　分枝杆菌属检验

分枝杆菌属是一类细长或略带弯曲、为数众多(包括 54 个种)呈分枝状生长的需氧杆菌。因其繁殖时呈分枝状生长故称分枝杆菌。本属细菌的主要特点是细胞壁含有大量脂类,可占其干重的 60％,这与其染色性、抵抗力、致病性等密切相关。耐受酸和抗乙醇,一般不易着色,若经加温或延长染色时间而着色后,能抵抗 3％盐酸乙醇的脱色作用,故又称抗酸杆菌。需氧生长,无鞭毛,无芽孢和荚膜。引起的疾病均为慢性,有肉芽肿病变的炎症特点。

分枝杆菌的种类较多,包括结核分枝杆菌、非结核分枝杆菌和麻风分枝杆菌。结核分枝杆菌是一大群分枝杆菌的总称,与人类有关的结核分枝杆菌主要有堪萨斯分枝杆菌、海分枝杆菌、瘰疬分枝杆菌、戈分枝杆菌、鸟分枝杆菌、蟾分枝杆菌、龟分枝杆菌、偶发分枝杆菌和耻垢分枝杆菌等。本属细菌无内外毒素,其致病性与菌体某些成分如索状因子、蜡质 D 及分枝菌酸有关。

一、结核分枝杆菌

结核分枝杆菌简称结核杆菌,是引起人和动物结核病的病原菌。目前已知在我国引起人类结核病的主要有人型和牛型结核分枝杆菌。

(一)临床意义

1.致病性

结核分枝杆菌主要通过呼吸道、消化道和受损伤的皮肤侵入易感机体,引起多种组织器官的结核病,其中以通过呼吸道引起的肺结核最多见。肺外感染可发生在脑、肾、肠及腹膜等处。该菌不产生内毒素和外毒素,也无荚膜和侵袭性酶。

2.科赫现象

结核的特异性免疫是通过结核分枝杆菌感染后所产生,试验证明,将有毒结核分枝杆菌纯培养物初次接种于健康豚鼠,不产生速发型变态反应,而经 10~14 d,局部逐渐形成肿块,继而坏死,溃疡,直至动物死亡。若在 8~12 周给动物接种减毒或小量结核分枝杆菌,第二次接种时则局部反应提前,于 2~3 d内发生红肿硬结,后有溃疡但很快趋于痊愈。此现象为科赫在 1891 年观察到的,故称为科赫现象。

3.结核菌素试验

利用Ⅳ型变态反应的原理,检测机体是否感染过结核杆菌。

(二)微生物学检验

1.标本采集

根据感染部位的不同,可采集不同标本。结核患者各感染部位的标本中大多都混有其他细菌,为此应采取能抑制污染菌的方法。若做分离培养,必须使用灭菌容器,患者应停药 1~2 d 后再采集标本。可采集痰、尿、粪便、胃液、胸腔积液、腹水、脑脊液、关节液、脓液等。

2.检验方法

(1)涂片检查。

直接涂片。①薄涂片:挑取痰或其他处理过的标本约 0.01 mL,涂抹于载玻片上,用萋-尼(热染法)或冷染法抗酸染色。镜检,报告方法:—,全视野(或 100 个视野)未找到抗酸菌;+,全视野发现3~9 个;++,全视野发现 10~99 个;+++,每视野发现 1~9 个;++++,每视野发现10 个以上(全视野发现 1~2 个时报告抗酸菌的个数)。②厚涂片,取标本0.1 mL,涂片,抗酸染色、镜检,报告方法同上。

集菌涂片:主要方法有沉淀集菌法和漂浮集菌法。

荧光显微镜检查法:制片同前。用金胺"O"染色,在荧光显微镜下分枝杆菌可发出荧光。

(2)分离培养:结核分枝杆菌的分离培养对于结核病的诊断、疗效观察及抗结核药物的研究均具有重要意义。培养前针对标本应做适当的前处理,如痰可做 4‰ H_2SO_4 或 4‰NaOH 处理20~30 min,除去杂菌再接种于罗氏培养基,37 ℃培养,定时观察,至 4~8 周。此方法可准确诊断结核杆菌。

(3)基因快速诊断:简便快速、灵敏度高、特异性强。但需注意实验器材的污染问题,以免出现假阳性。

(4)噬菌体法。

（三）治疗原则

利福平、异烟肼、乙胺丁醇、链霉素为第一线药物。利福平与异烟肼合用可以减少耐药的产生。对于严重感染,可用吡嗪酰胺与利福平及异烟肼联合使用。

二、非典型(非结核)分枝杆菌

分枝杆菌属中除结核杆菌和麻风杆菌以外,均称为非结核分枝杆菌或非典型分枝杆菌。因其染色性同样具有抗酸性亦称非结核抗酸菌,其中有 14～17 个非典菌种能使人致病,可侵犯全身脏器和组织,以肺最常见,其临床症状、X 线所见很难与肺结核病区别,而大多数非典菌对主要抗结核药耐药,故该菌的感染和发病已成为流行病学和临床上的主要课题,与发达国家一样,我国近年来发现率也有增高趋势。以第Ⅲ群鸟-胞内分枝杆菌复合群和第Ⅳ群偶发分枝杆菌及龟分枝杆菌为多。

三、麻风分枝杆菌

麻风分枝杆菌简称麻风杆菌,是麻风病的病原菌。首先于 1937 年从麻风患者组织中发现。麻风分枝杆菌亦为抗酸杆菌,但较结核杆菌短而粗。抗酸染色着色均匀,呈束状或团状排列。为典型的胞内寄生菌,该菌所在的细胞胞质呈泡沫状称麻风细胞。用药后细菌可断裂为颗粒状、链状等,着色不均匀,叫不完整染色菌。革兰阳性无动力、无荚膜和芽孢。

麻风分枝杆菌是麻风的病原菌,麻风是一种慢性传染病,早期主要损害皮肤、黏膜和神经末梢,晚期可侵犯深部组织和器官,此菌尚未人工培养成功,已用犰狳建立良好的动物模型。人类是麻风分枝杆菌的唯一宿主,也是唯一传染源。本病在世界各地均有流行,尤以第三世界较为广泛。

麻风病根据机体的免疫、病理变化和临床表现可将多数患者分为瘤型和结核型两型,另外还有界限类和未定类两类。治疗原则:早发现,早治疗。治疗药物主要有砜类、利福平、氯法齐明及丙硫异烟胺。一般采用二或三种药物联合治疗。

（杜梅芝）

第五节　厌氧性细菌检验

一、概述

厌氧性细菌是一大群专性厌氧,必须在无氧环境中才能生长的细菌。主要可分为两大类,一类是革兰染色阳性有芽孢的厌氧芽孢梭菌,另一类是无芽孢的革兰阳性及革兰阴性球菌与杆菌。前一类因有芽孢,抵抗力强,在自然界(水、土等)、动物及人体肠道中广泛存在,并且能长期耐受恶劣的环境条件。一旦在适宜条件下即可出芽繁殖,产生多种外毒素,引起严重疾病。后一类则是人体的正常菌群,可与需氧菌、兼性厌氧菌共同存在于口腔、肠道、上呼吸道、泌尿生殖系统等。这类无芽孢厌氧菌的致病性属条件致病性的内源性感染,在长期使用抗生素、激素、免疫抑制剂等发生菌群失调或机体免疫力衰退,或细菌进入非正常寄居部位才可致病。两类细菌都必须作厌氧培养以分离细菌,但细菌学诊断的价值却有所不同。《伯杰系统细菌学手册》的分类标准:①革兰染色特性;②形态;③鞭毛;④芽孢;⑤荚膜;⑥代谢产物等。以此为基础将主要厌氧菌归类如下:革兰阳性有芽孢杆菌、革兰阳性无芽孢杆菌、革兰阴性无芽孢杆菌、革兰阳性厌氧球菌、革兰阴性厌氧球菌。

厌氧菌的分类:厌氧性细菌是指在有氧条件下不能生长,在无氧条件下才能生长的一大群细菌。目前已知,与医学有关的无芽孢厌氧菌有 40 多个菌属,300 多个菌种和亚种;而有芽孢的厌氧菌只有梭菌属,包括 83 个种。

(一)生物学分类

据厌氧菌的生物学性状及代谢产物分析,将主要厌氧菌归类。

(二)据耐氧性分类

(1)专性厌氧菌:是指在降低氧分压的条件下才能生长的细菌。又分为极度厌氧菌(氧分压<0.5%,空气中暴露 10 min 致死,如丁酸弧菌)和中度厌氧菌(氧分压为 2%~8%,空气中暴露 60~90 min 能生存,如大多数人类致病厌氧菌)。

(2)微需氧菌:能在含 5%~10% CO_2 空气中的固体培养基表面生长的细菌,如弯曲菌属。

(3)耐氧菌:其耐氧程度刚好能在新鲜配制的固体培养基表面生长。一旦生长,暴露数小时仍不死亡,如第三梭菌、溶组织梭菌。

主要厌氧菌的分类见表 17-7。

表 17-7　主要厌氧菌的生物学分类

	种和亚种类	主要常见菌种
革兰阳性有芽孢杆菌梭菌属	83	破伤风梭菌、肉毒梭菌、艰难梭菌、溶组织梭菌、产气荚膜梭菌等
革兰阳性无芽孢杆菌		
丙酸杆菌属	8	痤疮丙酸杆菌、颗粒丙酸杆菌、贪婪丙酸杆菌、嗜淋巴丙酸杆菌
优杆菌属	34	不解乳优杆菌、迟缓优杆菌、黏性优杆菌、短优杆菌等
乳酸杆菌属	51	本菌属与致病关系不大
放线菌属	12	衣氏放线菌、奈氏放线菌、溶齿放线菌、化脓放线菌等
蛛网菌属	1	丙酸蛛网菌
双歧杆菌属	24	两歧双歧杆菌、青春双歧杆菌、婴儿双歧杆菌、短双歧杆菌、长双歧杆菌等
革兰阴性无芽孢杆菌		
类杆菌属	18	脆弱类杆菌、多形性杆菌、普通类杆菌
普雷沃菌属	20	产黑色素普雷沃菌、中间普雷沃菌等
紫单胞菌属	12	不解糖紫单胞菌、牙髓紫单胞菌
梭杆菌属	10	具核梭杆菌、坏死梭杆菌、变形梭杆菌、死亡梭杆菌等
纤毛菌属	1	口腔纤毛菌属
沃廉菌属	2	产琥珀酸沃廉菌(来自牛瘤胃)和直线沃廉菌(来自人牙龈沟)
月形单胞菌属		生痰月形单胞菌(来自人牙龈沟)和反刍月形单胞菌(来自反刍动物瘤胃)

续表

种和亚种类		主要常见菌种
革兰阳性厌氧球菌		
消化球菌属	1	黑色消化球菌
消化链球菌	9	厌氧消化链球菌、不解糖消化链球菌、吲哚消化链球菌、大消化链球菌、天芥菜春还原消化链球菌、四联消化链球菌
厌氧性链球菌或微需氧链球菌	4	麻疹链球菌、汉孙链球菌、短小链球菌;另外,还有已属于口腔链球菌的中间型链球菌和星群链球菌
瘤胃球菌属	8	
粪球菌属	3	
八叠球菌属	2	
革兰阴性厌氧球菌		
韦荣菌属	7	小韦荣菌属、产碱韦荣菌
氨基酸球菌属	1	发酵氨基酸球菌
巨球菌属	1	埃氏巨球菌

厌氧菌是人体正常菌群的组成部分,在人体内主要聚居于肠道,其数量比需氧菌还多,每克粪中高达 10^{12} 个,其中最多的是类杆菌。

二、厌氧菌感染

(一)厌氧菌在正常人体的分布及感染类型

1.厌氧菌在正常人体的分布

厌氧菌分布广泛,土壤、沼泽、湖泊、海洋、污水、食物及人和动物体都有它的存在。正常人的肠道、口腔、阴道等处均有大量的厌氧菌寄居,其中肠道中的厌氧菌数量是大肠埃希菌的1 000～10 000倍。此外,人体皮肤、呼吸道、泌尿道也有厌氧菌分布。正常情况下,寄居于人体的正常菌群与人体保持一种平衡状态,不致病。一旦环境或机体的改变导致了这种平衡的改变,导致厌氧菌的感染。重要的厌氧菌种类及其在正常人体的分布见表17-8。

2.外源性感染

梭状芽孢杆菌属引起的感染,其细菌及芽孢来源于土壤、粪便和其他外界环境。

3.内源性感染

无芽孢厌氧菌大多数是人体正常菌群,属于条件致病菌,在一定条件下可引起感染,一般不在人群中传播。

(二)临床意义

由厌氧菌引起的人类感染在所有的感染性疾病中占有相当大的比例,有些部位的感染如脑脓肿、牙周脓肿和盆腔脓肿等80%以上是由厌氧菌引起的。其中部分是厌氧菌单独感染,大部分系与需氧菌混合感染。

1.厌氧菌感染的危险因素

(1)组织缺氧或氧化还原电势降低,如组织供血障碍、大面积外伤、刺伤。

表 17-8　重要的厌氧菌种类及其在正常人体内的分布

厌氧菌	皮肤	上呼吸道	口腔	肠道	尿路	阴道
芽孢菌						
革兰阳性杆菌						
梭状芽孢杆菌属	0	0	±	++	±	±
无芽孢菌						
革兰阳性杆菌						
乳杆菌属	0	0	+	++	±	++
双歧杆菌属	0	0	+	++	0	±
优杆菌属	±	±	+	++	0	±
丙酸杆菌属	++	+	±	±	±	±
放线菌属	0	±	++	+	0	0
革兰阴性杆菌						
类杆菌属	0	+	+	+	+	+
梭杆菌属	0	+	++	+	+	+
普雷沃菌属	0	+	++	++	+	+
紫单胞菌属	0	+	++	++	+	+
革兰阳性球菌						
消化球菌属	+	+	++	++	±	++
消化链球菌属	+	+	++	++	±	++
革兰阴性球菌						
韦荣菌属	0	+	+	+	±	+

（2）机体免疫功能下降，如接受免疫抑制剂治疗、抗代谢药物治疗、放射治疗、化学药物治疗的患者及糖尿病患者、慢性肝炎患者、老年人、早产儿等均易并发厌氧菌感染。

（3）某些手术及创伤，如开放性骨折、胃肠道手术、生殖道手术及深部刺伤等易发生厌氧菌感染。

（4）长期应用某些抗菌药物，如氨基糖苷类、头孢菌素类、四环素类等，可诱发厌氧菌感染。

（5）深部需氧菌感染，需氧菌生长可消耗环境中的氧气，为厌氧菌生长提供条件，从而导致厌氧菌合并感染。

2.厌氧菌感染的临床及细胞学指征

（1）感染组织局部产生大量气体，造成组织肿胀和坏死，皮下有捻发感，是产气荚膜梭菌所引起感染的特征。

（2）发生在口腔、肠道、鼻咽腔、阴道等处的感染，易发生厌氧感染。

（3）深部外伤如枪伤后，以及动物咬伤后的继发感染，均可能是厌氧菌感染。

（4）分泌物有恶臭或呈暗血红色，并在紫外光下发出红色荧光，均可能是厌氧菌感染。分泌物或脓肿有硫磺样颗粒，为放线菌感染。

（5）分泌物涂片经革兰染色，镜检发现有细菌，而培养阴性者，或在液体及半固体培养基深部生长的细菌,均可能为厌氧菌感染。

(6)长期应用氨基糖苷类抗生素无效的病例,可能是厌氧菌感染。

(7)胃肠道手术后发生的感染。

三、厌氧菌标本的采集与送检

标本采集与送检必须注意两点:标本绝对不能被正常菌群所污染;应尽量避免接触空气。

(一)采集

用于厌氧菌培养的标本不同于一般的细菌培养,多采用特殊的采集方法,如针筒抽取等,应严格无菌操作,严禁接触空气。不同部位标本采集方法也各有不同特点,具体方法见表 17-9。

表 17-9 不同部位标本采集法

标本来源	收集方法
封闭性脓肿	针管抽取
妇女生殖道	后穹隆穿刺抽取
下呼吸道分泌物	肺穿刺术
胸腔	胸腔穿刺术
窦道、子宫腔、深部创伤	用静脉注射的塑料导管穿入感染部位抽吸
组织	无菌外科切开
尿道	膀胱穿刺术

(二)送检方法与处理

采集标本须注意:不被正常菌群污染,并尽量避免接触空气。采集深部组织标本时,需用碘酒消毒皮肤用注射器抽取,穿刺针头应准确插入病变部位深部,抽取数毫升即可,抽出后可排出一滴标本于乙醇棉球上。若病灶处标本量较少,则可先用注射器吸取 1 mL 还原性溶液或还原性肉汤,然后再抽取标本。

在紧急情况下,可用棉拭子取材,并用适合的培养基转送。厌氧培养最理想的检查材料是组织标本,因厌氧菌在组织中比在渗出物中更易生长。

标本送到实验室后,应在 20～30 min 处理完毕,至迟不超过 2 h,以防止标本中兼性厌氧菌过度繁殖而抑制厌氧菌的生长。如不能及时接种,可将标本置室温保存(一般认为,冷藏对某些厌氧菌有害,而且在低温时氧的溶解度较高)。

1.针筒运送

一般用无菌针筒抽取标本后,排尽空气,针头插入无菌橡皮塞,以隔绝空气,立即送检。这种方法多用于液体标本的运送,如血液、脓液、胸腔积液、腹水、关节液等。

2.无菌小瓶运送

一般采用无菌的青霉素小瓶,瓶内加一定量的培养基和少量氧化还原指示剂,用橡皮盖加铝盖固定密封,排除瓶内空气,充以 CO_2 气体。同时先观察瓶内氧化还原指示剂的颜色,以判断瓶内是否为无氧环境,如合格将用无菌注射器将液体标本注入瓶中即可。

3.棉拭子运送

一般不采用棉拭子运送,如果使用该方法,一定使用特制运送培养基,确保无氧环境,确保不被污染,确保快速送检。

4.厌氧罐或厌氧袋运送

将厌氧罐或厌氧袋内装入可有效消耗氧气的物质,确保无氧环境。该方法一般用于运送较大的组织块或床边接种的培养皿等。

四、厌氧菌的分离与鉴定

(一)直接镜检(见表 17-10)

根据形态和染色性,结合标本性状与气味,初步对标本中可能有的细菌做出估计。

表 17-10　厌氧菌直接镜检初步鉴别

菌名	革兰染色	形态及其他特征
脆弱类杆菌	G⁻b	两端钝圆,着色深,中间色浅且不均匀,且有气泡,长短不一
产黑素普雷沃菌	G⁻b	多形性,长短不一,有浓染和空泡,无鞭毛和芽孢。标本有恶臭,琥珀味,紫外线照射发红色荧光
具核梭杆菌	G⁻b	菌体细长,两头尖,紫色颗粒,菌体长轴成双排列,标本有丁酸味
坏死梭杆菌	G⁻b	高度多形性,长短不一,菌体中部膨胀成圆球形
韦容球菌	G⁻c	极小的革兰阴性球菌
消化链球菌	G⁺c	革兰阳性成链状的小球菌
乳酸杆菌	G⁺b	细长,有时多形性,呈单、双、短链或栅状分布
痤疮丙酸杆菌	G⁺b	排列特殊呈 X、Y、V 或栅状,标本有丙酸气味
双歧杆菌	G⁺b	多形性,有分支呈 Y、V 形或栅状,标本中有醋酸气味
放线菌	G⁺b	分支呈棒状、X、Y、V 或栅状,浓汁中的黄色颗粒,有琥珀酸的气味
破伤风梭菌	G⁺b	细长,梭形或鼓槌状,有芽孢,有周鞭毛
产气荚膜梭菌	G⁺b	粗大杆菌,呈单或双排列,有芽孢,有荚膜
艰难梭菌	G⁺b	粗长杆菌,有芽孢,有鞭毛,近来发现有荚膜

(二)分离培养

主要分初代培养和次代培养两个阶段,其中初代培养相对比较困难,关键的问题就是厌氧环境和培养基的选择。初代培养的一般原则:①先将标本涂片染色直接镜检,指导培养基的选择;②尽量选用在厌氧菌中覆盖面宽的非选择性培养基;③最好多选 1～2 种覆盖面不同的选择性培养基;④尽量保证培养基新鲜;⑤要考虑到微需氧菌存在的可能。

1.选用适当的培养基接种

应接种固体和液体两种培养基。

(1)培养基的使用:应注意下列各点。①尽量使用新鲜培养基,2～4 h 间用完;②应使用预还原培养基,预还原 24～48 h 更好;③可采用预还原灭菌法制作的培养基(用前于培养基中加入还原剂,如 L-半胱氨酸、硫乙醇酸钠、维生素 C 及葡萄糖等,尽可能使预还原剂处于还原状态);④液体培养基应煮沸 10 min,以驱除溶解氧,并迅速冷却,立即接种;⑤培养厌氧菌的培养基均应营养丰富,并加有还原剂与生长刺激因子(血清、维生素 K、氯化血红素、聚山梨酯-80 等)。

(2)培养基的选择:初次培养一般都使用选择培养基和非选择培养基。①非选择培养基:本培养基使分离的厌氧菌不被抑制,几乎能培养出所有的厌氧菌,常使用心脑浸液琼脂(BHI)、布氏琼脂(BR)、胰豆胨肝粉琼脂(GAM)、胰胨酵母琼脂(EG)、CDC 厌氧血琼脂等;②选择培养基:

为有目的选择常见厌氧菌株,以便尽快确定厌氧的种类,常用的有 KVIB 血平板(即上述非选择培养基中加卡那霉素和万古霉素)、KVLB 冻溶血平板(置−20 ℃,5～10 min,以利产黑素类杆菌早期产生黑色素)、七叶苷胆汁平板(BBE,用于脆弱类杆菌)、FS 培养基(梭杆菌选择培养基)、ES 培养基(优杆菌选择培养基)、BS 培养基(双歧杆菌选择培养基)、卵黄(EYA)及兔血平板(RBA,用于产气荚膜梭菌)、VS 培养基(用于韦荣球菌)、CCFA 培养基(艰难梭菌选择培养基)等。

2.接种

每份标本至少接种 3 个血平板,分别置于有氧、无氧及 5%～10%CO_2 环境中培养,以便正确地培养出病原菌,从而判断其为需氧菌、兼性厌氧菌、微需氧菌或厌氧菌中的哪一类。

3.厌氧培养法

(1)厌氧罐培养法:在严密封闭的罐子内,应用物理或化学的方法造成无氧环境进行厌氧培养。常用冷触媒法、抽气换气法、钢末法和黄磷燃烧法。

(2)气袋法:利用气体发生器产生二氧化碳和氢气,后者在触媒的作用下与罐内的氧气结合成水,从而造成无氧环境。

(3)气体喷射法:又称转管法。本法系从培养基的制备到标本的接种直至进行培养的全过程,均在二氧化碳的不断喷射下进行。本法的关键是必须有无氧二氧化碳。

(4)厌氧手套箱培养法:是迄今厌氧菌培养的最佳仪器之一,该箱由手套操作箱与传递箱两部分组成,前者还附有恒温培养箱,通过厌氧手套箱可进行标本接种、培养和鉴定等全过程。

(5)其他培养法:平板焦性没食子酸法、生物耗氧法、高层琼脂培养法。

4.厌氧状态的指示

亚甲蓝和刃天青。无氧时均呈白色,有氧时亚甲蓝呈蓝色,刃天青呈粉红色。

5.分离培养厌氧菌失败的原因

培养前未直接涂片和染色镜检;标本在空气中放置太久或接种的操作时间过长;未用新鲜配制的培养基;未用选择培养基;培养基未加必要的补充物质;初代培养应用了硫乙醇酸钠;无合适的厌氧罐或厌氧装置漏气;催化剂失活;培养时间不足;厌氧菌的鉴定材料有问题。

6.鉴定试验

可根据厌氧菌的菌体形态、染色反应、菌落性状及对某些抗生素的敏感性做出初步鉴定。最终鉴定则要进行生化反应及终末代谢产物等项检查。

(1)形态与染色:可为厌氧菌的鉴定提供参考依据。

(2)菌落性状:不同的厌氧菌其菌落形态和性质不同。梭菌的菌落特点是形状不规则的,而无芽孢厌氧菌多呈单个的圆形小菌落。色素、溶血特点及在紫外线下产生荧光的情况也可以作为厌氧菌鉴定的参考依据。

(3)抗生素敏感性鉴定试验:常用的抗生素有卡那霉素及甲硝唑。卡那霉素可用于梭杆菌属与类杆菌属的区分,甲硝唑用于厌氧菌与非厌氧菌的区分。

(4)生化特性:主要包括多种糖发酵试验、吲哚试验、硝酸盐还原试验、触酶试验、卵磷脂酶试验、脂肪酸酶试验、蛋白溶解试验、明胶液化试验、胆汁肉汤生长试验及硫化氢试验等。目前有多种商品化的鉴定系统可以使用。

(5)气液相色谱:可以利用该技术来分析厌氧菌的终末代谢产物,已成为鉴定厌氧菌及其分类的比较可靠的方法。

五、常见厌氧菌

(一)破伤风杆菌

1.微生物学检查

破伤风的临床表现典型,根据临床症状即可做出诊断,所以一般不做细菌学检查。①特殊需要时,可从病灶处取标本涂片,革兰染色镜检;②需要培养时,将标本接种疱肉培养基培养;③也可进行动物试验。

2.临床意义

本菌可引起人类破伤风,对人的致病因素主要是它产生的外毒素。细菌不入血,但在感染组织内繁殖并产生毒素,其毒素入血引起相应的临床表现,本菌产生的毒素对中枢神经系统有特殊的亲和力,主要症状为骨骼肌痉挛。

(二)产气荚膜梭菌

1.微生物学检查

(1)直接涂片镜检:在创口深部取材涂片,革兰染色镜检,这是极有价值的快速诊断方法。

(2)分离培养及鉴定:可取坏死组织制成悬液,接种血平板或疱肉培养基中,厌氧培养,取培养物涂片镜检,利用生化反应进行鉴定。

2.临床意义

本菌可产生外毒素及多种侵袭酶类,外毒素以 α 毒素为主,本质为卵磷脂酶;还可产生透明质酸酶、DNA 酶等。本菌主要可引起气性坏疽及食物中毒等,气性坏疽多见于战伤,也可见于工伤造成的大面积开放性骨折及软组织损伤等。患者表现为局部组织剧烈胀痛,局部严重水肿,水汽夹杂,触摸有捻发感,并产生恶臭。病变蔓延迅速,可引起毒血症、休克甚至死亡。某些 A 型菌株产生的肠毒素,可引起食物中毒,患者表现为腹痛、腹泻,1～2 d 可自愈。

(三)肉毒梭菌

1.微生物学检查

(1)分离培养与鉴定:在怀疑为婴儿肉毒病的粪便中检出本菌,并证实其是否产生毒素,诊断意义较大。

(2)毒素检测:可取培养滤液或悬液上清注射小鼠腹腔,观察动物出现的中毒症状。

2.临床意义

本菌主要可引起食物中毒,属单纯性毒性中毒,并非细菌感染。临床表现与其他食物中毒不同,胃肠症状很少见,主要表现为某些部位的肌肉麻痹,重者可死于呼吸困难与衰竭。本菌还可以引起婴儿肉毒病,1 岁以下婴儿肠道内缺乏拮抗肉毒梭菌的正常菌群,可因食用被肉毒梭菌芽孢污染的食品后,芽孢在盲肠部位定居,繁殖后产生毒素,引起中毒。

(四)艰难梭菌

1.微生物学检查

由于本菌的分离培养困难,所以在临床上一般不采用分离培养病原菌的方法,可通过临床表现及毒素检测来进行诊断。

2.临床意义

本菌可产生 A、B 两种毒素,毒素 A 为肠毒素,可使肠壁出现炎症,细胞浸润,肠壁通透性增加,出血及坏死。毒素 B 为细胞毒素,损害细胞骨架,致细胞固缩坏死,直接损伤肠壁细胞,因而导致腹泻及假膜形成。本菌感染与大量使用抗生素有关,如阿莫西林、头孢菌素和克林霉素等,其中以克林霉素尤为常见。艰难梭菌所致假膜性肠炎,患者表现为发热、粪便呈水样,其中可出现大量白细胞,重症患者的水样便中可出现地图样或斑片状假膜。这些症状一般可在使用有关抗生素一周后突然出现。

六、无芽孢厌氧菌

(一)主要种类及生物学性状

无芽孢厌氧菌共有 23 个属,与人类疾病相关的主要有 10 个属。见表 17-11。

表 17-11　与人类相关的主要无芽孢厌氧菌

革兰阴性		革兰阳性	
杆菌	球菌	杆菌	球菌
类杆菌属	韦荣菌属	丙酸杆菌属	消化链球菌属
普雷沃菌属		双歧杆菌属	
卟啉单胞菌属		真杆菌属	
梭杆菌属		放线菌属	

(1)革兰阴性厌氧杆菌有 8 个属,类杆菌属中的脆弱类杆菌最为重要。形态呈多形性,有荚膜。除类杆菌在培养基上生长迅速外,其余均生长缓慢。

(2)革兰阴性厌氧菌球菌有 3 个属,其中以韦荣菌属最重要。为咽喉部主要厌氧菌,但在临床厌氧菌分离标本中,分离率小于 1‰,且为混合感染菌之一。其他革兰阴性球菌极少分离到。

(3)革兰阳性厌氧球菌有 5 个属,其中有临床意义的是消化链球菌属,主要寄居在阴道。本菌属细菌生长缓慢,培养需 5~7 d。

(4)革兰阳性厌氧杆菌有 7 个属,其中以下列 3 个属为主。①丙酸杆菌属:小杆菌,无鞭毛,能在普通培养基上生长,需要 2~5 d,与人类有关的有 3 个种,以痤疮丙酸杆菌最为常见。②双歧杆菌属:呈多形性,有分支,无动力,严格厌氧,耐酸;29 个种中有 10 个种与人类有关,其中只有齿双歧杆菌与龋齿和牙周炎有关;其他种极少从临床标本中分离到。③真杆菌属:单一形态或多形态,动力不定,严格厌氧,生化反应活泼,生长缓慢,常需培养 7 d,最常见的是迟钝真杆菌。

(二)微生物学检查

要从感染灶深部采取标本。最好是切取感染灶组织或活检标本,立即送检。

1.直接涂片镜检

将采集的标本直接涂片染色镜检,观察细菌形态、染色及菌量,为进一步培养及初步诊断提供依据。

2.分离培养与鉴定

分离培养是鉴定无芽孢厌氧菌感染的关键步骤。标本应立即接种相应的培养基,最常用的培养基是以牛心脑浸液为基础的血平板。置 37 ℃厌氧培养 2~3 d,如无菌生长,继续培养1周。如有菌生长则进一步利用有氧和无氧环境分别传代培养,证实为专性厌氧菌后,再经生化反应进行鉴定。

(三)临床意义

无芽孢厌氧菌是一大类寄生于人体的正常菌群,引起的感染均为内源性感染,在一定的致病条件下,可引起多种人类感染。所致疾病如下。

1.败血症

主要由脆弱类杆菌引起,其次为革兰阳性厌氧球菌。

2.中枢神经系统感染

主要由革兰阴性厌氧杆菌引起,常可引起脑脓肿。

3.口腔与牙齿感染

主要由消化链球菌、产黑素类杆菌等引起。

4.呼吸道感染

主要由普雷沃菌属、坏死梭杆菌、核梭杆菌、消化链球菌和脆弱类杆菌引起。

5.腹部和会阴部感染

主要由脆弱类杆菌引起。

6.女性生殖道感染

主要由消化链球菌属、普雷沃菌属和卟啉单胞菌等引起。

7.其他

无芽孢厌氧菌尚可引起皮肤和软组织感染、心内膜炎等。

七、厌氧球菌

在临床标本中检出的厌氧菌约有 1/4 为厌氧球菌。其中与临床有关的有革兰阳性黑色消化球菌和消化链球菌属及革兰阴性的韦荣球菌属。

(一)黑色消化球菌临床意义

黑色消化球菌通常寄生在人的体表及与外界相通的腔道中,是人体正常菌群的成员之一。本菌可引起人体各部组织和器官的感染(肺部、腹腔、胸膜、口腔、颅内、阴道、盆腔、皮肤和软组织等)。常与其他细菌混合感染,也可从阑尾炎、膀胱炎、腹膜炎及产后败血症的血中分离出来。

(二)消化链球菌属临床意义

在《伯杰氏系统细菌学手册》中把消化链球菌属分成厌氧消化链球菌、不解糖消化链球菌、吲哚消化链球菌、大消化链球菌、微小消化链球菌等共 9 个菌种。本菌在临床标本中以厌氧消化链球菌最常见。消化链球菌可引起人体各部组织和器官的感染,又以混合感染多见。

(三)韦荣球菌属临床意义

韦荣球菌属有小韦荣球菌和产碱韦荣球菌两个种。它们都是口腔、咽部、胃肠道及女性生殖道的正常菌群。大多见于混合感染,致病力不强,小韦荣球菌常见于上呼吸道感染中,而产碱韦荣球菌则多见于肠道感染。

八、厌氧环境的指示

(一)化学法

亚甲蓝指示剂或刃天青指示剂。

(二)微生物法

专性需氧菌。

(杜梅芝)

第六节 需氧革兰阳性杆菌检验

需氧革兰阳性杆菌种类繁多,广泛分布于自然界的水和土壤中,多数为人和动物的正常菌群,少数细菌具有高度致病性。本节主要叙述与临床有关的较常见的芽孢杆菌属、李斯特菌属、丹毒丝菌属、加特纳菌属、棒状杆菌属和需氧放线菌。

一、芽孢杆菌属

芽孢杆菌属隶属于芽孢杆菌科,为一群革兰阳性杆菌,有氧条件下形成芽孢为其主要特征。包括70多个菌种,比较常见的有炭疽芽孢杆菌、蜡样芽孢杆菌、巨大芽孢杆菌、苏云金芽孢杆菌、蕈状芽孢杆菌、枯草芽孢杆菌、嗜热芽孢杆菌等。其中大部分细菌为腐生菌,广泛分布于自然环境中,一般不致病,炭疽芽孢杆菌和蜡样芽孢杆菌对人和动物具有致病性,以下主要叙述这两个菌种。

(一)炭疽芽孢杆菌

炭疽芽孢杆菌简称炭疽杆菌,是最早发现的病原菌,也是芽孢杆菌属中致病力最强的一种,引起人、兽共患的烈性传染病——炭疽。2001年美国"9.11"事件后恐怖分子利用含有炭疽芽孢杆菌的干燥菌粉,通过邮件传播,制造生物恐怖,造成11人死亡。

1.生物学特性

本菌为目前发现的致病菌中最大的革兰阳性杆菌,大小为$(5\sim10)\mu m\times(1\sim3)\mu m$,菌体两端平齐,无鞭毛。新鲜标本直接涂片常见单个或短链状排列,经培养后形成长链,类似竹节状。芽孢多在有氧条件下形成,位于中央,小于菌体。有毒菌株具有明显的荚膜。

本菌需氧或兼性厌氧,生长条件要求不严格。普通平板上形成灰白色、扁平、干燥、粗糙型菌落,边缘不整呈卷发状,在低倍镜下观察更为明显。在血平板上15 h内无明显溶血,24 h后轻度溶血,而其他需氧芽孢杆菌多数溶血明显而快速。有毒株在$NaHCO_3$血平板上,经5% CO_2条件下培养$18\sim24$ h可产生荚膜,变为黏液型(M)菌落,用接种针挑取菌落可见拉丝现象,无毒株为粗糙型(R)菌落。在肉汤培养基中由于形成长链而呈絮状沉淀生长,在明胶培养基中可使表面液化成漏斗状,细菌沿穿刺线扩散生长,形成倒伞状生长区。

炭疽芽孢杆菌的抗原包括细菌性抗原和炭疽毒素两部分。细菌性抗原主要有以下几种。①菌体多糖抗原:与毒力无关,由D-葡萄糖胺、D-半乳糖及乙酸组成;耐热耐腐败,在患病动物腐败脏器或毛皮中,长时间煮沸而不被破坏,仍能与相应抗血清发生环状沉淀反应,即Ascoli热沉淀试验,但该抗原特异性不高,与其他需氧芽孢杆菌、人A型血型抗原及14型肺炎链球菌的多糖抗原有交叉,故应用Ascoli试验时,应结合其他鉴定试验综合分析。②荚膜多肽抗原:由质粒pXO2编码,为D-谷氨酸γ多肽,是该菌毒力因子和特异性抗原,以抗荚膜多肽血清作荚膜肿胀试验,对本菌有鉴定意义。③芽孢抗原:为特异抗原,具有免疫原性和血清学诊断价值。炭疽毒素由质粒pXO1编码,为外毒素复合物,由保护性抗原(protectiveantigen,PA)、致死因子(lethal factor,LF)和水肿因子(edema factor,EF)三种蛋白质组成,其中PA为结合片段,能与靶组织结合固定,LF和EF为毒素效应部分,只有三种成分结合成复合物才能发挥毒素作用,引起典型的中毒症状。

本菌芽孢的抵抗力很强，干热 140 ℃ 3 h 或高压蒸汽 121.3 ℃ 15 min 才能杀灭。芽孢在干燥土壤或动物皮毛中可存活 60 年以上，一旦污染，可维持长时间的传染性。芽孢对化学消毒剂中的碘和氧化剂较敏感。

2.致病物质与所致疾病

炭疽是一种人兽共患病，四季均可发病，以羊、牛等食草动物发病多见。人感染主要是接触感染动物的皮毛、组织器官、排泄物等，也可以通过吸入气溶胶或食病畜肉而被感染，引起皮肤炭疽、肺炭疽和肠炭疽，以皮肤炭疽多见（约占 90%），肺炭疽较少见（5%），但致死率高达 85% 以上，这三型炭疽均可引起败血症，并发脑膜炎。由于该菌感染方式多样，芽孢抵抗力强，致死率高，常被恐怖分子用作生物武器威胁人类。我国于 2005 年颁布了"全国炭疽监测方案"，对生物恐怖制定了预防和应对措施。

炭疽芽孢杆菌的主要致病物质是荚膜和炭疽毒素。炭疽毒素中的 EF 使毛细血管通透性增加引起水肿，LF 引起巨噬细胞释放 TNF-α、IL-1 β 等炎症性细胞因子。炭疽毒素引起的肺部 DIC、纵隔肿胀、气道阻塞，是造成感染者死亡的主要原因。炭疽病愈后可获得持久免疫力。

3.微生物学检验

检验时必须严格按烈性传染病检验守则操作，检验材料应无害化处理。对检验人员加强预防措施，如戴防毒面具、防疫口罩，穿防生化衣，或给从业人员接种疫苗，谨防实验室感染。

标本采集：皮肤炭疽患者采取病灶深部组织或分泌物；肺炭疽患者采取痰或血液；肠炭疽患者取呕吐物或粪便；炭疽性脑膜炎取脑脊液或血液。死畜严禁宰杀、解剖，可切割耳、舌尖采集少量血液，局限病灶可采取病变组织或附近淋巴结。可疑污染物如皮革、兽毛、谷物等，固体标本取 10～20 g，液体取 50～100 mL。

直接显微镜检查：直接涂片或组织压片进行革兰染色，可同时做荚膜染色、荚膜肿胀试验。镜下见到革兰阳性杆菌，菌体两端平截，类似竹节状，结合临床可作初步报告。

分离培养：临床标本一般接种血平板，污染标本接种于含有戊烷脒多黏菌素 B 的选择性平板。标本用 2% 兔血清肉汤增菌后再进行分离培养可提高检出率。

炭疽芽孢杆菌的主要特征：革兰阳性杆菌，菌体两端平齐，常链状排列；芽孢位于中央，小于菌体；菌落灰白色、干燥、粗糙，边缘不整齐；分解葡萄糖、麦芽糖、蔗糖、蕈糖，不发酵乳糖等其他糖类；能分解淀粉和乳蛋白，在牛乳中生长经 2～4 d 使牛乳凝固，然后缓慢融化；触酶阳性。临床常见芽孢杆菌的主要鉴定特征见表 17-12。

表 17-12　临床常见芽孢杆菌的主要鉴定特征

特性	炭疽芽孢杆菌	蜡样芽孢杆菌	枯草芽孢杆菌	苏云金芽孢杆菌	蕈状芽孢杆菌	巨大芽孢杆菌
荚膜	+	－	－	－	－	－
动力	－	+	+	+	－	+
厌氧生长	+	+	+	+	+	+
卵磷脂酶	+	+	+	+	+	－
V-P	+	+	+	+	+	－
甘露醇	－	－	+	－	－	+

续表

特性	炭疽芽孢杆菌	蜡样芽孢杆菌	枯草芽孢杆菌	苏云金芽孢杆菌	蕈状芽孢杆菌	巨大芽孢杆菌
青霉素抑制剂	+	−	−	−	−	−
噬菌体裂解	+	−	−	−	−	−
串珠试验	+	−	−	−	−	−

(1)串珠试验:将待检菌接种于含 0.05～0.5 U/mL 青霉素的培养基中 35 ℃培养 6 h 后,炭疽杆菌形态发生变化,菌体成为大而均匀的圆球状成串排列,为炭疽芽孢杆菌特有的现象。

(2)青霉素抑制试验:炭疽杆菌在 5 U/mL 的青霉素平板上可生长,在含≥10 U/mL 的青霉素平板上受到抑制不生长。

(3)重碳酸盐毒力试验:将待检菌接种于含 0.5％ NaHCO₃ 和 10％马血清的平板上,置 10％ CO₂ 环境中 35 ℃培养 24 h,有毒株产生荚膜,形成 M 型菌落,无毒株形成 R 型菌落。

(4)植物凝集素试验:根据炭疽杆菌菌体多糖是某些植物凝集素受体的原理,可用凝集素试验检测炭疽杆菌。常用方法有荧光标记试验、酶联免疫吸附试验。

(5)噬菌体裂解试验:取待检菌新鲜肉汤培养物涂布于普通营养平板,将 AP631 噬菌体液滴加于平板,培养经 12～18 h,出现噬菌斑,为试验阳性。炭疽芽孢杆菌为阳性结果,其他芽孢杆菌为阴性。该试验已作为国家进出口商品检验局发布的"出口畜产品中炭疽杆菌检测方法"的行业标准。

(6)核酸检测:从质粒 pXO1 中提取编码 PA 的 DNA 片段,经 PCR 扩增,制备 ³²P 标记的核酸探针,用原位杂交技术检测标本中相应基因片段,该技术特异性强,重复性好。

4.药物敏感性试验

本菌对青霉素类、磺胺类、氨基糖苷类、四环素类、环丙沙星类抗生素均敏感,大多能抑制繁殖体和芽孢。

如果菌落、细菌形态符合炭疽芽孢杆菌特点;牛乳凝固试验、青霉素抑制、噬菌体裂解试验、串珠试验均为阳性,可报告"经检验发现炭疽芽孢杆菌"。有条件时可应用 DNA 探针,其敏感性、特异性强,其他鉴定试验作为参考指标。

(二)蜡状芽孢杆菌

蜡状芽孢杆菌广泛分布于自然界的土壤、水和尘埃中,易污染米饭、淀粉、乳及乳制品、果汁等,引起食物中毒,并可导致败血症。

1.生物学特性

本菌为革兰阳性杆菌,为(1～1.2)μm×(3～5)μm 大小,菌体两端钝圆,多数呈短链状排列。生长 6 h 后即可形成芽孢,位于菌体中心,不膨出。无荚膜。引起食物中毒的菌株多数有周鞭毛,根据鞭毛抗原可进行细菌分型。

本菌需氧或兼性厌氧,营养要求不高,在普通平板上形成的菌落较大、灰白色、不透明、表面粗糙似融蜡状,故名蜡状芽孢杆菌。在肉汤培养基中呈均匀浑浊生长,形成菌膜。在血平板上形成 β 溶血。

2.致病物质与所致疾病

蜡状芽孢杆菌主要的致病物质是肠毒素,引起的食物中毒有两种类型。①呕吐型:由耐热的肠毒素(分子量小于 5 kD,110 ℃、10 min 灭活)引起,进食经 1～6 h 出现恶心、呕吐,腹泻少见,病程 10 h 左右;②腹泻型:由不耐热肠毒素(分子量 55～60 kD,55 ℃、5 min 灭活)引起,进食经 8～16 h 发生急性胃肠炎症状,以腹痛腹泻为主,病程为 24 h 左右。本菌引起的食物中毒以夏秋季多见,被污染食品大多无腐败变质现象。此菌在米饭中极易繁殖,国内由此引起的食物中毒报道较多。

3.微生物学检验

(1)标本采集:可疑食物、患者粪便及呕吐物。

(2)直接显微镜检查:将采集的标本用无菌盐水制成悬液直接涂片染色镜检,观察细菌形态特征。

(3)分离培养:可用血平板、普通平板进行分离培养,根据菌落特征进一步鉴定。

(4)鉴定。蜡状芽孢杆菌的主要特征:革兰阳性杆菌,芽孢位于菌体中心,不膨出。菌落较大、灰白色、不透明、表面粗糙似融蜡状;分解葡萄糖、麦芽糖、蔗糖、果糖、水杨苷,产酸不产气,V-P 试验和卵磷脂酶阳性;液化明胶,缓慢液化牛乳,多数菌株能利用枸橼酸盐。如动力阳性可排除炭疽芽孢杆菌和蕈状芽孢杆菌,卵磷脂酶阳性可与巨大芽孢杆菌鉴别。

利用 H 抗原分型血清进行分型,我国、欧美及日本等国各自研制出分型血清,尚无统一的分型标准。我国的分型血清包括 11 个型,检出的食物中毒蜡状芽孢杆菌主要为 5 型、3 型和 1 型。

4.药物敏感性试验

本菌对氯霉素、红霉素、庆大霉素敏感,对青霉素、磺胺类、呋喃类耐药。

暴露于空气中的食品一定程度上都受本菌污染,而且必须有大量细菌繁殖产生足够的毒素才能引起食物中毒,因此不能分离出蜡样芽孢杆菌就认为是食物中毒的病原菌。采集的标本除分离培养外还需要做活菌计数,一般认为活菌计数 $>10^5$ CFU/g 或 $>10^5$ CFU/mL 时有引起食物中毒的可能。

二、李斯特菌属

李斯特菌属主要包括产单核细胞李斯特菌、伊氏李斯特菌、格氏李斯特菌、斯氏李斯特菌、威氏李斯特菌等,广泛分布于水、土壤及人和动物粪便中。对人和动物有致病性的主要是产单核细胞李斯特菌。

(一)生物学特性

产单核细胞李斯特菌为革兰阳性,短小,常呈 V 字形排列,很少有长链状,但 42.8 ℃培养下多形成长链;有鞭毛,在 25 ℃运动活泼,35 ℃动力缓慢;无芽孢;一般不形成荚膜,在血清葡萄糖蛋白胨水中可形成多糖荚膜。

兼性厌氧,营养要求不高,普通培基上即可生长。在血平板上形成圆形、光滑的灰白色菌落,有狭窄β溶血环。在肉汤培养基中浑浊生长,表面形成菌膜。在半固体培养基中沿穿刺线向四周蔓延生长,形成倒伞状。能在 4 ℃条件下生长,可进行冷增菌。

根据菌体和鞭毛抗原不同,分为 4 个血清型和多个亚型,抗原结构与毒力无关。1 型以感染噬齿动物为主,4 型以感染反刍动物为主,各型均可感染人类,以 1a、2b、4b 亚型最为多见,4b 亚型致病力最强。本菌与葡萄球菌、链球菌和大肠埃希菌等均有共同抗原,血清学诊断缺乏特异性。

本菌耐盐(200 g/L NaCl 溶液中长期存活)、耐碱(25 g/L NaOH 溶液存活 20 min),对酸、热及常用消毒剂敏感,60 ℃～70 ℃加热 5～20 min 或 70%的乙醇 5 min 都可杀灭本菌。

(二)致病物质与所致疾病

产单核细胞李斯特菌为细胞内寄生菌,常伴随 EB 病毒感染引起传染性单核细胞增多症,也可引起脑膜炎、败血症及流产,易感者为新生儿、孕妇及免疫缺陷和免疫力低下者。传染源为健康带菌者,有报道健康人粪便中该菌携带率为 0.6%～16%,主要以粪—口途径传播,也可经胎盘、产道垂直感染,对胎儿和新生儿有一定致死率或者神经生理上造成永久性缺陷。若污染奶、肉类等食品可引起食物中毒。与病畜接触可致眼、皮肤局部感染。本菌还可引起鱼类、鸟类、哺乳动物疾病,如牛、绵羊的脑膜炎、家畜流产。致病物质主要为溶血素 O(listeriolysin O,LLO)和菌体表面成分如表面蛋白 P104、胞外蛋白 P60 等。细菌借助 P104、P60 黏附于宿主细胞上,LLO 与细菌进入单核巨噬细胞内繁殖有关。

(三)微生物学检验

1.标本采集

全身感染及脑膜炎患者采取血液、脑脊液标本,局部病灶取脓性分泌物或咽拭子,新生儿可取脐带残端、羊水、外耳道分泌物、粪便、尿液等。

2.直接显微镜检查

本菌在陈旧培养物可由革兰阳性转为革兰阴性,且两端着色深容易误认为双球菌。

3.分离培养

本菌在血平板上形成狭窄 β 溶血环;在半固体培养基中 25 ℃运动活泼,形成倒立伞状生长区,35 ℃;利用其在 4 ℃下可生长的特性,将标本先置 4 ℃冷增菌后再分离培养可提高阳性率。

4.鉴定

本菌 35 ℃培养 24 h 内可发酵多种糖类,如葡萄糖、麦芽糖、果糖、蕈糖、水杨苷,产酸不产气,3～10 d 分解乳糖产酸;MR、V-P、触酶、七叶苷试验阳性;硝酸盐还原、吲哚、明胶液化、脲酶阴性。产单核细胞李斯特菌主要鉴定特性见表 17-13。

表 17-13　产单核细胞李斯特菌与其他相似细菌鉴别特性

菌种	触酶	动力	胆汁七叶苷	葡萄糖	TSI 琼脂产 H_2S	溶血	硝酸盐	脲酶
产单核细胞李斯特菌	+	+	+	+	-	β	-	-
棒状杆菌属	+	-	V	V	-	-	V	V
红斑丹毒丝菌	-	-	-	-	无/α	+	-	-

注:"V"为 11%～89% 的菌株阳性。

(四)药物敏感性试验

本菌对氨苄西林、链霉素、四环素、氯霉素和红霉素等多种抗生素敏感;对磺胺类、杆菌肽、羧苄西林、多黏菌素 B 耐药,首选药物为氨苄西林。

三、丹毒丝菌属

丹毒丝菌属包括红斑丹毒丝菌、产单核细胞丹毒丝菌和扁桃体丹毒丝菌,可从土壤、水和食物中分离到。代表菌种为红斑丹毒丝菌,也是本属目前发现的可感染人的致病菌。

(一)生物学特性

红斑丹毒丝菌为革兰阳性杆菌,单个或短链状排列,R 型菌落涂片染色镜下可见菌体呈长丝状或分枝状及出现断裂,与放线菌形态相似,无芽孢、无鞭毛也无荚膜。

本菌初次分离在含血清或葡萄糖的培养基上及 5% CO_2 环境中生长旺盛。在血琼脂平板上因菌株毒力不同可形成 S、R 两种菌落,S 菌落小、突起有光泽,R 菌落大、表面呈颗粒状。在亚碲酸钾血平板可形成黑色菌落。在液体培养基可呈微浑浊生长,底层有少量沉淀。

对湿热和常用消毒剂敏感。但对石炭酸抵抗力较强,在 5 g/L 的石炭酸中可存活 90 多天,分离本菌时可利用石炭酸处理污染标本。

(二)致病物质与所致疾病

本菌引起的疾病为一种急性传染病,主要发生于多种家畜、家禽和鱼类中,猪感染后称猪丹毒。人类多因接触患病动物及其皮革制品经皮肤伤口而被感染,发生局部红肿、疼痛,称为类丹毒,可发展为急性淋巴管炎,也可引起败血症、关节炎及心内膜炎,多发于屠宰及鱼、肉加工人员。本菌若污染奶及奶制品也可引起食物中毒。

主要致病物质为内毒素和一些酶类,如透明质酸酶使血管通透性增高,神经氨酸酶可促使 DIC 形成,导致微循环障碍,发生酸中毒、出血和休克。

(三)微生物学检验

1.标本采集

可以采取患者血液、皮疹渗出液或脓液标本进行检验。动物标本可取心血、内脏、局部组织或渗出液等。

2.直接显微镜检查

革兰染色时易被脱色而呈革兰阴性。血液或渗出液标本涂片染色镜检可见细菌多散在于血细胞之间,也有的被白细胞吞噬。

3.分离培养

用血平板进行分离培养,初次分离最好在 5% CO_2 环境中培养。血液标本采用含有葡萄糖或血清的肉汤进行增菌。

4.鉴定

红斑丹毒丝菌触酶、氧化酶、MR、V-P 反应均为阴性。48 h 内发酵葡萄糖、乳糖,6～7 d 发酵麦芽糖,可液化明胶,多数菌株硫化氢阳性。主要鉴定特性及与相似细菌产单核细胞李斯特菌的鉴别。

(四)药物敏感性试验

本菌对青霉素、头孢菌素、红霉素、四环素等均敏感。

四、加特纳菌属

加特纳菌属目前只包括一个菌种,即阴道加特纳菌,为阴道正常菌群,可由于菌群失调引起细菌性阴道病。

(一)生物学特性

阴道加特纳菌为小杆菌但具多形态性,大小为 0.5 μm×(1～2.5)μm,单个或成双排列,无特殊结构。革兰染色与菌株和培养条件有关,临床新鲜标本分离株或高浓度血清中生长的菌株呈革兰阳性,实验室保存菌株为革兰阴性。

多数菌株为兼性厌氧,营养要求较高,普通培养基上不生长。常用血平板在 5% CO_2 环境中培养,形成针尖状、圆形、光滑、不透明的菌落,在人和兔血平板上出现 β 溶血环,羊血平板上不溶血。

（二）致病物质与所致疾病

阴道乳酸杆菌大量减少，阴道加特纳菌和厌氧菌过度增殖，造成阴道正常菌群微生态平衡失调，引起非特异细菌性阴道病（bacterial vaginosis，BV），为性传播疾病之一。BV 还可导致妇产科多种严重并发症如子宫术后感染、产后子宫内膜炎等，还可引起新生儿败血症。健康妇女雌激素对阴道上皮细胞糖原含量及由糖原产生的乳酸的影响是控制阴道微生态的主要因素。

（三）微生物学检验

1.标本采集

根据临床及感染部位不同采集不同标本。疑为 BV 患者主要采集阴道分泌物，疑为子宫内膜感染者刮宫取内膜细胞培养，胎内感染无菌采集羊水。

2.直接显微镜检查

阴道分泌物直接涂片，革兰染色可见上皮细胞（细胞质呈红色，细胞核为蓝紫色）被大量革兰阳性或染色不定小杆菌覆盖，导致细胞边缘不清，称为线索细胞。若涂片中以革兰阳性杆菌（乳酸杆菌）为主，只有少量短小杆菌则提示可能为非 BV 患者。

3.分离培养

用含 5% 人血的平板置 5% CO_2 环境中培养 48 h 后进一步鉴定，如不能及时鉴定，可将分离菌株混悬于兔血清中低温冻存。

4.鉴定

主要生化反应为水解马尿酸、淀粉，发酵葡萄糖、麦芽糖、蔗糖等，其他生化反应不活泼。

以革兰染色找到线索细胞、阴道分泌物 pH 测定及胺试验为主要鉴定依据，一般情况下不做加特纳菌的分离培养和生化反应。

（1）pH 测定：测定阴道分泌物 pH，大于 4.5 为可疑 BV。

（2）胺试验：阴道分泌物滴加 10% KOH，若发出腐败鱼腥样胺臭味即为阳性。

5.药物敏感性试验

所有菌株对青霉素类、万古霉素和甲硝唑敏感；对磺胺类、萘啶酸、新霉素、多黏菌素耐药。

BV 为细菌混合感染，因阴道加特纳菌为正常菌群，因此定性检出不一定就证明感染。必要时做细菌定量计数，若每毫升阴道分泌物该菌计数呈 100～1 000 倍增加，则提示可能为感染的病原菌。

五、棒状杆菌属

棒状杆菌属归属放线菌科，是一群菌体呈棒状的革兰阳性杆菌，包括的细菌种类繁多，主要有白喉棒状杆菌、假白喉棒状杆菌、干燥棒状杆菌、假结核棒状杆菌、溶血棒状杆菌、化脓棒状杆菌等。引起人类疾病的主要是白喉棒状杆菌，其他的多数为条件致病菌，形态与白喉棒状杆菌相似，统称类白喉棒状杆菌。

（一）生物学特性

白喉棒状杆菌简称白喉杆菌，为革兰阳性细长微弯的杆菌，一端或两端膨大呈棒状，无特殊结构。细菌排列不规则，多呈 X、L、V 等形，是由于繁殖时菌体分裂方式不同所致。用亚甲蓝、Albert 法、Neisser 法等染色可显示菌体内有浓染的异染颗粒，排列成念珠状或位于菌体两端，也称为极体，为本菌的形态鉴别特征。

需氧或兼性厌氧，营养要求高，在含有血液、血清、鸡蛋的培养基上生长。在血平板上 35 ℃

培养 24 h 后形成灰白色、不透明的 S 型菌落,有狭窄的 β 溶血环。在吕氏血清斜面上生长较快,10～12 h 即形成灰白色、有光泽的菌苔,镜下形态典型,异染颗粒明显。亚碲酸钾能抑制杂菌生长,因此亚碲酸钾血平板通常用于白喉棒状杆菌的初次分离培养,亚碲酸盐离子能透过细胞膜进入白喉棒状杆菌细胞质中,还原为金属碲而沉淀,使菌落呈黑色。白喉棒状杆菌根据在亚碲酸钾血平板上生长的菌落特点分为三型:重型、轻型、中间型。该型别分类与疾病轻重无明显关系,也无特殊意义。

细菌表面具有 K 抗原,为不耐热、不耐碱的蛋白质,可激发宿主产生抗菌免疫和超敏反应。细胞壁具有耐热抗原,为阿拉伯半乳糖,是寄生于人和动物的棒状杆菌的共同抗原,与分枝杆菌和诺卡菌属有交叉。

本菌对干燥、寒冷、日光等因素较其他无芽孢菌强,对湿热和常用消毒剂敏感。

(二)致病物质与所致疾病

白喉棒状杆菌所致的疾病白喉为急性呼吸道传染病,传染源为患者和带菌者,通过飞沫或污染的物品传播。在患者咽喉部及鼻腔黏膜该菌几乎呈纯培养状态。细菌在黏膜局部定殖并产生外毒素,引起局部炎症和毒血症,黏膜上皮细胞渗出的纤维蛋白和局部细菌、炎症细胞、坏死组织凝结在一起形成灰白色膜,称为假膜,不易拭去。若假膜延伸并脱落于气管,可致患者窒息,成为早期致死的主要原因。此外,在阴道、眼结膜、表浅创伤部位也可见到假膜。

主要致病物质是由白喉棒状杆菌产生的外毒素——白喉毒素,但是并非所有的菌株都能产生,只有携带有产毒素基因(tox＋)β-棒状噬菌体(Corynephage β)的溶源性菌株才能产生该毒素。白喉毒素是由二硫键连接的单条多肽链,为无活性的酶原,经酶蛋白降解为 A、B 两个多肽片段后发挥生物活性,A 片段不能单独侵入细胞但有酶活性,B 片段可与易感细胞膜受体结合,携带 A 片段转运入胞质内。白喉毒素常见的易感细胞有心肌、外周神经、肝、肾、肾上腺等组织,使细胞蛋白质合成障碍,因此临床常有心肌炎和软腭麻痹症状及肝、肾等严重病变。

类白喉杆菌通常分布于人和动物鼻腔、咽喉、外耳道、外阴和皮肤,一般无致病性或与其他细菌一起引起混合感染。近年来,由于大量使用免疫抑制剂和不适当使用抗生素,尤其介入性诊疗手段的广泛应用,这些条件致病菌导致的医院内感染病例增多,如菌血症、心内膜炎、骨髓炎等。

(三)微生物学检验

1.标本采集

从疑似假膜的边缘采集分泌物,未见假膜者采集鼻咽部或扁桃体黏膜分泌物。

2.直接显微镜检查

将标本直接涂片,分别做革兰染色和异染颗粒染色,镜检发现革兰阳性棒状杆菌,形态典型且有明显异染颗粒,可作初步报告,为临床早期诊断提供依据。

3.分离培养

标本分离可用亚碲酸钾血平板,纯培养用吕氏血清斜面。

4.鉴定

白喉棒状杆菌触酶阳性;分解葡萄糖、麦芽糖、半乳糖、糊精,不分解乳糖、甘露醇,重型迟缓分解蔗糖,还原硝酸盐,不液化明胶,吲哚和脲酶试验阴性。已有商品化的试剂盒用于棒状杆菌属的鉴定如 API 快速棒状杆菌试剂条、Minitek 系统等。

白喉棒状杆菌包括无毒株和有毒株,需要通过毒力试验鉴定白喉杆菌的致病菌株,应用白喉抗毒素检测白喉杆菌毒素,确定产毒株,常用方法有 ELISA 法和 Elek 平板毒力试验。

（四）药物敏感性试验

本菌对青霉素、红霉素、氯霉素等广谱抗生素敏感，但对磺胺类耐药。

经革兰染色和异染颗粒染色，形态典型有明显异染颗粒者可作出"检出形似白喉棒状杆菌"的初步报告。经亚碲酸钾血平板分离到黑色菌落，毒力试验阳性者，可报告"检出白喉棒状杆菌产毒菌株"。

六、需氧放线菌

放线菌是一类原核细胞型微生物，以分裂方式繁殖，常形成分枝状无隔营养菌丝。与医学有关的放线菌可按照细胞壁中是否含有分枝菌酸分为两类：不含分枝菌酸的主要包括放线菌属、链霉菌属和红球菌属；含有分枝菌酸的主要包括诺卡菌属、分枝杆菌属、棒状杆菌属。链霉菌属和红球菌属较少引起人类感染，放线菌属为厌氧菌，分枝杆菌属、棒状杆菌属见相关章节，以下主要介绍需氧性放线菌——诺卡菌属。

诺卡菌属目前包括 11 个种，广泛分布于土壤中，多数为腐生微生物，分解有机植物，有些可产生利福霉素、蚁毒素等，与人和动物致病性有关的主要是星状诺卡菌和巴西诺卡菌。

（一）生物学特性

诺卡菌为革兰阳性杆菌，有细长的分枝菌丝。形态基本与放线菌属相似，但菌丝末端不膨大。抗酸染色弱阳性，若延长脱色时间则失去抗酸性，可与结核分枝杆菌相区别。在培养早期分枝状菌丝较少，多为球状或杆状菌体；如培养时间较长可见有丰富的菌丝形成，丝体呈粗细不等的串珠状。在患者痰、脓汁、脑脊液等直接涂片中多见纤细的分枝状菌丝。

为专性需氧菌，营养要求不高但繁殖速度较慢，在普通平板或 L-J、沙氏平板上 35 ℃下培养 5～7 d 才可见到菌落，菌落表面干燥、有皱褶或呈颗粒状，可产生橙红、黄色、绿色等不同色素。在液体培养基中，由于需氧可在表面生成菌膜，下部液体澄清。

（二）致病物质与所致疾病

诺卡菌属的细菌多引起外源性感染，有毒株为兼性胞内寄生菌，可抑制吞噬体和溶酶体融合，抗吞噬细胞的有氧杀菌机制。星状诺卡菌主要通过呼吸道引起人的原发性、化脓性肺部感染，症状类似肺结核，也可经肺部转移到皮下组织，产生脓肿及多发性瘘管，或扩散到其他脏器，如引起脑脓肿、腹膜炎等。在感染的组织及脓汁内有淡黄色、红色或黑色的色素颗粒。巴西诺卡菌可因外伤侵入皮下组织，引起慢性化脓性肉芽肿，表现为脓肿及多发性瘘管，好发于足、腿部，称为足分枝菌病，本病也可以由某些真菌及马杜拉放线菌引起。

（三）微生物学检验

1.标本采集

采集组织渗出液、痰、脓液等，注意观察有无色素颗粒。

2.直接显微镜检查

如标本中有色素颗粒，取其置玻片上压碎进行革兰染色和抗酸染色，镜检可见革兰阳性（有时染色性不定）纤细的菌丝体和长杆菌，抗酸染色弱抗酸性，可初步确定为诺卡菌。但在脑脊液或痰中发现抗酸性的长杆菌，注意与结核分枝杆菌相鉴别。

3.分离培养

标本可接种于沙氏平板和血平板，35 ℃培养经 2～4 d 可见有黄、橙或红色的菌落。星状诺卡菌最高生长温度可达 45 ℃，可用于鉴别本菌。

4.鉴定

除菌落、菌体形态鉴定外,星状诺卡菌和巴西诺卡菌主要鉴别特性见表17-14。

表 17-14　两种诺卡菌主要鉴别特性

菌种	液化明胶	分解酪氨酸	胨化牛乳	45 ℃生长
星状诺卡菌	−	−	−	+
巴西诺卡菌	+	+	+	−

(四)药物敏感性试验

本菌属细菌对磺胺类药物敏感,对青霉素耐药。

(杜梅芝)

第七节　非发酵革兰阴性杆菌检验

非发酵革兰阴性杆菌是一群不发酵葡萄糖或仅以氧化形式利用葡萄糖的需氧或兼性厌氧、无芽孢的革兰阴性杆菌;在分类学上分别属于不同的科、属和种,但具有类似的表型特征,如多为需氧菌,菌体直而细长,大小为$(1\sim5)\mu m\times(0.5\sim1)\mu m$,绝大多数动力阳性,最适生长温度一般为30 ℃~37 ℃,多为条件致病菌。近年来由该类细菌引起感染的报告日益增多,尤其在院内感染中铜绿假单胞菌、不动杆菌等占有重要地位,同时由于非发酵菌对抗生素的耐药率日渐增高,已引起临床医学及检验医学的重视。

非发酵革兰阴性杆菌包括的菌种较多,主要有下列菌属:假单胞菌属、不动杆菌属、窄食单胞菌属、伯克霍尔德菌属、产碱杆菌属、无色杆菌属、莫拉菌属、金氏杆菌属、金色杆菌属、艾肯菌属、土壤杆菌属、黄单胞菌属、丛毛单胞菌属、食酸菌属等。

一、假单胞菌属

(一)概述

假单胞菌属属于假单胞菌目的假单胞菌科,本菌属分布很广,水、土壤和植物中均有存在,多数为腐生菌,少数为动物寄生菌,对人类都为条件致病菌。本菌属目前共有153种细菌,临床最常见的是铜绿假单胞菌,其他尚有荧光假单胞菌、恶臭假单胞菌、斯氏假单胞菌等,但较少见。

1.生物学特性

假单胞菌属是一类无芽孢、散在排列的革兰阴性杆菌,菌体直或微弯、有单鞭毛或丛鞭毛,运动活泼。

本属细菌专性需氧,生长温度范围广,最适生长温度35 ℃,少数细菌可在 4 ℃或 42 ℃生长,如铜绿假单胞菌和许多非荧光假单胞菌在 42 ℃生长,而恶臭假单胞菌和几乎所有的荧光假单胞菌在 42 ℃不生长。假单胞菌属中,铜绿假单胞菌、荧光假单胞菌、恶臭假单胞菌、韦龙氏假单胞菌和蒙氏假单胞菌组成已知的荧光组假单胞菌,这些细菌经培养可产生水溶性黄绿色或黄褐色的青脓素,这种色素在短波长的紫外光下可发出荧光;而斯氏假单胞菌、曼多辛假单胞菌、产碱假单胞菌、假产碱假单胞菌、浅黄假单胞菌和稻皮假单胞菌组成非荧光组假单胞菌。本属细菌可以生存的 pH 范围是 5.0～9.0,最适 pH 为 7.0;营养要求不高,在实验室常用培养基(如普通琼脂平板、血平板、巧克力平板、麦康凯平板等)上均可生长。

2.致病物质与所致疾病

本菌属有多种毒力因子,包括菌毛、内毒素、外毒素和侵袭性酶。

本菌属一般不是人类的正常菌群,来源于环境,通常是水、潮湿的土壤,污染的医疗器械、输液或注射等,可引起医院感染。人类非发酵菌感染中,假单胞菌占 70%～80%,主要为铜绿假单胞菌。临床常见假单胞菌的致病物质及所致疾病谱见表 17-15。

表 17-15　临床常见假单胞菌的致病物质及所致疾病

菌种	毒力因子	所致病菌
铜绿假单胞菌	外毒素 A、内毒素、蛋白水解酶、藻朊酸盐、菌毛、对很多抗生素固有耐药	条件致病可引起社区或医院获得性感染、肺囊性纤维化患者的呼吸系统感染
荧光假单胞菌 恶臭假单胞菌 斯氏假单胞菌	未知,发生感染的患者常处在疾病状态且暴露于污染的医疗器械或溶液	较少引起感染,可引起菌血症、尿路感染、伤口感染和呼吸道感染
曼多辛假单胞菌 产碱假单胞菌 假产碱假单胞菌	未知	尚未发现引起人类疾病

3.微生物学检验

(1)标本采集:假单胞菌属感染的常见标本有血液、脑脊液、胸腔积液、脓液、分泌液、痰液、尿液等。因该属细菌生长条件要求不高,其标本的采集与运送无特别的要求。

(2)直接显微镜检查:标本直接涂片做革兰染色检查。本菌属为革兰阴性杆菌,中等大小,菌体直或微弯,散在排列,无芽孢。

(3)分离培养:血液、脑脊液等无杂菌污染的标本,可经增菌后或直接接种于血平板及麦康凯平板,粪便等杂菌多的标本接种于强选择性培养基进行分离培养。

(4)鉴定假单胞菌属的主要特征:革兰阴性杆菌,动力阳性;专性需氧,营养要求不高,普通培养基、麦康凯培养基上生长良好,某些菌株具有明显的菌落形态或色素。氧化酶阳性,葡萄糖氧化发酵试验(O/F 试验)通常为氧化型;可将硝酸盐转化为亚硝酸盐或氮气。但浅黄假单胞菌和稻皮假单胞菌氧化酶阴性,常不能在麦康凯培养基上生长。

在临床实际工作中,假单胞菌属细菌的鉴定常采用商品化的试剂盒或全自动或半自动的细菌鉴定系统,临床常见的假单胞菌一般都能获得满意的鉴定结果。本属细菌的诊断一般不需要采用血清学诊断技术。

4.药物敏感性试验

由于假单胞菌属的一些细菌对很多抗生素天然耐药,本属细菌抗感染药物的选择一般由临床微生物技术人员、感染科医师和药剂师等共同协商作出决定。临床治疗假单胞菌感染的抗菌药物主要有三类:β-内酰胺类、氨基糖苷类和喹诺酮类。按美国临床实验室标准化研究所(Clinical and Laboratory Standards Institute,CLSI)推荐,非发酵革兰阴性细菌除铜绿假单胞菌、不动杆菌属细菌、洋葱伯克霍尔德菌和嗜麦芽窄食单胞菌外,药敏试验不选用 Kirby-Bauer法,应选用肉汤或琼脂稀释法或 E-test 法。

(二)铜绿假单胞菌

铜绿假单胞菌是假单胞菌属的代表菌种,广泛分布于自然界、家庭和医院中,其在外界存活的重要条件是潮湿环境,在人类的皮肤和黏膜表面罕见。在临床,该菌是肠杆菌科以外的革兰阴性杆菌中最常见的细菌。

1.生物学特性

铜绿假单胞菌为革兰阴性杆菌,菌体呈细杆状,长短不一,散在排列;无芽孢,一端有单鞭毛,运动活泼,临床分离株常有菌毛。

本菌为专性需氧菌,部分菌株能在兼性厌氧环境中生长,营养要求不高,在普通培养基上生长良好,培养温度常选择 35 ℃,4 ℃不生长而 42 ℃生长是该菌的鉴别点之一。

在血平板、麦康凯平板上形成的菌落表现为扁平湿润,锯齿状边缘,常呈融合性生长,表面常可见金属光泽;产蓝绿色、红色或褐色色素,可溶于水,有类似葡萄或煎玉米卷气味;在血平板上常呈 β-溶血,来自肺囊性纤维化患者的菌株常表现为黏液型菌落。从临床标本分离的铜绿假单胞菌有 80%～90%产生色素。

铜绿假单胞菌有菌体(O)抗原、鞭毛(H)抗原、黏液(S)抗原和菌毛抗原。O 抗原有两种成分:一种是外膜蛋白,为保护性抗原,免疫性强,具有属特异性;另一种为脂多糖(LPS),具有型特异性,可用于细菌分型。

铜绿假单胞菌对外界因素的抵抗力比其他无芽孢菌强,在潮湿的环境中能长期生存。对干燥、紫外线有抵抗力。但对热抵抗力不强,56 ℃、30 min 可被杀死。对某些消毒剂敏感,1%苯酚处理 5 min 即被杀死。临床分离菌株对多种抗生素不敏感。

2.致病物质与所致疾病

铜绿假单胞菌的致病作用与多种毒力因子有关,主要有:外毒素 A,通过抑制蛋白质合成杀死宿主细胞;数种蛋白溶解酶,能溶解弹性蛋白、明胶及纤维蛋白等,与铜绿假单胞菌引起的角膜溃疡、小肠和结肠的炎性病变有关;溶血素,可破坏红细胞,导致出血病变,还能破坏覆盖于肺泡表面的卵磷脂,进而减低肺泡表面张力,导致肺不张,使肺炎病变加重;铜绿假单胞菌的菌毛可使细菌黏附到宿主细胞上。某些菌株产生藻朊酸盐和脂多糖聚合体,可抑制吞噬细胞的吞噬作用而导致肺囊性纤维化患者的潜在感染。

完整的皮肤黏膜是天然的屏障,故铜绿假单胞菌很少成为健康人的原发病原菌,但改变或损伤宿主正常的防御机制,如烧伤导致皮肤黏膜破坏、留置导尿管、气管切开插管,或免疫机制缺损如粒细胞缺乏、低蛋白血症、各种肿瘤患者,应用激素和广谱抗生素的患者,常可导致皮肤、尿路、呼吸道等感染。烧伤焦痂、婴儿或儿童的皮肤、脐带和肠道、老年人的尿道则是较常见的原发病灶或入侵门户。如果人体抵抗力降低或细菌毒力强,数量多,就可在血中生长繁殖,发生败血症。如因污染的镜片导致眼外伤,也可引起眼部感染。

铜绿假单胞菌对外界因素的较强抵抗力及对多种抗生素固有耐药,有助于该菌在医院环境中存活而引起医院感染。铜绿假单胞菌是呼吸道、尿道、伤口、血液甚至中枢神经系统医院感染的常见病原菌,肺囊性纤维化患者的呼吸道感染、皮肤坏死出血性丘疹与糖尿病患者恶性外耳炎多由感染铜绿假单胞菌所致。

3.微生物学检验

(1)标本采集:按疾病和检查目的分别采取不同的临床标本,如痰、伤口分泌物、尿液、脓液及穿刺液、血液、脑脊液、胸腔积液和腹水、关节液等。

（2）直接显微镜检查：脑脊液、胸腔积液和腹水离心后取沉淀物涂片，脓汁、分泌物直接涂片革兰染色镜检。为革兰阴性杆菌，菌体长短不一，有些菌体周围可见有荚膜。

（3）分离培养：血液和无菌体液标本可先增菌后再转种血平板和麦康凯平板，痰、脓液、分泌物、中段尿等可直接接种上述培养基。

（4）鉴定：根据培养物的菌落特征、产生水溶性蓝绿色、红色或褐色色素、特殊的气味、氧化酶试验阳性、氧化发酵试验为氧化分解葡萄糖等即可作出初步鉴定。但对色素产生不典型的铜绿假单胞菌还需要做其他生化反应（如明胶液化、精氨酸双水解试验、42 ℃生长试验等，乙酰胺酶检测试验也有一定的价值）与其他假单胞菌鉴别。铜绿假单胞菌主要生化反应结果如下：氧化酶阳性，在氧化发酵培养基上，能氧化利用葡萄糖、木糖产酸，不能发酵乳糖。精氨酸双水解酶阳性，乙酰胺酶多阳性，利用枸橼酸盐，还原硝酸盐并产生氮气。吲哚阴性，赖氨酸脱羧酶阴性（表 17-16）。

表 17-16　临床常见假单胞菌的鉴定特征

菌种	42 生长℃	硝酸盐还原	还原硝酸盐产气	明胶液化	精氨酸双水解硝酸盐酶	赖氨酸脱羟酶	尿素水解	氧化葡萄糖	氧化乳糖	氧化甘露醇	氧化木糖
铜绿假单胞菌	+	+	V	V	+	−	V	+	−	V	+
荧光假单胞菌	−	+	−	+	+	−	V	+	V	V	+
曼多辛假单胞菌	+	+	+	−	+	−	V	+	−	V	+
恶臭假单胞菌	−	−	−	−	+	−	V	+	V	V	+
斯氏假单胞菌	V	+	+	−	+	−	V	+	−	+	+
蒙龙氏假单胞菌	−	−	−	−	+	−	V	+	−	−	−
韦龙氏假单胞菌	−	+	+	V	+	ND	V	+	ND	+	+

注：ND，无数据；V，不定的；+，>90％菌株阳性；−，>90％菌株阴性。

4.药物敏感性试验

铜绿假单胞菌呈现明显的固有耐药性，对多数抗生素不敏感，对原为敏感的抗生素也可以产生耐药，因此，初代敏感的菌株在治疗经 3～4 d，测试重复分离株的抗生素敏感性是必要的。目前，对假单胞菌感染多采用联合治疗，如选用一种β-内酰胺类抗生素与一种氨基糖苷类或一种喹诺酮类抗菌药物联合治疗。严重的铜绿假单胞菌感染，如败血症、骨髓炎及囊性纤维化患者应延长疗程。

标本经涂片革兰染色和分离培养后，如为革兰阴性杆菌，菌落产生典型色素，具有特殊的气味、氧化酶阳性，即可初步报告"检出铜绿假单胞菌"。色素产生不典型者，经生化鉴定，如符合鉴定依据中的各条标准，才可提出报告。

对于临床标本中分离出铜绿假单胞菌的意义，必须结合患者的临床表现与标本来源进行分析。一般来说，以纯培养方式从正常无菌标本中分离出铜绿假单胞菌，要进行细菌鉴定和抗生素敏感试验，而从非无菌标本如无临床体征或无肺炎症状的患者气管内标本分离到铜绿假单胞菌，即使是优势生长，也没有必要进一步鉴定，因为使用多种抗生素治疗的患者常出现铜绿假单胞菌定植。

(三)荧光假单胞菌

1.生物学特性

荧光假单胞菌为革兰阴性杆菌,散在排列,一端丛毛菌,运动活泼,偶见无鞭毛无动力的菌株。专性需氧,营养要求不高,在普通培养基上可生长,在麦康凯平板上亦可生长,培养温度常选择 35 ℃,大多数菌株在 4 ℃生长,42 ℃不生长。约有 94% 的菌株产生水溶性荧光素,在紫外线(360 nm)照射下呈黄绿色荧光,有些菌株产生蓝色色素,不扩散。

2.致病物质与所致疾病

荧光假单胞菌存在于土壤和水等环境中,常与食物(鸡蛋、血、牛乳等)腐败有关,是人类少见的条件致病菌,可引起医院感染。由于具有嗜冷性,可在冰箱储存血液中繁殖,若输入含有此菌的血库血液,可导致患者不可逆性的休克而死亡。所以,血库血液的采集和保存,应防止荧光假单胞菌的污染。

3.微生物学检验

尿、分泌物等临床标本可直接接种在血平板上,血液标本可先增菌后再接种于血平板分离。本菌鞭毛 3 根以上,42 ℃不能生长,可与铜绿假单胞菌相区别。本菌的最低鉴定特征有:单端鞭毛 3 根以上,动力阳性;氧化分解葡萄糖,不分解麦芽糖,氧化酶阳性,精氨酸水解阳性,明胶液化阳性;可产生荧光素,4 ℃生长,42 ℃不生长。本菌对卡那霉素敏感。

(四)恶臭假单胞菌

1.生物学特性

恶臭假单胞菌为革兰阴性杆菌,有些菌株为卵圆形,单端丛毛菌,运动活泼。专性需氧,培养温度常选择 35 ℃,42 ℃不生长,4 ℃生长不定,菌落与铜绿假单胞菌相似,但只产生荧光素(青脓素),不产生绿脓素,借此可与铜绿假单胞菌相区别,其陈旧培养物有腥臭味。

2.致病物质与所致疾病

恶臭假单胞菌为鱼的一种致病菌,常从腐败的鱼中检出,是人类少见的条件致病菌,常引起医院感染。偶从人类尿路感染、皮肤感染和骨髓炎标本中分离出,分泌物有腥臭味。

3.微生物学检验

鉴定中注意与其他假单胞菌相区别,只产生荧光素不产生绿脓素,42 ℃不生长可与铜绿假单胞菌区别;不液化明胶,不产生卵磷脂酶,陈旧培养物上有腥臭味,有别于荧光假单胞菌。

(五)斯氏假单胞菌

1.生物学特性

斯氏假单胞菌为革兰阴性杆菌,一端单鞭毛,运动活泼;常选择 35 ℃进行培养,4 ℃不生长,大部分菌株在 42 ℃生长;营养要求不高,普通平板可生长,新分离菌株在培养基上可形成特征性干燥、皱缩样菌落,黏附于琼脂表面难以移动,可产生黄色色素,不产生荧光素。

2.致病物质与所致疾病

斯氏假单胞菌存在于土壤和水中,在医院设备及各种临床标本中亦有发现,本菌引起的感染并不多见,偶可引起抵抗力低下患者伤口、尿路、肺部感染等。

3.微生物学检验

注意与曼多辛假单胞菌相鉴别,其特征性菌落、精氨酸双水解试验阴性、氧化分解甘露醇,有别于曼多辛假单胞菌。

二、不动杆菌属

不动杆菌属归于假单胞菌目的莫拉菌科,根据 DNA-DNA 杂交将不动杆菌属分成25个 DNA 同源组,或称基因种,至少有 19 种不动杆菌的生化反应和生长试验已被公布,但只有 16 种不动杆菌被命名。由于大部分不动杆菌不能依靠表型实验将其同其他不动杆菌区分开来,目前将不动杆菌分成两组,分解糖(氧化分解葡萄糖)的不动杆菌和不分解糖(不氧化分解葡萄糖)的不动杆菌。

(一)生物学特性

不动杆菌属为一群不发酵糖类、氧化酶阴性、硝酸盐还原阴性、不能运动的革兰阴性杆菌。菌体多为球杆状,常成双排列,看似双球菌,有时不易脱色,可单个存在,无芽孢、无鞭毛。细菌培养温度常选择 35 ℃,该属细菌接种在血平板和巧克力平板后,在二氧化碳或空气环境中孵育,生长良好,培养 24 h 后,血平板上表现为光滑、不透明、有些菌种呈 β-溶血菌落;可在麦康凯培养基上生长(但需在空气环境中孵育),细菌生长较血平板慢,不发酵乳糖,菌落呈无色或淡紫红色。

(二)致病物质与所致疾病

不动杆菌广泛分布于自然界和医院环境中,是长期住院患者呼吸道和皮肤菌群的一部分。在临床标本中,最常见的是鲍曼不动杆菌,它是仅次于铜绿假单胞菌而居临床分离阳性率第二位的非发酵革兰阴性杆菌,为条件致病菌。其致病物质目前尚不清楚,主要引起呼吸系统、泌尿生殖系统和血液的医院感染。该属微生物常感染较衰弱的患者,如应用医疗设备或接受多种抗生素治疗的烧伤或 ICU 患者,所致的疾病包括呼吸系统感染、泌尿生殖系统感染、伤口感染、软组织感染和菌血症等。

(三)微生物学检验

1.标本采集

根据临床疾病的不同采集不同的标本,常见为痰液、尿液、血液和分泌物。

2.直接显微镜检查

采集分泌物、痰液、脓液、脑脊液、尿液等标本后先做涂片,革兰染色后镜检,为革兰阴性球杆菌,有抵抗酒精脱色的倾向,细菌较粗壮,常成双排列,在吞噬细胞内也有存在,易误认为奈瑟菌属细菌。

3.分离培养

在血平板和麦康凯平板上经 35 ℃培养 24 h 后,可形成光滑、不透明、奶油色、凸起的菌落,菌落大小较肠杆菌科细菌小;洛菲不动杆菌菌落较小,直径为 1~1.5 mm;溶血不动杆菌在血平板上可产生 β 溶血;有些菌株苛养,在血平板上呈针尖样菌落,在营养肉汤中不生长;某些氧化葡萄糖的不动杆菌可使血平板呈独特的棕色。在麦康凯平板上形成乳糖不发酵菌落,但因菌落略带紫色而常被误认为乳糖发酵菌落,需注意。

4.鉴定

商品化的鉴定系统(如法国生物梅里埃 API 20 NE)可很好地鉴定不动杆菌。一些培养物经涂片、染色,如为革兰阴性成双排列的球杆菌,形态似奈瑟菌;KIA 底层及斜面均不变色、无动力;氧化酶阴性,硝酸盐还原试验阴性,可初步确定为不动杆菌属的细菌。氧化酶阴性、硝酸盐还原试验阴性、无动力的革兰阴性杆菌极为罕见。本菌属内种的鉴定参见表 17-17。

表 17-17　不动杆菌和嗜麦芽窄食单胞菌的主要鉴定特征

菌种	麦康凯生长	动力	氧化葡萄糖	氧化麦芽糖	七叶苷水解	赖氨酸脱羟酶	硝酸盐还原
分解糖不动杆菌	+	−	+	−	−	−	−
不分解糖不动杆菌	+	−	−	V	−	−	−
嗜麦芽窄食单胞菌	+	+	+	+	V	+	V

注:V,不定的;+,>90%菌株阳性;−,>90%菌株阴性。

(四)药物敏感性试验

不动杆菌均对青霉素、氨苄西林和头孢拉啶耐药,大多数菌株对氯霉素耐药,对氨基糖苷类抗生素耐药的菌株也逐渐增多,不同菌株对二代和三代头孢菌素的耐药性不同,所以每个分离菌株均应进行药敏试验。不动杆菌可采用纸片扩散法、肉汤和琼脂稀释法进行药敏试验,抗生素敏感试验结果对指导临床用药非常重要,药物的选择:A 组药物包括头孢他啶、亚胺培南和美洛培南;B 组药物包括美洛西林、替卡西林、哌拉西林、氨苄西林舒巴坦、哌拉西林/他唑巴坦、替卡西林/克拉维酸、头孢吡肟、头孢噻肟、头孢曲松、庆大霉素、阿米卡星、妥布霉素、四环素、多西环素、米诺环素、环丙沙星、加替沙星和左氧氟沙星;C 组药物主要是甲氧苄啶/磺胺甲噁唑。

不动杆菌对很多抗生素显示耐药,因此在临床上选择最佳的抗生素进行抗感染治疗较困难。不动杆菌引起的单纯尿路感染,选择单个药物进行治疗往往是有效的,但对于严重的感染如肺炎或菌血症,就需要采用 β-内酰胺类联合氨基糖苷类抗生素进行治疗。

三、窄食单胞菌属

窄食单胞菌属属于黄单胞菌目的黄单胞菌科,目前共有 5 个种,分别是嗜麦芽窄食单胞菌、非洲窄食单胞菌、微嗜酸窄食单胞菌、好氧反硝化窄食单胞菌和嗜根窄食单胞菌,后三种菌均是在 2002 年命名。在 1997 年以前,本属仅有一种细菌,即嗜麦芽窄食单胞菌,该菌在 1961 年根据其鞭毛特征命名为嗜麦芽假单胞菌,1983 年根据核酸同源性和细胞脂肪酸组成等归入黄单胞菌属,命名为嗜麦芽黄单胞菌。但由于其无黄单胞菌素,无植物病原性,能在 37 ℃生长等,与其他黄单胞不同,1993 年有学者提议将此菌命名为嗜麦芽窄食单胞菌,该菌也是本属中临床最常见的条件致病菌。

(一)生物学特性

窄食单胞菌属细菌为革兰阴性杆菌,菌体直、较短或中等大小,单个或成对排列,一端丛毛菌,有动力。常选择的培养温度为 35 ℃,4 ℃不生长,近半数菌株 42 ℃生长。在空气环境中生长良好,营养要求不高,在血平板上生长良好,麦康凯平板可生长,形成乳糖不发酵菌落。在血平板上培养 24 h 后,菌落较大,表面光滑、有光泽,边缘不规则,有色素产生,使菌落呈淡紫绿色到亮紫色,菌落下部常呈绿色变色,有氨水气味。

(二)致病物质与所致疾病

本菌为条件致病菌,其致病的毒力因子尚不清楚。该菌广泛存在于自然界,包括潮湿的医院环境中,能变成长期住院患者呼吸道菌群的一部分,可因患者使用医疗器械,如静脉导管和导尿管等,导致该菌进入机体无菌部位引起感染。最常见的是医院感染,包括导管相关性感染、菌血症、伤口感染、肺炎、尿路感染和机体其他部位的各种感染等。在非发酵菌引起的感染中,仅次于铜绿假单胞菌和不动杆菌而居临床分离阳性率的第三位。

（三）微生物学检验

1.标本采集

根据临床疾病的不同采集不同的标本，血液标本先肉汤增菌，其他标本直接接种于血平板和麦康凯平板。

2.直接显微镜检查

标本涂片，革兰染色后镜检，为革兰阴性杆菌，菌体直、较短或中等大小，单个或成对排列。

3.分离培养

标本接种于血平板和麦康凯平板，35 ℃、空气环境中孵育 24 h 后在血平板和麦康凯平板上的菌落特征见上述生物学特性。

4.鉴定

嗜麦芽窄食单胞菌在一些商业化的鉴定系统（如法国生物梅里埃 API 20 E）中可得到很好的鉴定。嗜麦芽窄食单胞菌的主要生化反应特征：氧化酶阴性，DNA 酶（这是将本菌与其他氧化分解葡萄糖革兰阴性杆菌相区别的关键因素）和赖氨酸脱羧酶阳性，葡萄糖氧化分解缓慢，可快速氧化分解麦芽糖，明胶水解试验阳性，部分菌株（约占 39％）硝酸盐还原试验阳性；分解硝酸盐产氮气阴性，精氨酸双水解酶阴性，鸟氨酸脱羧酶阴性，吲哚生成阴性，一般不分解尿素。

下列特征可用来推测性地鉴定嗜麦芽窄食单胞菌：在血平板或麦康凯平板上生长良好；动力阳性（一般鞭毛数大于 2 个）；氧化酶阴性；氧化麦芽糖产酸，但氧化葡萄糖较缓慢可产弱酸性反应；赖氨酸脱羧酶阳性、DNA 酶阳性；一些菌株产生黄色色素；对碳青霉烯类抗生素天然耐药。

（四）药物敏感性试验

本菌对大多数临床常用的抗生素如氨基糖苷类和很多 β-内酰胺类（包括对铜绿假单胞菌很有效的抗生素，如碳青霉烯类）天然耐药，主要与该菌存在一种锌离子依赖金属 β-内酰胺酶有关，但对甲氧苄氨嘧啶-磺胺甲噁唑一般均敏感。可采用纸片扩散法、肉汤或琼脂稀释法及 E-test 法检测其抗生素敏感性，抗生素敏感试验可选择的药物非常有限，主要有 A 组的甲氧苄啶-磺胺甲噁唑，B 组的米诺环素和左氧氟沙星。

四、产碱杆菌属

产碱杆菌属属于伯克霍尔德菌目的产碱杆菌科，在伯杰系统细菌手册原核生物分类概要中被分为 16 个种，临床常见的产碱杆菌主要有粪产碱杆菌、木糖氧化产碱杆菌、脱硝产碱杆菌，现又命名为脱硝无色杆菌和皮氏产碱杆菌。

（一）生物学特性

本菌为革兰阴性短杆菌，常成单、双或成链状排列，具有周鞭毛，无芽孢，多数菌株无荚膜。专性需氧，培养温度常选择 35％，在血平板、巧克力和麦康凯平板上生长良好，在血培养系统肉汤、普通营养肉汤（如脑-心浸液）中也生长良好。在麦康凯平板上均形成不发酵乳糖菌落，粪产碱杆菌在血平板的菌落多呈羽毛状边缘，周围有绿色变色区域环绕，菌落产生特征性的、类似苹果或草莓水果样气味；皮氏产碱杆菌在血平板上不产生色素，凸起、有光泽的菌落周围由绿褐色变色区域环绕。

（二）致病物质与所致疾病

本属中临床分离最常见的是粪产碱杆菌，主要存在于土壤和水中，包括潮湿的医院环境，在很多哺乳类动物上呼吸道中也可分离出此菌。大部分感染是条件致病，主要引起医院感染，细菌主要来自污染的医疗设备或溶液,如雾化器、呼吸机和灌洗液等。其致病物质尚不清楚,血、痰、尿、脑脊液等是常见的发现该菌部位。

(三)微生物学检验

1.标本采集

根据临床疾病不同采集不同标本,如血、尿、痰、脓汁、脑脊液等。

2.直接显微镜检查

脑脊液、尿液离心取沉淀涂片,脓液和痰液可直接涂片革兰染色镜检,本菌为革兰阴性短杆菌。

3.分离培养

血液、脑脊液标本需肉汤增菌后再转种同体培养基,脓液、分泌物、尿液可直接接种于血平板和麦康凯平板。经 35 ℃空气环境培养 24 h 后,在血平板上可形成大小不等、灰白色、扁平、边缘稍薄的的湿润菌落,粪产碱杆菌有水果香味;在麦康凯上形成不发酵乳糖菌落;在液体培养基中呈均匀浑浊生长,表面形成菌膜,管底有黏性沉淀。

4.鉴定

产碱杆菌属细菌的主要生化特征:氧化酶阳性,不分解任何糖类,葡萄糖氧化发酵培养基中产碱;本属细菌除能利用柠檬酸盐和部分菌株能还原硝酸盐外,多数生化反应为阴性。

商品化鉴定系统对本属细菌的鉴定能力有限或不确定。本属细菌与产碱假单胞菌极为相似,二者主要区别在于前者为周毛菌而后者为极端单鞭毛菌。木糖氧化产碱杆菌通过氧化葡萄糖和氧化木糖产酸而很容易和其他产碱杆菌区别。粪产碱杆菌在含碳水化合物培养基上呈强烈的产碱反应,大部分菌株形成细小、边缘不规则的菌落,同时产生特征性的水果味并使血平板呈绿色,本菌的一个重要生化特征是能还原亚硝酸盐产气而不能还原硝酸盐。依据能还原硝酸盐和能在 6.5％ NaCl 中生长可将皮氏产碱杆菌与其他产碱杆菌区别;脱硝产碱杆菌较少从临床分离到,仅该菌能还原硝酸盐为亚硝酸盐并产气。临床常见产碱杆菌的主要鉴定特征见表 17-18。

表 17-18　有医学意义的 4 种产碱杆菌的主要鉴定特征

特征	脱硝产碱杆菌(n=4)	皮氏产碱杆菌(n=5)	粪产碱杆菌(n=49)	木糖氧化产碱杆菌(n=135)
动力和周鞭毛	+	+	+	+
氧化葡萄糖产酸	−	−	−	V
氧化木糖产酸	−	−	−	+
触酶	+	+	+	+
生长:				
麦康凯琼脂	+	+	+	+
SS 琼脂	+	+	+	+
西蒙枸橼酸盐	+	+	+	+
尿素	−	−	−	−
硝酸盐还原	+	+	−	−
硝酸盐产气	+	−	−	V
亚硝酸盐还原	ND	−	+	ND
明胶水解＊	−	−	V	−

续表

特征	脱硝产碱杆菌(n=4)	皮氏产碱杆菌(n=5)	粪产碱杆菌(n=49)	木糖氧化产碱杆菌(n=135)
色素:				
不溶性	—	—	—	—
可溶性	V,黄色	—	V,黄色	—,棕色
生长:				
25 ℃	+	+	+	+
35 ℃	+	+	+	+
42 ℃				
精氨酸双水解＊＊	—	—		V
0% NaCl 营养肉汤	+	+	+	+
6% NaCl 营养肉汤	V	+++	+	V

注:n,为菌株数;表中结果为孵育 2 d 的结果;＋,＞90％菌株阳性;—,＞90％菌株阴性;V,11％～89％的菌株阳性;＊,明胶水解试验指的是孵育 14 d 后的结果;ND,不确定或无数据获得;＊＊,孵育 48 h 轻微生长,7 d 明显生长。

(四)药物敏感性试验

目前尚无有效的药物敏感性试验用于本属细菌抗生素敏感性检验,临床治疗这类细菌感染也无限定性的指导。

五、其他非发酵革兰阴性杆菌

(一)金色杆菌属

金色杆菌属属于黄杆菌目中的黄杆菌科,主要包括9种细菌,分别是大比目鱼金色杆菌、黏金色杆菌、产吲哚金色杆菌、脑膜败血金色杆菌、大菱鲆金色杆菌、吲哚金色杆菌、C.defluvii、C.joostei 和C.miricola,后三种菌均是 2003 年后命名的。

1.生物学特性

本属细菌是一群中等大小、稍长的革兰阴性直杆菌,无鞭毛,动力阴性。营养要求不高,在血平板和巧克力平板上生长良好,可在麦康凯培养基上生长,在血培养系统肉汤、普通营养肉汤(如脑-心浸液)中也生长良好。在二氧化碳或空气环境中,经 35 ℃ 培养 24 h,在麦康凯培养基上形成乳糖不发酵菌落,在血平板上形成圆形、光滑、有光泽、边缘整齐的菌落(孵育 24 h 后菌落直径为 1～2 mm),产亮黄色或橙色色素。

2.致病物质与所致疾病

金色杆菌属在自然状态下存在于土壤、植物、食物和水中,在医院内主要存在于各种水环境中,不是人体的正常菌群。作为环境微生物,尚未发现特别的毒力因子与其致病有关,但它们可在含氯的自来水中生存,这种能力使其很容易在医院水环境中存活。脑膜败血金色杆菌是其中最常见的与人类感染有关的种,可产生蛋白酶和明胶酶,引起宿主细胞与组织的损伤,对早产儿具有高度致病性,可致新生儿脑炎,在婴儿室引起流行,且死亡率较高。也可引起免疫力低下成人肺炎、脑膜炎、败血症和尿路感染。产吲哚金色杆菌在临床标本中经常能分离到,多无临床意义,仅偶可引起有严重基础疾病住院患者的菌血症和与住院期间使用留置设施有关的医院感染。

3.微生物学检验

(1)标本采集:根据临床疾病不同采集不同标本,如血、尿、痰、脓液、脑脊液等。

(2)直接显微镜检查:脑脊液、尿液离心取沉淀涂片,脓液和痰液可直接涂片革兰染色镜检,本菌为革兰阴性中等稍大的直杆菌,常呈现中间较细,两端较粗的"I"形。

(3)分离培养:血液、脑脊液标本需肉汤增菌后再转种固体培养基,脓液、分泌物、尿液可直接接种血平板和麦康凯平板。经35 ℃空气环境培养24 h后,观察菌落特征。本属细菌均产黄色色素、氧化酶阳性、氧化分解葡萄糖。

(4)鉴定:目前商品化鉴定系统对本属细菌的鉴定能力有限且不确定。本属细菌的主要鉴定特征是:氧化酶阳性、吲哚阳性、无动力、产黄色色素的非发酵革兰阴性杆菌,但通常吲哚反应较弱难以显示,应用更敏感的 Ehrlich 方法进行检测。本属细菌触酶阳性、鸟氨酸脱羧酶阴性,SS琼脂不生长,在三糖铁培养基上 H_2S 生成阴性。产吲哚金色杆菌和黏金色杆菌的表型鉴定比较困难,但黏金色杆菌氧化木糖产酸、42 ℃可生长有助于鉴别。应该强调,试验的结果(如 DNA酶、吲哚、尿素和淀粉水解)取决于培养基、试剂和培养时间。临床常见金色杆菌属细菌的主要特征见表17-19。

表 17-19　临床常见金色杆菌主要鉴定特征

特征	脑膜败血金色杆菌(n＝149)	黏金色杆菌(模式菌株)	产吲哚金色杆菌(模式菌株)
动力,鞭毛	—	—	—
产酸			
葡萄糖	+	(+)	(+)
木糖	—	(+)	—
甘露醇	+	—	—
乳糖	V	—	—
蔗糖	—	—	—
麦芽糖	+	+	+
淀粉	—	—	(+)
海藻糖	+	(+)	(+)
ONPG	+	ND	—
触酶	+	+	+
氧化酶	+	+	+
麦康凯上生长	+	+	(+)
枸橼酸盐	—	+	+
尿素	—	(+)	—
硝酸盐还原	—	+	—
亚硝酸盐还原	V	+	—
三糖铁斜面产酸	—	—	—
三糖铁深层产酸	—	—	—
H_2S(醋酸铅纸)	+	+	+
明胶水解*	+	+	+

特征	脑膜败血金色杆菌(n=149)	黏金色杆菌(模式菌株)	产吲哚金色杆菌(模式菌株)
黄色不溶性色素	－	＋	＋
生长在：			
25 ℃	＋	＋	＋
35 ℃	＋	＋	＋
42 ℃	V	＋	－
七叶苷水解	＋	＋	＋
赖氨酸脱羧酶	－	ND	ND
精赖氨酸双水解酶	V	ND	ND
0％ NaCl 营养肉汤	＋	＋	＋
6％ NaCl 营养肉汤	－		

注：n 为菌株数量；表中结果为孵育 2 d 的结果，括号中的结果为 3～7 d 的相应结果；＋：＞90％菌株阳性；－：＞90％菌株阴性；V：11％～89％的菌株阳性；＊：明胶水解试验指的是孵育 14 d 后的结果；ND：不确定或无数据。

4.药物敏感性试验

目前实验室中尚无有效的金色杆菌属细菌的抗生素敏感试验，因此如果依据体外纸片扩散法的药敏结果指导临床用药会造成严重的误导。本属细菌一般对青霉素类(包括碳青霉烯类)、头孢菌素和氨基糖苷类(这类抗生素常用于其他革兰阴性菌感染的抗感染治疗)抗生素耐药，但对用于治疗革兰阳性菌感染的药物如克林霉素、利福平和万古霉素有一定的敏感性，环丙沙星和甲氧苄氨嘧啶-磺胺甲噁唑对这类细菌也有一定的效果。

(二)莫拉菌属

《伯杰系统细菌学手册》原核生物分类概要将莫拉菌属归于假单胞菌目的莫拉菌科，该属含有 18 种细菌，医学上重要的莫拉菌有腔隙莫拉菌、卡他莫拉菌、非液化莫拉菌、奥斯陆莫拉菌、苯丙酮酸莫拉菌、亚特兰大莫拉菌、狗莫拉菌和林肯莫拉菌等；牛莫拉菌和山羊莫拉菌只从健康的动物身上分离过，未有人类致病的报道。

1.生物学特性

本菌为革兰阴性球杆菌或短粗的杆菌，革兰染色不易脱色，常成双或短链状排列，类似奈瑟菌。在血平板和巧克力平板上生长良好，绝大多数菌株在麦康凯琼脂上生长缓慢形成类似肠杆菌科细菌样的乳糖不发酵菌落。在二氧化碳或空气环境中经 35 ℃孵育至少 48 h。

临床最常见分离的菌种非液化莫拉菌在血平板上可形成光滑、透明或半透明的菌落，菌落直径为0.1～0.5 mm(培养 24 h 后)或 1 mm(培养 48 h 后)，偶尔这些菌落可扩散并向琼脂中凹陷；腔隙莫拉菌在巧克力平板上形成周围有黑色晕轮的小菌落，菌落常向琼脂中凹陷；亚特兰大莫拉菌菌落也较小(菌落直径通常 0.5 mm 左右)常呈扩散状并向琼脂中凹陷；林肯莫拉菌和奥斯陆莫拉菌的菌落类似，但很少向琼脂中凹陷；绝大多数狗莫拉菌菌落类似肠杆菌科细菌(菌落大而光滑)，在含有淀粉的 MH 琼脂上生长时会产生褐色色素，但有些菌株也可产生类似肺炎克雷伯菌的黏液性菌落。

2.致病物质与所致疾病

莫拉菌是定植于人类鼻、喉和上呼吸道其他部位黏膜表面的正常菌群，较少位于泌尿生殖系统(奥斯陆莫拉菌可为泌尿生殖道的正常菌群),也可定植于皮肤,是一类低毒力的条件致病菌,很少引起感染,致病因子暂不清楚。腔隙莫拉菌可引起眼部感染,如结膜炎、角膜炎等;莫拉菌引起的其他感染包括菌血症、心内膜炎、化脓性关节炎和呼吸道感染;狗莫拉菌是一个新种,主要定植于狗和猫的上呼吸道,在人类血液和狗咬伤口处曾分离过本菌。

3.微生物学检验

(1)标本采集:根据临床疾病的不同采集不同的标本,标本在采集、运送和处理过程中无特别要求。

(2)直接显微镜检查:标本涂片革兰染色后镜检,为革兰阴性的球杆菌或短粗杆菌,多呈双或短链状排列。

(3)分离培养:细菌在血平板经 35 ℃培养经 24~48 h 出现针尖大小(通常菌落直径小于0.5 mm)到直径 2 mm 之间的圆形、凸起、光滑湿润、无色不溶血的菌落。

(4)鉴定:本属细菌生化反应特征为氧化酶、触酶阳性,不能分解任何糖类,不产生吲哚和 H_2S。

商品化鉴定系统对本属细菌的鉴定能力有限或不确定。临床鉴定本属细菌主要依据其生化反应的不同而进行,根据本菌氧化酶、触酶阳性(可排除不动杆菌)、不分解任何糖类(可同大多数奈瑟菌相区别),首先确定其属,然后依靠生化反应进一步鉴定其种,确定本菌属各种之间的生化反应见表 17-20。

表 17-20　莫拉菌主要鉴别特征

特征	腔隙莫拉菌	非液化莫拉菌	狗莫拉菌	林肯莫拉菌	奥斯陆莫拉菌	苯丙酮酸莫拉菌	亚特兰大莫拉菌
氧化酶	+	+	+	+	+	+	+
触酶	+	+	+	+	+	+	+
麦康凯生长	-	-	+	-	-	+	+
动力	-	-	-	-	-	-	-
OF 葡萄糖	-	-	-	-	-	-	-
尿素酶	-	-	-	-	-	-	-
苯丙氨酸脱氨酶	-	-	-	ND	-	+	-
七叶苷水解	+	ND	-	-	-	-	-
硝酸盐还原	+	+	+	-	V	+	ND
亚硝酸盐还原	-	-	V	V	-	-	V
DNA 酶	-	-	+	-	-	-	-
溶血(羊血)	-	-	-	-	-	-	-
明胶水解	+	-	-	-	-	-	-

注:+,90%以上的菌株阳性;-,90%以上菌株阴性;V,11%~89%的菌株阳性;ND,没有资料。

4.药物敏感性试验

由于在临床上很少遇到由本属细菌引起的感染,同时也缺乏有效的体外药物敏感性试验方法,因此对于本属细菌感染的治疗临床也缺乏限定性的治疗指导。总的来说,尽管在莫拉菌中已出现产 β-内酰胺酶的菌株,但某些 β-内酰胺类抗生素对本属大部分细菌仍然是有效的。

由于本属细菌是低毒力、很少引起临床感染的微生物,因此对于从临床标本中检出本属细菌首先要考虑标本污染问题,尤其对来自与黏膜表面有接触的临床标本更需注意。但对来自鼻窦吸出物和经鼓膜穿刺术获得的中耳标本中的莫拉菌、来自机体无菌部位的莫拉菌及标本中几乎是纯培养的莫拉菌均应进行鉴定和报告。

(杜梅芝)

第八节　肝炎病毒检验

一、病原学

(一)甲型肝炎病毒(Hepatitis A virus,HAV)

HAV 属小 RNA 病毒科中的肝 RNA 病毒属,病毒衣壳由 60 个亚单位组成,每个病毒衣壳亚单位含的 4 种多肽,即 VP1、VP2、VP3 和 VP4 是病毒特异表面抗原,但只有一个血清型。

(二)乙型肝炎病毒(Hepatitis B virus,HBV)

属于嗜肝 DNA 病毒科。HBV 感染者血液中有三种形态的颗粒,即完整的病毒颗粒(Dane 颗粒)、球形颗粒及管形颗粒。其中以球形颗粒含量最高。Dane 颗粒有双层脂蛋白外膜与由核壳蛋白包裹双链 DNA 分子的核心。球形和管形颗粒则只含病毒外壳蛋白即乙肝表面抗原(Hepatitis B surface antigen,HBsAg),Dane 颗粒还有核心抗原(Hepatitis B core antigen, HBcAg)。

(三)丙型肝炎病毒(Hepatitis C virus,HCV)

HCV 病毒体呈球形,直径小于 80 nm(在肝细胞中为 36～40 nm,在血液中为 36～62 nm), 为单股正链 RNA 病毒,在核衣壳外包绕含脂质的囊膜,囊膜上有刺突。HCV-RNA 由 9 500～ 10 000 bp 组成,5' 和 3' 非编码区(NCR)分别有 319～341 bp 和 27～55 bp,含有几个顺向和反向重复序列,可能与基因复制有关。

(四)丁型肝炎病毒(Hepatitis D virus,HDV)

HDV 体形细小,直径为 35～37 nm,核心含单股负链共价闭合的环状 RNA 和 HDV 抗原(HDAg),其外包以 HBV 的 HBsAg。HDV-RNA 的分子量很小,只有 5.5×10^5,这决定了 HDV 的缺陷性,不能独立复制增殖。需依赖 HBV 存在复制。

(五)戊型肝炎病毒(Hepatitis E virus,HEV)

属肝炎病毒科肝炎病毒属,目前,该属仅有戊型肝炎病毒一个种。

二、致病性

(一)HAV

多侵犯儿童及青年,发病率随年龄增长而递减。HAV 经粪-口途径侵入人体后,先在肠黏膜和局部淋巴结增殖,继而进入血流,形成病毒血症,最终侵入靶器官肝脏,在肝细胞内增殖。由于在组织培养细胞中增殖缓慢并不直接引起细胞损害,故推测其致病机制,除病毒的直接作用外,机体的免疫应答可能在引起肝组织损害方面起到一定的作用。现可应用狨猴作为实验感染模型以研究 HAV 的致病机制。动物经大剂量病毒感染后 1 周,肝组织呈轻度炎症反应和有小量的局灶性坏死现象。此时感染动物虽然肝功能异常,但病情稳定。可是在动物血清中出现特异性抗体的同时,动物病情反而转剧,肝组织出现明显的炎症和门静脉周围细胞坏死。由此推论早期的临床表现是 HAV 本身的致病作用,而随后发生的病理改变是一种免疫病理损害。

(二)HBV

在青少年和成人期感染 HBV 者中,仅 5%～10% 发展成慢性,一般无免疫耐受期。慢性乙型肝炎发生肝硬化的高危因素包括病毒载量高、HBeAg 持续阳性、ALT 水平高或反复波动、嗜酒、合并 HCV、HDV 或 HIV 感染等。HBV 前 C 及 C 基因发生变异,可导致 HBeAg 和抗-HBc均阴性;前 S 及 S 基因发生变异,可导致 HBsAg 为阴性,而 HBV DNA 的复制仍然活跃。HBV感染是肝细胞癌(hepatic cellular cancer,HCC)的重要相关因素,HBsAg 和 HBeAg 均阳性者的HCC 发生率显著高于单纯 HBsAg 阳性者。

(三)HCV

丙型肝炎发病机制仍未十分清楚。当 HCV 在肝细胞内复制引起肝细胞结构和功能改变或干扰肝细胞蛋白合成,可造成肝细胞变性坏死,表明 HCV 直接损害肝脏在导致发病方面起到一定作用。但多数学者认为细胞免疫病理反应可能起重要作用。学者经研究发现丙型肝炎与乙型肝炎一样,其组织浸润细胞以 CD3$^+$ 为主,细胞毒 T 细胞(TC)特异攻击 HCV 感染的靶细胞,可引起肝细胞损伤。临床观察资料表明,人感染 HCV 后所产生的保护性免疫力很差,能发生再感染,甚至部分患者会导致肝硬化及肝细胞癌。其余约半数患者为自限性,可自动康复。

(四)HDV

流行病学调查表明,HDV 感染呈世界性分布,我国以四川等西南地区较多见。全国各地报道的乙肝患者中,HDV 的感染率为 0～10%。在 HDV 感染早期,HDAg 主要存在于肝细胞核内,随后出现 HDAg 抗原血症。HDAg 刺激机体产生特异性 HD 抗体,初为 IgM 型,随后是IgG 型抗体。HDV 感染常可导致 HBV 感染者的症状加重与恶化,故在发生重症肝炎时,应注意有无 HBV 伴 HDV 的共同感染。HDV 与 HBV 有相同的传播途径,预防乙肝的措施同样适用于丁肝。由于 HDV 是缺陷病毒,如能抑制 HBV,则 HDV 亦不能复制。

(五)HEV

主要经粪-口途径传播,潜伏期为 10～60 d,平均为 40 d。经胃肠道进入血液,在肝内复制,经肝细胞释放到血液和胆汁中,然后经粪便排出体外。人感染后可表现为临床型和亚临床型(成人中多见临床型),病毒随粪便排出,污染水源、食物和周围环境而发生传播。潜伏期末和急性期初的患者粪便排毒量最大,传染性最强,是本病的主要传染源。HEV 通过对肝细胞的直接损伤和免疫病理作用,引起肝细胞的炎症或坏死。临床上表现为急性戊型肝炎(包括急性黄疸型和无黄疸型)、重症肝炎及胆汁淤滞性肝炎。多数患者于发病后 6 周即好转并痊愈,不发展为慢性肝炎。孕妇感染 HEV 后病情常较重,尤以怀孕 6～9 个月最为严重,常发生流产或死胎,病死率达10%～20%。免疫低下患者罹患此病可慢性化。

三、实验室检测

(一)HAV

1.抗-HAV IgM 检测

抗-HAV IgM 的检测方法包括基于捕获法原理的 ELISA 和 CLIA 等。ELISA 捕获法采用抗人 IgM μ 链包被微孔板形成固相抗体,加入待测样本后,其中的 IgM 抗体(包括特异的抗-HAV 和非特异的 IgM)与固相上的抗 μ 链抗体结合而吸附于固相载体上;再加入 HAV 抗原与固相上特异的 IgM 结合,加入酶标记的抗-HAV 抗体,形成相应的抗原抗体复合物,洗涤后,加入酶底物比色测定。

2.抗-HAV IgG 检测

常采用 ELISA 和化学发光免疫测定法(chemiluminescent immunoassay,CLIA)检测抗-HAV IgG。ELISA 主要包括间接法、竞争法和捕获法。化学发光免疫测定是将免疫反应与化学发光检测相结合的一项技术。根据标记物的不同可分为三类,即发光物直接标记的 CLIA(常用的标记物质是吖啶酯类化合物)、元素化合物标记的电化学发光免疫试验(electrochemiluminescent immunoassay,ECLIA)[常用标记物是三联吡啶钌($Ru(bpy)_3^{2+}$)]和时间分辨荧光免疫试验(time-resolved fluoroimmunoassay,TRFIA)(常用的标记物是镧系元素化合物)。化学发光酶免疫分析法(chemiluminescent enzyme immunoassay,CLEIA)属于酶免疫分析,酶的反应底物是发光剂,常用的标记酶为 HRP 和碱性磷酸酶(alkaline phosphatase,ALP),其中 HRP 的发光反应底物为鲁米诺,碱性磷酸酶的底物为环 1,22-二氧乙烷衍生物(AMPPD)。

(二)HBV

1.HBsAg 检测

HBsAg 检测方法主要有 ELISA、CLIA、免疫渗滤层析(胶体金试纸条)和 HBsAg 中和试验(neutralization test,NT)。采用 HBsAg 中和试验进行检测时,每份待测样本应分别设对照孔和检测孔,在对照孔中加入对照试剂,在检测孔中加入特异性 HBsAb。检测孔中的特异性 HBsAb 与预包被的 HBsAb 及酶标记的 HBsAb 竞争结合样本中的 HBsAg,从而使结合到预包被板孔上,并与酶标记 HBsAb 结合形成夹心复合物的 HBsAg 的量减少;而对照孔中不存在这样的竞争,HBsAg 可以正常结合到预包被板孔上,并与酶标记的 HBsAb 结合形成夹心复合物。

2.HBsAb 检测

双抗原夹心法原理,方法主要有 ELISA、CLIA 和免疫渗滤层析试验,其中 CLIA 多为定量检测。

3.HBeAb 检测

竞争法原理,检测方法主要有 ELISA 法和 CLIA 法。

4.HBcAb 检测

竞争法或双抗原夹心法原理,方法主要有 ELISA 和 CLIA。

5.抗 HBc-IgM 检测

捕获法原理,方法主要有 ELISA 和 CLIA。

6.HBV 外膜蛋白前 S1 抗原(Pre-S1)和前 S2 抗原(Pre-S2)检测

采用双抗体夹心 ELISA 法。试剂、操作、结果判定及注意事项参考前述双抗体夹心 ELISA。健康人 Pre-S1 阴性。

7.HBV-DNA PCR 检测

临床也常用 real-time PCR 做定量检测。

8.耐药基因检测

可用 PCR-RELP、测序等检测耐药突变位点。

（三）HCV

1.HCV IgG 检测

HCV IgG 抗体的检测是基于间接法或双抗原夹心法原理。方法主要有 ELISA、CLIA、免疫渗滤层析试验和确认试验。HCV 抗体确认试验采用重组免疫印迹实验进行检测，在硝酸纤维素膜条上预包被 HCV 合成多肽抗原和重组抗原（Core、NS3、NS4、NS5）及对照线蛋白。将硝酸纤维素膜条浸泡在稀释的血清或血浆样本中反应后洗涤，加入酶标记的抗人 IgG 抗体温育，如样本中含有 HCV 特异性抗体，则会形成"包被抗原-抗体-酶标二抗"复合物，加入底物液显色，终止后，根据出现的不同条带情况判断结果。

2.HCV 核心抗原检测

采用双抗体夹心模式检测，主要有 ELISA 和 CLIA 两类方法。HCV 核心抗原理论上在病毒感染两天就可以在血液中检测到，而抗-HCV 平均"窗口期"为近两个月。因此如果患者抗 HCV 阴性而 HCV 核心抗原阳性时，可通过进行核酸检测进一步确认检测结果。其他同抗-HCV。

3.HCV 抗原抗体联合检测

采用双抗原抗体夹心 ELISA 方法。HCV 核心抗原抗体联合检测可有效缩短检测的窗口期。当结果为弱阳性反应需要进一步确认时，因有可能为早期感染，可采用核酸检测的方法进行结果确认。

4.HCV-RNA

可使用 RT-PCR 法。也可使用 NASBA 技术检测。

（四）HDV

抗-HDV IgM 和抗-HDV IgG 检测常用 ELISA 方法进行检测。抗-HDV IgM 检测原理为捕获法，抗-HDV IgG 检测原理为竞争法。

（五）HEV

抗-HEV IgM 和抗-HEV IgG 检测常用 ELISA 方法进行检测。抗-HEV IgM 检测原理为捕获法，抗-HEV IgG 检测原理为间接法。

四、检验结果的解释和应用

（一）抗-HAV 检测

可用于诊断既往或现症的 HAV 感染，以及观察接种 HAV 疫苗之后的免疫效果。采用免疫学方法测定抗-HAV IgM、IgG 或总抗体，检测的阳性反应有可能不是真正的阳性，尤其是较弱的阳性反应，可能是因为被检者血液中的一些干扰因素如类风湿因子、补体、异嗜性抗体、较高浓度血红蛋白和胆红素等所致的假阳性。因此，临床上可根据患者特异 IgM 到特异 IgG 抗体的转换，和/或特异 IgG 浓度或滴度的 4 倍升高变化，结合患者的临床表现及其他生化检测来综合判断患者是否是甲型肝炎。

（二）HBV 检测

1.HBV 的免疫检测

HBV 标志物的联合检测可诊断 HBsAg 携带者、急性乙型肝炎潜伏期、急性和慢性肝炎患者。HBsAg 阴性不能完全排除 HBV 感染。

2.HBV-DNA 检测

HBV 感染的确证标志。定量检测用于治疗监测、血筛及母婴传播研究等。

(三)HCV 检测

1.抗 HCV 检测

目前检测抗-HCV 的 ELISA 和化学发光方法的试剂属于第 2 或第 3 代试剂，包被抗原内含有 HCV core、NS3、NS4 和 NS5 抗原（第 3 代），敏感性和特异性与前两代试剂相比显著提高。该方法目前被广泛用于献血员中的 HCV 感染筛查和临床实验室检测，抗-HCV 检测阳性提示感染过病毒；对大部分病例而言，抗-HCV 阳性常伴有病毒核酸 HCV RNA 的存在。因此，抗-HCV 是判断 HCV 感染的一个重要标志。抗-HCV 阳性而血清中没有 HCV RNA 提示既往感染，在血清中检测不到 HCV RNA 并不意味着肝脏没有病毒复制。对于极少数病例，特别是经过免疫抑制剂治疗的患者，免疫功能低下，抗-HCV 阴性仍可检测到 HCV RNA，此类患者适宜采用 HCV 核心抗原或抗原抗体联合检测试剂进行检测。

2.HCV-RNA 检测

HCV 感染的确证标志。定量用于治疗监测。

(四)抗-HDV 检测

抗-HDV IgM 在临床发病的早期即可检测到，于恢复期消失，是 HDV 感染中最先检测出的抗体，特别是在重叠感染时，抗-HDV IgM 往往是唯一可以检测出的血清学标志物。抗-HDV IgG 出现在 HDV IgM 下降时。慢性 HDV 感染，抗-HDV IgG 保持高滴度，可存在数年。

(五)抗 HEV 检测

戊型肝炎的临床症状和流行病学都与甲肝相似。一般认为，戊肝急性期第一份血清抗-HEV 滴度＞40，以后逐渐下降，或抗-HEV 先阴性后转为阳性，或抗-HEV 滴度逐步增高，均可诊断为急性 HEV 感染。抗-HEV IgG 阳性可以作为机体既往感染 HEV 或机体注射戊肝疫苗有效的标志物。注射疫苗后，抗-HEV IgG 阳性即说明机体对 HEV 具有免疫力。

（田家强）

第九节　人类免疫缺陷病毒检验

一、病原学

人类免疫缺陷病毒（human immunodeficiency virus，HIV）为反转录病毒科的 RNA 病毒。病毒颗粒呈球形，直径为 100～120 nm；病毒体外层为脂蛋白包膜，其中嵌有 gp120 和 gp41 两种特异的糖蛋白，前者为包膜表面刺突，后者为跨膜蛋白。病毒内部为 20 面体对称的核衣壳，病毒核心含有 RNA、反转录酶和核衣壳蛋白。核心为由两条相同的单股正链 RNA 在 5' 端通过氢键结合而形成的二聚体 RNA、反转录酶组成，呈棒状或截头圆锥状。HIV 显著特点是具有高度变异性。HIV 感染的宿主范围和细胞范围较窄，在体外仅感染表面有 CD4 受体的 T 细胞、巨噬细胞，感染后细胞出现不同程度的病变，培养液中可检测到反转录酶活性，培养细胞中可检测到病毒抗原。

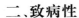

二、致病性

HIV 感染后的数年至 10 余年可无任何临床表现。发病以青壮年较多,发病年龄 80％ 为 18～45 岁,即性生活较活跃的年龄段。发展为艾滋病后可以出现各种临床表现。一般初期的症状就像普通感冒、流感样,可出现全身疲劳无力、食欲减退、发热等症状,随着病情的加重,症状日见增多,如皮肤、黏膜出现白色念珠菌感染,出现单纯疱疹、带状疱疹、紫斑、血疱、瘀斑等;以后渐渐侵犯内脏器官,出现原因不明的持续性发热,可长达 3～4 个月;还可出现咳嗽、气促、呼吸困难、持续性腹泻、便血、肝脾大、并发恶性肿瘤等。临床症状复杂多变,但每个患者并非上述所有症状全都出现。侵犯肺部时常出现呼吸困难、胸痛、咳嗽等;侵犯胃肠可引起持续性腹泻、腹痛、消瘦无力等;还可侵犯神经系统和心血管系统。

三、实验室检查

(一)病毒分离

HIV 感染者外周血细胞、血浆、全血等均存在病毒。可通过与正常人外周血细胞共培养的方法进行病毒分离,用于 HIV 感染的辅助诊断及 HIV 抗体阳性母亲所生婴儿的早期辅助鉴别诊断。HIV 病毒分离培养阳性表明人体内存在 HIV,阴性仅表示未能分离培养出病毒,不能作为 HIV 未感染的诊断依据。

(二)抗体检查

人体感染 HIV 后,2～6 周产生抗 HIV 特异性抗体。HIV 抗体检测分为筛查试验和确证试验。

1.筛查试验

主要用于 HIV 感染筛查,因此要求操作简便、成本低廉,而且灵敏、特异。目前主要的筛检方法是 ELISA 方法检测 HIV 抗体,还有少数的颗粒凝集试剂和快速 ELISA 试剂。

2.确证试验

筛检实验阳性血清的确证最常用的是 western blot(WB),由于该法相对窗口期较长,灵敏度稍差,而且成本高昂,因此只适合作为确证实验。随着第三代和第四代 HIV 诊断试剂灵敏度的提高,WB 已越来越满足不了对其作为确证实验的要求。FDA 批准的另一类筛检确证试剂是免疫荧光试验(IFA)。IFA 比 WB 的成本低,而且操作也相对简单,整个过程在 1～1.5 h 即可结束。此法的主要缺点是需要昂贵的荧光检测仪和有经验的专业人员来观察评判结果,而且实验结果无法长期保存。现在 FDA 推荐向 WB 不能确定的供血员发布最终结果时以 IFA 的阴性或阳性为准,但不作为血液合格的标准。

(三)HIV P24 抗原检测

HIV P24 抗原出现早于 HIV 抗体,有助于进行辅助诊断以缩短窗口期,目前多采用 ELISA 夹心法进行检测。HIV P24 抗原阳性,表示检测样品中含有 P24 抗原,但不能作为诊断依据,可用于 HIV 抗体不确定或窗口期的辅助诊断及 HIV 抗体阳性母亲所生婴儿的早期辅助鉴别诊断等。HIV P24 抗原阴性结果只表示在本试验中无反应,不能排除 HIV 感染。

(四)HIV 病毒载量检测

HIV 病毒载量指感染者体内游离的 HIV 病毒含量,即每毫升血液中含有的 HIV RNA 拷贝数。常用的 HIV 病毒载量检测方法包括反转录 PCR、核酸序列扩增、分支 DNA 杂交和荧光定量 PCR 实验等。HIV 病毒载量检测结果高于检测限,可作为 HIV 感染窗口期的辅助诊断、

HIV 抗体不确定及 HIV 抗体阳性母亲所生婴儿的早期辅助鉴别诊断,不能单独用于 HIV 感染的诊断。病毒载量检测还可用于判断 HIV 感染疾病预后、是否需要抗病毒治疗及疗效等。HIV 病毒载量检测结果低于检测限,见于没有感染 HIV 的个体、抗病毒治疗效果好或极少数自身可有效抑制病毒复制的 HIV 感染者。

(五)HIV 耐药检测

在对 HIV 感染者抗病毒治疗时,病毒载量下降不理想或抗病毒治疗失败时,需进行 HIV 耐药性检测。目前耐药性检测有两种方法,即基因型检测及表型检测。基因型检测通过分子生物学方法检测与耐药性相关的病毒基因突变。表型检测通过病毒培养直接检测体内感染 HIV 毒株对不同药物的敏感度,揭示是否存在耐药及交叉耐药。如果检测结果提示耐药,需要密切结合临床、患者服药依从性、药物的代谢和药物水平等因素综合判定。

(六)CD4$^+$T 淋巴细胞检测

用于 CD4$^+$T 淋巴细胞检测的方法分为自动检测方法和手工操作法。自动检测方法包括流式细胞仪(单平台一步法、多平台三级程序法)、专门的细胞计数仪,手工操作方法则需要显微镜或酶联免疫实验设备。目前检测 CD4$^+$T 淋巴细胞数的标准方法为应用流式细胞仪技术检测,可得出 CD4$^+$T 淋巴细胞的绝对值及占淋巴细胞的百分率。

四、检验结果的解释和应用

(一)病毒分离

病毒分离可用于 HIV-1 感染的辅助诊断及 HIV-1 抗体阳性母亲所生婴儿早期辅助鉴别诊断。病毒分离培养必须在生物安全三级实验室进行,技术要求高,目前多用于 HIV 相关的科学研究,临床不作为常规诊断项目。

(二)HIV 抗体检测

HIV 抗体检测是 HIV 感染诊断的金标准,筛查试验阳性不能判定是否感染,必须经有资质的确证实验室进行确证试验,确证试验阳性才可报告"HIV 抗体阳性(+)",判断为 HIV 感染。

(三)HIV P24 抗原检测

HIV P24 抗原检测结果阳性仅作为 HIV 感染的辅助诊断依据,不能据此确诊,阳性结果还需经中和试验确认,操作复杂,临床不将其作为常规检测项目。

(四)HIV 病毒载量检测

HIV 病毒载量检测灵敏度非常高,在 HIV 感染辅助诊断、患者预后评估及评价抗病毒治疗效果等方面发挥重要作用,但由于有假阳性的可能,阳性结果仅为 HIV 感染的辅助诊断指标,不可据此诊断。

(五)耐药性检测

常用的方法包括基因型和表型检测。表型检测可指导 HIV 感染者的有效用药,但必须在生物安全三级实验室进行,技术要求高,临床不将其作为常规诊断项目。基因型检测费用较低,技术相对容易,但结果分析较复杂,需要掌握大量相关知识且无法指出药物耐药的程度。目前国际上广泛应用是基因型耐药检测。

(六)CD4$^+$T 淋巴细胞

CD4$^+$绝对值的变化可用于艾滋病的免疫状态分析、疗效观察及预后判断。艾滋病患者 CD4/CD8 比值显著降低,多在 0.5 以下。　　　　　　　　　　　　　　　　　**(田家强)**

参 考 文 献

[1] 贾天军,李永军,徐霞.临床免疫学检验技术[M].武汉:华中科学技术大学出版社,2021.

[2] 刘艮英.临床血液标本采集规范与管理实践[M].成都:四川大学出版社,2021.

[3] 岳保红,杨亦青.临床血液学检验技术[M].武汉:华中科学技术大学出版社,2022.

[4] 郑铁生,鄢盛恺.临床生物化学检验[M].北京:中国医药科技出版社,2020.

[5] 胡嘉波,朱雪明,许文荣.临床基础检验学[M].北京:科学出版社,2022.

[6] 罗迪贤,颜宏利,夏承来,等.肿瘤临床检验诊断学[M].北京:科学技术文献出版社,2021.

[7] 李继业,鲁锦志,海洋,等.检验学基础与临床应用[M].西安:世界图书出版西安有限公司,2022.

[8] 高洪元.免疫学检验理论与临床研究[M].西安:陕西科学技术出版社,2021.

[9] 向延根.临床检验手册[M].长沙:湖南科学技术出版社,2020.

[10] 钟树奇.实用医学检验技术基础与临床[M].北京:科学技术文献出版社,2019.

[11] 张桂珍.现代医学检验学[M].天津:天津科学技术出版社,2019.

[12] 付玉荣,张玉妥.临床微生物学检验技术实验指导[M].武汉:华中科技大学出版社,2021.

[13] 杜伟鹏.医学检验学诊断应用[M].哈尔滨:黑龙江科学技术出版社,2019.

[14] 董艳.实用临床检验学[M].西安:陕西科学技术出版社,2021.

[15] 姜旭淦,鞠少卿.临床生化检验学[M].北京:科学出版社,2020.

[16] 王前,王建中.临床检验医学[M].北京:人民卫生出版社,2021.

[17] 隋振国.医学检验技术与临床应用[M].北京:中国纺织出版社,2019.

[18] 黄华.新编实用临床检验指南[M].汕头:汕头大学出版社,2021.

[19] 佟威威.临床医学检验概论[M].长春:吉林科学技术出版社,2019.

[20] 王静.临床医学检验概论[M].北京:科学技术文献出版社,2020.

[21] 王娜娜.新编临床医学检验技术[M].哈尔滨:黑龙江科学技术出版社,2019.

[22] 闵迅,黄健.临床检验典型案例分析[M].北京:科学出版社,2021.

[23] 段丽华.医学检验技术与临床应用[M].昆明:云南科技出版社,2019.

[24] 刘梦阳.临床医学检验技术与应用[M].北京:科学技术文献出版社,2019.

[25] 孔庆玲.临床微生物检验分析[M].北京:科学技术文献出版社,2021.

[26] 孙芳.临床医学检验进展与实践[M].天津:天津科学技术出版社,2019.

[27] 唐恒锋.实用检验医学与疾病诊断[M].开封:河南大学出版社,2021.

［28］张玉莉,姚桂侠.医学检验与质量管理研究［M］.天津:天津科学技术出版社,2019.

［29］王志刚.分子生物学检验技术［M］.北京:人民卫生出版社,2021.

［30］赵秋梅.现代医学检验学与临床应用［M］.天津:天津科学技术出版社,2019.

［31］翁文浩.实用医学检验技术与质量管理［M］.北京:科学技术文献出版社,2021.

［32］李晓哲.新编医学检验技术与临床应用［M］.福州:福建科学技术出版社,2019.

［33］李慧文,霍宝锋,李航.血液及其采集、处理与输注［M］.合肥:中国科学技术大学出版社,2021.

［34］陈增华.新编医学检验技术与临床应用［M］.开封:河南大学出版社,2019

［35］邵世和,卢春.临床微生物检验学［M］.北京:科学出版社,2020.

［36］王美茹.产前检查免疫检验项目对孕妇和胎儿的临床价值分析［J］.中国实用医药,2022,17(2):95-97.

［37］李响.尿液分析仪隐血检验与显微镜红细胞计数检验在尿液隐血检验中的效果［J］.中国医药指南,2019,17(30):58-59.

［38］贾雪峰.血常规检验中的静脉血检验与末梢血检验结果比较［J］.临床检验杂志,2019,8(2):100-101.

［39］李晓燕.联合应用尿液干化学检验法与尿沉渣检验法进行尿常规检验的临床价值［J］.中国现代药物应用,2019,13(15):78-80.

［40］薛慧,胡永超,王娜,等.实时定量聚合酶链反应在 t(8;21)急性髓系白血病移植中的应用［J］.中国医科大学学报,2021,50(3):262-264.